本书为深圳市中医协会的多名现代经方医家，对《伤寒杂病论》条文的逐条讲解录音，经过细致地再次整理编纂而成。

书中对《伤寒杂病论》的398条条文逐字、逐句进行详细剖析。因为讲课者均为颇具临床经验的医生，所以在对条文的讲解上少了很多照本宣科的古板解释，更多的是根据个人切身的临床体会来阐释对条文的理解，让读者能领悟到仲景理法方药的实际运用，有助于提高临床疗效，值得反复揣摩研习。

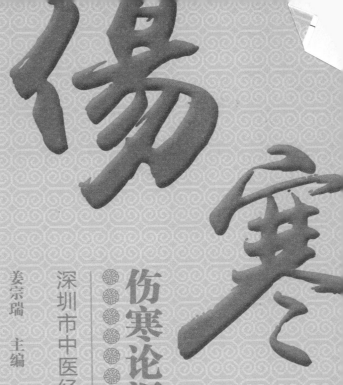

伤寒之

伤寒论汇讲

姜宗瑞 主编

深圳市中医经方协会讲习录

学苑出版社

伤寒论汇讲

——深圳市中医经方协会讲习录

姜宗瑞　主编

学苑出版社

图书在版编目(CIP)数据

伤寒论汇讲：深圳市中医经方协会讲习录 / 姜宗瑞
主编. —北京：学苑出版社，2018.7
  ISBN 978 - 7 - 5077 - 5515 - 2

  I.①伤… II.①姜… III.①《伤寒论》-研究
IV.①R222.29

中国版本图书馆 CIP 数据核字(2018)第 171883 号

责任编辑：付国英
出版发行：学苑出版社
社　　址：北京市丰台区南方庄 2 号院 1 号楼
邮政编码：100079
网　　址：www.book001.com
电子信箱：xueyuanpress@163.com
销售电话：010-67601101(销售部)、67603091(总编室)
经　　销：新华书店
印 刷 厂：山东百润本色印刷有限公司
开本尺寸：880×1230　　1/32
印　　张：19.5
字　　数：460 千字
版　　次：2018 年 11 月北京第 1 版
印　　次：2018 年 11 月北京第 1 次印刷
定　　价：89.00 元

主　　编：姜宗瑞

编　　委（以姓氏笔画为序）：

马新童　　王福磊　　王欣胜　　戈　娜
邓元将　　邓睿宁　　白　宏　　石凤鸣
乐洪瑀　　朱　军　　刘华生　　刘　奇
束永康　　陈登科　　杜国选　　李新朝
宋高峰　　张　斌　　张　驰　　张广志
张　学　　郑国平　　罗爱华　　杨国堂
尚栋梁　　范怨武　　饶保民　　胡亚男
姜宗瑞　　徐晓峰　　徐国峰　　高程熙
温天燕　　温兴韬　　黄飞霞　　曹田梅
曾泽林　　程延君　　赖火龙　　彭誌谋
颜彪华　　管春荣　　谭文光　　熊　霸
潘中瑛　　黎德育

编写人员（以姓氏笔画为序）：

丁　琼　　王福磊　　王　欣　　邓睿宁
吕晓丹　　余佩蘅　　陈剑城　　陈本霞
曾伟坚　　赵利欣　　胡亚男　　程延君
潘施妍

前　言

　　深圳市中医经方协会成立于 2017 年 6 月 17 日。协会成立之前的数年间，一直以深圳中医经方书院的名义举行活动。每周一次的微信讲课，是协会活动的重要内容之一。经过两年的时间，我们系统地逐条解读了宋本《伤寒论》。授课老师不仅有国内知名的中医学者、省市名中医、三甲医院的中医学术带头人，还有高校的伤寒论教师，及刚走出校门的经方学子。

　　感谢我们的志愿者，把每位老师的讲课语音，整理成文字，按期发布在协会的公众号上。这样可以弥补部分老师讲课存在口音方言、听众不熟悉，只听语音理解不足的缺陷。但是，讲课历时两年，几十节课，听众如想系统学习，查找不易，故有了整理成册的想法。

　　尽管每位讲者都是尽心尽力，充分准备，把自己最精彩的理论和经验呈现在大家面前。但是经方，尤其是古经方，经过千载流传，就像一座高不见顶的山峰，每人只能各尽其能，努力攀登。所以，随文释义者有之，立义偏颇者难免。既然如此，为何还要公布于世呢？因为，我们相信广大读者是包容的，可以宽容我们的美中不足；我们相信广大读者是明智的，可以择其善者而从之。

学习的过程，是个发现问题、修正问题的过程。自己的问题自己发现，不是不可能，总得假以时日。广大读者们，如果发现了问题，请反馈给我们，对我们来说，就是久旱逢甘霖，故时时翘首以盼。

深圳市中医经方协会

2018.2.6

目　录

第一部分　《伤寒论》条文详解

1　郑国平：伤寒例讲解 ……………………………………… 3

2　姜宗瑞：伤寒论平脉法辨脉法讲解 …………………… 11

3　颜彪华：《伤寒论》条文1～6条讲解 ……………… 19

4　赖火龙：《伤寒论》条文7～14条讲解 …………… 30

5　尚栋梁：《伤寒论》条文13～19条讲解 ………… 39

6　张斌：《伤寒论》条文20～28条讲解 …………… 46

7　姜宗瑞：《伤寒论》条文29、30条讲解 ………… 57

8　姜宗瑞：《伤寒论》太阳病中篇葛根汤 ………… 65

9　张驰：以"外证未解"贯解《伤寒论》太阳病
中篇42～57条 …………………………………… 74

10　束永康：从《伤寒论》第58条切入，探讨"益血
生津对抗病能力的影响" ……………………… 88

11　徐晓峰：学习《伤寒论》59条，浅谈对津液的认识 … 99

12　姜宗瑞：《太阳病中篇》63～74条讲解 ………… 104

13　曾泽林：《伤寒论》条文76～82条讲解——栀子剂和
真武汤病因病机 ………………………………… 116

14　郑国平：《伤寒论》条文83～95条解读 ………… 123

15　温天燕：《伤寒论》条文100～109条解读 ……… 132

16　罗爱华：《伤寒论》条文111～120条解读 ……… 144

17　张斌：《伤寒论》条文121～127条解读 ………… 156

18 颜彪华:《伤寒论》条文 128～141 条解读——结胸浅识
·· 169

19 石凤鸣:《伤寒论》条文 142～145 条解读 ·············· 184

20 尚栋梁:《伤寒论》条文 146～148 条解读 ·············· 189

21 彭志谋:《伤寒论》条文 149～158 条解读——痞证浅识
·· 199

22 管春荣:《伤寒论》条文 159～167 条解读 ·············· 208

23 姜宗瑞:诸泻心汤的对比和《伤寒论》条文 176～178 条
·· 221

24 陈登科:气化论解读《伤寒论》阳明篇 179～181 条
·· 237

25 乐洪瑀:《伤寒论》条文 182～191 条解读 ·············· 246

26 朱军:带领大家再读阳明篇 ······························· 254

27 戈娜:《伤寒论》条文 194～198 条解读 ················ 262

28 黄飞霞:《伤寒论》条文 199～203 条解读 ·············· 269

29 刘华生:《伤寒论》条文 204～208 条解读 ·············· 275

30 张广志:《伤寒论》条文 209～214 条解读 ·············· 281

31 杜国选:《伤寒论》条文 215～224 条解读 ·············· 291

32 束永康:从热越说白虎汤 ································· 299

33 王福磊:浅述大承气汤 ··································· 324

34 熊霸:小柴胡汤概说 ····································· 341

35 黎德育:略述太阴病 ····································· 351

36 徐国峰:《伤寒论》条文 281～286 条讲解 ·············· 363

37 徐国峰:《伤寒论》少阴病篇 287～300 条讲解 ··········· 386

38 邓元将:《伤寒论》少阴病篇 301～309 条 ·············· 407

39 熊霸:四逆散概说 ······································· 424

40 胡亚男:《伤寒论》少阴病篇 309～317 条讲解 ········· 433

41　刘奇：《伤寒论》少阴病篇 318～325 条 ……………………… 443

42　彭志谋：厥阴病概论 …………………………………………… 455

43　邓睿宁：厥阴病第 350～356 条讲解 ………………………… 469

44　曹田梅：厥阴病篇第 357～371 条讲解 ……………………… 477

45　程延君：厥阴病篇第 372～381 条讲解 ……………………… 489

46　刘华生：霍乱吐利篇讲解 ……………………………………… 500

47　徐智："阴阳易差后劳复"篇讲解 …………………………… 507

第二部分　专题篇

1　温兴韬：学习经方需要注意的几个问题 ……………………… 521

2　范怨武：分享《伤寒论》条文 223、224 的经验 ……… 529

3　李新朝：经方常用中药的经验鉴别 …………………………… 539

4　马新童：青龙类方讲解 ………………………………………… 552

5　高程熙：半夏泻心汤理论研究及临床应用 …………………… 570

6　张学：谈小柴胡汤 ……………………………………………… 577

7　宋高峰：从六经辨治黄疸的体会和临床经验 ………………… 586

8　饶保民：阳明篇第 11～20 条解读 …………………………… 602

9　范怨武：桂枝汤讲解 …………………………………………… 608

第一部分 《伤寒论》条文详解

1 郑国平：伤寒例讲解

　　郑国平，广东潮汕人氏，自幼随伯父学习中医。基层临床 25 年，临床以师承经典为主，六经辩证为纲。思维缜密，定位精准，辩证扎实。擅长以气、血、津液的平衡指导临床，在业内外取得一致认可。

　　各位同仁晚上好，受姜老师邀请，今晚和大家一起学习伤寒例。说实在的，《伤寒论》我通读过几遍，唯独伤寒例只粗略浏览了一遍，心里没有把它放在特别重要的位置。这次接到姜老师的通知，让我和大家聊一聊伤寒例，因为时间紧迫，准备不充分，如果讲得不好，大家多多包涵。

　　说到伤寒例，究竟是张仲景的东西，还是王叔和撰写的呢？我们没必要探究的那么清晰，但从文字的风格来看，我认为是王叔和自己撰写的。在讲伤寒例之前，我粗略地把伤寒例通读了一遍，把它的内容大概总结了一下。伤寒例最主要讲了4个方面的内容：第一，从五运六气的历法推算"四时常气"和"非时之气"致病的特点；第二，告诫医生治病时要根据患者的饮食起居和生活习惯，因时因地立方治病；第三，六经病脉证临床表现特点；第四，凭脉结合症状表现判断病情轻重，从三损脉决生死。下面我把整篇的伤寒例分为30例条文，逐条抓重点讲解一下。

　　第一条从"四时八节二十四气，七十二候决病法"开始到"以其最成杀厉之气也"。第一条四时八节二十四气、七十二候决病法是按照八卦的位置，东南西北方位对应一年四季的春夏秋冬，这是古人以五运六气推算每个季节出现什么样的病，以五运六气决定治法的。按照四时之气，春夏秋冬，每个季节都有其气候特点，春暖、夏热、秋凉、冬寒，这四常气，寒气伤人最易，也是引起人生病的第一要素，要懂得避寒保暖，调时护阳，这点是很重要的。

　　第二条从"中而即病者，名曰伤寒"到"非时行之气也"。第二条讲寒邪伤人后，即时发病的叫作伤寒，不即时发病的，就叫作伏气疾病，就是我们常说的"冬伤于寒，春必病温，"这是第三条的内容。

第三条从"凡时行者"到"此则时行之气也"。时行之气指时令的反常气候，比如春季本身是温暖的，但是却很寒凉；夏季本身是热的，反而凉爽；秋季是凉爽的，反而酷热：这就叫反常气候，反常气候引起的病就叫作时行病。一年当中无论男女老幼所犯相似的病症，就叫作时行病，如流行性感冒一类的。

第四条从"夫欲候知四时正气为病及时行疫气之法"到"证如后章"。第四条讲的，就是"四时常气致病"和"四时非常气致病"。他们之间是有不同的，因为非时之气所致之病就是非时行的疫戾之病，可以按历法来推算。如农历九月，霜降之后，气候逐渐变冷，冬月严寒一直到雨水节气前后，寒冷才渐渐消除。之所以叫雨水节气，是因为雪融化变为雨水的缘故，以后的节气以此类推。四时节气的气候特点更替轮回，寒气重，致病就重，寒气轻，致病就轻。冬瘟是冬季感受反常的温暖，冬瘟与伤寒不同，其治法也是不同的，

第五条从"从立春节后"到"变为温病"。第五条讲的是从立春节后本应严寒的天气，却出现了高热的气候，这是春天阳气生发引起的伏邪温病，出现发热等症状。

第六条从"从春分以后至秋分节前"到"但治有殊耳"。第六条所讲的就是春分节气以后到秋分节气前气候突然变冷所致之病，多是时行寒疫。在两节中的气候是炎热的，然反作寒冷，这种一向是很少见的，寒气伤人所致的热病，与人体阳气的盛衰有很大的关系。阳气旺盛的临床表现多是发高烧，阳气弱的人不会发高烧，甚至不会发烧。就像小孩子一样，小孩子平常感冒发烧都是发高烧的。人到了一定的年纪以后，人体阳气不够，所以感受到寒邪以后，较少发烧，这就是人体阳气不

够的表现。第六条补充一下，是我们在《伤寒论》里面讲的：病有发热恶寒者，发于阳也；无热恶寒者，发于阴也。发于阳，七日愈；发于阴，六日愈；以阳数七，阴数六故也。这是一条非常重要的区分发于阳、发于阴的总则。

第七条从"十五日得一气"到"逐日浅深，以施方治"。第七条讲的是疾病与节气相应，太过或者不及，提前或者迟到，气候与疾病不相应，都能形成致病的邪气。冬至之后，一阳爻升，一阴爻降，夏至阳气最盛，则阳至则阴生也。冬至、夏至是阴阳二气相合之时，春分秋分是阴阳二气分离之气，当阴阳转换之时，人如果不能适应就会生病。所以懂得养生之人，春夏养阳，秋冬养阴，顺应自然界的变化；不懂得养生的人，触冒四时邪气，就会犯急性热病。如春季感受风邪，夏天就会拉肚子；夏季感受暑邪，秋冬就会犯疟疾；秋季感受湿邪，冬季就会犯咳嗽的病；冬季受寒，春季必病温。

第八条从"今世人伤寒"至"拟防世急也"。主要讲的是人感受到了寒邪，首先是从感受表证开始，由表传到里这样一种传递的方式。人感受到寒气以后，拖延时间，最佳的时间错过，病情就会加重。再者，即使病情加重，也要观其脉证，知犯何逆，随证治之，这是治病的最高准则，体现了中医治病的灵活性，因时因地因病情变化随时做出相应的治疗改变。

第九条从"又土地温凉"到"宜须两审也"。第九条的病是有地域差异的，人的生活习惯和起居作息不同，体质就会不同，高原与平原的体质就不一样，当分别来看待。黄帝又提出了四方之法，岐伯举四治之能以区别毒药、砭石、微针、灸法的不同方法，要知道临证必须明察。

第十条"凡伤于寒，则为病热，热虽甚，不死。若两感于寒而病者，必死"。这句话怎么理解呢？伤寒，发烧，是三阳病的表证，太阳证，是不会置人于死地的。如果是两感病，太阳太阴两条经络同时受邪，就容易出现致人死亡的情况。

第十一条从"尺寸俱浮者，太阳受病也"到"未入于府，可下而已"。这一段，最主要是讲六经辨证病脉的表现，这个大家可以看一下。

第十二条从"若两感于寒者"到"脏腑不通，则死矣"。讲的是两感病的症状表现及两感病的发展与转归。

第十三条从"其不两感于寒"到"病人精神爽慧也"。这就是十三条。十三条所讲的就是病人相应的时间规律。如太阳病七日就能饮，阳明病八日、少阳九日、太阴十日、少阴十一日、厥阴十二日。它这指的是一种常见的规律。

十四条是："若过十三日以上不间，寸尺陷者，大危。"十四条所讲的是病至发生发展到第十三天的时候病情没有好转，仍继续发展，如果出现寸、关、尺三部脉沉取微弱的时候，病情危重。十二条到十四条它主要讲的是疾病发生转归的易判。就是现在所说的时间医学。

十五条"若更感异气……方治如说"。这条所讲的就是知犯何逆，随证治之。

十六条"凡人有疾……不须治之"。十六条讲有病要及时医治，不要心存侥幸，反而延误最佳治疗时间，从易治到难治。同时告诫患者要遵医嘱。

十七条"凡伤寒之病……重者必死矣"。十七条讲表证汗要得法，治疗表证我们是要用发汗的治疗方法，要先发表再攻里，有表我们不要过早的攻里，以免损伤正气，引邪入里。治不得法，越治越重，病重百伤。

十八条"夫阳盛阴虚……岂不痛欤"。十八条讲阳盛津液亏损的病人是不能使用发汗的方法治疗的，阳盛津液亏损的病人误用汗法会导致死亡。因为这个阳盛津液亏损的病人是要用清泻之法治疗的。表寒证应用汗法，误用清泻法也会导致死亡的。这就涉及到临床治病法则。治病要分清阴阳虚实，要有丰富的临床经验，治病求本，不至于因医生的学术水平不足而导致误治死亡的现象出现。病人不死于疾病而死于医生之手。庸医杀人乃为无形之手。为医生，当精于术业，不然会造成很大的失误。

第十九条"凡两感病俱作……夫何远之有焉"。十九条讲表里同病的时候，治疗要分先后。解表与攻里是两种不同的治疗方法，要严格遵从，医生的行为不可随意，不能孟浪行事。

第二十条"凡发汗温服汤药……若汗不出者，死病也"。二十条所讲用汗法治表病的时候应根据病情来制定服药的次数和数量。

第二十一条"凡得时气病，至五六日……是为自愈也"。此条所讲得了时气病五六日后想饮水，却又不应该多喝的，就不能要求病人多饮水，水过多不能消耗掉也会致病。到了七八天病人里热盛，口渴厉害，那也不能过多喝水，一次过多喝水也会致病的。病人喝水觉得腹部胀满，或小便不通畅，或哮喘，隔逆就更不能多喝水。对喝水的方法也是很有讲究的，不要小看喝水。像我们在临床上遇见一病人，他本身就太阴寒，却按市面上有些人讲的，要多喝水啊，一天喝多少水啊。因为你本身就太阴寒重，水喝多了消化不掉就会成为水饮病。水饮病发生以后就会出现苓桂术甘汤这样的头晕、心悸等症状出现。

第二十二条"凡得病……不可复数。"一般情况虚寒的病人口不渴。如果出现口渴欲饮的话是阳气恢复的表现，病将愈之兆。

第二十三条"凡得病，厥脉动数，……此皆愈证也"。它所讲的就是病经医生的治疗后脉象好转，精神状态转佳，都是好的现象。脉象动数变迟缓，由浮大变小，精神由烦躁不安转为安静，这是疾病将愈的表现。

第二十四条"凡治温病……并中髓也"。这条讲了治温病用针灸治取穴是有禁忌的。

第二十五条"脉四损……名曰六损"。这一条很重要，因为这个可以指导临床脉诊。这个伤寒例说到这里，最有临床价值。何谓四损脉、五损脉、六损脉呢？就是说比如四损脉，医生的一呼一吸四次，病人的脉才动一次，医生可断定其三天会死。五损脉就是呼吸五次脉动一次。这样病人一天内会死。六损脉也是这样的，呼吸六次病人的脉才动一次。这样的病人一个时辰内会死亡。这个三损脉在临床上很有价值的，它相当于我们临床上说的"死脉"。它这个脉你按上去，慢慢的要很久才跳动一次，这样的病人很危险，是预后不良的。

第二十六条"脉盛身寒……得之伤暑"。讲的是盛大的脉，是浮紧的脉，而身体怕冷，是犯伤寒病的表现。

第二十七条"脉阴阳俱盛，大汗出不解者死"。这是讲的脉象虚软而身体发热是犯中暑的病，脉象尺寸俱盛大，而出现大汗淋漓，得热不解，正不制邪之兆，属于死亡的症候。

第二十八条"脉阴阳俱虚，热不止者死。"病人出现寸尺脉呈现的虚相，发热不停。就是说，这样的脉象出现发热的症状的时候，是正虚邪亢盛，属于危险的症候。

第二十九条："脉至乍数乍疏者死"。它所说的是脉搏跳的忽快忽慢，是心气将绝，营卫之气断绝之相，疾病危重。

第三十条"脉至如转索，其日死"。第三十条讲是脉搏跳动坚硬搏如转的紧索脉，是真脏脉，预后不良。这三十条就是肾的脉，临床上如果看到慢性肾炎或者肾病综合征的病人，出现这样的脉，都是病死者的脉。

第三十一条"谵言妄语，身微热……不过一日死矣"。这三十一条说的是病人出现谵言妄语，身体微热，脉浮大，手足温者就能够生存。逆冷，脉沉细者，不过一日死矣。此以前是伤寒热病症候也。

伤寒例这三十一条全部讲完了。王叔和讲这个伤寒例，讲了这么多，其实我觉得它最有临床价值的就是三损脉。在临床上很有指导意义。它能预判这个病人的预后和生死。其实在临床上我们治疗外感热病的时候，并没有那么机械像他这样所说的，这个伤寒啦，温病啦，冬瘟啦……这些治法不同，其实我们在临床上都遵从张仲景的六经辨证，使用经方来治疗，只要辨证准确，临床上都能收到很好的疗效。王叔和他把这些外感病绕来绕去讲的太复杂了，不切合临床实际。医言不拘，百病六经所统，以简御繁，大道至简。今天的伤寒例就讲到这里，谢谢大家！

2

姜宗瑞：伤寒论平脉法辨脉法讲解

姜宗瑞，执业中医师，河北省邢台市广宗县人。深圳市经方协会会长。师承郭灿勋、吉建华、张大昌、黄煌、沈刚等多位明师。黄煌经方沙龙网站"经方实验录"版主（网名沙丘沙）。在《黄煌经方沙龙》《张大昌医论医案集》《辅行诀五脏用药法要传承集》《经方论剑录》中任编委。代表著作有《经方杂谈》、文章《再谈经方的用量》。

　　大家晚上好！今天晚上由我跟大家一道学习《伤寒论》的《辨脉法》和《平脉法》。《伤寒论》的《辨脉法》和《平脉法》，加上《伤寒例》这些内容，在我们教材上都是删略不讲的。所以今天我把这部分内容，尤其是辨脉和平脉，跟大家一块学习一下。

　　讲《平脉法》和《辨脉法》难免要多说几句。我们现在《伤寒论》和经方的学习，其实是以方证为主，尤其以日本的汉方为主。日本汉方有一个特点，注重实效、症状、体征，但是对脉有所忽略，所以今天特意讲《平脉法》和《辨脉法》。

　　其实《平脉法》和《辨脉法》两篇，我见刘渡舟教授在晚年曾讲过一次，他也是在呼吁脉法的重要性。就我个人感觉，我其实是在 2007 年认识沈刚师父之后才正式学脉的。过去脉虽然也学，但是是自学，没有师承，跟大家的水平一样，按照教材，自己琢磨。因为没有师承，也不得心法要领，更多的情况下摸脉是走形式，或者是按照自己过去的知识来套脉，很多时候是想脉，不是真正在摸脉看脉。自从我受了师父的调教之后，就深深体会到脉法的重要，也体会到《内经》的一句话，叫做："持脉有道，虚静为保"。对"虚静"这两个字就特别有感受。也可以反过来说，你真真正正会摸脉之后，医生本人的心才能够安顿下来，不会那么浮躁，当然这只是针对我本人而说的，不包括大家。

　　关于脉法，其实，即使没有《平脉法》和《辨脉法》，在《伤寒》《金匮》当中也可以看出它的重要性。每一篇的开头都提"病脉证治"，"病脉证"中脉是占了三分之一的，张仲景本人也是很注重脉的。只不过《伤寒论》传到日本，以方证为主之后，有意无意地在开始忽略脉。

脉没有什么神秘的，讲两个例子大家就可以明白。经常打麻将的人可以通过手摸就知道是什么牌，这也不是什么神秘事情，在经常打麻将的人当中是很平常的。我身边打麻将的很多朋友都能够做到，不能说百分之百，百分之九十几的准确率还是有的，所以这并不奇怪。如果我们医生摸脉能够和打麻将的人一样有自信的话，摸脉其实也不是一件难事。这是我们首先要说的。

还有一件事，就是我们摸脉要细化，就是"同中见异"。"同中见异"也是一种本能。说个极端的事儿吧，双胞胎如果穿一样的衣服，我们很难分辨吧？但是对于他们的妈妈来讲，分辨谁是谁并不是一件难事，这也是一种"同中见异"的本能。西医不摸脉，他们摸脉只是查个心率。我们搞经方的，方证典型的，不摸脉也照样效果不错，这个我们倒不怀疑。可是我们临床是很复杂的，如果临床遇到一些复杂的疾病，确实有的时候摸脉可以提供一种思路。所以我们大家作为中医，对于脉法还是要有一定的重视，应该真心地去体验。

下面我们就来讲《辨脉法》和《平脉法》。如果从一句话来概括的话，《辨脉法》就是阴阳脉法，《平脉法》就是五行脉法。其实在《辨脉法》和《平脉法》里，强调的就是阴阳脉法和五行脉法。大家一上来不要根据《脉经》的 28 脉的名称去搞，会觉得很乱。我的经验，或者根据师门的传承，你摸脉就是先分阴阳，把脉分成两种，即浮沉、迟数、有力无力、粗细……用二分法，其实二分法如果你用得好，它就能够解决很多问题。所以《辨脉法》以阴阳脉法为主，在《伤寒论》中是首篇。五行脉法其实就是阴阳脉法的细化，金木为一对阴阳，水火为一对阴阳，土为中间的过渡状态，这是五行的分法。阴阳脉法侧重于发现问题，侧重于诊断，是可以用的。我们讲能够分清阴阳虚实也是很不错的中医了。但是如果要进行治疗的话，好像就显得单薄一点。所以必然要从阴阳脉法过渡到五行脉法，就是互相之间谁影响谁，谁干扰谁的问题。

如果初学脉法，不要好高骛远先学 28 脉背概念。就把脉分成两种，上手以后分出浮沉、长短、有力无力、迟数……脉先分两种来练习，这个很简单。其实临床你这样分一下，很多时候就有诊断治疗的意义。

因为张仲景的脉法在《脉经》之前。王叔和整理的《脉经》因为是脉学专著，比较规范，提了很多概念。其实在《辨脉法》和《平脉法》中，并没有这么细分，它有一个特点，特别善用比喻，今天我们就讲一下其中几个运用比喻的脉象。

宋本《伤寒论》的第三页有几个比喻："脉蔼蔼如车盖者，名曰阳结也"，后面有行小注："一云秋脉"。"蔼蔼如车盖"是一种比喻，古代的车，顶上的盖子是一种软布，四周是钉上的，所以鼓只是中间鼓，所以才说是"阳结"、"秋脉"，其实就是由夏到冬的一个过度，是由阳入阴，是阳气开始收敛的一种脉象。大家能够想象那种状态，中间一鼓一鼓，四周是被定住鼓不动的，是车在不平的路上运动时的感觉。

下面说"脉累累如循长竿者，名曰阴结也"这句话倒没错，它类似于弦脉，我们对弦脉的描述，文献上有如循长干末梢的描述。后面说"一云夏脉"我觉得是不对的，应该是如春脉。他讲阴阳脉，一个是讲由阳入阴的秋脉，叫"阳结"，这个"脉累累如循长竿者，名曰阴结也"是由阴出阳的脉象，春天了，由冬天的紧脉到夏脉的一个过渡状态。所以你把阴阳的转化搞懂了，纯阴纯阳就不是问题了。所以，"脉累累如循长竿者，名曰阴结也"后面说"一云夏脉"我觉得是不对的，应该说一云春脉。这讲的就是春秋脉，也就算是阴阳，他讲的其实一个是由阴出阳的一个过度，一个由阳入阴的一个过度。

　　下面的"脉瞥瞥如羹上肥者。阳气微也。脉萦萦如蜘蛛丝者，阳气衰也。一云阴气。"蜘蛛丝是特别细的脉，我觉得后面用阴气是对的，也是阴阳对举。"瞥瞥如羹上肥"说白了就是我们做汤后，汤上的那层油，很轻，手轻轻一碰就会散掉，这是阳衰的一种脉象。后面"脉萦萦如蜘蛛丝"叫阴气衰，脉特别细，好似蜘蛛丝一样的极细无力的脉象，这是阴气的衰。除了讲了"阳结"、"阴结"，就是讲了"阳微"、"阴衰"。其实这几条的比喻，全是以阴阳脉法为主。下面还有一点，这是我们临床很实用的，张仲景的原文好像也有，就是我们临证中，阴证见阳脉者主生，主病愈；阳证见阴脉者主死，主病危。这个临床大家要认真体会。

　　《辨脉法》内容还挺多，我们今天因为时间的原因不能逐条去讲，大家按着我所提示的阴阳为纲，通篇好好读一读，我觉得是有好处的。下面我们说《平脉法》。

　　《平脉法》虽说是五行脉，一开始首段说"脉有三部，阴阳相乘……为子条记，传与贤人"，这一段其实挺重要的，是从阴阳到五行的过度，这一段也挺合辙押韵的，我们的徐老师把它刻成竹简赠送给大家，也是说明这一段挺重要，所以我建议这一段大家起码要背下来。

　　《平脉法》的五行脉，就是春夏秋冬加了一个土。在第十页，提到了一个"纵"和"横"的概念，"逆"和"顺"我们就先不讲了。所谓的"纵"，就是水克火、金克木。举个例子，春天你见到了涩脉，涩脉属金，这叫金克木，为"纵"。或者说，夏天见到了沉细的脉，沉细属水，这叫水克火。以克为主的叫做"纵"。而反过来反侮的叫"横"，如果本来金克木，但是秋天见到了春天的弦脉；本来是水克火的，冬天见到了夏天的洪大脉，叫"横"。所谓的"纵"和"横"实际上就是一种五行生克的关系。关于"纵"和"横"对于五行脉的关系，在

《平脉篇》的原文里只讲了时间和脉法的关系，其实除了时间关系，还有一个它没有讲但是我们临床也考虑的部位问题。比如左关属肝木，如果见涩脉是金克木，是"纵"；比如左寸属于心的位置，本来应该是浮大的脉，见到了沉脉为水脉，就是水克火，这是"纵"，比如右寸属肺，如果见到了洪大的心脉，叫作火克金，属"纵"。虽然只举了这些例子，其实五脏之间互有纵横。

关于"纵"和"横"，这么讲有些笼统，我给大家举一个我在临床上使用的例子。这是一个我早年在河北基层的真实病案：一个血小板减少性紫癜反复住院的老太太，最后回家等死的时候，我给她看过一次。当时是农历十一月冬天，她的脉象是右寸浮数而实大，当时的症状是贫血、全身性的紫癜、鼻子在一直滴血。我当时用了黄连阿胶汤和白虎加参。十天左右出血就止住了，而且贫血也有明显的改善。这时候老太太不想吃药了，因为这也是冬天见夏脉，尤其是右寸为主浮大、浮洪的脉，我就随口说了一句，你的症状有所缓解，但你的脉象还没有改变，如果现在不治，暂时还不会有危险，但明年夏天就会有危险。我当时为啥这么说呢？因为她冬见夏脉，如果冬天该见沉脉的时候就见了夏脉，那等到夏天的时候她怎么过呢？我们讲重阳则死、重阴则死，反过来夏天见了冬天的沉细脉，到冬天不一定死但也会有危险。这个前提是已经病得很重。确实这个老太太死在了第二年立夏的第三天，就是入夏以后，正好符合冬见夏脉，夏天对她最不利。这是我临床应用的一个案例，说明这些东西并不虚玄，也很好用。

在《平脉法》里除了提到了独取寸口的扁鹊脉法，有时候也提趺阳脉和太溪脉，这是《内经》的三部九候脉法。但是张仲景还是扁鹊脉法用的比较多，趺阳脉和太溪脉偶尔也用，但用的不多。这种脉法争论已久，还有一种说法认为独取寸口不可取，必须三部九候全身摸脉才是正法，这种说法是偏激的，其实只要用得好，哪个方法都一样的。

本来阴阳五行脉到这里就算讲完了。下面我再强调一点，也是第十二页的原文，在讲脉的时候顺便提到了营卫的概念："寸口卫气盛，名曰高，荣气盛，名曰章。高章相抟，名曰纲"，这是营卫俱盛的表现。下面又讲："卫气弱，名曰惵，荣气弱，名曰卑，惵卑相抟，名曰损"，这个就是虚损。下面又讲："卫气和，名曰缓，荣气和，名曰迟，缓迟相抟，名曰沉"，沉的症状是腰中直、腹内急。就是说在《平脉法》和《辨脉法》里提到了营卫的概念，而且列了三种情况，一个是营卫俱盛，一个是营卫俱弱，一个是营卫和，和不是指和缓，营气和是营气慢跟不上卫气的步伐，卫气和是卫气慢跟不上营气的步伐。后世我们讲营卫不和，讲脉法时候提到了营卫，一个是营卫的理论很重要，一个是它跟脉的关系也很重要。我们讲"营行脉中，卫行脉外"，所以摸脉的时候我们要有这个概念，就会知道什么时候号的是以营为主，什么时候号的是以卫为主，所以下手一定要轻重有别，不能一下手就特别重。

今天我就跟大家说这么多，抛砖引玉，希望大家能够对《平脉法》和《辨脉法》有足够的重视，反复阅读原文，在临床不停地验证，这个是不难学出来的。顺便再补充一点，关于脉，我们除了读《伤寒论》的《平脉法》和《辨脉法》，大家应该再读读王叔和的《脉经》，因为都是出自一人之手，可以互相填补。在下面我们推荐一本书叫《四海同春》，现在书店里有我张驰师兄注释的《四海同春新注》，这本书挺好，大家应该看一下。除此以外我再给大家推荐一本我认为比较实用也比较好学的，是王雨三的《治病法规》，王雨三的脉法也是理论和实践兼有，比较精简实用。还有一本书我觉得也不错，跟大家介绍一下，王堉的《醉花窗医案》，他也是比较注重脉法的，他的脉法也比较精简实用，开的方也是平常的方，他也认为很多人不效是诊断有误，所以《醉花窗医案》这本书也不错，大家有空可以看一下。希望大家根据这几本书去好好学习脉法。

谢谢大家聆听！

3

颜彪华：《伤寒论》条文 1~6条讲解

    颜彪华，中国中医科学院硕士，林芝缘中医馆馆长，原深圳市第三人民医院副主任中医师。临床用方精简，喜用经方及古方。善于治疗肝胆脾胃等消化及代谢系统的疾病，尤其擅长于妇儿疾病的治疗。建立"儿科从少阳，妇科重厥阴"的治疗体系。

　　今天我们讲解《伤寒论》1～6 条。我们看第一条："太阳之为病，脉浮，头项强痛而恶寒"。这句话我主要要讲几个问题，第一个问题是，我们从这句话能够看到什么？"太阳之为病，脉浮，头项强痛而恶寒"。太阳，就是我们六经辨证讲阴阳，阳有太阳阳明少阳，阴有太阴少阴厥阴。所有看病首要辨阴阳，然后辨病，然后脉浮头项强痛而恶寒，最后才是辨证。这句话是告诉我们整个《伤寒论》辨病论治和辨证论治的层次关系。

　　第二个我要讲的问题就是，这个条文其实是个提纲证，是讲到我们太阳的提纲证，脉浮、头项强痛而恶寒分别是代表了什么意思？因为太阳是我们人体和疾病作战最表浅，人体正气最有保障的状态。脉浮代表人体的正气是趋向于外的，是足的。人体的心率是增快的，脉位是表浅的，脉管是抬高的。我们可以这样形象地去理解。头项强痛是指我们人体受到寒邪的阻滞，尤其是在太阳经所过的地方，所出现的肌肉紧张的状态。相当于我们人体的窗户一关闭，不透气导致肌肉出现的强梆梆的状态。恶寒就是我们体表对温度的感受，我们中医有一句话：有一分恶寒，有一分表证。代表我们人体在疾病发生初期的表现，这是我们对症状的描述。

　　第三个问题，这个条文里面没有说发热。为什么没有说发热呢？我们知道，在一开始感受风热时，人体出现怕冷头项强痛，是不一定发热的。就像温病是这样子，伤寒也是这样子。他早期都会有怕冷、风寒表实证的表现，但未必发热。有的人感冒了，怕冷了，哆嗦了，过一会他的体温才会慢慢升高。所以不一定在初期会出现感冒发热的症状。所以这个提纲证是一个风寒表证初期阶段的脉证，这样的描述应该会更加确切。

下一个我要说的是古时候说的发热，不是用体温计量的发热，是一个自觉的症状。如《伤寒论》经常说的身灼热、身无大热，都是一个人的自我感觉状况。我们大家都感冒过，有好多人在早期觉得有点发热，一量都 39℃ 了。但人还是怕冷的，不觉得温度很高，但用体温计量体温是上来了。只有当体温稳定上升到一定温度，人才会明显觉得发热。所以这个条文里没有讲到发热的原因有二：一是伤寒早期，虽然有发热，但不明显。第二，风寒早期，有些人就是没有发热，所以条文里没有把发热写出来。

接下来第二条、第三条、第六条讲了太阳病的分类。比如第二条，太阳病，发热汗出，恶风脉缓者，名为中风。就是讲太阳中风，即我们常说的桂枝汤证。像这个病所讲的缓脉，是表虚证。即这个人平时比较虚，就是那种白面书生。我在儿科常看到的那些白白胖胖的小孩子，平常动一下就汗出，一感冒就是这种中风。平时胃气也不是很实，很容易感冒。他们一旦感冒了，就像姚梅龄老师说的：什么样的体质就会得什么样的疾病。正常体质的人得了感冒是麻黄汤证，虚弱的人得了感冒就是伤寒中风的桂枝汤证。所以桂枝汤证是治疗虚人感冒的，也是《伤寒论》的第一方。如《黄帝内经》说：虚邪贼风不独伤人，须虚人受之，两虚相得，才得病。显然桂枝汤是为虚人设的，所以桂枝汤是天下第一方，而麻黄汤不是。麻黄汤是风寒表实证，是一个正常人得了感冒后所表现出来的症状。这一条讲中风证的脉是缓脉。缓脉是什么概念呢？是脉跳得很慢吗？发热汗出恶风脉缓，发热时，人的心率是会增快的，所以缓脉并不是说脉跳得很慢。因为不可能一个人心跳加速了，脉反跳得很慢。这里的缓脉是什么意思呢？感冒后，脉是浮的，缓脉包括了它是浮的，脉管又比较软。因为我们知道受寒时，脉管是比较紧的，这是伤寒的一个主脉。这里的缓是指脉象比较软，我个人理解是脉浮而软。这在辨脉法里有一个解释，阳脉与阴脉平等者，名曰缓也。这里的阳脉和阴脉指寸和尺，都浮起来了，又浮又大而且软软的，这种脉就叫缓脉。这在我们的辨脉法里已经解释了。

　　然后我们看第三条："太阳病，或已发热，或未发热，必恶寒，体痛，呕逆，脉阴阳俱紧者，名为伤寒"。这一条更加验证我之前所说的，或已发热，或未发热，人体感受风寒后，可以发热也可以不发热。但不代表我没有发热，只是说我现在、暂时没有发热。很多人对这个条文有争议，包括有些老师说：已和未是不是时间的表述，或是发热，或未发热的表现呢？这里我持保留意见。因为结合临床，有些人表现出明显的风寒表实证，但就是不发烧。我也说了，古人对发热是一种自觉症状，有时不是很明显的。或已发热或未发热，他其实要强调的是后面的状况，不管你已发热或者未发热，只要有下面的症状，就是伤寒。我们按照语序的理解，必恶寒体痛呕逆，脉阴阳俱紧。就是不管他发不发热，只要出现了恶寒体痛呕逆，出现寸脉尺脉都绷得紧紧的情况，我们就叫他伤寒。我在这里特别谈到呕逆。说到呕逆，很多人说少阳证也有呕逆现象，阳明气分症大热时也会引起呕逆。这里讲的呕逆有什么区别呢？这里的呕逆是因受到风寒时，胃肠道痉挛所引起的。体表皮肤受寒时会引起痉挛，胃肠道的肌肉也一样。所以有葛根汤证的下利跟恶寒、体痛，脉紧紧的，都是受到风寒的表现，我们把这种状态叫伤寒。这种人的体质都是比较好的，不同前面中风的体质是比较虚弱的。

　　接着我们讲第六条，太阳经证的三证：太阳伤寒、中风、温病。第六条讲的是温病。"太阳病，发热而渴，不恶寒者，为风温。若发汗已，身灼热者，名风温。风温为病，脉阴阳俱浮，自汗出，身重，多眠睡，鼻息必鼾，语言难出。若被下者，小便不利，直视失溲，若被火者，微发黄色，剧则如惊痫，时瘛疭。交付使用若火熏之，一逆尚引日，再逆促命期"。这里是讲太阳温病。太阳温病是什么概念呢？就像我们常说的那些人平时喜欢大吃大喝，扁桃体容易发炎，这类人身体比较壮实，平时吃东西也比较油腻，容易化火，得了感冒后，虽然短期也会出现恶寒，但马上会发烧，出现口渴。为什么会渴呢，因为他比较热气，伤津液。他不怕冷，因为人体此时会出现高热的状态。像平常的扁桃体发炎，你不能给他用麻黄汤，用了退烧了很快又会烧起来。我在深圳市第三人民医院工作了10 年，我经常看到一些传染病的早期，就是温病。传染病早期都有发热恶寒的表现，黄疸也是这样。如急性黄疸性肝炎，它早期也发热恶寒，过一会很快眼睛黄了。病是跟着体质走，你这个人热气比较重的，受寒后影响转为温病。仲景怕你不明白，马上解释，若发汗已，身灼热者，名风温。我们联系到临床，经常有小孩子服退烧药后，过两个小时又烧起来，再服药，退烧后，再过两个小时又烧起来。为什么呢？就是因为你没有给他解决根本的问题，他始终处于一种病毒或者细菌发炎的状态，他是热性体质，一直出现我们叫他风温的状态。仲景用一句话告诉我们：脉阴阳俱浮。因为人高烧、口渴，脉肯定是浮的。自汗出，就像蒸包子一样，因为里面是热盛的状态，所以人的体温是很高的，所以人体就会出汗。然后觉得身重，因为人体发烧后出现的沉重、疼痛引起神志类的改变。想睡觉、昏昏欲睡，有时候话都说不出来。鼻息必鼾，语言难出。讲了温病很容易导致人出现情志类的疾病。所以我们在临床上经常看到一些传染病的病人，一不注意，很快就昏迷。我们处理过禽流感，得禽流感的人都不是身体弱的人，反而是身体比较强壮的。临床反应比较剧烈的，都是平常身体比较强壮的。

因为他的免疫力强，病毒一旦招惹他，马上引起强烈反应。反而平常很弱的人，你去惹他，他不会打你。而很强的人，你一旦惹他，他会打你。疾病也是这种情况。

接下来仲景讲了温病治疗的三种错误方式。像这种风温，是有表证，吃点银翘散、桑菊饮这一类辛凉解表的药就好。如果你让他拉肚子，本来他就出汗伤津液，再拉一下肚子连小便都拉不出来了，直视失溲。如果你用火来烤他，那更加不得了，火上加火，人会微发黄，甚至出现黄疸、惊狂的表现。如果你用火去熏他，古时有很多治疗的方法，有让人埋在火里，因为他们认为得了伤寒，用火烤一烤，发发汗就好了。现在也有这样的治疗，把人包得严严实实的，只露出个头，下面用荆芥麻黄之类药煮开，用蒸气熏。我接触过很多患者有用过这种方法，就是从古时候传下来的。古时候把地烤热以后，把人埋在里面，或躺在上面，目的就是让你出汗。

第六条我就想谈几点。第一点是温病。温病的风温跟我们《伤寒论》里的阳明在经是有区别的。风温一般会出现咽喉部位疼痛的表现，跟阳明证还不一样。阳明脉大，太阳脉浮，阳明的脉是非常洪大的，气血非常强盛。为什么叫风温？是热性感冒的早期。阳明病就不一样，疾病已经进展到阳盛的极期，已经烧了很久了。如果是表浅的风温，就只有一点点咳嗽、一点点喉咙痛，我们就用一点桑菊饮。如果稍微严重一点，就会用到《温病条辨》的银翘散。如果是以咳嗽为主的温病，如痰黄，我们会用桑杏汤这一类的方子，是属于温病类的方子。因为伤寒是详于寒而略于温，所以在这里就没有拓展开论述。后代温病学派的医家在这里做了拓展。我就不一一讲了，因为我们群里很多老师都知道。

我们有本桂林古本的《伤寒论》，黄竹斋老先生把桂林古本的太阳伤寒中风温病之外，把湿病，即风寒暑湿燥火全部列了一遍。当然这一本书，我们后代大部分人认为是假的。但这本书也给了我们很多启示。因为它把很多东西完善了，而且完善得非常完美，值得我们的参考。像我们的马新童老师，就提出了这一点。这一本书也是我现在经常参考的一本书。我建议大家去读一读。另外在《难经》里有讲，伤寒有五，有中风，伤寒，有湿温，热病和温病。这几个在《伤寒论》里都有说到。譬如说《金匮要略》里痉湿暍第七条："太阳病，关节疼痛而烦，脉沉而细者，此名湿痹。湿痹之候，小便不利，大便反快，但当利其小便"。这就是讲的太阳风湿中的一个表现，有湿邪。第十四条又讲"太阳中热者，暍是也"。其人汗出恶寒，身热而渴，这就是我们讲的中暑一类的疾病。伤寒也讲了风寒暑湿燥火，即难经里讲的五种情况，在《伤寒论》里都有讲述。

　　这几种情况如何区别呢？伤寒中风的主症就是发热汗出恶风，有微微汗出。伤寒证的主症是恶寒无汗发热，比较有意义的是有汗和无汗。温病的主症是发热而不怕冷，因为这个人本身体质是热性的，同时有口渴，舌象也比较红，因为有热象，所以舌红。湿病的主症是会出现关节疼痛，小便不利，发热恶寒，但主要还是关节疼痛。中暍是什么呢？是指中暑一类的症状，有发热，而且汗出热不退，可以有轻微的恶寒或不恶寒的表现。因为这几种的病机是不一样的。感受风寒以寒邪为主，营卫不和。温病主要是感受温邪，因此温热性表现明显，人体阳气非常充足、亢奋。湿邪主要是阻碍人体阳气所以引起的疼痛。中暑中暍就是表里俱热，暑热病就是由表到里，表里俱热。这就是我们所说的三种病机不一样，伤寒、太阳中风、温病，都做了一点拓展，还有中暍、中湿。我在这里就稍微说一下，因为以后我们都会学习到的。

　　我们再来学习一下第四条和第五条。"伤寒一日，太阳受之，脉若静者，为不传。颇欲吐，若躁烦，脉数急者，为传也"。第五条："伤寒二三日，阳明少阳证不见者，为不传也"。这两条其实是讲太阳的传变。我们讲过，疾病是跟着体质走的。如果我们是温性、比较壮盛的人，开始感冒时，出现发热恶寒，像我过一会马上会出现喉咙痛，口干、头痛等一系列症状，因为我是个热性体质的人。脉也越跳越快，很明显病已传变了。如果我就是受了点寒，流了一点鼻涕，但摸一下脉，根本不快，因为他没有发烧，脉是浮，但没有发烧，这时候脉率是很安静的，很平稳，如平常一样。我们就知道，这个人没大碍。相反，这个人突然症状加重，出现躁烦不安，恶心呕吐，摸脉也是越跳越快。"脉数急者，为传也"。这时候疾病已传变，已进展了。

我清楚地记得，八年前我在和顺堂看门诊。我一般看儿科、妇科比较多，小孩生病过来了，当时我没有经验，摸脉水平也很差，病人流鼻涕，有点咳嗽，我给他开了个方子。第二天，病人又来了，大人投诉了："颜医生，昨天小孩过来时，还没有什么事，就是有点咳嗽流鼻涕，一吃药反而发烧了。你开的是啥药呀？"我们就觉得很冤枉，这本来是疾病进展的一个过程。但是我又觉得自己没有理由跟患者解释，为什么呢？因为摸脉时没有发现，没有尽到提前告知的责任。但现在我至少一摸脉，发现脉跳得比较快，我就知道这个小孩今天晚上或者明天会发烧。所以脉对于预示疾病的传变是很有用的。

"伤寒二三日，阳明少阳证不见者，为不传也"。这句话就是告诉你，已经感冒两三天了，没有出现阳明病大热大渴、脉洪大的症状，也没有出现少阳病的往来寒热，默默不欲饮食、胸胁苦满之类的症状，脉也不洪大或者脉细，说明病没有传变，还是在太阳病嘛。这句话也可以反过来说，三阳病这种发热类的疾病，如果阳明病、少阳病都不是，就必然是太阳病了。这也给我们一个很重要的启示是，我们要学会排除法。

譬如我们在临床上用小柴胡汤。一个人感冒了，既没有太阳中风、太阳伤寒的表现，也没有阳明证的表现，排除后，就是小柴胡汤证。我们就在小柴胡汤里加加减减。如我的师父吴雄志老师，他的六合汤就是如果兼阳明，就加竹叶、石膏，兼太阳加荆芥、防风，兼温病加银花、连翘，有湿加滑石等。以小柴胡汤为例，有咳嗽加杏仁苏子，诸如此类，变化就非常丰富。所以六合汤非常好用，我临床上经常用到。当然你要会使用排除法，排除了太阳阳明后，就是少阳病了嘛。有几个跟我看门诊的朋友，我对他们讲，少阳证还可以细分，确定主症后再加减，病证脉一体。

我们再来看第七条，这是非常重要的一个条文："病有发热恶寒者，发于阳也；无热恶寒者，发于阴也。发于阳，七日愈；发于阴，六日愈。以阳数七，阴数六故也"。这个条文大部分人认为是辨阴阳的总纲，发热恶寒，证明这个人阳气比较旺盛，是发于三阳的。三阳无死症嘛，你还能发烧，证明阳气还是比较足。审脉辨证，先辨阴阳也。无热恶寒者，发于阴也。你连发烧也发不起来，证明体内阳气不足，那病是发于三阴。这是大部分人的理解。我认为发热恶寒者，发于阳也，这个阳是指太阳阶段。无热恶寒者，证明人体阳气不足，是个阴证。我们讲标本中气时说，太阳的底面是少阴，由于阳气不足，所以发热不起，所以是个少阴病。有人也提出这个观点。我们再结合下面的条文，"发于阳，七日愈；发于阴，六日愈。以阳数七，阴数六故也"。这个阳和阴是什么？我们知道一般的病毒性感冒，六七日也会好。这个七和六是因为古代认为七属阳，六属阴。我对术数的研究，也不是很强。我们群里的姜宗瑞老师对此有研究，一会可以对此补充一下，我也可以学习一下。我只知道这两个是阳数和阴数。但为什么恰恰只说七和六呢？数理是很深奥的，我也很想知道。

我有几点理由，什么叫恶寒？恶寒和畏寒和手足逆冷，包括我们讲厥阴病的四肢厥冷，少阳病的寒热往来，阳明病也会稍微出现一点的恶寒。但我认为恶寒是太阳表证的一个独特的症状。虽然阳虚之人也有三分表证，但是真正阳虚之人出现恶寒还是不一样的。我还记得深圳中医院有一个老师，专门写了一篇文章讲恶寒。恶寒和畏寒，结合我自己的经历讲一讲。前一段时间我吃麻黄汤，真是冷得裹着被子还冷得上牙碰下牙，四床被子都不解寒。我问一下大家，发热恶寒者，发于阳也。假如这个阳是三阳，少阳和阳明会出现这么明显的恶寒么？所以我对此持怀疑态度。无热恶寒也，发于阴也。太阴少阴厥阴会出现这种像打摆子样的症状么？因为我们知道人体在受了风寒时，人体调动所有的能量来升高体温时，体表受到阳气的温煦，人体感觉的症状，只有在太阳表证时才会非常明显。我认为恶寒还是跟太阳病初期的表现有一定的关系。三阴也会出现发热的症状。无热恶寒，发于阴。三阴也有热症。我们知道在监护室里的病人，少阴心肾功能衰退后的感染，还有厥阴证，都是有热症的呀。也是有发热的呀，只是那是内伤发热，这是我的第二点理由。第三点，发于阳，七日愈，发于阴，六日愈。如果说，这里的阴阳就是三阴三阳的话，六日愈七日愈就是这么绝对吗？太阳阳明少阳都是七日愈？太阴少阴厥阴都是六日愈？对此我是有自己的看法的。我的老师吴雄志老师也是支持我们独立思考的。我们群里有很多人也熟知我这个性格。这个条文我有自己的看法，也希望大家能够给我指出我的错误。

但如果这只是把这个条文作为感冒初期的表现，一个虚人和正常人感冒的区别，就好理解了。如果这个人是个麻黄汤证，发热恶寒，发于阳也，病毒性感冒就是七天好了。如果这个人比较弱，无热恶寒，但为什么少阴病里说反发热？麻黄附子细辛汤，其人反发热。为什么反发热呢？如果无热恶寒，就是麻黄附子甘草汤。这个条文也支持我们对这句话的认识。反过来说，感冒六七天好了，也是很正常的呀。

今天就讲七条条文，其中第七条有我个人的一些可能不成熟的想法。因为和大家一起交流学习，我肯定会把自己学习过程中的想法心得分享出来。也希望各位老师给我多多指导。耽误大家很多时间，因为在微信讲课里，大家如果能沉下心来听完，对中医肯定是充满热爱的，也是对我个人的支持。我非常感谢！因为现在微信群很多，很多人都不一定在微信群里听课，所以今天能在这里听我唠叨这么长时间，我非常感谢！讲得不好的地方，希望大家多多批评，多多拍砖。谢谢大家！

4

赖火龙：《伤寒论》条文 7~14条讲解

赖火龙，1999 年湖南中医药大学中医学本科，2005 年硕士研究生（中西医结合临床专业）毕业。副主任医生，临床工作 17 年。著作《实用皮肤病诊疗手册》及论文《湿疹六经辨治浅谈》《论皮肤科六经辨治》等，擅长通过中药和针灸调整体质、治疗疑难杂症，调治亚健康状态效果颇佳。

首先非常感谢各位，感谢姜老师，给我一个与大家一起学习《伤寒论》的机会。那天收到姜老师的短信，有一点诚惶诚恐。一个是因为我学的专业不是伤寒专业，基础也不牢。第二，从事的皮肤科，对于具体的经方使用是比较窄的。很多时候是六经辨证思维体系的运用。所以以前还学习过诸位老师的讲课，我回过头去看了一下，都讲得非常精彩，所以非常有压力。

《伤寒论》是一个宝藏，大家都知道。它是学术的喜马拉雅山，我还处于爬山阶段，所以横看成岭侧成峰，只缘身在此山中。高度还不够，更谈不上自己的学术见解，只能说是跟大家一起复习一下《伤寒论》的条文，一起读读书。有些条文还读不太懂，所以也就不要乱解释了，希望里面的高人解疑。

上周颜老师讲到了辨太阳病脉证病治上第八条。今天我们就从第 9 条开始。

第 9 条：太阳病，欲解时，从巳至未上。

这一条主要讲六经病的欲解时。关于六经病的欲解时，这个是有争议的，有些医家认为这个没什么用，没必要解释。但是在临床上根据六经欲解时的观点处理一些疾病还是有一定意义的，尤其是发病有时间规律的疾病。像荨麻疹，一些皮肤病瘙痒症的患者。当然了，一些针法，比如说脐针和六合针法估计也是可以从这个角度切入的，而且临床证实效果也是不错的。所以呢，我要从这几个方面来解读一下六经病欲解时。首先这个六经病欲解时，它可以判断预后和疗效。他这个巳至未上也就是巳午未三个时辰，也就是上午九点到下午三点。正当中午太阳阳气最旺盛的时候。如果是感受风寒的患者在中午自然界阳气最旺的时候，且病情不严重，太阳病就有可能好转。以前看过倪海厦医师的材料就是说，半夜感风寒，如果药开得好的话服药后就可以预见中午会好，这个感冒也会好，就是这一条给出判断的。所以《伤寒论》指出，不同的六经病由于白天黑夜阴阳二气的盛衰变化，天地人三才相应，病情好转时间也是有一定差别的。一言以蔽之，也就是天人相应，也就是周期节律的问题了。还有一点我觉得它是可以帮助诊断的。第9条，虽然提的是欲解时，但是我们在临床上思考的时候，也要从欲作时欲剧时的角度来解读。现在对欲作时欲剧时有不同的解释，一个就是说欲解时也是欲作时。比如说太阳病欲解时，从巳至未上也就是巳午未。这个时候他的病没有解，是发作时间。这个时候可能是患者自身的正气不足。虽然得到了天阳之助，但仍然正不胜邪，而表现出症状加剧的这个角度来理解的。还有一种情况就是从欲解时对面的时辰称之为欲作时，比如说太阳病亥子丑也就是晚上的九点到凌晨的三点，刚好跟巳午未是相对的，这个时间为欲作时。所以，当临床上遇到有时间规律的疾病，如果是从六经病欲解时判断效果不好，是不是可以从对面的时辰入手也就是从欲剧时判断哪条经的问题。这个方法从扎针灸也就是脐针的角度来考虑荨麻疹的治疗好像还是挺有效的。

这个六经病欲解时还有一个作用就是可以指导治疗。我举两个例子，一个是岳美中老师有一个医案，大家可能都很熟：一个小孩来就诊的时候趴在父亲身上的，像软瘫一样的。他父亲讲这个小孩在中午夜半的时候全身瘫软，叫不醒。这个老中医考虑的就是夜半和午时就用了小柴胡汤治愈了。

我不太记得为什么当时岳老要用小柴胡汤了。我们先不谈小柴胡汤，我们谈从巳午未到亥子丑时间相对来看，所以说这个欲解时也可能是欲作时欲剧时。这两种发病时间段可以对照来看。这也可以证明学术界讨论的这两种情况都是可能成立的。岳老为什么要开小柴胡汤呢,有可能是一阳生、一阴生的角度来考虑,也有可能只是少阳证的寒热往来发作有时来考虑的,我不太记得了,九几年的事情了。还有一种可能就是根据子午流注正午为少阴心,半夜十二点为少阳胆,心胆别通来解释不知道行不行。所以这个六经病欲解时要活看。因为主要是为了临床,所以思考临床问题,这条路走不通可能就要从对立面来处理,或许可以找到不同的切入点。我记得原来倪海厦有一个视频,他拿了一个球从不同部位方向进针,目的都是一样的都是对准心点,可以找到不同的切入点。还有一个例子就是赵炳南中医皮科流派的公众号去年十二月的时候华华主任有过荨麻疹发病时间的规律解析的讲座,它里面就谈到了六经病欲解时的问题,还讲到了四季脏腑所属。所以我相信我们群里肯定有高手,可以从六经病欲解时思维来判断某些疾病预后加剧或者痊愈的过程。

第10条:风家,表解而不了了者,十二日愈。

家就是一个专业户了,比如这个作家书法家,我们后面还有喘家、衄家。这个风家就是平时比较容易伤风感冒的人。郝万山老师讲《伤寒论》讲的非常好,他里面就讲南楚病既愈,或谓之差,或谓之了,所以这里了字,南方人说病好了,就说差或了。十二日愈,我其实不太懂。郝万山老师说七天病邪去,正气恢复还需要五天,这样也就是十二天了。

第11条:病人身大热,反欲得衣者,热在皮肤,寒在骨髓也;身大寒反不欲近衣者,寒在皮肤,热在骨髓也。

这一条有人从标本中见学说太阳少阴来解释的。因为这一条是申明太阳少阴表里之意,标本中见学说我还不是很懂,还请高人解释了。我一般是从寒热真假之辨来解读的,这个思想跟大实有羸状、至虚有盛候思想一致的。皮肤浅,比喻表面的假象；骨髓深，比喻内在的本质，这个时候要配合舌脉二便来帮助诊断的。这个身大热身大寒是客观体征，而反欲得衣反不欲近衣是患者的主观愿望。这个有什么意义呢。记得以前学习郝万山教授讲《伤寒论》的时候就提到过一个病例，也就是再生障碍性贫血，长期发热，最后请了擅长治疗疑难证的宋孝治医生会诊，就是一杯凉水一杯温水演示出真寒假热。就开出了一个四逆加人参汤，一周热就退了，当然人没有救回来。他就是这句话的运用。宋老认为身大热反欲得衣是一个阴盛阳浮，虚阳浮于外可以有这个持续的发热。所以他就是分析主观愿望来辨别寒热真假的，所以这个案例就提示除了舌脉以外，患者的主观愿望还可以在寒热真假的判断上起到非常关键作用的。大家不知道有没有感受，现在在临床上麻黄附子细辛汤证非常的常见。为什么常见呢，第一我觉得因为病人关系，现在的病人一有感冒症状就要求我们给他输液，这在我们中医讲是引邪入里。第二个，也有一部分医生看见他的体征是发热的，就用清热解毒药，没有发现这个患者自身的感觉是一个恶寒很明显的。这一点，在上周颜老师讲发热恶寒的时候详细描述了。我只是再强调一点。说到这还要注意现在的医疗环境，中药西药一起用，所以有些患者的体征像舌脉极有可能被西药影响，或者由于药物进入体内的方式，像雾化影响到舌苔，输液直中少阴，影响到诊断，把脉都不好把。所以怎么样来正确地判断病情，正确地使用中药，与西药协同起到减毒增效的作用是值得我深思的一个问题。我平时就是根据西药的说明书，先看这个药它的作用是什么，能解决什么样的症状，再看不良反应的描述，把它们综合起来归入中医理论的分析，好像还挺有用的。全科的同道们可能还更有经验，希望多多交流。在零八年的时候分析过一个病案：一个老是阴道炎不愈的患者长期吃一个印度产的抗真菌的药，我从那里学会了其实那是一个增加脾湿的药。吃完了这个药以后回去让她不停地吃这个五苓散和四君子汤。后来发现癫痫也有好转，可能是因为五苓散的作用。特别明显的是月经前后顽固性阴道炎的改善。因为我觉得她这个阴道炎主要是吃了那个治癫痫的药引起来的。因为从那个癫痫药的不良反应可以看出来。还有前几天我买了一本黄金昶主任写的《肿瘤专科二十年心得》。他就提到了升白细胞与中医里面的升胃阳理论的相关性，并用卫气温分肉、肥腠理来论证。怎么样借助化验单来辨证，我觉得很有启发性。我们第 11 条就讲到这里。其实吴雄志老师黄疸的客观化研究也是很牛的，真的很崇拜。

第 12 条：太阳中风，阳浮而阴弱。阳浮者，热自发；阴弱者，汗自出。啬啬恶寒，淅淅恶风，翕翕发热，鼻鸣干呕者，桂枝汤主之。

这条非常重要，因为它是体现了具体的病脉证治方，服药法，服药禁忌的条文，这条要讲清楚我可能还是学识不够，因为需要对营卫学说了如指掌，所以我就跟大家一起复习一下中医前辈大家的一些观点。

这条我们分几个方面来复习。第一，就是六经辨证的思维模式。六经辨证的思维模式是病脉证治的思维模式，很容易起到纲举目张的作用。纲讲的是六病，目就是方证。中医的特点之一就是辨证论治，但因为教材的原因，我们学院出来的潜意识里好像一讲辨证论治就是脏腑辨证，忽视了六经辨证，所以看医案就觉得他们怎么那么厉害呢，开个方子就那么准确，而我们却做不到呢？刘渡舟老中医做了个邮递员送信的比喻，六经辨证的优势就是到达具体的门牌号，这个门牌号也就是开出具体的方子来。他非常明了地点出了六经辨证的特点，与脏腑辨证的区别。所以辨病是非常重要的。当然我并不是说脏腑辨证只能到达胡同口，我在读本科的时候读方药中的《辨证论治研究七讲》，我相信方老这样的高手是肯定能到达门牌号的。六经阴阳辨证与脏腑五行辨证都非常重要，不可偏废，在某些状态下，也有标本之意。在《伤寒论》里，仲景先师是非常重视先辨病的，这个病，跟我们中医内科学教材的病名，含义是完全不一样的。中医内科学的病名，很多时候他就是一个症状，而《伤寒论》里的病都是有提纲证来作为诊断标准的。他都是把辨六经病作为诊断的必要前提下，再来谈具体的方证。

第 12 条讲的是太阳中风，太阳病这个大前提下，是什么证呢，也就是中风证。关于证，日本汉方论述非常经典，说证好比是一条线段中的某一点，或一段视频中的某一帧图片，还有一个钥匙和锁的比喻。因为我们知道中医治疗的关注点是人的生理变化、病理变化及表现出来的症状和体征。所以证和病是不一样的，证具有时限性和非特异性。以前读杨麦青先生的《伤寒论研究》，他说"伤寒传经，病势如流水"，讲到金匮，"杂病连脏，病机总不移"。看了这个就突然明白了病和证的关系，这也是异病同治与同病异治的基础。

我最初学习《伤寒论》的时候，对先辨病再辨证很有感触，因为以前更加注重的是具体方剂的使用，特别喜欢收集秘方。后来读了《伤寒论》发现不是这样子的，它很强调病脉证治的思维次序，因为我发现临床中首先辨出病来，临床疗效就可以得到有效的提高。

2008 年，我沉下心来读《伤寒论》，当时读《辨脉法》，读到"脉有阴阳何谓也？答曰：凡脉大浮数动滑，此名阳也。脉沉涩弱弦微，此名阴也"，读到什么就来什么，当时就来了个病人，一个老年女性，上海人，手部的慢性湿疹急性发作，同时伴有窦性心律过缓，头上戴着帽子，畏风，脉是沉弱的，瘙痒剧烈。当时我是这么考虑的，有渗出，汗出用桂枝，脉沉弱是阴证，痒又是个表证，那时候读了很多中医杂志，这个病用麻黄附子细辛汤比较多,所以就想用麻黄附子细辛汤和桂枝汤的合方,因为有窦缓胸闷,所以去掉芍药。当时我给她开了三副,也没底呀。复诊时说三副药吃下去挺舒服的,窦缓改善了,心率提高一点,人比较有精神,瘙痒减轻了,主要是渗出完全止住了,因为这个患者在别家医院已经看了一个多月,手里有很多软膏和硼酸溶液,所以她愿意试一下中药。当时我怕止不住痒,给她开了一盒依匹斯汀胶囊,后来发现她没有吃。这个疗效让我很震撼的,只是注意了一个辨病辨脉的阴阳辨证,疗效就很好了,而且没有用外用药来辅助。

这个病例,我们是治手部的慢性湿疹急性发作,伴窦性心率过缓,但从六经辨证来说,窦缓是可以诊为少阴病的,应该把少阴病放在第一位的。畏风,手部渗出,可以定位在太阴脾,汗出用桂枝,太阴中风也是桂枝汤,痒是为表。这个病我还是搞不清,它到底算是合病还是并病,当时就合方,合方治疑难,心阳虚就去了芍药。

大冢敬节、汤本求真他们觉得,要提高自己的水平,还是不要轻易用合方的。在临床上辨六经病,特别是皮肤科,很多时候我还是辨不出来的,只好用阴阳脉法来大概地区分一下。最后再提一下韦刃脉学,在网上看过他一些资料,好像他们已经超越了辨病的阶段,凭脉用药,凭脉用针。我们群里有些同道是学过的,希望以后有机会学习。

桂枝汤证的病机就是阳浮阴弱,这是个双关语,太阳中风表虚证,一个是阳气浮盛,营阴内弱,营卫不和了,一个是脉象,阳表示寸关,阴表示尺脉。脉缓其实就是浮软,非常软。像吴雄志老师提出手心出汗桂枝证,我临床试了下确实是很有效的。柯韵伯对桂枝汤评价很高,说此为仲景群方之魁,滋阴和阳,调和营卫,解肌发汗之总方。后面的太阴中风也是用桂枝汤的,因为脾主肌肉,桂枝汤的立方主要是通过补脾扶营,培汗源以和卫气。

　　这段话也重点讲了服药法，后面就没有提了，所以我们也一起复习一下。第一，喝药以后，喝热粥，盖被保暖。第二，汗之有度，微微汗之可也，不能大汗。第三，服药的频率是按病情而定，并不是固定的一天两次。还有，服药期间忌生冷辛荤酒酪等难消化的食品。中医认为内外一气，气本来要解表，吃太多了，难消化了，就会影响在外的卫气的运行，影响解表。

　　这个条文还有个剂量的问题，有人认为一两是 3 克，还有人认为一两是 15.625 克。一两三克来源于李时珍的《本草纲目》，他说今之一钱古之一两。容积的问题，目前我们一般是以一升 200 毫升来折算的。但也有人说，药效不在于一两多少克，而在于比例。有人认为大剂量才有效，像李可老中医的破格救心汤。但有个很典型的例子，日本汉方是很小的剂量，也能治百病。看他们的医案有个特点，日本人的依从性特别好，小剂量长时间的服，也能起效果。所以药物的剂量很有争议，需要临床上体会。

　　桂枝汤的应用，方证根据第 13 条，临床应用于很多方面，我只是提一个我们皮肤科方面的，大家可以看看广东省中医院欧阳卫权写的《六经辨证皮肤病心法》。眼科方面，可以看看四川陈达夫教授著作的《中医眼科六经法要》。陕西的杜雨茂教授治疗肾病的六经辨治。这些专科的六经辨治，都值得我们学习借鉴。

　　今天就到这里，欢迎大家指正。

5

尚栋梁：《伤寒论》条文 13~19条讲解

尚栋梁，中医（全科）主治医师，湖南中医药大学学士，曾师从内蒙古名医张孝礼临证中医内科，临床中医十载。主张运用经典，衷中参西，西学中用，针药结合，取各家之长，以愈病痛为宗旨！

　　尊敬的各位老师，大家晚上好。受姜老师委派，今天由我来和大家继续学习桂枝汤相关的 13～19 条条文。

　　第 13 条：太阳病，头痛，发热，汗出，恶风，桂枝汤主之。

　　所谓太阳病，应是外感病的总称。太阳病分 3 种类型，第一种伤寒，第二种中风，第三种温病。桂枝汤是治疗太阳中风病的主方。桂枝汤的使用指征是患者有太阳表证，有发热汗出，鼻鸣干呕，而且恶风这些症状。恶风和恶寒从字面上来理解，还是有区别的，恶风是这人有微微汗出，怕风吹，但是没有怕冷的感觉。

　　服用桂枝汤的话，它有两个要点：第一是服桂枝汤一定要有出汗，但是出汗不能大汗淋漓，就是微微地汗出。这个度的把握要根据不同的体质反应，有些人反应比较迟钝，有些人比较敏感。但是它要求是微微汗出，切不可大汗淋漓，如果大汗淋漓，就会伤了自己的正气。桂枝汤服完后，要盖被子，"一时许"，大约是 2 个小时，等身上微微汗出后，就可以停药了。第二是服桂枝汤后，饮食上要求忌生冷、黏滑、肉面、五辛、酒酪、臭恶等。为什么要求这么严格？因为得桂枝汤证的病人本身胃气就不足，吃了这些食物后会增加胃的负担，导致影响发汗的效果，所以在饮食要求方面要比麻黄汤证更严格一点。

　　桂枝汤发汗有几个特点：首先发汗不伤正。另外如果汗多的话，还可以起扶正敛汗的作用，发汗可以止汗。所以说桂枝汤有调和营卫的作用。

　　第 14 条：太阳病，项背强几几，反汗出恶风者，桂枝加葛根汤主之。

这一条是桂枝汤证的汗出恶风,然后再加上项背强几几。关于项背这个概念,项是头项,《说文解字》说"头之竖者为项";背呢,《说文解字》说"背,脊也"。也就是说,头项痛加背痛,痛连腰骶,再有桂枝汤证的汗出恶风,就可以用桂枝加葛根汤来治疗。临床上我经常使用这个方子治疗落枕,身体偏于阴血不足的产后痉病等。

第 15 条:太阳病,下之后,其气上冲者,可与桂枝汤。方用前法。若不上冲者,不得与之。

这一条讲,太阳病,如果误治,用了下法后,自我感觉有气上冲的可以继续服用桂枝汤,如果没有气上冲的感觉就不能再用。

这一条说明什么呢?第一,有气上冲,证明正气还是足的。太阳病误下后,会出现两种常见的变证——气上冲和气下陷,气上冲证明正气还是足的,气下陷就是我们所谓的结胸证。第二,它还告诉你,气上冲可以继续用桂枝汤。这个气上冲的症状,临床我治疗过几例,但是用的是桂枝加桂汤。桂枝汤治疗气上冲,还没敢用过。因为当时不是太了解,所以只是方证对应,用了桂枝加桂汤。

第 16 条:太阳病三日,已发汗,若吐,若下,若温针,仍不解者,此为坏病,桂枝不中与之也。观其脉证,知犯何逆,随证治之。

这一条是指病已经发生很多变化,经过了汗、吐、下、温针的治疗还没有好,变成了坏病。在正常情况下我们基本还能区别太阳中风、伤寒、温病的治疗,但是一旦出现变证以后,心里就很容易没底了,而且这时在用药上可能也不按经方的思维去处理了。

在太阳病变证的过程中出现不同反应,这时我喜欢用对比的方法。太阳病经过二三日以后,如果未传,证明他的身体是比较强壮的，这时他的症状表现仍然是恶寒发热、头项强痛、微微汗出的阶段。如果传变了，可以是顺经的传变，也可以是越经的传变，也可能是表里传变。太阳病传变，如果出现不恶寒，完全是恶热，而且烦躁口渴，伴有数日未便，这是传了阳明；如果脉转为弦脉，而且口苦咽干，寒热往来，胸胁苦满，默默不欲饮食等，这是传入了少阳。

传阳明、传少阳两种传变，反映的是不同的体质。我发现，传阳明的体质，一般脾胃偏于积食，脾胃、大肠比较虚弱，这种体质小孩偏多；传少阳的，我发现是年轻的少妇比较多。特别是经期的时候，这种少妇有很多疾病都会在这个阶段发生变化，如果我们对疾病把握不准的话容易误诊，影响五脏六腑疾病的截断。

吴雄志老师在《伤寒讲述》里专门讲到截断法，很多疾病如果我们在辨证的过程中没有及时地截断，就容易导致误治或者坏病。《伤寒论》里有三分之一的篇幅讲坏病和误治，这块需要有丰富临床经验的老师来讲，我在这里就不多说了。

接下来我们继续讲条文。下面是讲桂枝汤的禁忌症。在临床上主要有3种疾病，不适合用桂枝汤。第一是太阳伤寒证，伤寒无汗的，不能用桂枝；第二，湿热偏重的，不能用桂枝汤；第三，里热偏重的，不能用桂枝汤。这3类疾病，我们临床上碰到很多。

桂枝本为解肌，若其人脉浮紧，发热汗不出者，不可与之也。常须识此，勿令误也。

这条是讲太阳伤寒表实证不能用桂枝汤，这是第一条禁忌症。伤寒表实不能用桂枝汤，考虑用麻黄汤。那是不是麻黄汤可以应对所有的表实证呢？我觉得也不是。因为我们在临床中发现，湿热体质，或者湿重于寒、寒湿并重，或者湿气又夹杂着其他脏腑的伴随症状的，可能会用其他方子来治疗。

　　比如九味羌活汤用于治疗伤寒伴有寒湿偏重的体质，它里面有一些清热的药物，表证比较重而且内有郁热的这种类型适合用九味羌活汤。我想，可以用九味羌活汤和羌活胜湿汤治风寒表证夹湿邪的，那能不能用《伤寒论》里的麻黄加术汤治疗这种呢？这是值得引起我们思考的。到底哪一个方子更适合治寒湿表证，需要循证医学去对比。

　　同样，三仁汤也能治疗表证伴有项背全身肌肉疼痛，这是我们应该结合温病的思维给出的一个方案。这些我们应该如何去鉴别呢？因为我经验不足，所以希望姜老师和其他老师们能给些建议或者补充。

　　第 17 条：若酒客病，不可与桂枝汤，得之则呕，以酒客不喜甘故也。

　　这一条是引出桂枝汤的第二个禁忌症。酒客属于湿热患者，有湿热的情况不能用桂枝汤。湿热体质的人有哪些表现？比如说鼻头发红，面色油垢，汗出如油，油偏多，体态偏胖，大腹便便，舌苔白腻，舌体胖大，舌边齿痕，舌苔厚腻等等。这种类型的人一般来说是不能用桂枝汤的。

　　刘渡舟老先生在《伤寒论讲稿》里说这种类型的人把桂枝汤做加减也可以用。他把大枣和甘草这种甘温助热助湿的药去掉，然后加葛花、枳实等清利酒邪的药物，用这个治疗桂枝汤证。效果究竟如何，我也没用过。

　　我用得比较多的比如藿朴夏苓汤、藿香正气汤、黄芩滑石汤或者是三仁汤。我始终觉得桂枝会助湿生热，个人经验是用苏叶、防风、羌活、苍术、厚朴、佩兰这些解表药代替。但是它们的解表效果可能要弱一点，苏叶解表比较强，但仍然没有麻黄、桂枝的解表作用强。所以说这几个方子能不能代替一些桂枝证兼酒客湿热体质的人，也就是湿热兼表证，这仍然需要循证医学的对比。

第 18 条：喘家，作桂枝汤加厚朴杏子，佳。

这条就是说桂枝汤证的患者伴有喘，应该加厚朴杏子。"佳"就是说加厚朴杏子比较好，但可能不一定是最完美的方法，也许有其他更符合的方药。

喘证在临床当中见的非常多，但是也很容易发生错误治疗，需要大家好好辨别。比如说，麻黄汤治疗的喘证，它有表证未解的表现，皮肤粗糙，皮表干燥，发热恶寒，鼻塞流涕，表证很明显，这样的喘用麻黄汤，就不是桂枝加厚朴杏子汤的适应症了。比如麻杏甘石汤，它既有表证未解，又有内热郁闭化热，这种体质的人伴有发烧喘息，数日未便，大便很干结，肺热喘的症状很明显，我临床用了几例效果不错。但仍然不能完全治疗高热伴有喘。

用麻杏甘石汤治疗肺热表证的喘，它的缺陷在石膏容易伤脾胃，患者脾胃很强壮的状态下，这种情况下可能效果好。如果脾胃功能差，伴有湿滞，数日未便，脾胃功能明显下降，舌苔厚腻，这种情况下用麻杏甘石汤效果不好，可能更适合用保和口服液加番泄叶通便。但是这个时候出现的问题是，什么时候解表，什么时候通便，什么时候清里，或者解表清里同时进行？到目前为止，仍然没有找到非常合理的方式，这个问题可能需要姜老师帮大家解惑。

还有，白虎汤也可以治疗喘证，治疗那种身大热，大汗出，然后伴有喘。这种喘证，我有个疑问，就是用了白虎汤会不会导致他的肺气郁闭，不利于宣散？目前我还没有用过白虎汤平喘，不知道其他老师有没有使用白虎汤治疗喘证的临床经验，也希望各位老师能够分享和给予指点。

小青龙汤治疗喘证，它是外有风寒表证，内伴有水饮。我一般用这个方是这种人本身有喘的宿根，以前就有喘的习惯，然后再有风寒表证的病因，这时就会考虑。

所以，我们要纵向、横向地比较喘证在不同体质用药的区别，这样子才能学得比较好。

第 19 条：凡服桂枝汤吐者，其后必吐脓血也。

这一条其实跟 17 条是连贯的，服桂枝汤吐了，证明他内有郁热。体内有内痈的人服桂枝汤也会助长这种湿热，所以容易出现消化系统或呼吸系统的咳吐脓血。这是治疗的变证，也就是湿热体质的人服用桂枝汤后可能会出现这些反应，这是值得大家引起重视的。

我们在临床中见到很多这样的病人，舌苔厚腻，用了很多发汗解表的药也打了很多吊针，胃肠功能下降，湿热阻滞中焦，然后损伤了肺络，导致咳吐脓血的。我就遇过两例，基本用的是千金苇茎汤，效果非常好。我认为他们应该是湿热体质兼有表证治疗不及时引起的热痈，热盛则入腑，入腑则为脓，从而出现咳吐脓血的症状。由这个病例联想到，我们用伤寒经方的思维也仍然要考虑到体质属性，同时可能还要结合温病的思维，这样会更全面一点。这也是温病能够补充伤寒不足的地方。

我还有一个想法，我们现在看病颇为主观，就是发现方证对应就处方了，但是效果不一定能很好，同样是表证，我们可不可以用几个方子做横向纵向的对比，看哪个方子更适合患者的体质？这样得出的依据就能给我们提供一个处理疾病的方略。我想，这是我们年轻的中医应该努力的一个方向。

今天晚上我就跟大家一起学习到这里吧。初生牛犊不怕虎，有什么讲得不对的地方，请大家批评指正，谢谢大家！

6

张斌：《伤寒论》条文 20~28条讲解

张斌，女，毕业于华中科技大学，现任职于深圳大学，资深中医票友。自幼喜爱中医，后师承山东民间中医唐广先生，研习经方近十年，临证以经方为主而不薄于时方。

书院的各位老师、各位朋友，大家晚上好！受姜老师的委派，今天晚上由我和大家一起学习《伤寒论》20～28 条的条文。

第 20 条：太阳病，发汗，遂漏不止，其人恶风，小便难，四肢微急，难以屈伸者，桂枝加附子汤主之。

从这一条开始的后边几条，仲景讲了桂枝汤误治之后的处置之法。这条所说的误治是发汗太过。如果是桂枝汤证，应该是"微似有汗"，出汗了就停后服；如果继续服药导致大汗淋漓，就是发汗太过，或者是用方错误，例如原本是桂枝汤证，但用了麻黄汤治，就发汗过了。发汗太过，不但病不能除，反生种种变证。

《伤寒论》的写法，都是一种纪实的写法，描述了医生当时治疗的实情。被误治的，仲景就根据误治的情况来补救、救逆，这些条文就是他对误治患者治疗的如实描述。我们学习这些误治的条文的时候，实际上不一定局限在所描述的情况中，而是要抓它的病机和主证。如果有这样的病机和主证存在，就可以用所说的方子。

比如这里的第 20 条，病机是：由于发汗太过，津液亏虚，津液损伤了，阳气也受到损耗，也就是阳虚液脱。条文里"小便难，四肢微急，难以屈伸"是因为津液亏虚太多，阴液不足则小便难而不畅，筋脉得不到温煦濡养则四肢微急难以屈伸。仲景这里用的是桂枝加附子汤，不去急救阴液，而是扶阳固表。如果阳气恢复了，就可以化气生津，因为"有形之津难以速生，无形之气所当急固"，这是仲景对阳虚液脱的救治之法。当然，这里阳虚不到极虚的程度，阴脱也不到真阴衰竭的程度。如果病情非常厉害，导致四肢厥逆的话，应该是用四逆汤才能够回阳救逆。

桂枝加附子汤的脉象书中没有说。我看许叔微的一个医案里面提出桂枝加附子汤的脉象应该是浮的，而不是沉的，有时候是浮而虚、浮而大的脉。

桂枝加附子汤这个方在临床上应用非常广泛。临床上，如果遇到这种阳虚、津液亏损的情况，都可以考虑使用。

例如，有一个病人，每次感冒后就出汗、怕风，流清水鼻涕特别多、如水淋漓，这种情况下我就给他用桂枝加附子汤，一两剂即愈。这跟个人体质有关。他只要感冒常表现为桂枝汤证，如果出汗比较厉害、包括流清鼻涕特别多，都可以加附子；如果兼有咳嗽，加干姜、细辛、五味子，一般一两剂就能解决问题。

还有一个病人，经常在空调房工作，常常是一进入空调房后即喷嚏不止，全身不舒服，自诉曾诊断为"过敏性鼻炎"，遇冷加重，结合舌象比较淡、嫩，就是平时多见的桂枝汤证的舌象，这种情况我给用桂枝加附子汤，加上茯苓、白术效果也相当好。

第 21 条：太阳病，下之后，脉促胸满者，桂枝去芍药汤主之。

这一条，根据条文的描述也是一个误治，是误下之后导致胸阳受挫。太阳病本身是个表证，因为误下，使得表邪入里。表邪入里一般首先入胸，胸部阳气不振、气机不畅就会导致胸闷。桂枝去芍药汤，就是桂枝汤里去了芍药。因为芍药这个药是一种寒性的养阴药，具有收敛的作用，不利于宣通阳气，所以把它去掉了。那么这个方子就成了桂枝甘草汤加生姜、大枣。

"脉促"，我理解是一种代偿性的心跳加快，是一种虚性的、速率比较快的、像心悸一样心律不齐的跳动。

我曾经摸到过一例非常典型的"脉促"脉象。病人十几天前心脏病发作送医院抢救,我看到他时自诉仍然胸闷气短,特别是晚上和阴雨天更厉害。我摸他的脉,脉跳得非常仓促,寸脉尤其明显,又浮又虚大,像一个人慌里慌张赶路一样。这是我第一次这么清晰地感受"促"脉。我给他用的是桂枝去芍药加附子汤,效果非常好。

这个方子只要是属于胸阳不振的都可以使用。原方用或加味使用,疗效都很好。比如说冠心病,有胸痹、胸痛的,可以合上瓜蒌薤白半夏汤;如果兼有气虚的,合上生脉饮;如果是兼有血瘀的,可以加上丹参、红花类活血化瘀的药。

第 22 条:若微寒者,桂枝去芍药加附子汤主之。

这是接上一条说的,如果还有恶寒的症状,就用上方加上附子来温补心阳,增强通阳散邪的作用。

第 23 条:太阳病,得之八九日,如疟状,发热恶寒,热多寒少,其人不呕,清便欲自可,一日二三度发。脉微缓者,为欲愈也,脉微而恶寒者,此阴阳俱虚,不可更发汗、更下、更吐也。面色反有热色者,未欲解也,以其不能得小汗出,身必痒,宜桂枝麻黄各半汤。

"太阳病,得之八九日,如疟状,发热恶寒,热多寒少,其人不呕,清便欲自可,一日二三度发",这可以作为一段,说明太阳病得了有一段时间,"如疟状"就是像疟疾一样,但又不是疟疾病,是发热恶寒、热多寒少这种情况间断性发生,不是寒热往来。"其人不呕,清便欲自可",不呕,大小便都是正常的,说明这个还是在太阳表证阶段,没有传入少阳和阳明。"一日二三度发"说明这种发热恶寒是间歇性的,一天发两三次。

后面讲的就是这种情况下根据具体症状的不同再分类。如果是"脉微缓者，为欲愈也"，"脉微缓"说明邪气已经衰弱了，正气将复，疾病将愈。如果是"脉微而恶寒者，此阴阳俱虚，不可更发汗、更下、更吐也"，这个时候是阴阳都虚弱了，所以就不能再发汗、吐、下了。因为表里都虚了。

第三种情况，"面色反有热色者，未欲解也，以其不能得小汗出，身必痒，宜桂枝麻黄各半汤"。就是表面上看起来还有点热色，然后综合问诊，了解有汗、无汗，身上痒不痒，如果痒，说明机体有外散表邪的趋势，此时，仍应予解表的方法。但麻黄汤证和桂枝汤证都不典型，不是腠理开泄自汗出的桂枝汤证，不能只用桂枝汤，有点表闭郁的情况，但用麻黄汤又太过，所以就用麻黄桂枝各半汤。

麻黄桂枝各半汤就是用麻黄汤和桂枝汤各取三分之一，名字虽然叫各半，实际上是各取了三分之一的量，这个是《伤寒论》中第一个合方。一两等于二十四铢，如果折算成现在的克的话，一铢大概是 0.625 克。如果按这样折算的话，桂枝汤、麻黄汤各取三分之一，然后合起来成麻黄桂枝各半汤，现在用的剂量桂枝总量也就 8 克左右，所以这个方子的总量是比较小的，是一个小发汗、微发汗方。

后边第 25 条"服桂枝汤，大汗出，脉洪大者，与桂枝汤，如前法，若形似疟，一日再发者，汗出必解，宜桂枝二麻黄一汤"，如果一天发两次，也是需要轻微的发一下汗，达到解表的目的，此时用麻黄二桂枝一汤。这个桂枝二麻黄一汤也同样是一个小发汗的方子，可以和第 23 条相呼应。桂枝二麻黄一汤是桂枝汤二份麻黄汤一份，具体换算成克数，其实是桂枝汤取十二分之五，麻黄汤取九分之二。

这里讲合方、小发汗方的目的，一是学习小发汗方子的具体应用，方证的应用；另外就是学习仲景合方的思想，当病人出现两类方证的证型时，我们可以用两个方子合在一起来处理，这样就可以兼顾两方面的情况。后面还有柴胡桂枝汤，就兼顾了太阳和少阳，后世医家也参照这种合方形式，创制了柴平汤、柴陷汤等等。合方可以根据病情的不同，来适当地、酌情配伍方子的剂量。

学这两条，主要是学合方的思想。推而广之，对于后世的方子，遇到复杂的病机时我们也可以这样来灵活应用。比如说，如果气血两虚，我们可以用八珍汤，八珍汤包括四君子汤和四物汤，可以根据病人病情的不同来调整用药的量，比如可以用四君子一、四物汤二合方，四君子二、四物汤一合方，或者四君子四物等量组成八珍汤。后世医家还有用银翘散合桑菊饮治疗风温病时既有咳嗽同时又有头痛发热的，用桑菊一银翘二，或者是银翘一桑菊二，这些都可以灵活调整。

具体说这个桂枝麻黄各半汤的应用，它主要是用在病程比较长的太阳病，太阳病很长时间没有表解，症状已经不是那么典型了，就可以用小发汗的办法。还可以用于皮肤病，对于皮肤病初起时，皮肤发痒属于郁热的情况，像荨麻疹一类的病，都可以用桂枝麻黄各半汤或者桂枝二麻黄一汤来小发汗治疗。

第 24 条：太阳病，初服桂枝汤，反烦不解者，先刺风池、风府，却与桂枝汤则愈。

这一条是讲太阳病属于中风证的话，服用了桂枝汤，是个正确的方法，按道理应该得微汗而解，但是服药一次以后呢，反而出现了心烦不安、烦不解，这个时候可能会有两种情况：一种是之前的诊断错误，病人不是中风证，不对证，或者是已经发生了内传化热的情况；第二种是表邪比较盛，桂枝汤的药力不够，正气驱邪力量不足，正邪相争，导致烦躁，反烦不解。

如果是属于第一种情况，是方不对证，就应该更正处方，不能再用桂枝汤了。如果是属于第二种情况，药力不够，表邪比较盛，可以采用针刺的方法，先刺风池、风府，然后再服桂枝汤。不过我本人还没有用过，不知道效果如何，这一条讲的就是这个意思。

第25条：服桂枝汤，大汗出，脉洪大者，与桂枝汤，如前法，若形似疟，一日再发者，汗出必解，宜桂枝二麻黄一汤。

这一条前面已经提到了，服桂枝汤大汗，可能是发汗不得法导致的大汗出。"脉洪大者，与桂枝汤"，这里"脉洪大"有些注家认为可能是错误的，包括胡希恕老先生也认为应该是脉濡浮，脉濡浮可以用桂枝汤，脉洪大就是后面的白虎加人参汤了。还有些注家认为"脉洪大"是指在表、浮大的脉，意思是服了桂枝汤后，仍然是桂枝汤证，当然还应该加上判断仍然是桂枝汤证的其他诊断条件，那就继续用桂枝汤。

第26条：服桂枝汤，大汗出后，大烦渴不解，脉洪大者，白虎加人参汤主之。

"服桂枝汤大汗出后"，这个可能是个误治或者是汗不得法，病不解，而且已经入里化热，导致"大烦渴不解，脉洪大"，这个时候津液伤了，又有阳明胃热，气阴都伤了，所以用白虎加人参汤。

用白虎加人参汤也是要抓它的病机，不是说只有在服桂枝汤出现了大汗出，烦渴后才用，临床只要出现阳明胃热、津液亏损这种病机的都可以用。我的临床经验不足，用得不多。一般在夏天，如果发生了接近中暑的情况，出现了大汗、大烦渴，这时我会用白虎加人参汤。还有小儿夏季热时出现口燥渴、身上热腾腾出汗多，或是糖尿病胃热消渴的阶段等等也会用。我看了些资料，如果是有下肢的痿证，也可以用，这可能是依据"治痿独取阳明"这个理论，当然也应该有气津两虚的见症才行。还有肺炎、心肌炎等，这些都是西医的病名，但中医的病机只要是阳明胃热、气津两伤的情况下，都可以用上白虎加人参汤。

第 27 条：太阳病，发热恶寒，热多寒少，脉微弱者，此无阳也，不可发汗，宜桂枝二越婢一汤。

这一条是讲桂枝汤和越婢汤进行合方。"太阳病，发热恶寒，热多寒少，脉微弱者，此无阳也"，关于"此无阳也"有很多争议。我的理解是"此无阳也"是跟后面太阳病中篇讲的麻黄汤的"阳气重"相比较而言的。它这里说的"脉微弱者，此无阳也"，可以参照大青龙汤的"脉微弱者不可服之"，它应该是跟"阳气重"相对照来说的，没有像麻黄汤证的脉那样浮紧，是一种微弱的脉。说明他本身的体质不是很强壮，是一种虚弱的体质，脉是一种和缓的脉，类似桂枝汤证的脉。

以方来测证的话，也可以知道，它是外有表，内有热，邪气开始入里化热了，兼有里热。越婢汤是《金匮要略》里的方，是治风水的方子，外有外邪，内有里水，用越婢汤发汗散水，清里面的郁热。

越婢汤的用量比较重，麻黄六两，石膏半斤。我们用桂枝二越婢一汤，是取桂枝汤四分之一，越婢汤的八分之一，合成的一个小剂量的方子。以方测证可以知道，它外边的是桂枝汤证的微微出汗，体质是比较虚弱的情况，里面有水饮，而且有里热，所以用了桂枝二越婢一汤。它也可以看作是和大青龙汤相对应的一个方子，大青龙汤是表闭比较厉害，里面有热，所以用麻黄汤解表，然后用石膏这些清里热，发散郁热，而桂枝二越婢一汤是外有桂枝汤证表虚不固，里有水饮化热，是比较虚的情况，所以用桂枝汤解外，小剂量的越婢汤清里热。

第 28 条：服桂枝汤或下之，仍头项强痛，翕翕发热，无汗，心下满，微痛，小便不利者，桂枝去桂加茯苓白术汤主之。

这条应该是一个水饮似表证。说到这条，我想整理一下太阳病上篇的结构，它是非常细致、非常完整的。从第1条到第11条是太阳病的概述，列举了太阳病的提纲证，太阳证的分型（中风、伤寒、温病），太阳证传变的规律，以及太阳病欲解时，还有真热假寒、真寒假热证等等。从第12条开始是桂枝汤证的本证，桂枝证的加减、兼证，还有桂枝汤证的禁忌证；然后桂枝汤误治以后的变化，变证的情况。到这一条，是桂枝汤证的疑似证，包括第29条也是桂枝汤的疑似证。这一条描述的，表面上看是个桂枝汤证，实际上是水饮病。水饮内阻，阳气的运行受遏制，经俞不畅，也会出现头项强痛，发热无汗。里饮阻滞，也会导致心下满微痛，水湿不得下行导致小便不利。这些症状看起来像桂枝汤证，实际上不是桂枝汤证。我理解仲景在这里列出这条是特意用来做鉴别诊断的。

关于这一条，在学术界从古到今都有很多争议，争议的焦点主要是去桂还是去芍。像胡希恕胡老认为要去芍，刘渡舟刘老认为要去桂，从古到今都是有这么两派。我看了很多的资料，认为还是去桂比较恰当。因为这条本身是个水饮似表证，并非是表证，如果是个表证，他服桂枝汤应该表解，但现在仍然头项强痛，翕翕发热。水饮内停，对上焦来说会导致营卫不利，头项强痛，翕翕发热；对中焦来说，有心下满，微痛；对下焦来说，有小便不利。所以这里的小便不利更说明了它是个水饮的问题。

另外仲景的方子，如果表证解之后，后面都会说"汗出愈"，而这个方子后面写的是"小便利则愈"，所以可以知道这是个水邪内停问题。而且桂枝去桂加茯苓白术汤这里面的芍药本身就有利水的作用，《神农本草经》里说芍药可以散结利水、利小便，从方子中的药物来看，芍药、白术、茯苓这些都是利水之药。像真武汤里茯苓白术芍药都同用。

那么另一个问题，既然桂枝去桂加茯苓白术汤是利水的，那它和苓桂术甘汤、五苓散、真武汤这些有什么区别和联系呢？我在这里想谈谈自己的认识。

桂枝去桂加茯苓白术汤里面只有利水的药，没有通阳发散的药，它的重点在于通利水邪。它的问题就是里面有水饮，所以通过利小便让水饮从下行，散结行水，它是一种育阴利水的方法。苓桂术甘汤是通过健脾温阳化水，是一种通阳利水的方法。五苓散呢，我们看它的药物组成，桂枝通阳化气，白术、茯苓、泽泻、猪苓这些都是健脾利水药，五苓散主要是通过通阳化气利水，发汗利水，所以五苓散的方后注里有"汗出愈"。

桂枝去桂加茯苓白术汤是通利下焦、通利水道来利水，就像一个蓄水池，我们通过放进活水来把污水排出来，整个水道畅通了，同样能去掉水湿，那么头项强痛，翕翕发热，心下满，微痛，小便不利这些症状同样能得到解决。

陈慎吾老先生有个这样的医案：患者低热长期不愈，开始用其他的方法不能解决，最后通过去水饮，用了桂枝去桂加白术茯苓汤的原方治愈了。说明去桂是可以的。从另外一个角度看，如果它不去桂，用了桂枝汤的原方加了茯苓白术其实应该也是可以的，因为桂枝和茯苓相配伍的苓桂术甘汤、茯苓甘草汤、五苓散、茯苓桂枝大枣甘草这些方子都起到了很好的治疗水湿的作用。

如果这个病人有热象，那么可以把桂枝去掉，如果他是桂枝汤证的体质，兼有水饮，也可以直接用桂枝汤加茯苓白术汤，这个我亲身体验过。我对桂枝汤还是比较熟悉的，因为我就是桂枝汤体质，经常使用桂枝汤。

有一次遇到一个朋友和我类似的外感，有小便不利的症状，同时有发热、出汗、怕风的情况，提示有桂枝汤证兼有水饮，我就用桂枝汤加茯苓白术汤将其治愈了。

后来我想，用五苓散是不是也可以治愈呢？五苓散也可以用于外有表，内有水饮的情况，和这个桂桂枝汤加茯苓白术汤的区别在哪里？现在我还不能体会它们细微的区别，但我觉得五苓散的利水作用更强些，在没有表邪的情况下也是可以使用的，所以它的运用会更广泛。

如果把桂枝去桂加茯苓白术汤中的生姜改干姜，再加上炮附子的话，就变成了真武汤，增加了温脾肾阳的作用。所以这样比较的话，桂枝去桂加茯苓白术汤应该是一个很普通的去水邪的方剂。有水饮，有小便不通，那么就用桂枝去桂加茯苓白术汤，当然是桂枝汤的体质；如果兼有脾肾阳虚，直接用真武汤；如果再进一步阳虚导致阴虚，这种阴阳两虚的水湿病，就可以用肾气丸。这个是我对这个条文的理解。

我现在感觉整个《伤寒论》条文排列的顺序有一种层层递进的关系，譬如说，回过头我们看第 23 条，它讲的是桂枝麻黄各半汤，从前面单纯讲桂枝汤，到这里过渡到桂枝汤证不太典型，然后兼有一点表闭，但又不是典型的麻黄汤证，从桂枝麻黄各半汤、桂枝二麻黄一汤开始引入麻黄汤，逐渐向中篇的麻黄汤过渡。第 27 条是桂枝二越婢一汤，外边有桂枝汤证表虚的情况，里面又有热、有水气的郁闭，这是兼有水饮的情况；而到了第 28 条，就纯粹讲的是水饮为患的情况，外边好像是表证，实际上是水饮为患。

第 29 条也是一个疑似证的情况。第 29 条、第 30 条的内容比较多，今天讲课的时间也差不多到了，我就讲到这里，感谢大家的倾听，也欢迎大家批评指正。谢谢大家！

7

姜宗瑞：《伤寒论》条文 29、30条讲解

大家晚上好。今天由我接着上次张斌老师讲的内容往下讲，也就是我们共同学习《伤寒论》太阳上篇的最后两条：29条和30条。

这两条历来争议比较大也比较难讲，尤其对30条很明显可以看出是问答的形式，很多注家都认为不是张仲景原文，所以我们重点讲第29条，对第30条采用回避的方法，因为这条比较乱不太好讲。有一个证据，康平本伤寒论也认为30条是个附文，不是张仲景原文。所以，今天晚上重点讲第29条。

第29条：伤寒脉浮，自汗出，小便数，心烦，微恶寒，脚挛急。反与桂枝，欲攻其表，此误也。得之便厥，咽中干，烦躁，吐逆者，作甘草干姜汤与之，以复其阳。若厥愈足温者，更作芍药甘草汤与之，其脚即伸；若胃气不和，谵语者，少与调胃承气汤，若重发汗，复加烧针者，四逆汤主之。

先解释两个字。关于脚挛急的"脚"，古人的脚和足怎么区别呢？古人的足就是现在我们说的脚，这里的脚包括小腿，腓肠肌，小腿肚子，这个大家务必清楚。其脚即伸，指的是腓肠肌的拘挛，而不是脚脖子不能动，这个大家不要闹笑话。关于小便数，这里的数是指次数多，量应该不会太多。我后来考察《伤寒》《金匮》，张仲景提到小便量多的话用小便利或自利，或者更精确的话有饮一溲二这种描述，这是指小便量比较大。这里小便数只是频数短少，次数多量不多，它跟淋证的区别呢，这个是次数多不一定有疼痛，如果淋证会伴有剧烈疼痛。

我们在伤寒学习班里，当时为什么对这两条没有展开，因为这条前面伤寒脉浮自汗出很像桂枝汤证，后面又说桂枝误，所以对初学者来说，刚学了桂枝汤的脉证又说不能用，会觉得很矛盾。今天我们群里有很多临床大家，很多高手，所以我们必须把这条讲一下。

首先，大家比较统一的是认为这条确实不是桂枝汤证，因为它虽然有脉浮自汗出，但有一些兼证，小便数，小便短少，心烦，微恶寒，脚挛急，腓肠肌的拘挛，所以有这些症状不是典型的桂枝汤证。张仲景的脉法比较粗，脉名少。桂枝汤证的脉浮是浮缓，这里的浮只说浮，没有说浮缓，严格讲这个脉是浮微浮散的脉。

张仲景在这里提到"脉浮、自汗出"，没有把浮再往下分，是提出来让你跟桂枝汤证相鉴别，不要以一两个症状简单地认为是桂枝汤证。从六经来分，桂枝汤属太阳的话，这条属少阴。心烦微恶寒都是少阴证，当然脚挛急不是少阴必备的。这里的心烦有点轻描淡写，从这条"服桂枝汤便厥"来看，少阴虚寒很严重，这里心烦应该是少阴的烦，吴茱萸汤证描述的那种烦躁欲死，烦躁很明显的。从临床来看应该是烦躁欲死，精神症状很严重。这里用心烦两字不会引起大家的重视。

我们说读伤寒论最常用以经解经的方法，后来在少阳篇我找到一条对这条可以做一个互补。少阳篇有一条"伤寒六七日，无大热，其人躁烦者，此为阳去入阴故也"，29条是伤寒，这条是伤寒六七日，更具体。无大热，体温不高了，但其人躁烦，这个就比心烦看起来更严重，此阳去入阴，也就是从三阳转入了三阴。

有的时候我会借助现代的病来理解条文，这样比较清晰，但并不执于一定是这个病。如果从现代传染病来讲，这个很可能是流行性出血热从发热期向休克期转变的一个过程。而且刚才少阳篇那条伤寒六七日，时间上也吻合。流行性出血热烧完六七天以后体温就低了，会出现烦躁，低血压，休克。所以这里的脉浮是低血压休克前的那种脉浮，浮软浮散脉。而且烦躁症状是非常典型的，我见过几例流行性出血热，精神症状是很明显的，休克前的烦躁欲死，烦躁不安，难以名状。

这样来看，这个症就好理解了。所以《伤寒论》描述的是各类传染病，不单是普通感冒，当然普通感冒也可以治，更多的是各类传染病。从普通感冒不好理解这一条，如果你想它可能是流行性出血热，出现这个症状就容易理解了，得之便厥，是桂枝汤的力量不够，并非桂枝汤是反的，因为桂枝汤毕竟辛温。再一个，从西医来说，出现低血压休克是重症流行性出血热固有的一个变化，并不一定是药物使用的变故。并不是服了桂枝汤导致厥这个症状，而是服桂枝汤不足以治愈这些症状。我们临床也会有这种现象，服了药之后的变化患者都会认为是药物影响，其实有一些是服药后的反应，有一些是疾病本身的一个转变。像这条的"得之便厥"就不是桂枝汤引起的，是疾病必然的过程。

古人对"得之便厥"有几个解释，以成无己为代表，他认为是自汗出小便数是阳虚，脚挛急是阴虚，是阴阳两虚，他是这么解释的。清代有个注家叫汪琥，他注解这条，脉浮、小便数、自汗出是阳气虚不能收摄，心烦是真阳欲脱，他对心烦的解释是比较到位的。吐逆是寒气盛而格拒，咽中干烦躁是真寒假热，他这些解释都指向这条是个少阴证。

既然桂枝不得与之，应该用什么治呢？注家的观点也各不同。以《医宗金鉴》为代表的，认为用桂枝加桂加附子汤，他是从后面第 30 条得来的，认为用桂枝汤加桂枝，再加附子。丹波元坚在《伤寒述义》里认为是小建中汤证，他与成无己阴阳俱虚的解释类似，有脚挛急，倍芍药对脚挛急也有作用，小建中汤比桂枝汤温补的作用更大，从表面看他的说法也有道理。不过，按我们的理解，假如是流行性出血热的话，小建中汤的力量还是不够,它只是照顾的面比较全,既针对脚挛急又有前面的自汗出。日本有个医家山田正珍,他有本书叫《伤寒论集成》。他的观点,认为后面用甘草干姜汤是错误的,这个病阳虚得这么厉害,厥逆了,只用甘草干姜汤是杯水车薪。他主张用附子干姜汤,他根据临床直接改成了附子干姜汤,比四逆汤更急。我比较认同他的观点,认为甘草干姜汤在这里力量是不够的。

既然大家都各抒己见,我们也可以提出自己的观点。我是根据条文,忽略了脚挛急这个症状,针对厥逆烦躁,我个人认为可以用大剂量的茯苓四逆汤,这是根据流行性出血热低血压休克的特点觉得应该这样用。这是我个人的观点,仅供参考。

现在总结一下这一条。首先不要因为脉浮、自汗出就简单地认为是桂枝汤证,这里的小便数、心烦是少阴证,根据后面的病史"服桂枝汤便厥",更可以确定这是个少阴证。因为桂枝汤证太阳、少阳、阳明、太阴、厥阴五经都可以见到,唯独少阴病是不能用桂枝汤的,所以从六经来讲这是个少阴证,用桂枝汤是不对的。这样来讲,《医宗金鉴》的桂枝加桂就不太恰当,丹波元坚的小建中汤力量也不够。所以上面的观点,我个人比较认同山田正珍的附子干姜汤,我个人认为是茯苓四逆汤,回阳救逆。

既然甘草干姜汤在这不恰当,我们也不重点解释了。重点讲一下调胃承气汤和芍药甘草汤。

先说芍药甘草汤。因为它的名字是芍药甘草汤,我过去心不细,就喜欢直接倍芍药,芍药是甘草的两倍。后来我发现芍药和甘草是等量的,各四两。我的观点是尽量尊重原文,不是不能改,改要知道原量是什么,为什么改。这是我过去的一个失误,跟大家说一下。芍药甘草汤的脚挛急,也就是腓肠肌的痉挛,可以扩大到腹部的拘挛,所以它可以治腹痛。芍药的腹证，日本人强调说，患者两腹直肌挛急，不一定痛，但按着硬拘挛。如果腹软如棉的话就不是芍药的适应症。所以桂枝汤加芍药还是去芍药，从腹证来看就比较明晰。腹直肌拘挛就重用芍药，腹部松软就去芍药或减芍药用量。这个还是很实用的。这个汤在汉方里叫去杖汤，所以不仅能治拘挛，还能治筋脉引起的腿痛。

说一个我自己早期的医案吧，我用芍药甘草汤为主治过一个骨质增生引起的腰腿疼痛。这个患者当时40多岁，突发疼痛，他痛到什么程度呢，他家就在十几步远都走不到家里去。当时患者考虑是去住院还是吃药，我说先服三天药试一试，以三天为限。当时脉不精，给他做了腹诊，有明显的腹直肌的拘挛。就以芍药甘草汤为主加了附子，当时用了芍药60克，甘草30，附子50克，担心附子力不够又加了30克制川乌，这么四味药。这个方子服了两天以后没什么反应，到第三天的时候我就加倍用，芍药120，甘草60，附子150，制川乌150，煮好之后加蜂蜜。他服了这个方子自我感觉像喝醉酒一样晕乎了一天，然后就不痛了。过了一周他去检查证实是骨质增生，他的骨质增生仍在但是疼痛没有了。而且这个病人过了十年从来没有复发过。当时药量过大，大家不要模仿，我说这个医案的意思是芍药甘草汤也可以治腿痛，不局限于拘挛。

下面我们来说一下调胃承气汤，这里只说了胃气不和谵语，少与调胃承气汤。好像证讲的不明晰，我们可以参考调胃承气汤的其他条文。太阳篇有一条："发汗后，恶寒者，虚故也；不恶寒，但热者，实也，当和胃气，与调胃承气汤。"这里说，发汗后，恶寒的属虚，不恶寒但热的，属实，并没有说大便的情况，这里实是实热。其实三承气汤不一定是通大便，有热也要下。这个可以补充本条症状的不足。

在阳明篇有一条"阳明病，不吐不下，心烦者，调胃承气汤",这里出现了心烦,没有经过吐下,患者出现了心烦的时候,可以用调胃承气汤。

还有一条,"蒸蒸发热者属胃也,调胃承气汤主之",蒸蒸发热我见过。当年在河北基层的时候接诊过一个西医确诊为肠伤寒的患者,我们和我师父接诊的时候已经在家反复发热十几天,后来转到县城。我们见他的时候是冬天,体温不到 40 度,但是有个特点,他躺在那,你掀他的被子,就像掀锅一样蒸汽腾腾地往上冒。当时我没有想到,事后回忆那个就是典型的蒸蒸发热。

所以我们总结调胃承气汤的适应症,一个是未经吐下心烦,精神症状,再一个是发汗后但热不寒,还有一个是蒸蒸发热,这也是一个特有的症状。观察这几条,我们发现只有蒸蒸发热,张仲景用的是调胃承气汤主之,其他用的是可与、宜,这个口气还是不一样的。蒸蒸发热是调胃承气汤的一个主证。

我们刚才说了这一条得之便厥可能是出血热。大家知道杨麦青老先生早年在东北治疗过出血热,他早期提倡用柴胡桂姜汤,后期他常用一个方子桃核承气汤。大家发现没有,桃核承气汤其实是调胃承气汤加了桃仁和桂枝。张仲景在这条出的方子好像比较乱,一会说服桂枝则厥,当然他没出方,我们说附子干姜汤也好,茯苓四逆汤也好,回阳救逆的;一会儿又是芍药甘草汤,一会儿又调胃承气汤,一会儿又四逆汤,好像很乱。为什么这样呢?如果把它看成普通感冒就想不通,但如果你认识到它可能是这种大病的话病情转变就是比较复杂的,这么处理是对的。

这个调胃承气汤有两种不同的服法,药量是一样的。它有顿服的时候,也有频服的时候。第 29 条,少与调胃承气汤就是少量频服的用法。它在有的地方是顿服的,这里面有芒硝大黄,如果顿服就有泻下的作用,如果少量频服就以清热除烦为主，通便作用就不会那么厉害。所以不同的服法也会有不同的效果，这点大家也要注意。

关于 29 条就讲这么多，30 条刚才说了可能是王叔和或者更晚的人的问答，不是张仲景的原文，解释得也不太清晰，我们就略而不谈了。丹波元简对伤寒论学习有一个观点，我们学那些清晰的条文，对有争议的条文可以忽略，于至平至易处得仲景精神。

我今天就说这么多，大家有什么问题可以提出来，谢谢！

8

姜宗瑞：《伤寒论》太阳
病中篇葛根汤

　　群里的各位朋友、各位同道、各位老师、各位前辈，大家晚上好。上次我讲的是太阳上篇最后的两条，这次我们接着太阳中篇的葛根汤开始学习。

　　太阳中篇一开始就是葛根汤，"太阳病，颈背强几几（shu shu）（这个几几有的念 ji ji，有的念 jin jin），无汗恶风，葛根汤主之"。其实葛根汤："太阳病，头痛发热，身痛腰痛，骨节疼痛，无汗而喘者，麻黄汤主之"，除了这个条文，我们还应该结合太阳病提纲来理解这个麻黄汤。桂枝汤是脉浮缓、恶风、自汗，麻黄汤相对是脉浮紧、无汗、身痛。虽然桂枝汤也能出现身痛，但麻黄汤的身痛是骨节疼痛，应该要比桂枝汤身痛的程度要重。

　　麻黄汤证典型的是太阳伤寒证，太阳伤寒的正方应该是麻黄汤。麻黄汤还有一个典型的症状是喘，而且是不出汗的喘。临床上我们有时候运用麻黄汤没有只针对这个喘，咳嗽也会用。但是在原方里这是治喘的一个正方，包括这个小青龙，针对的都是这个喘。所以麻黄汤是以喘为主，不是咳为主，如果细分的话还是有点差别。咳的话，多半是太阴不开，喘的话就是阳明不降了。所以治咳和治喘古人有宣肺和肃肺的区别。

　　麻黄汤的这个条文大家都比较熟悉，下面讲个医案吧。

　　曹颖甫《经方实验录》有个治他夫人的医案。他说若华之母，其实就是他的夫人。曹颖甫在这个医案用了三次麻黄汤都没有发出汗。原案里有目赤口角生疮，一般认为是兼有热证，说曹颖甫先生认证不对。

　　其实我不这么认为，用经方就是要抓主证，临床上跟教材不同，并不是风寒就没有一点热象。她脉浮紧无汗，这就是主证。她为什么没有出汗呢？你会发现他的麻黄汤用法没有按照原方的比例。

大家知道麻黄汤的比例，麻三桂二甘草一，是3：2：1的比例，杏仁72枚的量在麻黄桂枝之间，重量大概是20到30多克。曹颖甫先生在治他夫人的时候，麻黄桂枝是等量的，所以发汗效果不好可能与此有关。

这个医案里连服3剂麻黄汤不发汗，最后碰到章次公，麻黄用到了5钱，加量了才出的汗。出汗之后，后来又变成了调胃承气汤证，治了一个月才治好。

这个医案很精彩，前面的麻黄汤没有按照比例开，是有点瑕疵，但后来的转换转的很漂亮。为啥要转？他当时出现了口渴、烦渴、脉洪大，为啥不用白虎汤而直接用调胃承气汤呢？

大家如果仔细看他的医案的话，还有一个蒸蒸发热的症状。这个蒸蒸发热，《伤寒论》里面原文，调胃承气汤主之，所以在这个时候曹颖甫用得很精当。

这个医案我和很多朋友交流过，很多人认为曹颖甫治疗得不对。因为我们很多人都认为经方是一剂知、两剂已的。其实如果真的遇到普通感冒，用经方确实可以一剂知、两剂已，但是有的时候遇到大病就不一定了。

你仔细想一想曹颖甫夫人的这个情况：高热，最后出现了这个症状，也许是西医说的肠伤寒。如果是这个肠伤寒的话，正常要烧2～3周，最后肠出血是要死人的。所以曹先生这么治疗，有这个效果，应该还是不错的。如果我们把它当成风寒感冒的话，这个治疗一个月，那就很过分了。所以是怎么看的问题。

其实我很怕经方的朋友说"一剂知，两剂已"这句话。如果你总告诉大家我是一剂知，两剂已，那就会把自己搞得很被动。小病的话可以，大病的话就是对证也不可能一下子治愈，哪里有那么简单。

另外，关于这个桂枝，我多说一点。可以说从 1995 年到最近，凡是经方里面用到桂的地方，我基本用的都是肉桂，临床效果也不错。不过现在受我师父的影响，我是分开来用的，开太阳的时候用桂枝，开太阴为主的时候用肉桂。这个跟大家说明一下。

我们讲完麻黄汤，前面的老师也讲过了桂枝汤、麻黄桂枝各半汤，现在再讲葛根汤就比较顺了。这个葛根汤原方葛根是 4 两，麻黄略多一点。

我有一个朋友徐汝奇老师，他喜欢用葛根汤，而且葛根的量特别大，用到 100～200g，我觉得没有必要那么大，因为 4 两我们按照 1 两 15g 算也就 60g，按照 1 两 10g 算也就 40g，没必要用到 200～300g 那么大。

葛根汤的煮法是先煮麻黄葛根，减 2 升，去沫之后再煮别的药物。我们临床大部分都没有这么煮，我也没有这么煮过。其实如果麻黄小于 30g，葛根小于 60g 的话，它的沫是不会太多的，就可以不去沫，直接煮就可以。

如果你量大，麻黄超过 30，葛根甚至 100～200g 的话，那煎起来沫就比较多了，如果那样还是去沫比较好，不然的话会溢锅的。过去基层是烧柴火甚至用煤气炉的，火比较旺的，我们现在改成用电煲的话，它的温度没有这么高，耗水也没有这么多，可能就不会出现沫多这个情况。

这个葛根汤的项背强几几（shu shu），有的念强 ji ji，是葛根汤的一个特异症状。葛根汤是桂枝汤的基础加的，它不是麻黄汤加了葛根，而是桂枝汤加了麻黄、葛根，是这么来的。古代一些医家弄错了，理解成麻黄汤加葛根，那是不对的。

关于葛根这个药，本经说它甘平，主治消渴大热，起阴气。我觉得我们还是要从《本经》上来理解伤寒里的药，对于后世的药理的讲法可以作为参考，不能作为唯一、作为究竟。像吴雄志先生提到葛根汤强调它里面含有雌激素，这个我们不否认，而且早年黄老师有个学生用葛根汤治疗痤疮，无意中发现葛根汤对痛经很好，后来他还把葛根汤治疗痛经做一个课题来研究。如果解释痛经，用雌激素来解释就非常的恰当，但是你要用雌激素来解释所有的症状就解释不通。比如说抽风、项背强几几、脑出血、中风这些不一定用雌激素能解释，而用起阴气、主消渴来解释会更全面一些。

关于这个起阴气怎么来理解呢？卢之颐和邹澍有一个共同的解释，他们结合内经运气学说？"阳明之上，燥气治之，中见太阴"解释。怎么理解呢？阳明是以燥邪为主，它中见太阴，这个太阴是生理太阴而不是病理的太阴，这个生理性太阴是阴精，或者叫阴液。这样就跟这个起阴气合上了，他们都是从这个角度来理解葛根的，"阳明之上，燥气治之，中见太阴"，它是养阴护阴的药，古人叫起阴气。

我们还要把葛根的主消渴跟瓜蒌根相鉴别。瓜蒌根也主消渴，它们的区别是啥？邹澍有个解释是说虽然它们都是根，但是葛根是散而为谷，瓜蒌是聚而为瓜，一个以散为主，一个以聚为主，这是它们的不同。从味来讲，瓜蒌根苦味很重，不亚于黄连，所以是酸苦入阴的，而葛根味甘是辛甘化阳的。邹澍先生是从这两个角度来区别的。

再一个这个葛根主消渴、治阳明经热还应该跟石膏相鉴别。石膏也主消渴，但是清热力量更大一点；而且一个是金石，一个是草木，草木生发之气厚，金石萧杀之气重，所以石膏的清热力量要比葛根大一点，这是石膏和葛根的区别。石膏是作为阳明经的正药，葛根虽说也入阳明经，但还兼太阳，有走表的作用，不是纯阳明的药。

关于葛根汤的应用，举两个案例。

（一）大家知道，葛根汤在《伤寒》里治疗颈背强几几，在《金匮》里它是治疗刚痉、无汗，有点像破伤风之类抽搐的病。在《外台》《千金》里面它还治疗中风，也就是脑出血、脑血管疾病，里面有一个方子是葛根用了八两，也是在麻桂剂上加减得来的，具体方名我也记不太清了，大家可以查一下。徐汝奇老师就是用葛根汤来治疗脑血管病，大剂量的运用，我们现在这个提取出来的葛根素也是治疗脑血管病的。葛根汤治疗高血压效果也不错，这也是徐老师的经验。当年我跟他学习，回去以后进了100公斤葛根，当时的用量是30～60g。

我的老岳父八十岁时，当时血压高，没什么特殊的症状，我给他用葛根汤的原方加怀牛膝，用了一个月后血压就正常了，而且观察半年到一年都没有再升高。

所以葛根汤对有些高血压效果是很好的。不过这个病例后来还是又复发了，总体是这么个情况。

（二）我还用葛根汤合桂枝茯苓丸治了一个比较特殊的情况，一个继发性癫痫。

这是一个小伙子，30岁左右还没结婚，因为三年前车祸做了脑部手术，当时啥事都没有，但过了三年突然抽风抽得很厉害，把舌头都咬烂了，而且是半个月发一次，连发了几次。在医院做检查也没有什么阳性体征。当时我问他的情况，一个是喜欢冷饮，一个是比较喜欢熬夜。当时的脉象也有太阳的迹象，寸浮过寸这种太阳脉的迹象。当时他的前胸后背有很多紫疙瘩，不是粉刺，是小包，前胸后背有很多。

我给他开的是葛根汤合桂枝茯苓丸，又加了两味药：血余炭和露蜂房，《本经》里这两个是治抽风的药。他用这个方子用了一到两个月，抽搐没有发作过，而且前胸后背那些紫疙瘩全部都下去了。

这就是歪打正着，本来是治抽风，没想治紫疙瘩，但紫疙瘰也消得很彻底。这个病人一两年后又复发过一次,我还是继续给他治疗,到现在再没发过,治的算是比较理想的。

下一条:"太阳阳明合病者,必自下利,葛根汤主之。"在这里,葛根汤是治疗腹泻下利的。关于这个太阳阳明合病,太阳阳明怎么合的呢?大家知道,陆渊雷在《伤寒论今释》中讲过这个问题,他说张仲景提的合病并病症状反而很简单,有的症状很复杂反而不说是合病并病,为啥呢?他不理解。

根据我初步研究,也不太成熟,我认为合病并病的称呼,张仲景不是从方证的角度来谈的,不是说症状复杂,有太阳病有阳明病就叫合病。合病并病是从病位来看的,就是通过方证以外的方法发现有两经同病的就叫合病或者并病。合病是两经同时发病,叫合病。一经发病没好快好,另一经也发病,这是并病。不是从方证症状上来说合病并病的,这是我初步的研究,给大家分享一下。

像这一条,太阳阳明合病,就一个下利,症状并没有那么复杂,而且治疗用葛根汤,说葛根就是属阳明也有点牵强。所以合病并病的概念,张仲景不是从方证和症状的角度来谈的,是从病位的角度来谈的,这样就好理解。

关于葛根汤治下利,喻嘉言有个医案,应该没问题。但是我们徐汝奇老师,他超量用,葛根用到 100～200 克时,反而这个方子可以导致患者的腹泻。讲到这条正好说一下,如果葛根用量特别大,100 克以上的话反而导致腹泻。

下一条:"不下利但呕者,葛根加半夏汤主之。"呕加半夏,这是最常用的一个加减,这没什么疑问。

下一条,"太阳病,桂枝证,医反下之,利遂不止,脉促者表未解也,喘而汗出者,葛根芩连汤主之。"首先,这里的脉促有两种解释,按《脉经》的解释,脉促是数中一止,跳得比较快而有间歇。但我发现胡希恕老前辈不是这么理解的,他理解是寸脉浮叫促脉。如果以寸脉浮为促脉的话，这个表未解就好解释了。

其实我在临床观察，不但是寸脉浮，而且是寸浮过寸，叫脉促。寸浮过寸，超过我们的腕横纹往上，很多颈椎病、中风、鼻炎、咽炎、头痛、失眠等等，都会出现这个脉。

如果葛根汤治下利是偏于风寒，逆流挽舟，以解表来止利的话，这个葛根芩连汤就是我们现在的肠炎，肠道感染，这个方子是治疗肠炎痢疾的一个效果不错的方子。至于它治不治喘，我的观点是不治喘的。

关于葛根，我再阐述一下粉葛和柴葛的区别。我的朋友徐汝奇老师认为柴葛的效果比较好，主张用柴葛不用粉葛。我们查了一些文献，也认为柴葛的有效成分大于粉葛。所以很多人主张用柴葛代替粉葛，粉葛只作为煲汤用、作为药食，治病就用柴葛，这是很多医家的观点。但是我师父他不是这样理解的，他是从性状去理解粉葛和柴葛。柴葛比较硬，不能透膜，粉葛比较松散，容易透膜。

膜的概念，在古人讲是关窍。借助现代医学的观念，血脑屏障是个膜，用柴葛是不容易透过血脑屏障的，用粉葛才能膜里膜外都到。比如我们治疗肠道疾病、消渴，用柴葛是对的；但我们如果想让他走表，入脑，甚至走皮表，要用粉葛。如果你只用柴葛只能到膜内，到不了膜外。古人的膜的概念是关窍，我们可以借助西医血脑屏障的概念理解一下，不一定完全对，但是有这个意思。

补充一下麻黄汤。太极武术讲四正四隅，四正是防守的，四隅是攻击、打人的。用到医学上也是这样。我们的子午卯酉是四正，辰戌丑未是四隅，四正以扶正补养为主，四隅以驱邪为主。一般我们认为，黄连阿胶汤、真武汤，养血阴、扶肾阳，有滋补作用，但麻黄和石膏是驱邪的。过去我也认为麻黄汤是发表的，白虎汤是清热的，没有考虑其滋补和扶正的作用。但现在从四正四隅考虑，四正是扶正为主，不是驱邪为主。

麻黄汤扶正一下不好理解，我们先说白虎汤。白虎汤主要是石膏，大家知道在劳复篇中有竹叶石膏汤，虚羸少气，用了石膏。虚羸是很虚弱，这个时候用石膏，所以这个石膏的扶正作用可以找到依据。

关于麻黄汤，就是发汗驱邪，有没有扶正的作用？我认为是有的。怎么理解麻黄汤发汗后的强壮作用？徐大椿讲过"富强之国可以正威武也"，就是我们体质壮的话，把边疆清扫干净，这有什么不好，这是大快人心的事。可能是我们对药的理解有偏差，古人既然把它定到卯方正位一定有它的道理。

古人的药有多种特性，不是一个。对于麻黄，大青龙是发表的，大家可以理解，但它和其他药配伍的时候不全是发表的。有几个证据：《千金》里治疗脾极、漏汗不止，这是个虚证，但用越婢汤，用了六两麻黄。日本人还有个越婢汤加术附，治疗脚弱脚气的，温补用的。还有一个饱受争议的方子——麻黄升麻汤，它出现在厥阴篇，也重用麻黄，但并不是太阳篇里的麻黄用法。所以我们对麻黄的理解，不能仅认为就是发表的，否则就是片面的。

今天晚上我就讲这么多吧，谢谢大家！

9

张驰：以"外证未解"贯解
〈伤寒论〉太阳病中篇42~57条

张驰，祖籍吉林省长春市，民革党员，师承于昆仑医宗沈谦益先生。现任长春中医药大学伤寒教研室教师，从事经方理论教学与临床研究，著有《新刊四海同春疏注》。

大家晚上好！本人张驰，在长春中医药大学伤寒教研室从教，今天晚上非常荣幸有这个机会应姜大哥之邀，到群里跟各位老师和同仁们进行一个关于《伤寒论》的交流。在此有什么讲得不足之处，请大家多多地给予指点和批评以促进我个人的提高。

之前咱们的老师已经讲到了太阳病中篇的"桂枝加厚朴杏子汤"，那么今天我就顺承这一条开始往下做一个整理以及作一个大概的解读。

在读《伤寒论》的时候，个人认为有三个角度是需要大家比较注意的：

首先，第一个角度是我们对六经整个模型体系的认知和把握；第二个角度，是对《伤寒论》中所谓的 113 方，这些方剂的构方体系、方和证的内在关系核心把握；第三个，除了六经和伤寒方，还有一个要素是读伤寒的时候必不可少的，那就是《伤寒论》整个条文的一个读法，以及条文之间的逻辑关系。

关于六经和构方，暂时不多讲。在这呢就简单地跟大家就《伤寒论》的条文读法，从"桂枝加厚朴杏子汤"开始做一个整理，做一个梳理。

讲之前，不得不谈一个问题：今天我们在读《伤寒论》的时候，为了方便，实际上我们用的整个结构体系，大多数是按照方和方的相应加减症候群，比如说桂枝汤类方、麻黄类方，按这个来构建《伤寒论》条文的一个框。但今天我想用原文的顺序给大家做一个解释。

第 42 条：太阳病，外证未解，脉浮弱者，当以汗解，宜桂枝汤。

第43条：太阳病，下之微喘者，表未解故也，桂枝加厚朴杏子汤主之。

我们要说的第一个条文是第43条，关于"桂枝加厚朴杏子汤"的条文。实际上这个条文，它在整体的文意上是顺承42条，也就是说它是在进一步解释42条，它俩之间有这么一个关系。

那么往下看，实际上从42一直到57条，它是一个整体，是一气呵成的一个章节。那么它的内容是什么呢？清代医家张隐庵先生曾经有一个概括，他认为从42到57这些若干的条文，实际上讲述了一个内容，就是桂枝和麻黄这两个汤他们各有所主，它们共同之处就是发汗之纲领。这是他讲的这一整段的核心。

讲到这呢，解释一个问题，其实在整部《伤寒论》里头，我们会发现一个现象很有意思，比如说我们能看见桂枝汤，42条讲"太阳病外证未去，脉浮弱者，当以汗解，宜桂枝汤"，但是，它并不是第一次在这里出现桂枝汤。我们往前看12、13条，它们都出现了桂枝汤的影子。那么为什么中间隔了那么多汤证，比如说葛根汤，比如说大、小青龙汤，突然之间又出现了桂枝汤呢？它有没有重复的地方？

实际上它并没有重复。最开始的桂枝汤的出现，也就是在整个《伤寒论》12条的时候，它的出现是要相对于伤寒。中风和伤寒作为一对阴阳，一个是风，一个是寒，一个是阳一个是阴，作为一对阴阳出现，作为一个比较。那么，再到咱们讲的42到57条的时候，这个42条可以作为这一章的一个纲领，它讲了一件事，就是说整个太阳病"外证未解"。

什么叫"外证未解"呢？就是外来之邪、外感之邪没有解决的时候，我们称之为"外证未解"。当外证未解时候，它的脉象呈现"浮弱"之脉，那么此时此刻，正常的治法是要用汗法来解除。

这句话看似简单，其实这个概念是跟我们今天的临床也是息息相关的。比如说"外证未解等不等于是表证？"其实，它不等于。为什么那么说？外证未解，代表的是外感之邪没有解除，而不等同于单纯的中风、伤寒证。比如说一些在皮肤、皮表的病症，像白癜风、牛皮癣，我们也可以称之为广义上的外证。这里讲的就是诸如种种外证，当它没有解除的时候，如果出现浮弱之脉，它是可以用治表证的汗法来解除的。

那么，浮弱之脉代表什么呢？首先浮，大家都知道，"三阳离合，太阳为开"，脉浮代表太阳经气欲开，邪气在外。而弱代表什么呢？这个病很可能已经迁延的时间比较久，或者说这个人本身的体质偏弱。那么此时他的营血不是那么足，卫气也不是很足，所以说营和卫比较虚弱的时候，那在浮脉之中有一种弱象。这种时候我们该怎么治？仲景先师的答案很清楚，你依旧可以用汗法去解决，方要以桂枝汤立法。

42条说清楚之后，我们可以确定地说从42到57条整一章，实则都是对所谓"外证未解"的一种补充。所以说，42条的出现并不是桂枝汤在后文中一个无缘无故的重复，而是要说一个核心词，也就是"外证未解"。后头的若干条文实际上也都是在围绕"外证未解"四个字来作解释。

第43条：太阳病，下之微喘者，表未解故也，桂枝加厚朴杏子汤主之。

我们往下看条文第43条，太阳病经过误下之后会出现喘证。其实这个条文，在前面已经有印象，"喘家作，桂枝加厚朴杏子佳"，告诉我们喘家要吃桂枝汤的时候可以加厚朴杏子。那么到这一条，他告诉你，经过攻下之后出现了喘，这个时候所谓的"下之微喘"代表什么呢？

说到这，要介绍一个我们长春伤寒教研室一脉相承的《伤寒论》解读方法，称之为"自解"。什么叫"自解"呢，就是说《伤寒论》中的一些章句字节，如果在搞不清楚的时候，不用去翻好多家的疏注，可以在《伤寒论》中用仲景先师的原话来找答案。

比如这条原文就出现了"表未解故也"，什么意思？这个所谓的"下之微喘"，你不用再想尽办法理解它为什么，只要记住它代表着"表未解"就行了。其中的机理往往我们要想再深究，从《内经》去入手可能效果会更好。

那么，这说的就是当表未解的时候要用桂枝加厚朴杏子汤，而这种表未解的特征就是微喘。微喘，表还未解，隐含了一个问题：他的脉应该是什么样的呢？虽然没写，但是你可以看前文 42 条，告诉你脉浮弱。那么这就告诉我们在临证的时候，当你看到一个患者他表现的症状是微喘的，脉是浮弱的，这时候你大体上可以断他的经气在太阳不开，治法当以汗解，方用桂枝加厚朴杏子汤。

第 44 条：太阳病，外证未解，不可下也，下之为逆。欲解外者，宜桂枝汤。

到 44 条的时候，他又一次重申了"外证未解"，而且告诉你外证未解的时候不可下，攻下就是一种逆证。这个时候要去解外，该怎么办呢？还是可以用桂枝汤。

因此说，你这么读，其实只要抓住一个核心，一个章节中抓该章节的核心，一句话中抓该句话的核心，那么这时《伤寒论》读起来就一气呵成、势如破竹。

第 45 条：太阳病，先发汗不解，而复下之，脉浮者不愈。浮为在外，而反下之，故令不愈。今脉浮，故知在外，当须解外则愈，宜桂枝汤。

45 条是对前文的一个解读，告诉大家，"太阳病先发汗不解，而复下之"，本身经过了发汗之后，病没有解除，又重新用了攻下，这时候"脉浮者不愈，浮为在外，而反下之，故令不愈"。这里出现"故"，给我们再次解释了为什么不愈呢，因为脉浮提示病气在外，用了攻下是治反了，这个就是"下之为逆"，是一种逆证。那么这个时候脉浮在外该怎么治呢？告诉你"当需解外，宜桂枝汤"，这句话其实也是对 44 条一个重新的解释。

43、44 和 45 这三条实际上都是从不同侧面解释了 42 条，讲的都是在"外证未解"的时候可以用桂枝汤。

第 46 条：太阳病，脉浮紧，无汗，发热，身疼痛，八九日不解，表证仍在，此当发其汗。服药已微除，其人发烦目瞑，剧者必衄，衄乃解。所以然者，阳气重故也。麻黄汤主之。

到 46 条的时候就变了，开始讲麻黄汤。但也是有一个前提的，讲的核心其实也是"外证未解"。大家可以观察到一个问题，42～57 条这一整个章节，都是在讲病气迁延之后，看似变化了，看似好了，或者看似变了之后不认识它了，还是不是表证？这些条文告诉我们，都是"外证未解"，有种种办法可以去调，不止是限于桂枝汤，麻黄汤也有。

比如这条，告诉你"脉浮紧，不出汗"，说到这大家会很敏感，这个时候应该用麻黄汤。没错，接着看。"发热，身疼痛"，越看越像。"八九日不解，表证仍在"，这出现了一个人的嵌注。什么叫嵌注，就是古人镶嵌在条文里的一个注。注是这么说的，"当发其汗，服药已，微除也"，这个时候应该用发汗法，喝了药之后病气就会减弱。之后"其人发烦目瞑，剧者必衄"，这个衄就是传说中的血汗——鼻衄。经过了高热，热迫血行，从鼻而出，热已得泻，这个时候依然是太阳为开邪气乃解，经过衄血，疾病转向为痊愈。

后面这句话解释前面这个"衄"字。衄代表什么？后面说，"所以然者，阳气重故也"，因为阳气比较旺盛。所谓重，代表太过。因为阳气旺盛太过，燔灼营血，导致营血向外，因此有这种现象。用什么方解决这种浮紧无汗的状态呢？就用麻黄汤。

第 47 条：太阳病，脉浮紧，发热，身无汗，自衄者，愈。

47 条实际解释了 46 条，比较简短。告诉我们脉是浮紧的，身体感受是发热的，体表是无汗的，那么脉浮紧无汗，无疑是麻黄汤证。未服麻黄汤时发生自衄现象，热必然随鼻衄外泄，患者自然会病愈。

46、47 这两条你怎么看怎么像是讲麻黄汤，他们讲同一个现象：鼻衄。单独看这两个条文，等于观察了一个奇怪的现象。在外感伤寒时，有浮紧无汗状态时，鼻衄会好。但是我们把它放在整个章节去理解，会发现有更深一层的意思：有时候，因外感而发的衄，其实是"外证未解"的一种表现。我们把它放在一个整体来看，这个问题就会比较清晰。

第 48 条：二阳并病，太阳初得病时，发其汗，汗先出不彻，因转属阳明，续自微汗出，不恶寒。若太阳病证不罢者，不可下，下之为逆，如此可小发汗。设面色缘缘正赤者，阳气怫郁在表，当解之熏之。若发汗不彻，不足言，阳气怫郁不得越，当汗不汗，其人躁烦，不知痛处，乍在腹中，乍在四肢，按之不可得，其人短气，但坐以汗出不彻故也，更发汗则愈。何以知汗出不彻？以脉涩故知也。

48 条历来是一个比较有意思的条文，相对来说比较绕，为了说清楚条文，我拍了一个照片。按照《康平古本伤寒论》的原意，把所隐含的旁注呈现出来。

二阳并病，太阳初得病时，发其汗，汗先出不彻，因转属阳明，续自微汗出，不恶寒，（嵌注：太阳病证不罢者，不可不之，为逆。）如此可以小发汗。设面色缘缘正赤者，阳气指郁（旁注：在表当解

之熏之）（嵌注：若发汗不彻，不足，阳气指郁）不得越。（嵌注：当汗不汗，其
人躁烦，不知痛处，乍在腹中，乍在四肢，按之不可得）其人短气，但从，
（旁注：以汗出不徹故也）更发汗则愈。（嵌注：何以知汗出不彻，以脉濇故知
也。）（48）

　　这一段话其实讲了这么一件事。首先他告诉你二阳并病，
什么是二阳并病？读《伤寒》有一个原则，当前文不明白，往
后文看；上句不明白，往下一句看。所以我们不要停留，不要
猜测。我们往下看一看，后头告诉咱们，"太阳初得病时，发
其汗，汗先出不彻，因转属阳明"，所以二阳并病就是指太阳
与阳明的并病，并病的原因就是所谓的"发其汗，汗先出不
彻"，因为治疗的时候没有及时解决问题，导致太阳与阳明的
并病。

　　二阳并病后，出现什么状态呢？"续自微汗出，不恶寒"，
那是什么状态呢？这人开始不怕冷，开始有出汗。为什么呢？
因邪气转属阳明后，恶寒的病症开始淡化，不突出了。不恶寒
了，我们治疗应遵循什么原则呢？后头有嵌注："太阳病证不
罢者，不可下之，下之为逆"。"太阳病证不罢"是指什么呢？
指恶寒不罢者。这个人没有达到不恶寒的状态，是不可下的，
"下之为逆"。

　　接着在后面继续说，二阳并病，"如此可以小发汗。设面
色缘缘正赤者，阳气拂郁"。这一段讲太阳与阳明二者并病，
它的表现既不像太阳，也不像阳明，而是微汗出，不恶寒，面
色缘缘正赤。其原因是"阳气拂郁不得越"。这时候人"短气，
但坐"。该怎么治？"更发汗则愈"。

　　这一段落存在大量的嵌注和旁注，譬如："阳气拂郁后，
在表当解之熏之"，利用病位，加点力量，熏蒸一下，让它从
表而解。后头这一句，"若发汗不彻，不足"，讲的是什么？若
发汗不彻，阳气为什么会拂郁在表？原因很简单，前面讲了

"太阳初得病，发其汗，因汗出不彻"，导致阳气反而拂郁在表，有这个前提。

后面所谓"当汗不汗，其人躁烦"，其实指的就是"阳气拂郁不得越"的表现。汗发不出来，这个人就是躁烦状态，表现出"躁烦，乍在腹中，乍在四肢"，一会在肚子里头，一会在四肢上，那么"按之不可得"代表的是什么呢？你去找它反而找不到，忽然这难受，忽然那难受，就是不确定哪里难受的现象，这些都被称为"阳气拂郁不得越"的现象。

所谓"短气但坐"，是怎么来的呢？旁边有注告诉我们是因为"汗出不彻"。汗出不彻，所以肺卫之气不得宣降，吸气不能下降于肾，那么这个时候人就是"短气但坐"之状态。这时我们应该怎么办呢？就应该还用发汗之法，"更发汗则愈"。对于"汗出不彻"的指征，这里作了一下补充，"脉涩，故知也"。

因此说 48 条实际上区别于前头。目前为止，出现了三个段落：从 42 到 45 是一个段，讲桂枝汤诸种变法；那么 46、47 又是一个段；到 48 条的时候自己独立成段讲了所谓"外证未解"的时候还有一种并病——太阳和阳明二阳并病，以及它的表现。

第 49 条：脉浮数者，法当汗出而愈。若下之，身重心悸者，不可发汗，当自汗出乃解。所以然者，尺中脉微，此里虚，须表里实，津液自和，便自汗出愈。

往下讲的是"外证未解"什么时候不能发汗——告诉我们"脉浮数者，法当汗出而解"，浮数之脉我们是应当用汗法的，但是有的人用了下法之后出现身重心悸，这个时候是不应当再用汗法的。不发汗，那该怎么办呢？告诉咱们说"当自汗出乃解"，应该等到汗自己出来邪气才解。

那么为什么攻下后心悸身重者不能发汗呢？其实我们也不

用去看哪家的注解，往后看，告诉你"所以然者，尺中脉微，此里虚"。这个人的尺脉你可以去摸一下，攻下之后心悸身重的时候他的尺脉一定是微细之脉，这个微细之脉代表了一种里虚之证。因此其实我们在临证的时候有一个技巧，手搭上之后你看他两尺本身就是虚的，而寸关相对充实，这个时候尺虚就不要再考虑发汗的事了，当以补虚实里为第一要务，"须表里实，津液自和，便自汗出愈"。

实里应该实到什么程度呢？告诉你"表里实，津液自和"。这个"表里"是比兴的手法，其实强调的是里，需要在这个时候让他的里气充实，然后"津液自和"。我们讲"阳加于阴谓之汗"，在他里气充实的时候阳气自然加于津液，那么这个时候自然会自汗出，自汗出的话病则愈。

因此说，这一条也是承接上文，远远地承接了 42 条，告诉咱们"尺脉微"的时候有没有所谓"外证未解"之象？肯定是有的。那么这个时候应该怎么办？这里用了一个"表里实，津液自和"之法，没有用发汗而是等待他的表里之和。

第 50 条：脉浮紧者，法当身疼痛，宜以汗解之。假令尺中迟者，不可发汗。何以知然？以荣气不足，血少故也。

50 条呢，其实跟 49 条意思差不多。但他告诉我们的不是"浮数"之脉，而是"浮紧"，这个时候"当身疼痛"。刚才的 49 条告诉你"法当汗出而愈"，就是相对来说偏向太阳中风证，"身疼痛"其实是太阳伤寒，这个时候首先以汗解的。

你看他的条文书写是极其工整对仗的：上个条文是告诉你不可发汗因为尺中脉微，这个条文也是告诉你不可发汗，因为尺中迟。尺中迟又是代表了什么呢？刚刚的 49 条告诉你尺中微代表的是里虚证，这个尺中迟告诉你代表的是营血不足，"营气不足，血少故也"，血少也是不可发汗的。

有上一个脉浮数也有下一个脉浮紧，有上一个汗出而愈有下一个当身疼痛，那么他先讲一个阴再讲一个阳，在整个伤寒论里面经常会出现这样的对仗。这个写作特点其实非常的有意思，除非我们是一气呵成读这个原文，否则如果我们把条文拆开，按照类方的角度去解读的话，这种对仗的写法就很难体会到了。

第 51 条：脉浮者，病在表，可发汗，宜麻黄汤。

第 52 条：脉浮而数者，可发汗，宜麻黄汤。

51、52 条其实是对 50 条的补充，告诉我们什么时候可以发汗，用什么办法，这里不多说了，直接说下面的 53 条。

条 53 条：病常自汗出者，此为荣气和，荣气和者，外不谐，以卫气不共荣气谐和故尔。以荣行脉中，卫行脉外，复发其汗，荣卫和则愈。

这一条我个人认为是非常重要的，其实它是在解释一个机理。当时在 12、13 条我们讲了一个概念——阳浮阴弱，阳浮阴弱为什么用桂枝汤呢？在这他把机理给了解释。

首先他解释了一个词，那就是自汗，他是直接从营卫的层面用了层层递进的解释方式，首先解释自汗，自汗是营气和，营气和是外不谐，所谓的外不谐，其实指的是卫气不共营气谐和。我们都知道，营和卫其实在脉中运行有一个相对位置的表里，卫在表，而营在里，用原文说，"营行脉中，卫行脉外"，它一个在外，一个在中，运行不协调的时候，我们观察它会出现一种自汗的现象。

那为什么会自汗呢？原因很简单，我们都知道，"阳在外，阴之使也"，整个阳气在外运行时，它要收敛固涩体内的阴液，反之当"营行脉中，卫行脉外"这种状况的时候，这个卫阳不能收敛固涩营阴，那么就会导致营阴外泄而出现自汗。

那么该怎么治呢？其实大家都非常熟悉，用了一个桂枝汤。这个方法其实非常的有深意，读了之后让人拍案叫绝，他竟然是用发汗的方法来止汗！为什么呢？原因很简单，因为这个营气跟卫气它俩不协调了，那么我们就用一个汗法迫使它们和，为什么有这个机理？我们看《内经》里头讲到，"阳加于阴谓之汗"，营和卫、阴和阳其实就像一对夫妻，它们现在已经不协调了，怎么样让它们重新协调呢？就是通过发汗的方法使它达到阳加于阴，阳加于阴之后营卫自然调和，那么这个时候疾病也痊愈了。所以说，这个方法其实非常简单，但是其中的机理大家仔细思考《内经》，就会觉得非常的有深意。

第 54 条：病人脏无他病，时发热、自汗出，而不愈者，此卫气不和也。先其时发汗则愈，宜桂枝汤。

54 条 就不过多的解读，其实是对 53 条的一个补充。

第 55 条：伤寒，脉浮紧，不发汗，因致衄者，麻黄汤主之。

同样，说完中风说伤寒，那么在 55 条又一次出现伤寒证。告诉我们：脉浮紧，不发汗，因此导致的所谓衄证，这个时候以麻黄汤为正治。

第 56 条：伤寒不大便六七日，头痛有热者，与承气汤。其小便清者，知不在里，仍在表也，当须发汗。若头痛者，必衄，宜桂枝汤。

56 条 从另一个角度解读外证未解，它是个倒叙模式，首先他先说一个里证，"伤寒不大便六七日"，有一个礼拜没有去厕所了，这个时候他的证又出现了什么表现呢？比如有的时候他会"头痛有热"。头痛有热，仲景先生告诉我们这个时候该用承气汤，因为他真正有里证了。那么反过来，由于另外一种情况，"其小便清者"，小便清，我们知道，燥结没有在内，水液的气化还是比较正常，这个时候我们通过小便"知其不在里"。没有里证那么只能证明一个问题，邪气仍然在表，仍然应该发汗。

那么这种小便清而邪气在表之证，那么当它出现"头痛有热"要怎么解决呢？仲景告诉咱们，头痛后一定会有相应的衄症出现，这种时候我们用桂枝汤解决它。

说到这大家会发现一个有意思的事，之前我们说出现衄证的时候，明确地讲要用麻黄汤来解决，在这我们又看到他告诉你说"必衄，宜桂枝汤"。那么在这里为什么没用麻黄呢？接下来我把个人的一点理解分享给大家。

它这里告诉我们一个前提，"伤寒不大便六七日"，在这种前提下的所谓"头痛有热"已经是一个阳明证，这个时候该用承气汤。但是说如果出现了"小便清"，这个时候他的水液代谢气化尚且正常，那么我们知道，他虽然不大便，但是邪气仍在表。但是邪气在表的时候为什么会"不大便六七日"？这是我们要考虑的一个问题。个人认为，他这"不大便六七日"是因为大肠阳明之经水液之气化有问题，所以这个时候考虑，不要去动用他的太阳寒水之经，不要去耗散他的水液，避免用麻黄汤而用一个桂枝汤，通过调和营卫的方式来解除这种头痛，解除外证。这也是他的一种"外证未解"的一种补充。以上个人的理解还不成熟，有待于各位老师斧正。

第57条：伤寒发汗已解，半日许复烦，脉浮数者，可更发汗，宜桂枝汤。

后面 57 条，是最后一次重复"外证未解"的一种表现——"半日许复烦"。他告诉咱们，"伤寒发汗已解"，这个伤寒证经过发汗已经解除了，但是过了半日突然间烦躁，"半日许复烦"。那么这个时候"外证未解"，同时出现浮数之脉，治疗就用发汗之法，其方要用桂枝汤。

讲到这，已经讲了四十多分钟了，正好给大家分享完了从

42 条一直到 57 条这么一个章。整个过程中必然有好多地方比较不尽人意，所以希望各位老师多多提意见，给我一个学习的机会。同时，也在这感谢大家耐心地跟我一起交流，跟我一起学习《伤寒论》，谢谢大家！

10 束永康：从《伤寒论》第58条切入，探讨"益血生津对抗病能力的影响"

束永康，字修安。现就读于广州中医药大学，广州中医药大学学生经方班创始人。先后随诊于欧阳卫权、古求知、禤国维等先生，私淑刘志龙院长、李赛美老师。擅传统医学之道与现代医学之理互参以求医理之真。

各位老师晚上好，谢谢姜宗瑞老师替我做的介绍。首先要感谢深圳中医经方书院给我这次讲座的机会，还有各位老师今晚能抽时间听我讲课，以及后台为讲课活动筹划的老师们。

今天晚上我要讲的主题是"益血生津对抗病能力的影响探讨"。

首先我先引入一个近期看的一个病案，从这个病案切入今晚的主题。这个病人是过敏性鼻炎，在很多西医院中医院看过，用了一些激素和抗组胺药物的治疗，后面就出现了激素依赖性皮炎。由于之前的照片找不到了，我口述一下病人当时的情况。

这个患者是已婚的中年女性，当时找我看的时候她的主诉是脸上急性皮炎，大量长期地用一些激素治疗导致面部红色皮疹密布，几乎两颊都是，而且觉得皮肤发烫感觉像被火烧，但她自己说很怕冷。因为长期服激素，导致她出现肠胃症状，偶尔心下部隐痛，按之不是特别痛，只是偶发，大便比较偏稀，面部油也比较多，看上去整个人偏乏力，她自己也说精神状态偏差。

第一次我就开了薯蓣丸，也就是参考《名医别录》薯蓣这条，薯蓣主面油风，看到脸部干燥而且油脂又多，结合肠胃虚衰症状，当时我考虑的是薯蓣丸，没有利湿加滋阴的药。当时忘了问她白带问题，她第一次吃完七副薯蓣丸之后，她说感觉白带变少了，当时初诊的时候没有反映白带多这个问题。但是白头发和掉头发的症状反而加重了。

后来我叫她又继续吃了一段时间薯蓣丸，但她症状并没有改善，怕冷的症状一直没有改善，再加上掉头发的问题，我考虑这是《金匮·虚劳篇》中二加龙牡汤的状态。前面薯蓣丸吃了两个星期，最主要症状皮疹有所改善，激素还在慢慢减量，但在减激素的过程中还是有反弹导致皮疹发热。我考虑她是局部有上热，下寒很明显，出现了虚劳这种下寒，所以当时考虑用二加龙牡汤。

还有她说腿上鳞屑的问题，也是后面才讲的。因为这个病人是网诊，我没看到她的腿，吃药到后面她自己注意到腿上脱屑的症状反而得到了改善。我觉得是薯蓣丸中一些活血药滋阴药的作用，对于她肤质的改善有一定帮助。

她后来又跟我说她月经的一个问题，当时对她月经问题没有考虑得太详细，还是用了二加龙牡汤的原方，她后来说月经就来了。当时我还奇怪，这个汤不是用来通月经的，她吃完后月经来了。这个药虽然有白薇，但有附子这类偏温的药，她出现了口干口苦和痘痘。后来我问她皮炎情况怎么样，她说吃二加龙牡汤配合减量的激素一起使用，激素依赖性皮炎的皮疹已经完全消退了。

根据她反应口干口苦和痘痘问题，我把二加龙牡汤改成了小柴胡汤，从少阳来论治。

看到舌苔想到了三焦津液不通的问题，舌上白苔，要使得"津液得下，胃气因和"，而达到化苔的效果，这种舌象考虑用

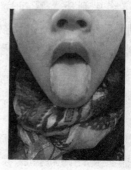

的是小柴胡汤，加了白术和茯苓，也是为了达到美白、祛痘，润肤的作用。当时是这样考虑的用法。

最后一次问她症状怎么样的时候，她说都改善得挺不错，后来她自己把西药激素给停了，停药后她说症状改善一天比一天好，然后我就跟她说，中药也可以停了，让身体达到自己恢复的状态。

现在她的激素依赖性皮炎、痘痘、口干口苦、月经白带这些症状算是调到一个稳定、正常的状态了。

我这个医案已经分享完了，接下来，我就开始正式讲讲"益血生津对抗疾病能力的影响探讨"。

我也是授命于姜宗瑞老师，他跟我说让我接着讲《伤寒论》的第58条。如果按照我以前的那种水平来说，我一定会觉得58条没什么好讲的，但自从我接触了包括刚刚分享的医案和临床实习中看到的一些病例后，我对《伤寒论》58条有了更深的体会。

这个激素依赖性皮炎的病例用了益血生津的思路治下来，最后用小柴胡汤治疗虚火，其实整个过程就是扶持人的正气，让它达到一个自身抗病的能力，即重新建立一个人的自身免疫力。她这个病气一开始，包括怕冷、月经、白带等之类的全身症状，还有包括肠胃虚衰症状、脾胃虚弱舌象表现等，其实都可以算是一种免疫抑制的状况。我们要让她的免疫力达到正常，就要用益血生津的思路。

第58条：凡病若发汗、若吐、若下、若亡血、亡津液、阴阳自和者，必自愈。

这一条经常是被作为机体自我修复功能对于疾病的抵抗这方面的论述。对于人体自愈的条件，张仲景在这个条文中说到了前提条件是"阴阳自和"。这里主要是强调一个人亏虚的状态下阴阳不和，从虚的方面提出阴阳不和，张仲景治疗的目的写得明明白白，就是说要通过各种治疗措施达到阴阳自和的状态。那么，今天我就具体地跟大家分享"如何达到阴阳自和"，通过益血生津的方法理解这个58条的意思。

首先，"益血生津"这个词我是引用了柯琴在《伤寒来苏集》的一个观点。当时他评58条，认为"欲其阴阳自和，必先调其阴阳之所治，阴治亡血，阳治亡津，益血生津，阴阳自和也。"从这里可以看出来，柯琴认为阴阳不和是和亡血亡津相关的，同时柯琴提出了用这个益血生津的方法达到阴阳自和。今天我就联系一下《伤寒论》的其他条文和后世一些医家的观点，讲讲临床上益血生津的具体措施，以及怎么通过益血生津法达到抗病能力的提升。

首先，我们先放下第 58 条，看一看第 49 条。49 条提到"脉浮数者，法当汗出而愈。若下之，身重心悸者，不可发汗，当自汗出乃解。所以然者，尺中脉微，此里虚，须表里实，津液自和，便自汗出愈。"这里明确提到，证要解的话就要达到一个自汗出而愈的过程，而且这个前提是需要"表里实，津液自和"。那么，如果是亡津液，也就是津液亏损的话，就无法达到"自汗出愈"的效果，所以这里这种补益津液的方法就是一种汗法。

再看第 59 条，"大下之后，复反汗，小便不利者，亡津液故也。勿治之，得小便利，必自愈"。这里同样道理，他提出亡津液，这种小便不利是亡津液引起的，那么要等到他小便自利病就自己好了。这里我们的治疗方法不一定拘泥于"勿治之"，可以以益津养阴达到利小便的方法，得到病从内解的一种状态。

柯琴的阴阳观我是比较赞成的。柯琴在《伤寒来苏集》是提到很多"阴阳和"、"气血和"、"营卫和"这一类的词语，从他讲的"阴治亡血，阳治亡津"可以看出来，在他的阴阳观里面，阴指是营血，阳指的是卫气。卫气是津液气化而成的一种阳气，也就是胡希恕老师所说的阳气的概念。后世对阴阳的概念可能有点不一样，但是我觉得《伤寒论》里的阴阳可以从柯琴的阴阳观来理解。

我们假设一下，阴阳自和的话会出现什么情况？从这一个方面，我们引入一些条文，来说明血跟气，或者说血跟汗的关系，到底在《伤寒论》里面是一个怎样的情况。

后世很喜欢引用"血汗同源"这一个说法解释《伤寒论》的一些条文。譬如最典型的像麻黄汤证，第46条提到，"太阳病，脉浮紧，无汗，发热，身疼痛，八九日不解，表证仍在，此当发其汗。服药已微除，其人发烦目瞑，剧者必衄，衄乃解。所以然者，阳气重故也。麻黄汤主之"，这里就是一个典型的汗与血的关系，当然它这里用了衄来代替血。其实这也是属于一种营卫不和的病机。这里第46条说得很明确，"所以然者，阳气重故也"，阳气重，胡老说的是津液充足，也是刚才我说的阳气的概念。

另一方面，其实它也符合传统的热盛的观点，只有热与血互结才能发烦目瞑，得衄才能使热随血出而解。像李汉翰，他在临证上对这种情况会稍佐一些清热凉血药。

对于这一条，还需要跟下血互参。下血就是我们说的下焦蓄血，出现在第106条桃核承气汤方证上，这一条提到，"太阳病不解，热结膀胱，其人如狂，血自下，下者愈。其外不解者，尚未可攻，当先解外。外解已，但少腹急结者，乃可攻之，宜桃核承气汤"。在《杂病源流犀烛·诸血源流篇》里提到，"蓄血，瘀血郁结也，当有上中下之分，其中如衄、呕、吐血，皆属上部"，这就是刚才说的麻黄汤的上焦的血证，还有就是后面提到的"血凝下焦，又属下部，苟蓄于此，其症必见发狂粪黑，小腹硬痛"，这就是桃核承气汤的热与血结。

所以我认为刚才所提到的麻黄汤的衄与桃核承气汤的下血，其实机理是一样的。只不过病位不一样。那么热盛的时候，它肯定会跟血结，这个时候我们会选用一个下血的方法，也就是使热随血出，当热结不盛时候，可以参考条文首选汗法，用汗来携热而出，则血自可止。这就是类似于柴胡汤的热入血室的思路，使劲把热与血扯开，不要让热与血结在一起，导致瘀血的症状。

所以重新回到汗与血的问题上面，我个人认为，在解释《伤寒论》这两条条文的时候，汗血同源是不能完全解释的，虽然它们的源流的确是相同。

在临床诊治上，我们并不可以把津液与血混称为一物。唐宗海说得非常好，"汗与血，异名同类也，此说稍差。他认为：汗色白，血色赤；汗自轻清，血自重浊。汗是卫气，血是营血，何得混言同类也。从汗解者，使营分之邪皆借卫气外泄而为汗"。所以从这个观点来看，他把阴阳这个概念归纳到营卫气血方面，跟胡老、柯琴的观点基本大同小异。同时他也提出，对于这两者，一定是要把营和卫、气跟血的关系分清楚。这样才能把我们的汗与衄，或者外证与里证蓄血这些相鉴别。所以我刚刚引用这两条条文，一个桃核承气汤证，一个麻黄汤证，它们汗与血的关系，其实是想告诉大家，如果病要达到自己解的状态，想通过出血来达到解掉病邪的目的，那么一定是要"阳气重故"，也就是前面说到的前提条件，这个人不是在一个亏损的状态。

绕了一个圈，我们先讲了一个体质偏实的情况，这种情况下要达到阴阳自和是比较容易处理的，那么也就不需要我们这一次所说的益血生津法。下面我再讲出现亡血亡津液状态下，虚衰型的阴阳不和，这样大家可以做个前后对比，更容易理解。

我们先看《伤寒论》第49条"脉浮数者，法当汗出而愈。若下之，身重、心悸者，不可发汗，当自汗出乃解。所以然者，尺中脉微，此里虚。须表里实，津液自和，便自汗出愈"。那么这一条可以跟刚才讲的麻黄汤证的第46条作为对比，这一条它是"尺中脉微"，明确提出是里虚，跟刚才的"阳气重"刚好相反，所以这里提出要表里实达到一个津液自和的目的。

像刚才我们提到第59条说，以益津养阴达到利小便的方法使病从内解，那么临床上可以还具体分，可以通过这个益血生津法使机体产生一个相应抗病排邪的能力。

所以，张仲景在前面提到第46条、第65条，这两条都是一个实证导致的出血，那么这两个条文说的意思是，身体对这种实证要通过机体的精微物质携带这种邪气排出去，即以"药汗"这一类方式达到排除病邪的目的，而不是"病汗"。我们要看虚实的不同，现在我们讲虚的话，就必须要让机体达到具有相应的抗病的能力。

后面条文还提出一个衄家的问题，衄家其实就是一个长期出血的患者，所以张仲景在麻黄汤的衄血症状后面提出"衄家不可发汗"的这一条文，实际上也是在警告一些医家不要光是看到出血就使用这种排邪的方法。实际上衄家就是我们说的这种里虚的状态，这时候大发汗是不行的，发汗会导致一个"虚虚之犯"，会导致里虚，甚至会使邪气内陷。

所以，平时我们不能只看表面症状处方用药，实际上也只能看八纲来辨六经，这是胡希恕老提出的一种比较好的方法。在临床上，外证如果看到虚，不可得汗而解时，这时可以参考桂枝汤的方法；如果是里证，因为虚导致小便不利，不可排邪，而使邪气入里，我们就要通阳解邪，叶天士说过：通阳再予利小便，这里可以考虑肾气丸和栝楼瞿麦丸这两种方法益血生津。

另外，特别提出一个问题，其实临床中我亲眼在急诊室、重症危重症病房里看过一些现在西医学所说的休克、心衰一类病人，他们的症状表现跟第59条是很像的，"大下之后复发汗，小便不利者"，前面条文是告诉你这种病人是非常虚衰的症状，病人出现了小便不利，他说是"亡津液故也"，这也的确是毋庸置疑的，这个其实相当于我们现代医学休克的少尿期，少尿期其实是一个很危重的阶段。

那么，在古代的条件，张仲景说"误治之，得小便利必自愈"，这是顺其自然的一种方法，实际上，我们在临床上遇到这种休克的患者是不能拘泥于这个"勿治之"而延误抢救。当今的这种方法，其实西医也想到了，就是补充营养——营养支持，另外一个就是推速尿来强心，通过推速尿来减轻心脏负荷，从而起到"强心"的效果。

这是西医利小便、补正气的一种方法，其实中医也在运用这种方法，比如叶天士说"存得一分津液，便有一分生机"，还有缪仲淳说过的"清热必先益阴养血"。在临床上外邪感染性疾病最容易发生在这些重病质、恶病质患者身上，这个时候我们到底是要抗感染还是先要营养支持？其实，这个时候最重要的是营养支持，再考虑抗感染。这个思想其实缪仲淳早在明朝就已经提出来了，他说"清热必先益阴养血"，有热邪入侵的这一类疾病，他考虑清热的时候，在清热之前先益阴养血。

还有一种恶病质，在临床上见得比较多，就是那种低蛋白血症、水肿，四肢肿、腹部肿、躯干肿，全身各个地方都肿，这个其实跟《金匮要略》里说的"水气病"里的"石水"、"正水"那类的病相类似。在临床上看到这一类低蛋白血症这种水肿的患者，西医喜欢输注白蛋白，其实在中医看来是属于阴虚证，我的经验是用知母、黄柏这两位药来苦寒坚阴达到消肿的效果。

临床上一些重症患者晚期的，正气是非常虚弱的，实际上这时我用四逆汤并不是非常多，如果要用四逆汤我也会加人参，比如像茯苓四逆汤或参附汤这一类的。如果是抢救，其实用的最多的是乌梅丸。

李士懋李老提到过乌梅丸证脏厥和蛔厥的区别，但是最后李老还是觉得这个脏厥用乌梅丸也是可以的。乌梅丸里有黄柏、黄连这两味苦寒药,乍看上去对于阳气虚衰的患者是不适合的,但是往往重症患者晚期快要去世的时候,全身肿得非常厉害,这时都要少佐些苦寒药,以苦寒坚阴。

黄柏这味药我很喜欢用,在后世的《医宗金鉴》的封髓丹中就是黄柏、砂仁配甘草,黄柏坚阴固阳,就是我们说的坎卦之中的真阳,用黄柏这个药来封髓。乌梅这个药可以达到养血生津的作用,它入肝,厥阴肝经很多时候是气血亏虚的症状,在临床上发现很多死亡病例大多还是出现厥阴症状。我们说的戴阳证其实很像我们说的两阴交尽,那么用乌梅收敛,配合姜附桂来达到温阳,这种少火生气达到的温阳效果比单用四逆汤的效果好,这也是李可老师为什么喜欢把来复汤和四逆汤合方为破格救心汤的原因。

其实说这么多,我想说的是,无论遇到什么样的疾病,如果身体不能使这种病达到自愈,就要考虑身体是不是有机能不足的状态。如果有的话我们要考虑扶正的方法,从《虚劳篇》里选方,看可以从具体哪方面来扶正。今天我主要讲气血津液以及汗跟血的问题,所以对扶阳那方面说的比较少,主要是从扶津液养血这方面来说的。

最后我要总结一下第58条的学习体会,用一句话表达就是,要使人体有自我修复的能力。所以要保证自己的身体状况不能过于虚衰,这样才能达到阴阳自和。要达到《黄帝内经》所说的"阴平阳秘"这种状态,还需要八法的各种选取。第58条给我们传递的信息就是,人体抗病能力一定不能在身体极度虚衰的状况下出现,病在三阴的时候抗病力会偏弱,病在三阳经的时候抗病力会偏强。

再引用一下海派中医祝味菊先生在《伤寒质难》中提出来的,在六经状态下的身体抵抗邪气能力的顺序。他提到,太阳是开始抵抗,少阳是抵抗不济,阳明是抵抗太过,太阴和少阴是抵抗不足，厥阴是最后的抵抗。所以三阴三阳总的归纳下来，如果人想要达到阴阳自和的状态主要是在三阳的状态下，而在三阴状态下抵抗能力是偏弱的，所以我们总的治法就是偏于扶正。

今天我主要讲的是"益血生津对抗病能力的影响探讨"，从第58条来切入。第58条是教我们如何鉴定人体自身抗病能力的一个条文，如果深入学习的话还是有很多东西值得去探讨。

实际上我以前也写过一篇论文，还没有发表，也是从第58条出发，讲它与温病的关系。热病最容易扰动的是营血分，第58条引发出来的《伤寒论》的其他条文方证对于温病的指导意义非常好，也符合叶天士的一些说法，救阴养血在热病后期力挽狂澜很好。

养阴生津看上去很普通，但在急危重症中也是经常使用的。仲景在最重的疾病中加人参这味药，人参，我在临床使用体会，它可以达到益血生津的效果。当然，不局限于这一个药。像肾气丸、瓜蒌瞿麦丸、薯蓣丸、二加龙牡汤，还有桂枝汤，这些都是比较好的养血生津的方剂。

今晚我把由第58条引发的思考分享给大家，然后再看看我一开始发的医案可能会有一些体会。她的确没有通过吃药达到治愈的目的，我先是用补益的方法，最后用小柴胡汤来除热，最后停药让身体自愈。在临床上这其实也是一个值得思考的问题。

我作为一个中医药大学还没有毕业的学生，其实经验学识没有群里各位老师这么丰富渊博，所以还请各位老师提出指导意见。今天我就分享自己一点点东西，在各位老师面前献丑了。谢谢各位今晚聆听我的讲课，也谢谢姜老师的辛苦指导。

徐晓峰：学习《伤寒论》59条，浅谈对津液的认识

　　徐晓峰，出生于中医世家，祖上"正和堂"，八世以凤阳门外科（痈疽瘤疬）和骨科而名满潮汕。冯世纶经方讲经团讲师，曾受业于施晓阳、田纪钧等诸多针刀临床家，经方大家冯世纶、黄仕沛、刘志龙等。

书院的各位老师，大家晚上好！应姜老师邀请，今天和大家来一起学习《伤寒论》。由于本人学习经方的时间不长，经验尚浅，所以有哪里说的不好的还请各位老师指正，在这里先谢谢大家了。

第 59 条：大下之后，复发汗，小便不利者，亡津液故也。勿治之，得小便利，必自愈。

这个条文的大概意思就是经过泻法之后，病没有完全康复，或者病不得解，这时医生又给予发汗的方法，引起了小便不利。张仲景说这个小便不利是因为亡津液，津液耗损所引起的，不需治疗，让身体自己调节，稍微注意一下生活节息就可以了。让机体自我修复，津液恢复后小便不利这个症状也就好了。

这很显然是一个误治的方法，按照张仲景所说就是"此为逆也"，治反了。在我们临床当中运用汗法、下法有个原则，在《伤寒论》第 90 条是这么说的："本发汗而复下之，此为逆也，若先发汗，治不为逆。本先下之而反汗之，为逆；若先下之，治不为逆。"

这是我们临床用发汗和下法的原则性问题，如果病在表，是太阳病，我们用下法，张仲景说这个就是逆；就是误治。同样的道理，里证本来需要用下法，而我们临床却是去给予发汗，那也是不对的。

临床如果是太阳表病，我们来用下法，这时就会引邪入里。像《伤寒论》34 条："太阳病，桂枝证，医反下之，利遂不止，脉促者，表未解也。喘而汗出者，葛根黄芩黄连汤主之。"这是太阳病误用下法，引邪入里引起的协热下利。张仲景还举了很多例子，比如 15 条、21 条、43 条等等，59 条以后的，也有很多是误治的。

那如果是里证本该用下法，我们反而来用发汗的方法，这也是错的。本来这个病已经伤到津液，津液已经亏虚了，如果我们再来发汗耗损津液，这个津液肯定更虚。我们后世有句话总结得好：下不厌迟。

第 91 条：伤寒，医下之，续得下利，清谷不止，身疼痛者，急当救里；后身疼痛，清便自调者，急当救表。救里宜四逆汤，救表宜桂枝汤。

我个人认为整本《伤寒论》都是在强调"保胃气，存津液"，这个条文也是在进一步强调，告诉我们不要误治。张仲景在反复地强调，如果是里证，有虚寒，身疼痛，有里有表我们应该怎么去处理？应该先温里养津液，津液充足后再来用桂枝汤解表。这个时候我们不能用麻黄汤来治疗身疼痛，应该用桂枝汤来养津液。

我们从上面的 59 条、90 条、91 条这三条可以看出，张仲景反复地在《伤寒论》里面强调，如果表里同病我们该怎么选择治疗方法。在整个的治疗过程中，张仲景强调"保胃气，存津液"，如果表证里证同时存在的话要先解表后清里。所以里虚寒，身疼痛，我们要先温里，先养津液，津液足了我们再治身痛，或者里面津液足了，身痛也就自然消失了。

还有我们讲少阳证，少阳本来就是"血弱气尽，腠理开"，本身就津液不足，所以我们用汗吐下的方法是要注意的，后世医家也都总结得比较好，讲少阳治疗有"三禁"汗吐下。

下面我以一个条文作为举例。第 147 条是这样的："伤寒五六日，已发汗而复下之，胸胁满，微结，小便不利，渴而不呕，但头汗出，往来寒热，心烦者，此为未解也，柴胡桂枝干姜汤主之。"

这个条文是比较多争议的。柴胡桂枝干姜汤属于六经的哪一经？这个方是大便溏还是大便干？刘渡舟刘老说大便稀，胡老说大便干，还有一些老师用折中的方法，说不管大便干与溏，只要有阴证都可以用。

我们看看条文，"伤寒五六日"病到少阳了，医生他误诊了，以为还在太阳就给他发汗，发汗之后病还没有好，他又认为可能是里证吧，又用了下法。少阳病本来就血弱气尽，一经发汗伤津液；没有实证用下法，误下了，里就虚寒。

"胸胁满，微结"是最多争议的。"胸胁满"应该是少阳病的胸胁苦满，可什么叫"微结"？各家解释不一。有的说是胸胁结得不很厉害，疼痛不是很厉害，也有说是心下微结，不像大柴胡证，不像小陷胸证，也不像大陷胸证。我个人认为，"微结"可以理解为大便微结。

我们从整个条文看一下，本来是少阳病小柴胡证，医生误用发汗的方法损伤津液，津液亏虚引起便微结；津液虚了，所以口渴；同时因为津液一虚，小便就不利了。

"渴而不呕"，渴是津液的损伤，饮水不呕表示胃里没有停饮；"但头汗出"表示里虚寒、气上冲，引起汗出；"往来寒热"本来就是少阳病柴胡证症状；"心烦"，是胸膈有热，邪热扰动胸膈。张仲景说这个时候就用柴胡桂枝干姜汤治疗。

我们看一看柴胡桂枝干姜汤，个人认为，此方是小柴胡汤的加减方，因为证里面没有胃气虚，所以去掉人参；有气上冲，加桂枝降逆；这个瓜蒌和牡蛎是《金匮要略》里面栝蒌牡蛎散的药物，用于治疗百合病，渴不差者，以瓜蒌牡蛎养津液。

关于这个方应该归哪一经，恩师冯世纶教授认为此证是典型的上热下寒，把此证归为厥阴病。师祖胡希恕先生和恩师冯世纶教授在临床中用此方频率比较高，冯老根据这个病的病理"血弱气尽，腠理开"，以及上热下寒的表现，临床上运用此方，常常合上当归芍药散，治疗柴胡证的长期低热，慢性肝炎和慢性肾炎，甚至慢性腰腿痛，还有红斑狼疮都起到了很好的效果。

不久前有一个朋友打电话咨询我，说他老妈起床后突然发现嘴歪眼斜、流口水，问我怎么办。我问诊后认为是面瘫，当时具体情况是：感冒后两三天发现口眼歪斜、口干舌燥，鼻塞、口中黏痰，疲乏、口苦，胸胁不舒服，小便夜尿多。根据以上症状我认为是柴胡桂枝干姜汤证，给予柴胡 24g 桂枝 10g 干姜 6g 天花粉 12g 黄芩 10g 牡蛎粉 6g 炙甘草 6g，5 剂。

吃了三天之后，面瘫没有感觉明显的缓解，但口干舌燥、鼻塞、口中黏痰，疲乏、口苦，胸胁不舒服明显好转，但他又怕是中风（脑血管意外），很害怕，就到医院去查了。在医院做了一系列检查后，确认为面瘫。同时还查出有鼻窦炎、轻度的肺部感染、脂肪肝这些。同时他已经有十几年的糖尿病病史了，还有高血压。他问我怎么办？我说继续喝下去吧，用的是柴胡桂枝干姜汤原方，一共服了十五剂就症状消失了。

原来她还因为有血糖高，血压时高时正常，在吃西药降糖与血压，但血糖一直在 8 点多 9 点多，控制得很不理想，在喝完十五剂以后就降到 7 点多了。他问我要不要继续喝？我说愿意的话可以继续喝，这个方不仅仅是治疗面瘫，对糖尿病，高血压也高效。她又继续喝了十几剂的时候，血糖就降到 6 点多了，血压也一定比较稳定。

临床上我用柴胡桂枝干姜汤频率比较多，比如治疗一些心脑血管疾病、慢性肝病、肾病、颈肩腰腿疼痛等等，疗效还是比较满意的。冯老有合上当归芍药散的经验，有时候我也会用，但现在更倾向于用柴胡桂枝干姜汤原方，按照原方比例运用，感觉疗效还算比较满意。

不好意思，因为最近比较忙，没有做太多准备，课讲得比较乱，请大家多多海涵。今天晚上就讲到这里，谢谢各位老师！

12

姜宗瑞：〈太阳病中篇〉 63~74条讲解

大家晚上好！本来今天我讲课，应该找其他人来主持一下，后来想一想还是自己给自己主持算了，别说主持了，人家徐大椿自己还给自己写墓碑呢，我们自己给自己主持一下不算啥。徐大椿的墓碑大家应该知道吧，他自己写的，原文的对联怎么说的呢，我想一下，叫作：满山芳草仙人药，一径清风处士坟。自己给自己写墓碑这个比较少的，自己为自己主持还是很正常的。

现在时间差不多到了，我们开始正文吧，讲太阳病中篇的63～74 这几条。

第 63 条：发汗后，不可更行桂枝汤，汗出而喘，无大热者，可与麻黄杏仁甘草石膏汤。

这里的发汗啊，应该指的是辛温发汗，像麻黄汤、大青龙汤之类的，不包括桂枝汤、小柴胡汤之类的发汗。发汗以后，这里有个问题，说"不可更行桂枝汤"。发汗以后，"无大热"，他虽然说无大热，但我觉得热还是有的，只是应该不太高，仍然是在持续地发热，只是兼有喘而汗出的症状。

关于"无大热"，各位注家有争议，有的人认为是指内热而表没有热。我是这么理解的，是内热逼迫津液外出，或者讲肺热。因为喘嘛，这是肺里有痰热。清代的柯韵伯是经方大家，但这个人比较自负，经常乱改经文，或者直接否定条文，比如麻黄升麻汤就直接否定不是张仲景的，桂枝二越婢一汤他直接否定不能用，主张用柴胡桂枝汤合方。关于这一条，柯韵伯的观点是把"无大热"的"无"字删掉了，他认为是"汗出而喘，大热者，可与麻黄杏仁甘草石膏汤"。

他把"无"字删除了，其实这个做法是不当的，我们首先说这个"无大热"并不是单单出现在这一处，《金匮要略》的越婢汤条文也是有"无大热"这个说法的，所以直接删掉还是太莽撞了，可以有不同的解释。我个人理解"无大热"为体温不高，但是他有内热，或者说肺热。

我的朋友方志山老师对《伤寒论》很有研究，他对"无大热"的解释结合了西医的观点，认为石膏在这里有两个作用，它可以退高热，也可以保津养阴。方老师的解释结合了西医的观点，认为高浓度的石膏喝进去以后会使人体处于一个高渗的状态，所谓高渗状态，就是往里面吸水，所以可以有保津的作用，认为这里面的无大热其实不是热，是一种津亏的状态。讲津亏的话，是和整个《伤寒论》的中篇是相符的，大家知道太阳病中篇都是汗吐下以后伤津、亡阴的一个状态，所以他这么解释也是有道理的。

再结合石膏在《本经》的主治论述也支持这个观点。《本经》上对石膏是这么说的："味辛，微寒，主中风寒热，心下逆气惊喘，口干，舌焦，不能息，腹中坚痛，除邪鬼，产乳，金创。"这里我想引用两点：首先是"中风寒热"，这个"寒热"的主证在热，不在寒，我们通常用白虎汤退高热，是这种用法，这是中风寒热；"口干，舌焦"显然就是津液不足了，所以他也主治口干舌焦，津液不足，所以说是两个作用，既可以退热，又可以生津，这样理解的话，方老师的观点从《伤寒论》《本经》来讲都是比较精到的。

这个麻杏石甘汤我们不但要知道它的药物组成，也要知道它的用量。我们知道麻黄汤里的麻黄是三两，大青龙和越婢汤里面的麻黄用的六两，在麻杏石甘汤里面麻黄是四两，他是这种比例。我们先不管一两是多少，他在每个方子中用多少量这个要清楚，这个基本功应该是要有的。杏仁的量也是一样，麻杏石甘汤的杏仁是五十枚，麻黄汤的杏仁七十枚，大青龙汤的杏仁四十枚。麻杏石甘汤跟麻黄汤相比，杏仁的量比麻黄汤里的少，而麻黄反而多，所以从这个角度讲，麻黄汤发散的作用并不是特别强。大家仔细推敲一下每个方子不同的用量，就能明白它的作用。

在麻杏石甘汤里石膏是半斤，大家知道石膏在伤寒里有不同的用法，有的时候是用半斤一斤，像这里是用半斤，白虎汤中用的就是一斤；有时候是说如鸡子大，最大的一个方像木防己汤中石膏是如鸡子大十二枚。麻杏石甘汤这里的石膏半斤就是八两，跟小柴胡汤中柴胡的量是一样的。石膏比较重，作为原方来用的石膏半斤用量应该是 50～100g，这个量不能太小。

提到麻杏石甘汤、麻黄汤，还有一个在《金匮要略》上治疗湿温日晡潮热有湿的麻杏苡甘汤，它这几个方子就是石膏、桂枝、薏苡仁的区别，其三味都是相同的，它们分别主治不同的病，这个大家都要细心鉴别。所以我们搞伤寒啊，有个最普遍的方法就是类方和类证，把类似的方子放在一起，把相同的症状放在一起研究，麻杏石甘汤的大热不大热，这不是关键，主证是汗出而喘；是不是发汗后也不关键，没有发汗，原发性形成的汗出而喘，形成了热喘也照样可以用，我们临床上的一些支气管哮喘、麻疹预后并发肺炎用得还是比较多的。

第 64 条：发汗过多，其人叉手自冒汗，心下悸，欲得按者，桂枝甘草汤主之。

"发汗过多"是个前提，是个诱因，症状呢是"叉手自冒心"，就是两个手抱着按到心下窝的位置。"叉手自冒心"的"心"并不是我们解剖的心的位置，应该没有那么往上，是在心下窝的位置，后面也说到"心下悸，欲得按"，说明张仲景用词还是有解剖概念，还是很清晰的。关于这个"悸"呢，"心中悸"有小建中汤、炙甘草汤，还有"脐下悸"下面我会讲到，用茯苓桂枝甘草汤等等，所以他的部位还是有解剖概念的。

他的这个方剂比较精简，就两味药。其实现在医保政策有个奇怪的现象，说开药开五味药以下不能走医保，这说明制定政策的人不懂中医有单方、小方、正方。但是现在很多医生开五味药以下的很少，所以这个政策也是根据当下的用药习惯制定的。

这个桂枝甘草汤我过去没有太注重它的比例，只知道就是这两味药。后面有个桂枝甘草龙骨牡蛎汤，就是加了龙骨、牡蛎这两味药，但是桂枝甘草的比例是不同的。在桂枝甘草汤里面是桂枝四两、甘草二两，是 2：1的比例；在桂枝甘草龙骨牡蛎汤中是桂枝一两、甘草二两，它是反过来了，是 1：2的比例。所以我们读经方要读得这么细，临床上才好用。临床上不一定完全死板的按照这个比例来用，但是起码你要知道原方的比例是啥，你有辨证的理由是可以变的，但不是我们想当然的桂枝甘草汤随便开，随便配比。

关于这个桂枝甘草汤我们从病机讲是心阳虚，心阳虚在后面还有一条，"未持脉时，病人手叉自冒心，师因教试令咳而不咳者，此必两耳聋无闻也，所以然者，以重发汗虚故如此"。

这个耳聋不全是少阳证，也可以首选桂枝甘草汤治疗。不是一见到耳聋就是少阳证小柴胡汤证。

第 65 条：发汗后，其人脐下悸者，欲作奔豚，茯苓桂枝甘草大枣汤主之。

大家看见了，这里说的是"脐下悸"。前面是"心下悸"，心下是胃的位置，在脐上剑突下；"脐下悸"它的位置在小腹。这条条文症状比较简练，除了脐下悸还有明显的上冲之势，所以说"欲作奔豚"，只是没有奔豚发作冲到胸咽欲死那么严重而已。

茯苓桂枝甘草大枣汤这个方子重用茯苓，用茯苓半斤，应该是兼有小便不利;桂枝甘草的比例跟桂枝甘草汤一样,桂四甘二;大枣十五枚。

大枣的用量在《伤寒论》里面也有很大的差异,大家知道在小柴胡汤、桂枝汤里大枣是十二枚,十枣汤里面大枣是十枚。这个十与十二的区别很简单,一个是天干,一个是地支。大枣在《本经》里面有一个主治是"通十二经",所以用十二枚就是"通十二经"的意思;那十枣汤里用十就是天干的意思,一个地支一个天干,一个阴一个阳。这是我个人的想法,仅供参考。

还有其他的用法,像当归四逆汤中大枣都是二十五枚,这个数字是怎么来的呢?它是一、三、五、七、九阳数之和。到炙甘草汤里大枣是三十枚,这个是二、四、六、八、十阴数之和。当然这些东西仅作参考,作为初学者的话我们知道在不同方剂里面大枣用多少枚就可以了。

这个茯苓桂枝甘草大枣汤里还有个甘澜水。按注家的说法,甘澜水就是用勺子不停地搅、不停地扬,把它变成熟水。甘澜水的意义,注家解释的也很多。我有一个比较简单的解释就是生和熟的问题。刚打来的水不动它叫生水,反复扬之后这叫熟水,这个有什么区别呢?我看过一个资料,大家知道过去记时是漏下百刻,弄一个仪器往下滴水,滴一百刻水正好是一天。但这个水用了几遍之后不换生水的话它越滴越快,就不准了。所以要定时更换水,就是新旧的问题。从这个角度讲,这个水就是生熟的问题。这个地方用桂枝茯苓又是镇水的,所以用熟水可以让它速行,利水利得比较快。从这个角度来考虑,生则缓,熟则速,水往下流,生水流得慢,熟水流得快。

第 66 条:发汗后,腹胀满者,厚朴生姜半夏甘草人参汤主之。

厚朴生姜半夏甘草人参汤这个方子,厚朴是半斤,人参是一两，8：1的比例，大家一定要知道这个方子的比例，郝万山好像也讲过用这个方子比例不对的话效果不好。方里生姜半斤，生姜量也是比较大的，半夏半升是个常规量，人参一两，这里用的比较少。

马新童老师也比较擅用这个方子，他用这个方子治过一个久治不愈的腹胀，效果不错。从这里看，腹胀满重用厚朴，说明厚朴是除满的一个要药。所以到后面的栀子厚朴汤里，心烦腹满，也是栀子厚朴相配。

它为啥除满呢？厚朴是树皮，树皮有流通之性或者从内走外之性。再一个，厚朴这个树皮特别厚，而且不分层，有这么个特点，它是横开的，而且它颜色是红色的，味是苦温的，有心色心味，所以它是畅心经的。大家知道，《内经》讲：心布于表，心气是从里往外走的。后边承气汤里也有厚朴，因为承气汤是往下泄的，我们不要认为承气汤里所有药都是往下走的，起码这个厚朴是横开，横着往外走的。大黄、芒硝是往下走的，枳实是介于内外之中的。

第 67 条：伤寒若吐、若下后，心下逆满，气上冲胸，起则头眩，脉沉紧，发汗则动经，身为振振摇者，茯苓桂枝白术甘草汤主之。

茯苓桂枝白术甘草汤简称苓桂术甘汤。这里的病史是经过吐下，我们现在用吐下的方法比较少。它的主证："心下逆满，气上冲胸，起则头眩，脉沉紧"，脉紧也主水饮，古人讲"脉得诸沉主水"，当然也可以主寒。

这个"身为振振摇"和真武汤的"欲擗地"有相同的意思，只是程度略轻一点，所以有的注家认为"身为振振摇"这些症状不是苓桂术甘汤能治的，应该用真武汤。徐大椿也对比了苓桂术甘汤和真武汤，他认为有轻重之别，苓桂术甘汤病证轻，真武汤阳虚水泛更严重。

我是把它们的药物做了个对比，相同的是茯苓白术，先不管了，不同的是苓桂术甘汤里是桂枝甘草，真武汤里有附子芍药生姜。桂枝甘草护心阳为主，所以他病在上焦；熟附子是温肾阳的，偏下焦，而芍药也是除腹满。所以从部位来讲，一个偏上一个偏下。

说到苓桂术甘汤，日本汉方医家他们有个经验方，连珠饮，就是苓桂术甘汤合四物汤，这个方子我临床用得比较多，尤其遇到老年的，既有痰饮眩晕，又兼有血虚情况的时候，这方子比较平稳。陈宝田教授喜欢合方，他有个镇眩汤，就是在连珠饮的基础上加了龙骨牡蛎。

这个苓桂术甘汤是张仲景讲的"病痰饮者，以温药和之"的代表。在《金匮要略》上有个条文是"苓桂术甘汤主之，肾气丸亦主之"，它跟金匮肾气丸也有相似的作用，用连珠饮的话跟肾气丸就更相似了。

第 68 条：发汗，病不解，反恶寒者，虚故也，芍药甘草附子汤主之。

这一条的"反恶寒"，我觉得"反"字不太恰当，这个发汗后病不解，用了发汗应该是外感太阳病，病不解，恶寒是正常的，怎么是反恶寒？所以这个反字不太恰当。

再一个，这一条症状不明，没有主证。只因为"发汗，病不解"就直接上芍药甘草附子汤，这临床都不能这样用吧？起码从前面芍药甘草汤的证推测，它应该有脚挛急，或腹部挛急，再兼有明显的恶寒或疼痛，这时候芍药甘草汤附子汤才能用。

所以后边王叔和有个注说"疑非仲景方"，他怀疑这个方不是张仲景的，有一定道理。

第 69 条：发汗，若下之，病仍不解，烦躁者，茯苓四逆汤主之。

茯苓四逆汤这个方子跟真武汤、附子汤要鉴别一下，药物很相近。这里是治疗发汗吐下后，病不解，出现明显的烦躁。大家知道，在太阳病出现烦躁是非常危重的表现。吉益南涯主张用茯苓四逆汤治疗大青龙汤发汗以后的筋惕肉瞤。

我的师叔赵俊欣有个经验，治疗重度的焦虑抑郁，用茯苓四逆汤合上二陈汤。总体来说，他是从阳虚角度来论治的。这个经验和大家分享，茯苓四逆汤和二陈汤治疗重度的焦虑、抑郁、失眠、烦躁和眩晕。

第70条：发汗后，恶寒者，虚故也。不恶寒，但热者，实也。当和胃气，与调胃承气汤。

这个调胃承气汤条文是今天的重点，因为我们过去只重视大承气、小承气，认为调胃承气汤力量最小，不重视它。其实，《伤寒论》里调胃承气汤的条文也不少，除了这条，还有腹胀满者也用调胃承气，还有一个典型条文，在阳明篇，"蒸蒸发热者属胃也，调胃承气汤主之"，用的是"主之"。

说到"蒸蒸发热"，我的书《经方杂谈》里讲过一个"蒸蒸发热"的医案，我当时没有在意，事后才发现。"蒸蒸发热"是什么状态呢？就像开了锅的蒸汽一样，你一掀患者的被子，像掀锅盖，蒸汽冲得就上来了。当然这个是外面温度比较低，如果像我们现在室温在30度，蒸汽就不明显。在北方冬天，这个是很明显的。严格地说，"蒸蒸发热"我30年就见了一例，它从西医的诊断就是西医的肠伤寒，属于传染病，所以我就想，如果当时认出来，用调胃承气汤就能截断这个病，以后就不会出现肠出血等严重的并发症。

大家知道，曹颖甫的《经方实验录》里有一个治疗他夫人的医案，先用麻黄汤，后来出现蒸蒸发热，他用调胃承气汤。前面用麻黄汤不够精到，他没有按原方的比例用，但后来出现蒸蒸发热，改用调胃承气汤，说明曹老先生对伤寒的条文把握得比较精到，比较精熟。我们学习应该这样，如果有调胃承气汤出现，就把《伤寒》和《金匮》中所含有的调胃承气汤条文摘在一起来学，这样才能学好。

接下来我们来讲五苓散。

第 71 条：太阳病，发汗后，大汗出，胃中干，烦躁不得眠，欲得饮水者，少少与饮之，令胃气和则愈。若脉浮，小便不利，微热消渴者，五苓散主之。（小注：即猪苓散是）

这一条首先说"大汗出，胃中干，烦躁不得眠，欲得饮水者，少少与饮之，令胃气和则愈"，单纯的发汗后，胃中干，慢慢喝点水能好，如果出现烦躁不得眠，我觉得有点重，还是应该治疗的，不应该单单喝水能好，这是我个人观点。用啥呢？因为他有烦躁不得眠，可以吃点栀子豆豉汤，针对胃干、汗出，可以用白虎加人参汤、竹叶石膏汤等等。

后面的"若脉浮"，是接前面这个"太阳病，发汗后，大汗出"，起码应该是到这，然后再加上"脉浮，小便不利，微热消渴"，用五苓散。

所以这条条文可以分两部分看，前面出现烦躁不得眠，渴欲饮水的时候，可以用我们前面提到的方子；假如是脉浮，小便不利又有消渴，发热，这时候可以考虑五苓散。

首先说明，五苓散我们用汤也有效，但是用散效果更好。在我的《经方杂谈》里有几个用五苓散的医案，大家可以参考，因时间关系，今天我就不再重复。

第 73 条：伤寒，汗出而渴者，五苓散主之；不渴者，茯苓甘草汤主之。

首先伤寒，汗出而渴，用五苓散应该是没问题的。它汗出口渴，说明水液分布不均。若不渴者是茯苓甘草汤。这个茯苓甘草汤的证也应该补充点，不然方证不明晰。大家看到没有，这个方其实是桂枝去芍药汤加茯苓，当然也是去了大枣。所以它应该是有"脉促，胸满，心烦，小便不利"的时候，用这个汤才比较合适。如果仅凭不渴就用这个方，就有点泛了，方证不明晰。

第74条：中风发热，六七日不解而烦，有表里证，渴欲饮水，水入则吐者，名曰水逆，五苓散主之。

水入则吐，我在基层见过，那还是很常见的。从西医讲，现在很多发热或者脱水的患者，脱水后很渴，喝水后反而吐。这种吐，用一般的止吐药，是止不住的。从现代医学处理，补充点液体，也能缓解。但从经方角度讲，这就是五苓散的适应证。

大家知道，食入则吐，张仲景有两个方子，一个大黄甘草汤，另一个干姜黄芩黄连人参汤。食入则吐，是食物一进口就吐，跟食道癌、幽门梗阻等食后一天才吐有所不同，那叫胃反。所以古人对一些症状的描述还是很精当的。

五苓散如果打散的话，一定要用肉桂。用桂枝，如果用的是桂枝嫩尖还好一点，但现在用的桂枝很多是用桂木，很大，有效成分很少。用肉桂的话，味道也比较好，我临床用五苓散从来没用过桂枝，都是用肉桂。

另外五苓散的比例，大家看一下，也是很重要的。用散的比例很有意思，茯苓猪苓白术都是十八铢，桂枝半两十二铢，泽泻一两六铢，用量最大。一两是 24 铢，一两六铢合起来是30 铢，所以比例是 30∶18∶12，大家一定要记住。

当然如果往下再研究，大家可能会问，为什么 30 铢要写成一两六铢呢？这个从术数讲，一和六正好是水数，天一生水，地六成之，都是水数。如果写成 30 铢，就没有这个概念了。到底是不是这样呢，不敢肯定，但起码可以这样理解。

所以我对这个五苓散这种比例，是两种解释。一种是这种从术数方面的理解，很有意思；另一种是张仲景讲的"勤求古训，博采众方"。张仲景的很多方子，都不是他创造的，是他继承别人的。别人怎么说的，他就怎么继承过来，所以有时候也不必深究。但起码我们要知道方中各药的比例，不是各等分，要按原方的比例去用。

五苓散要跟猪苓汤进行鉴别。两者虽然都有很多利水药，但猪苓汤，从现代医学讲，它是治疗泌尿系感染的，如尿血尿痛等，因为它里面有滑石、阿胶。而五苓散呢，是治疗全身水液代谢障碍的，它的应用证更广。

《千金》对五苓散有一个特殊的记载，原文比较多，我记不全，但其中一个主证是治疗"精神言语不与人相当"，它这个词用得很有意思，它既不说谵语，也不说郑声，他说"精神言语不与人相当"，有点精神失常的意思。这个为什么运用五苓散治疗呢？如果不用西医知识的话，很难解释。因为《伤寒》《金匮》的五苓散也没有提治疗过精神方面的证。后来我就想，既然五苓散是治疗水液代谢障碍，五苓散治疗的精神障碍，从西医讲，是尿毒症后期、肝硬化后期都会出现的。

去年还是前年，去珠海参加一个经方班的时候，熊继柏老师讲课，讲到一个肝昏迷的治疗。一个肝昏迷患者，在医院已经判了死刑，后来出来后，病者的夫人带他找熊继柏老师治疗，熊老师问他：这是谁呀？他说是他爸。其实熊老师指的是他的爱人。这个病人就到这种程度，他跟完全的昏迷不同，跟精神病的昏迷也不同。他能听懂你的话，但回答又不沾边。按《千金》的描述，就是"精神言语不与人相当"。熊继柏老师用了一个温病的方子，也是化湿的，即湿邪蒙闭心窍。当时我就想：从《千金》的描述看，这不就是典型的五苓散证吗？

时间也差不多了，今天就给大家讲这么多。有不同意见，欢迎大家提出。谢谢大家！

13 曾泽林：《伤寒论》条文76~82条讲解——栀子剂和真武汤病因病机

曾泽林，主治中医师，男，1979 年生。毕业于江西中医药大学，早年跟随名中医李静先生学医，后师承于临床大家殷晓明先生。临床治病多以调肝、健脾、补肾为大法而收到满意疗效。

　　书院的各位老师,大家晚上好。今天晚上我们接着姜老师的上节课,继续来学习《伤寒论》76～82 条条文。说我讲课谈不上,主要是跟大家一起学习。我们今晚的重点主要放在真武汤条文上。

　　第 76 条:发汗吐下后,虚烦不得眠,若剧者,必反复颠倒,心中懊恼,栀子豉汤主之;若少气者,栀子甘草豉汤主之;若呕者,栀子生姜豉汤主之。

　　这里的"虚烦"是无形之热郁滞于胸膈所致,无形之热为虚,烦者,心烦懊恼。"少气"是相对于"短气"而言,短气是实证,少气是虚证,是气虚的表现。

栀子豉汤方

栀子十四枚(掰,味甘寒)　　香豉四合(绵裹,味苦寒)

　　上二味,以水四升,先煮栀子,得二升半,内豉,煮取一升半,去滓,分为二服,温进一服。得吐者,止后服。

　　栀子豉汤里栀子 14 枚,豆豉 4 合,后面服法里有一个"得吐者,止后服",这句好像有争议。唐宋以后有的医家解释说豆豉是用来止呕的,可以防止栀子太过寒凉。郝万山老师的解释是,服药之后得吐是胸膈郁热被驱散,是正气把邪气驱出去,而不是药物的作用。

栀子甘草豉汤

栀子十四枚、炙甘草二两、香豉四合

栀子生姜豉汤

栀子十四枚、生姜五两、香豉四合

栀子甘草豉汤，是由于气虚所以加了甘草。栀子生姜豉汤是有心烦呕吐，所以加了生姜。

第 77 条：发汗若下之而烦热，胸中窒者，栀子豉汤主之。

结合这个条文看，栀子豉汤的主症是"虚烦，失眠，心中懊恼，烦热，胸中窒"，还有下面条文的"心中结痛"。从临床上来看，舌苔是有点薄黄的，脉是弦的。

第 78 条：伤寒五六日，大下之后，身热不去，心中结痛者，未欲解也，栀子豉汤主之。

这一条补充了栀子豉汤的一个主证"心中结痛"，这个"心中结痛"应该是心胸结滞疼痛，是火郁气滞气血失和导致的。

第 79 条：伤寒下后，心烦腹满，卧起不安者，栀子厚朴汤主之。

栀子厚朴汤方

栀子十四枚（掰，味苦寒）　　厚朴四两（姜炙，苦温）枳实四枚（水浸，去穰，炒，味苦寒）

以上三味，以水三升半，煮取一升半，去滓，分二服。温进一服，得吐者，止后服。

这一条的主症是"心烦腹满"，"腹满"的病机是火热下扰使腹部气机不畅。栀子厚朴汤没有豆豉，因为豆豉有向上宣散的作用，而现在是火热下扰腹部，所以不用宣散于上的豆豉。

第 80 条：伤寒，医以丸药大下之，身热不去，微烦者，栀子干姜汤主之。

栀子干姜汤方

栀子十四枚（擘，味苦寒）　干姜二两（味辛热）

上二味，以水三升半，煮取一升半，去滓，分二服。温进一服，得吐者，止后服。

以前的丸药通常有两种，一种是针对寒湿凝滞的巴豆制剂，还有一种是针对水饮停滞的甘遂制剂。栀子干姜汤证的病机是热郁胸膈，下有中寒下利。太阳伤寒，丸药下之后中寒受损，上有热郁胸膈，下有虚寒内生，根据病机推断可能还有下利腹痛，用栀子来清上焦，用干姜来温中下焦。

第81条：凡用栀子汤，病人旧微溏者，不可与服之。

旧微溏应该是指病人平时大便就有溏薄，应该是有脾虚的，所以用栀子豉汤时要慎用。

接下来，我们重点说一下真武汤的条文。

第82条：太阳病发汗，汗出不解，其人仍发热，心下悸，头眩，身𥆧动，振振欲擗地者，真武汤主之。

真武汤方

茯苓三两（甘平）　芍药三两（酸平）　生姜三两（切，辛温）　白术二两（甘温）　附子一枚（炮，去皮，破八片，辛热）

上五味，以水八升，煮取三升，去滓，温服七合，日三服。

这个方剂是《伤寒论》比较根基性的方剂，按照黄煌老师说的，它是一首五星级的方剂。它的主症有"心下悸，头眩，身𥆧动，振振欲擗地"，按西医来说的话，涉及到心血管系统、肾脏系统等很多系统，很多病比如美尼尔综合征、帕金森综合征、风湿性舞蹈症等都可以治疗。

真武汤的主要病机是下焦肾阳的温煦和气化功能障碍导致水液代谢失常。把 82 条这条条文和后面的 316 条结合起来看可能会更全一点："少阴病，二三日不已，至四五日，腹痛、小便不利、四肢沉重疼痛、自下利者，此为有水气，其人或咳、或小便利、或下利、或呕者，真武汤主之"。

结合这两条条文，真武汤证的临床表现是比较多的，有四肢痛、心下悸、身瞤动、振振欲擗地、水肿等等。

去年我治疗了一个 70 多岁眩晕的老太太，姓黄，她每天早上起来都会头眩，全身像是要倒下去一样。当时过来给我说了这个症状，我当时马上想到了这个条文，"起则头眩，振振欲擗地"。

看了她的舌比较淡，尺脉比较沉，然后就没有想太多，直接就用了真武汤加减，还加上了泽泻汤。吃完 5 副以后，基本上就没事了。只抓住她"起则头眩，振振欲擗地"这个主证用上去呢，效果也是挺快的。

真武汤治疗水肿用得也比较多。

前年我治疗一位晚期肝癌肝腹水的周姓女患者，当时是在深圳市第三人民医院住院，主要是腹部、下肢水肿，大便不通，病情已经很重了，请我过去出诊。当时看外貌，脸色黑、皮肤紧贴着骨头（很瘦），腹部膨胀，脚肿，她的脉是很细、很涩、很沉的，舌是淡的。

当时考虑为真阳、真阴衰竭的状态，用真武汤为底方，加蝼蛄、鹿角胶、人参、熟地，还有二金汤（鸡内金、海金沙）这一类的，主要是按照刘方柏老师治疗重症水肿的思路。

这个病人服用 3 天后，水肿稍微有点减轻，后来连续服用半个月左右，各方面症状都有所减轻了。再后来腹水有所反复，并出现血性腹水，西医检查说并发有胰腺癌，这个病人没有维持多久，大概两三个月后就去世了。

　　前段时间我还治疗了一个水肿的病人。81 岁老头，姓赖，双下肢水肿，早晨起来明显。尤其是双踝关节水肿明显，穿不上袜子。并伴有较多的基础病，有高血压病、高血脂、糖尿病等等。

　　我让病人到医院先行检查，然后回头再来找我，他去了医院做肾功能、尿液等检查，基本上没什么大问题。当时我看他的舌质是淡的，但是舌苔有点黄腻，关脉比较弦、比较硬。

　　我还是考虑他是一个功能性的水肿，可能是这种功能下降、血液循环回流比较差导致的。按照阴水来辨，用了真武汤为底方加了五皮饮，考虑有热化的征象，重用了白茅根。病人效果比较好，吃了将近两周吧，基本上没事了。

　　真武汤这个方子和桂枝去桂加茯苓白术汤均属于苓芍剂的代表，苓芍剂和苓桂剂是成对的方剂。苓桂剂的，比如苓桂术甘汤是一个治疗心脾阳虚、水气上逆的方子，主症是"心下逆满、头眩、气上冲胸、胸闷心悸"，而且这些症状是持续性的；苓桂枣甘汤偏于心阳虚，下焦水邪上冲，主要是心下悸，易发或已发奔豚；苓桂姜甘汤是胃虚水逆导致心下悸，有振水音、手足厥逆、小便不利等症状，这些是苓桂剂的主方。

　　真武汤导致的水液代谢异常，还要和两个方子相鉴别，一个是五苓散，一个是猪苓汤。五苓散证寒热不明显，是以外邪循经入腑导致的膀胱气化不利，引起口渴、少腹不适、小便不利等症状；猪苓汤证是下焦阴伤，水热互结，导致口干、小便不利、心烦不得眠等症状，它还有尿路刺激症，比如小便痛等。真武汤证是寒水，猪苓汤证是热水，五苓散证是寒热不明显。

　　另外真武汤要和附子汤相鉴别。

　　《伤寒论》304 条："少阴病，得之一二日，口中和，其背恶寒者，当灸之，附子汤主之。"《伤寒论》305 条："少阴病，身体痛，手足寒，骨节痛，脉沉者，附子汤主之。"

两个方只差了一味药，真武汤用的是生姜，附子汤用的是人参。附子汤是把真武汤的生姜换成人参。不用生姜是使它散水力要少。

白虎汤也有加人参的，里面也有一个"背恶寒"，我认为人参是固阳虚之表。

关于真武汤的合方和变方，大家可以参考成都中医药大学的陈潮祖老先生编写的《中医治法与方剂》，它里面的变方比较多。

比如，加人参、甘草就是人参真武汤，治疗气虚呃逆；有胁痛，肝肾虚寒的加川芎、当归，就是芎归真武汤；兼表证明显，肺肾虚寒，可以合上同治小青龙汤，也就是青龙真武汤；脾肾阳虚，脾肾同调的加上半夏、砂仁，叫砂半真武汤；还有心肾同调的萎半真武汤、少阴阳虚，气化不及，水湿停滞三焦的真武半夏汤…这些方剂都是真武汤的常见合方和变方。

今天晚上我就讲这些。本人学识比较浅，讲得不好，请大家谅解。谢谢大家！

14

郑国平：《伤寒论》条文
83~95条解读

　　书院的各位同仁，大家晚上好！今晚轮到我和大家共同学习《伤寒论》83 条～95 条条文，感到非常的荣幸。

　　《伤寒论》条文 398 条，病脉证并治，理法方药一气贯通，是一部圆融之作。人体的气血升降出入，一气周流，循环无端，外邪内因致病，阴阳气血运作失常就导致了疾病的发生。治病的医书首推《伤寒杂病论》一部，除此之外，没有第二部著作可与《伤寒杂病论》相并论。

　　《伤寒论》作为千百年来医家公认的医学经典是有它的必然性的，使用《伤寒论》的方子治病，理法方药辨证体系完整，方证治病屡用屡效，经得起临床反复验证，经久不衰。

　　用经方治病入门容易，精则不易，为了能更好地使用经方，我们必须要努力学习条文。条文的学习是一个基本功，只有把基本功打好了，基础牢实以后才能够谈论经方使用的出神入化的境界。当然，我们并没有达到这种境界了，目前能正确、熟练、精准、巧妙地使用经方治病就可以了。

　　学习中医有时候我个人认为不必读太多书，刚开始的话还是把《伤寒论》这本书读精、研究透，这样的话才会有一个完整的思维体系和清晰的六经辨证脉络。只有我们把《伤寒论》理法方药融汇贯通以后，才能够提高临床水平。所以我们就继续努力学习这个条文吧。

　　第 83 条：咽喉干燥者，不可发汗。

　　这条提示咽喉干燥的人阴津不足，不可发汗。咽喉属于肺胃的要道，三阴经汇聚于此，阴分的津液不足，咽喉失于滋润，所以是不能用辛温发汗法来治疗的，否则的话会把病治坏的。

我曾经有一个案例,50岁女性,在一家诊所因为发烧而打了退烧针和消炎药以后咽喉干痛得厉害,脸部烘热,咽喉干热,特别晚上的时候咽喉很干、很痛。这个病人找到我的时候,我询问了一些情况,她说打了针发汗以后,咽喉干燥得更厉害了,我当时是想咽喉干燥又干痛,像是麦门冬汤证"火气上逆,咽喉不利",所以就开出了麦门冬汤的原方给她服用。

复诊的时候症状改变不是很明显,脸烘热得很厉害,头也发胀。考虑到可能是肾水不足,咽喉不能滋润而引起的,就使用了陈士铎的引火汤。陈世铎使用引火汤说是肾水不足,不能涵养龙雷之火,龙雷之火上逆,跟这个病者的病情还是很吻合的。引火汤的组成:熟地三两,也就是90克,麦冬30克,茯苓15克,巴戟天30克,五味子6克。这个方子服用以后,患者反映效果很好,脸部烘热全部退干净了,咽喉干痛也好了八九成的样子。然后多喝了几付药后就全好了。

这说明什么呢?这是一种阴份不足的人,接受西药的退烧针其实也是一种汗发,发了汗以后,阴份的津液损伤得更加厉害了,症状就会百出的。

第84条:淋家不可发汗,发汗必便血。

这条说的是淋家这种人,长期犯有淋病的人,也是不可以用辛温发汗来治疗的。因为素患淋病的人,他下焦湿热长期存在,阴分长期亏耗,你发他的汗以后就更加损伤他的阴液,湿热就更加蜂起,灼伤了尿道的血脉,所以"发汗必便血"就是这样形成的。

第85条:疮家虽身疼痛,不可发汗,汗出则痉。

有些版本是痓,都是病字头,下面的字不一样。痉是痉挛的痉,痓是病字头下面一个至字,读cè,痉就是筋脉拘急项背强直的临床表现。这条是提示疮家气血两虚,虽有表证,也是禁用辛温发汗的。汗血同源,发汗就是损阳气耗阴液的,疮家已经气血两虚了，一发汗更加耗损他的气血，所以会出现筋脉拘急项背强直的临床表现，其实就是筋脉失以温养和滋润了。

第86条：衄家不可发汗，汗出必额上陷，脉急紧，直视不能眴，不得眠。

这条"额上陷脉急紧"断句怎么断是有争论的。有些版本说这句话不用断句，有些版本说要断，断为"额上陷，脉急紧"，就是说衄家气血两虚久了，发汗就损伤到他的阴血，所以病人就表现出两个太阳穴这里比较凹陷，筋脉比较急紧。

"直视不能眴，不得眠"：眼有血养就能够视，就能够转动，眴是眼睛转动的意思。阴血亏损以后眼睛得不到血的滋养，就表现为眼珠子瞪得直直的，不能够转动灵活。这种表现我是见过的，像临床上有些身体阳气虚弱的小孩子，他发烧打了退烧针发汗太过以后，两个眼珠就往上瞪得直直的不能转动，这其实就是"直视不能眴"的临床表现。"不得眠"，是因为汗为心之液，发了汗以后，津液就耗损，心血就不足，心神得不到心血的滋养，心神就不安，所以表现出失眠。

第87条：亡血家不可发汗，发汗则寒栗而振。

这条提示了经常失血的人气血虚弱，是禁用汗法的。经常失血的人是血虚的人，再发他的汗，血就更亏损了，而且不单单是血虚了，气也虚了。气是温养的，血是滋养的，身体如果没有足够的阳气温养，足够的阴血滋润，就会表现出怕冷发抖，也就是"寒栗而振"。

第88条：汗家重发汗，必恍惚心乱，小便已阴疼，与禹余粮丸。

汗家就是经常自汗的人，经常自汗有两种原因，一是阳明白虎汤证大汗出，还有一种是表阳虚的人，表阳不固，汗出的比较多。这条条文讲的是表阳虚的人。表阳虚的人汗多，再发他的汗的话，汗为心之液，心就会慌乱。

"小便已阴疼"：便前痛是实证，便后疼痛是虚证，这种小便已阴疼是什么原因呢，就是心的气血都损伤了，心阳心血都亏损以后，下传到小肠就会不足，小肠火不足，膀胱失温化滋养，故小便已阴疼。

禹余粮丸在宋本《伤寒论》中没有方药组成，但是在桂林古本上有。组成是：炮附子、人参、茯苓、五味子、禹余粮、干姜，总共六味药。以附子温阳，温小肠之火，使气化蒸发起来；五味子、人参用来补津液，养津；茯苓、禹余粮是收敛阴分的，治疗阳亢。小便已阴痛属于阴阳两虚引起的小肠脉络失养，用这个方来治疗是比较吻合的。大家以后临床遇到这样的症状，可以试用禹余粮丸去治疗，疗效还是很确切的。

第 89 条：病人有寒，复发汗，胃中冷，必吐蛔。

"病人有寒"是说病人是中寒之人，也就是中焦里阳虚，这种人用辛温发汗法是不行的，发汗太过的话会更损伤阳气，所以就会"胃中冷，必吐蛔"。有些版本是"必吐逆"，结合目前社会现状来看，经济条件比较好，蛔虫病人很少，"胃中冷，必吐逆"更加符合临床。中寒之人、太阴寒实之人经过发汗之后更加损伤阳气，从而出现胃中冷，水气上逆，就会出现呕吐、呕逆的临床表现。

从 83 条至 89 条，这七条条文就是说咽喉干燥者不可发汗，淋家、疮家、衄家、亡血家、中寒之人不可发汗。这些人如果用峻汗法来治疗的话，就会损伤阳气、阴液，阳气、阴液损伤以后病情就会加重，被治坏了。

所以，在临床上使用辛温发汗的方法，要根据病情来做决定，不能太轻易、鲁莽地在禁汗病人身上使用，一定要问清楚病人素体。病人素体是很重要的，像桂枝体质的人，本身就表阳虚，如果给用麻黄汤发汗的话，肯定是不行的，用了以后就会心慌。

第 90 条：本发汗，而复下之，此为逆也；若先发汗，治不为逆。本先下之，而反汗之，为逆；若先下之，治不为逆。

这一条的辨证提示是什么啊？是提示汗、下先后的治疗原则。病人本来是太阳表证，需用汗法的，却被用了下法，这样的治法就是"此为逆也"。表证用发汗的之法是为顺的，"治不为逆"。"本先下之而反汗之"，本来病人是肠道积滞、胃家实之人，应该先下，反而用发汗的方法，这也是治为逆也。该下的就用下法，治疗的方向是对的，所以"治不为逆"。

第 91 条：伤寒，医下之，续得下利，清谷不止，身疼痛者，急当救里；后身疼痛，清便自调者，急当救表。救里宜四逆汤，救表宜桂枝汤。

这条说的是伤寒误下后，表里缓急的治法。这是一个麻黄汤证的病人，本来应该先用发汗的方法，却被用了下的方法去治疗，可能这个人素体脾胃虚寒，在被用了下法之后，更加损伤了肠胃的阳气，所以肠胃腐熟水谷失司，不能蒸化，吃什么拉什么，这叫"清谷不止"。这里阳虚的人虽然有身疼痛的表证存在，但是虚寒比较重，所以要先救里，用四逆汤来温里，温阳散寒。

这人用了四逆汤之后，清便自调，大便恢复到常态以后，身疼痛还有，表证还没有解除的话，此时就要用桂枝汤发汗。这里可以和太阴病篇"太阴病，脉浮可发汗，宜桂枝汤"这条条文结合起来对比着看，比较容易理解。

第 92 条：病发热头痛，脉反沉，若不差，身体疼痛，当救其里。

这条是辨表证脉反沉的治法，要与 301 条参合对待来看。301 条是麻黄附子细辛汤的方证，"少阴病始得之，反发热，脉沉者，麻黄附子细辛汤主之"。这种病人呢，你按照"病发热头痛，脉反沉"这样用麻附辛治疗本来是非常对的方证，但是却没能治好，而且身体疼痛，这说明什么呢？说明他里阳虚比较严重，所以就要温阳救逆，用四逆汤来治疗。

这个脉沉有两种情况，有一种沉而有力，为实证；还有一种是沉而无力，为虚证。92 条这里面的脉沉应当是沉细无力的，临床还可以根据望诊，从病人的状态、精神面貌等等判断。如果是少阴虚寒，他的精神面貌是比较低迷的，精神萎靡，白天想睡觉，脉微细。所以临床上还是要根据这个病人的状态来分辨，状态就是虚实，病性就是寒热，病位一个太阳一个少阴。

这个病刚开始看起来好像是太少同感的麻附辛方证，实际上用了这个方以后病还没有缓解，身体疼痛怕冷，出现手足冷四逆的情况，这样的病治疗起来要用四逆汤温阳散寒。虽然"身体疼痛"表还没有解开，但是用了温里药以后，慢慢地阳气恢复、抵抗能力恢复以后，这个症状也就恢复了。

第 93 条：太阳病，先下而不愈，因复发汗，以此表里俱虚，其人因致冒，冒家汗出自愈，所以然者，汗出表和故也。里未和，然后复下之。

这条提示了什么呢？太阳病汗下失序。本来是太阳表证，要先用发汗解表的，但是用了下法，下法没有治好又重来用发汗的方法，这样折腾了以后，这个人表也虚了，里也虚了，临床上有个别人就出现了眩冒的症候。这个"冒"就是昏蒙目眩，头昏昏沉沉的，有点眼花的感觉。

"冒家汗出乃愈"，这种人你可能没有用药，但是他身体自愈能力很强，体内正气恢复以后就自然地把病邪驱除出来。正盛邪去，随汗而解，所以汗出自愈。

但是这个表证去了，"汗出表和"后，阳明还有燥实停留在肠道，这就是"里未和，然后复下之"。"里未和"就是这个胃气不能调和，它是里有燥实结于肠道，所以要用调胃承气汤去把这个燥实清下来，以调胃承气汤"复下之"。

第94条：太阳病未解，脉阴阳俱停，必先振栗汗出而解，但阳脉微者，先汗出而解，但阴脉微者，下之而解。若欲下之，宜调胃承气汤。

这条条文比较难理解。"脉阴阳俱停"，有些版本叫做"脉阴阳俱微"，这个是有争论的。有的版本说，"脉阴阳俱停"是一种脉象隐伏难现的表现，这是正邪斗争的前期，就像打仗的前期，夜空都是很沉静的。这条是平脉来说明四肢战汗而解的机转，这种病人他的这种状态没有抗邪外出的能力，所以要到元气恢复之后，振栗汗出而解。

这个脉阴阳有两种说法，一种就是说寸脉和尺脉，还有种说法是浮沉。阳脉微者并不是指阳脉微弱得厉害，像少阴病微细的脉那样，而是相对脉阴阳俱紧来说的。可以理解为脉有点微微的浮象，脉微浮，稍浮细一点，有表证，所以要用汗法。

阴脉微者是指什么？肠道的津液干枯，有燥屎结在那里。这不是脉微细到非常弱了，而是一种郁热，郁在那里的表现，所以脉出不来。因为肠道的津液不够，表现出尺脉相对要弱一点，有肠道燥结要下，所以用调胃承气汤来治疗。

第95条：太阳病，发热汗出者，此为荣弱卫强，故使汗出，欲救邪风者，宜桂枝汤。

此条文要与12条条文对比，比较好理解。第12条条文"太阳中风，阳浮而阴弱，阳浮者，热自发，阴弱者，汗自出，啬啬恶寒，淅淅恶风，翕翕发热，鼻鸣干呕者，桂枝汤主之"，这是一个典型的桂枝汤的方证。解释发热汗出这种情况，不能直接理解为营分弱，卫分强。这个卫强营弱，是说人得了风寒后，人体做出驱邪的反应，把阳气全部调动到体表与风寒做斗争，所以发热；卫气不能固护营分阴液，所以出现汗出。这是一个营卫不和的表现。"欲救邪风者，宜桂枝汤"，所以用桂枝汤来调和营卫。

《医宗金鉴》对这条的解释，就是说这是"阳浮阴弱"之意，其实和 12 条的道理是一样的，"邪气胜则实，精气夺则虚"，因为风寒侵入体表，卫气和风寒斗争，所以产生发热的现象，邪争卫实故为卫强，是卫中的邪气强，并不是卫气过强；这个营分受邪，蒸之汗出，津气因之而虚，营分受邪气的蒸发而汗出故为阴弱，是营中之阴气弱也。

所以"发热汗出"、"营弱卫强"、"阳浮阴弱"，其实说的就是一个营卫不和的表现，所以要用桂枝汤来调和营卫，使他微微汗出，达到治病的目的。

到这里，我已经把 83～95 条条文都讲完了，讲得不恰当的地方，还请大家多多批评指正。谢谢大家！

15

温天燕：《伤寒论》条文 100~109条解读

温天燕，毕业于江西中医药大学，从事中医临床三十余年，广东省优秀中医临床人才，擅长运用经方中药和特色针灸治疗技术诊治疑难病症、颈肩腰腿痛、风湿病、胃肠病、妇科病、心脑血管病、咳嗽、鼻炎、失眠、肝胆病、肾病、糖尿病、肿瘤、男科及皮肤等疾病。

书院的各位老师、各位同道，大家晚上好！受书院委托及姜老师的指派，今晚由我和大家一起学习《伤寒论》第 100～109 条条文。

我们学习《伤寒论》的一个必经过程就是解读条文。第一，通过解读条文，恢复其原意；第二，通过解读条文了解《伤寒论》的演变过程；第三，通过解读条文把《伤寒论》的知识应用于临床，在临床中进一步学习和提高。

截至今日，前面的老师已经带领大家学习到太阳病中篇的第 100 条条文了。接下来，我们学习伤寒太阳病由于误治传经出现的很多变证情况。

下面我们就从第 100 条开始学习：

第 100 条：伤寒，阳脉涩，阴脉弦，法当腹中急痛，先与小建中汤；不差者，小柴胡汤主之。

首先，这里有个前提——"伤寒"。这里是太阳病的中篇，有些条文开头是说"太阳病"，有些是说"伤寒"，我们怎么理解这个前提"伤寒"？有些讲"太阳病"的，我觉得应该包括太阳病的伤寒以及太阳中风，一个表寒、一个表虚。而这个"伤寒"，我认为应该是指整个伤寒，包括六经病里面的所有伤寒。这个是这条条文的前提。

那么就是说伤寒病里面出现了"阳脉涩，阴脉弦"。"阳脉涩，阴脉弦"如何解读？有些医家认为"阳脉涩"就是用浮取候脉的时候出现涩脉，"阴脉弦"是沉取的时候出现弦脉。在《伤寒论·辨脉法》里面讲到"脉有三部寸关尺"，阳脉是指寸脉，阴脉指关尺脉为主的脉，所以我认为"阳脉涩"是指寸脉比较涩、比较弱，说明有营卫不足的情况；"阴脉弦"是尺脉，或者中下的脉，出现弦脉，弦脉主寒、主痛，说明有中焦虚寒的情况存在。

出现这个脉以后，"法当腹中急痛"。这个"急"应该怎么解释？我认为应该是拘急痛或者拘挛痛。在这种情况下，"先与小建中汤"。实际上这是中焦虚寒，整个伤寒的演变出现了太阴的问题。"不差者，小柴胡汤主之"，这个"不差者"也有几层意思，一个，先用小建中汤没有完全好，或者是用小建中汤没效。这时我们再用小柴胡汤去治疗。

所以这就涉及到小建中汤与小柴胡汤如何鉴别的问题。从条文的脉来看，里面有"阴脉弦"，小柴胡汤证的脉也是弦的，但是还有"阳脉涩"，有表虚的问题在里面，所以首选是小建中汤，如果疗效不好的时候，再给小柴胡汤去治疗。

第二个问题，小建中汤与小柴胡汤都有腹痛，如何去辨别小建中汤与小柴胡汤的腹痛。从疼痛的程度来讲，因为小建中汤有中焦虚寒的存在，有太阴的问题，所以我认为小建中汤证的腹痛要比小柴胡汤证的程度严重些。再一个，小建中汤证的腹中痛是太阴虚寒的问题，是虚证的痛症，这种痛看似急迫，有拘急痛、拘挛痛，但是按压时疼痛程度应该不是太高，或者按压时病人舒服。

小建中汤在组方上实际是桂枝汤倍芍药加饴糖，芍药是原来两倍，桂枝汤里用三两，在这里用了六两。芍药本身就是治疗腹痛的，但是芍药微寒，这里中焦里虚本身就有寒，所以只加芍药是不行的，还加了饴糖一升。饴糖味甜，配合芍药能治疗腹部拘急痛、拘挛痛。

所以说小建中汤是在桂枝汤基础上演变的。既然在桂枝汤基础上演变过来，就存在太阳表虚、营卫不调的问题，那么在这个基础上有中焦虚寒，出现腹部疼痛，就用小建中汤去治疗。如果腹部虚寒解决了、表虚解决了，病人没有完全好，脉还是以弦脉为主,再继续用小柴胡汤去治疗。这是第 100 条条文所讲的。

小建中汤之所以叫小建中汤,是因为它是治疗表虚并中焦虚寒,不像大建中汤,完全是个里虚里寒。小建中汤临床应用非常广泛,腹部疾病、胃部疾病甚至一些下焦疾病,有些腰痛病人,只要辨证准确,都有较好疗效。

第 101 条:伤寒中风,有柴胡证,但见一证便是,不必悉具。凡柴胡汤病证而下之,若柴胡证不罢者,复以柴胡汤,必蒸蒸而振,却复发热汗出而解。

这一条条文讲"伤寒中风",无论是伤寒还是中风,如果发现柴胡证,其中只要一个主证,就可以用柴胡汤,不需要所有的主证都具备。小柴胡汤的主证,大家都知道,有四大主证:第一往来寒热,第二胸胁苦满,第三默默不欲饮食,第四心烦喜呕。这条条文的意思是不需要四个主证都具备,只要有一个主证,就可以用小柴胡汤。

"凡柴胡汤证而下之,若柴胡汤证不罢者,复以柴胡汤,必蒸蒸而振,却发热汗出而解",这句话怎么理解?柴胡证不能用下法,如果用下法误治后柴胡证还在,这时还可以继续用柴胡汤,"复以柴胡汤,必蒸蒸而振,却发热汗出而解。"

"蒸蒸而振"这个词,实际上就是一种寒战,寒战出现发热,发热后汗出而解。病人前面用下法以后,肯定伤及了正气,小柴胡汤里面有人参、甘草这些扶正的药,正气来复、正邪相争的时候就出现了恶寒发热。我们可以这样理解,如果正气太虚弱时,病人发热;等正气恢复到一定程度,正邪力量基本相等时,正邪相争很激烈会出现寒战;寒战以后,就出现了发热汗出而解。

第 102 条:伤寒二三日,心中悸而烦者,小建中汤主之。

前面 100 条我们已经讲了,小建中汤可以治疗腹中急痛。

实际上小建中汤在临床中，不单纯治疗腹痛的问题。这一条条文里，"伤寒二三日，心中悸而烦者，小建中汤主之"，伤寒二三日的时候，表应该还没解，但是病人中气已虚，或者这个病人本身就有中焦虚寒、脾胃运化不足的情况，心主血脉，血不足以养心，出现心悸、心慌、心跳，在这种情况下，也是用小建中汤。所以小建中汤在一个中焦有寒、血气不足的情况下，也可以在临床上应用。

第 103 条：太阳病，过经十余日，反二三下之，后四五日，柴胡证仍在者，先与小柴胡。呕不止，心下急，郁郁微烦者，为未解也，与大柴胡汤，下之则愈。

这是承接 101 条。前面是经过不恰当的治疗，这里是太阳病的演变。"太阳病过经十余日"，后面"柴胡证仍在"提示我们传经后实际上就是柴胡证，在这种情况下，没有用小柴胡汤和解，反而用下法，"二三下之"，后来四五日，发现病人还有柴胡证，即四大主证，并结合它的脉法脉象。病人还有柴胡证的，先用小柴胡汤。

后面一句："呕不止，心下急，郁郁微烦者，为未解也。与大柴胡汤，下之则愈"。这里有个"呕不止"，我们知道小柴胡汤也有恶心、呕吐，我想这里的程度要比小柴胡汤的严重一些。"呕不止"是如何引起的呢？小柴胡汤证是中焦有饮，而且应该有化热，饮邪化热的情况下，上冲出现呕吐。这里大柴胡汤证病人出现呕吐，应该是病人的中焦和下焦，或是肠道，出现有梗阻、不通畅的情况。

"心下急"："心下"在伤寒里通常是指剑突下，大概指胃的部位；"急"，就是拘急痛，感到有堵，和小建中汤证那种"急痛"按之疼痛可以减轻相比，应该更急迫一些，有些拒按，不可触按。

"郁郁微烦"："郁郁"是默默的意思，也是少阳病的表现；

"微烦"是出现烦躁，这个烦躁的程度比阳明腑实略微轻些，没那么明显。这个病人"郁郁微烦"，表示烦得不太严重，但也表示病情已经进入了阳明，有少阳和阳明的问题同时存在。在这种情况下，用大柴胡汤，下之则愈。

这个病人有少阳证和阳明证的表现，不是一个纯阳明证，所以在这种情况下不能用承气汤，要用大柴胡汤。大柴胡汤证是经过下法误治后，邪陷于里，变成一个实证，所以在临床用药上，就加了大黄，去了参草，加芍药、枳实。

第 104 条：伤寒十三日不解，胸胁满而呕，日哺所发潮热，已而微利，此本柴胡证，下之以不得利，今反利者，知医以丸药下之，此非其治也。潮热者，实也。先宜服小柴胡汤以解外，后以柴胡加芒硝汤主之。

伤寒十三日不解，出现"胸胁满而呕"，这是柴胡证的主证，说明伤寒病传经传入了少阳半表半里。"日哺所发潮热"，是下午 3～5 点的时候出现发热，这种热是一种潮热，像潮水潮起潮落一样，其热如潮，这是病情进入了阳明。所以这个病是少阳阳明并病。

"已而微利"，这个病人有轻度下利，轻度腹泻的情况。本来是少阳阳明并病，是大柴胡证。按道理，用大柴胡下之应该不会出现下利的情况，而现在实际情况是病人出现"反利"。那我们想到，这个病人是医生错误的治疗所致，"医以丸药下之，非其治也"，这是用了峻利的药使病人出现了腹泻。

但是这个病人即使用了下法出现下利以后，仍然有阳明潮热的存在，说明病人里实的情况仍然没有缓解，这个时候"先宜服小柴胡汤以解外，后以柴胡加芒硝汤主之"，先用小柴胡汤，说明病人少阳证也同时继续存在，后面再用柴胡加芒硝汤解阳明潮热。

我们先来看看芒硝，芒硝主要是攻坚用的。所以前面的

"丸药以下之"，我们可不可以理解为是一种"热结旁流"？这不是一般的大便秘结，医生用丸药下之以后病人出现下利，这种下利我们可以理解为"热结旁流"。病人虽经泻下，但里面阳明腑实还是非常厉害，所以需要再用芒硝去攻坚；同时还有少阳证存在，所以用柴胡加芒硝汤主之。

这个柴胡汤加芒硝汤，是小柴胡加芒硝，芒硝用了二两，小柴胡汤在这里的用量是原方用量的 1/3。为什么用 1/3？因为这个病人是少阳合并阳明的病，所以先用小柴胡汤解少阳，古代的煎服法都是一剂煮一次分三次服，小柴胡汤的原方原量煮完后，第一次服 1/3，第二次再服用 1/3，最后剩下的 1/3 小柴胡汤再加芒硝冲服。所以在这个条文里柴胡加芒硝汤，实际只有小柴胡汤原方的 1/3，再加上芒硝二两。

第 105 条：伤寒十三日，过经谵语者，以有热也，当以汤下之。若小便利者，大便当鞕，而反下利，脉调和者，知医以丸药下之，非其治也。若自下利者，脉当微厥；今反和者，此为内实也。调胃承气汤主之。

伤寒十三日，从时间上来看都已经过经传经了，出现谵语说明阳明有热，热结于里胃不和，应该以汤液下之，这里"以汤下之"应该是指用承气汤。"若小便利者，大便当硬"，如果病人小便自利，小便比较多，这个时候大便应该是干燥的。"反下利"，这个时候不该下利反而出现下利，"脉调和者，知医丸药下之，非其治也"。从这个条文里知道，这也是误用了错误的下法，前面已经讲了，可以"以汤下之"，用承气汤，现在用丸药下之，"非其治也"。

病人可能是个热证，前面的医生用了温热的丸药泻法让病人出现下利，但是病人的脉象还是平和的，"若自下利者，脉当微厥；今反和者，此为内实也"，如果出现下利，我们讲有热利、有虚寒利，在临床上，如果是阴证下利，脉应当微弱、细弱，或者沉细，病人会出现手足厥冷，但这个病人下利后脉象调和，没有这些虚寒的症状，说明还是内实的。这时阳明里实，要用调胃承气汤主之。因为只出现了谵语、胃不和，病人没有出现大实、大满、大痛的情况，所以在临床上不需要用到大承气汤。

第 106 条：**太阳病不解，热结膀胱，其人如狂，血自下，下者愈。其外不解者，尚未可攻，当先解其外。外解已，但少腹急结者，乃可攻之，宜桃核承气汤。**

这个前提也是太阳病不解，前面是出现少阳半表半里和阳明胃肠的情况，这个是太阳病邪热不解，出现血热郁结膀胱。这个"膀胱"在临床上应该不完全是这个膀胱腑的部位，而应该包括整个下焦的部位，古人说"冷结关元膀胱"，说的也是在少腹部这个部位。

郁不解化热，热在下焦出现迫血妄行，病人有离经之血，如果"血自下，下者愈"。血热不解，迫血妄行，可以往全身到处走，如果瘀血随血热上冲大脑，就会出现"其人如狂"的情况。血热可以从大便而下，再一个小便而下，如果没有完全下完、下得不够，这个病是不能好的，在这个情况下，应该以桃核承气汤。

"其外不解者，尚未可攻，当先解外；外解已，但少腹急结者，乃可攻之，宜桃核承气汤"，当太阳病不解，出现下焦瘀血的症状，膀胱蓄血证，但是因为还有外证，表证还在，所以这个时候不能用攻法，应该先解表，表解后，病人还是出现烦躁、少腹急结，还有一些精神上的症状，这时可以用桃核承气汤。

桃核承气汤里面有个调胃承气汤，所以病人有一个阳明腑实的症状，然后加入了桂枝和桃仁。调胃承气汤再加桃仁，有较强的去瘀血的作用，病人出现"如狂"的症状，瘀血上冲，所以桂枝在里面起降冲气的作用。不然的话，这个方里的话，光有去瘀血的作用，没有降冲气的作用，病人"如狂"的症状是很难治疗的。

第107条：伤寒八九日，下之，胸满烦惊，小便不利，谵语，一身尽重，不可转侧着，柴胡加龙骨牡蛎汤主之。

伤寒八九天以后，从这个时间上看，病已经传经了，已经传到半表半里，进入柴胡汤证的阶段。在柴胡证里面，是不能用泻药的，在少阳篇里面有一条，"少阳中风，两耳无所闻，目赤，胸中满而烦者，不可吐下，吐下则悸而惊"，在这里是"下之，胸满烦惊"。

下之后为什么少阳病出现烦惊？实际上，少阳本身里面是挟饮的，出现阳明热证后，就像一锅水下面加火，水会沸腾一样，饮邪上冲，所以会出现胸满烦惊。邪热之气，包括饮邪，往上冲以后，下面津液不够，出现小便不利，以至谵语。正因为饮邪随着热邪往上冲，不能往下走，少阳之热也不能往下走，所以出现"一身尽重，不可转侧"。这个时候就是柴胡加龙骨牡蛎汤证。

柴胡加龙骨牡蛎汤这个方子是小柴胡汤加了龙骨、牡蛎、铅丹、桂枝、大黄这些药，龙骨、牡蛎、铅丹这是用来镇惊的，治疗胸满烦惊，桂枝在这里也是起降冲的作用，大黄通腑。铅丹因为有毒，在临床上不常用，有些医家用枳实代替或者干脆不用。

这个方子包括前面的桃核承气汤都有精神类的症状，桃核承气汤是一个瘀血证，膀胱蓄血证，这个是少阳证加阳明有热，两个方是不一样的，虽然都表现有情志、精神方面的问题。

第108条：伤寒，腹满谵语，寸口脉浮而紧，此肝乘脾也，名曰纵，刺期门。

第 109 条：伤寒发热，啬啬恶寒，大渴欲饮水，其腹必满，自汗出，小便利，其病欲解，此肝乘肺也，名曰横，刺期门。

这两个条文很多医家很难理解，《医宗金鉴》认为不应放在这里，因为前后很难连贯。实际上太阳病中篇我们前面学的条文都是太阳病时日传经，或者身体本身的因素，出现的一些变证。这里出现两条条文，其实也是伤寒的一些变证。

我们先回过头看看，在《平脉法》第二篇就讲，"问曰：脉有相乘，有纵有横，有逆有顺，何谓也？师曰：水行乘火，金行乘木，名曰纵，火行乘水，木行乘金，名曰横"，你看这里，肝乘脾，肝属木，脾属土，木克土，纵实际上就是由于被克的太弱，所克的太强，后面的横实际就是一个反侮的现象。

"伤寒，腹满谵语，寸口脉浮而紧，此肝乘脾也，名曰纵，刺期门"，"腹满"，我们讲太阴中焦虚寒可以腹满，阳明有热也可以腹满，"谵语"这是阳明有热，所以这里的"腹满谵语"应该是阳明病，胃不和则谵语，腹满是个里实证。

但是这里寸口脉浮而紧，我们怎么去理解？如果脉浮而紧是太阳伤寒表实证，这样来分析，那这就是太阳与阳明并病，怎么会出现肝乘脾呢？这很难理解。我个人认为这个"寸口脉浮而紧"应该是个弦脉，在《平脉法》第一篇里面有提到"脉浮而紧者，名曰弦也。弦者状如弓弦，按之不移也。脉紧者，如转索无常也"。所以这里的脉浮紧我想应该是个弦脉。再结合前面的条文，前面都是讲太阳病以后传经、误治，到了少阳的一些病变，从这些条文的前后连贯来看，这个应该是弦脉。

弦脉出现阳明病变就是一个少阳阳明合病的问题。那肝乘脾就是木太过，木克土，名曰纵，这个病的治疗是刺期门，是泻胸膈的一些热，是泻木的方法。

这样我觉得就相对比较能理解了。

"横，"实际上就是反克。如果单纯地从条文理解，"伤寒，发热，啬啬恶寒"，这是一个太阳病，然后出现"大渴欲饮水"这是阳明病，结合后面的"此肝乘肺也"，说明病人的木气太旺。如果这样去解读的话，是很难去捋顺的。

如果我们从后面"此肝乘肺也"看，这个病人的"伤寒，发热，啬啬恶寒"可能也是个少阳为主的问题，然后出现一些阳明的热，伤津耗液，"大渴欲饮水"。肝同肺的关系，就是木同金的关系，金本来是克木的，但金强于木才能克木，这里"肝乘肺名曰横"，说明这里木气比较旺盛。

但是这个木气旺盛的程度还没有产生反侮的现象，木气的力量同金气的力量基本相当，在这个情况下，少阳的一些病变然后出现了阳明热证伤津耗液，但胃气没有受太大伤害，通过喝水以后，津液可以自回，于是病人出现"自汗出，小便利"，病人津液恢复了，所以"其病欲解"，可以自愈而解。这样去理解，不知道在临床上是不是很正确，还值得大家继续去探讨。

今天通过对 100～109 条条文的解读，我把自己的一些想法、一些理解同大家分享了，最后我再总结一下。这 100 条～109 条都是在太阳病中间，如何从字面以及从临床上去理解？其实它们说的都是太阳病的演变，演变是基于几个方面：

第一，本身到时的传经，经过一定的时间后它可以传经；

第二，经过误治可以传经；

第三，和病人的体质因素有关，太阳伤寒、太阳中风，一个表实、一个表虚，身体本身的原因可以传经。

我们通过这些去理解太阳病，甚至整个伤寒的演变规律，我想对于临床上更充分的理解《伤寒论》是有帮助的。

讲到柴胡汤的临床应用，我特别要强调一点，柴胡加龙骨牡蛎汤在目前这个年代，临床应用是非常广泛的。目前由于一些生活压力、工作压力，实际上各种各样的精神类疾病的病人非常常见，神经官能症也好，焦虑也好，抑郁也好，这样的病人非常的多。很多时候都会出现一些精神上的问题，比如失眠、头晕、心悸、烦躁不安、各种兴趣下降……，实际上柴胡剂的应用是非常广泛的。我们经常说"糊里糊涂小柴胡"，学习《伤寒论》，如果我们还没有学到家，或者说没有辨别清楚的时候，很多时候小柴胡汤用对的机率是蛮高的。柴胡剂应用的好，在临床上会起到比较好的疗效。

今天同大家一起学习 100～109 条条文，我就把自己的一些想法和感受分享到这里，谢谢大家！

16

罗爱华：《伤寒论》条文 111~120条解读

罗爱华，深圳边防部队门诊部主任医师。曾经参加过汶川、玉树等大地震的一线抗震救灾，被网民们赞誉为"中国最美女军医"。临床擅长妇科疾病、不孕症等疾病的治疗，在中医养生和针灸方面也有很深的造诣。

各位老师，晚上好！今天有幸应书院的邀请，为大家分享和学习《伤寒论》第 111～120 条。这 10 条条文里面包含概念性的知识比较多，也是比较难懂的条文。我逐条给大家讲，有讲的不妥的地方，请大家谅解。

第 111 条：太阳病中风，以火劫发汗。邪风被火热，血气流溢，失其常度。两阳相熏灼，其身发黄。阳盛则欲衄，阴虚小便难。阴阳俱虚竭，身体则枯燥，但头汗出，剂颈而还，腹满微喘，口干咽烂，或不大便。久则谵语，甚者至哕，手足躁扰，捻衣摸床，小便利者，其人可治。

此条文明确地指出了太阳病中风证火劫误治的情况。中风证发热汗出，如果再给予火热发汗助火，那就是风火向上，这风火燔卷，营卫气血就会沸腾流溢，不守常规地乱动了。风火两阳伤及营卫气血，身不得濡养，就会出现萎黄，这个黄不是黄疸的黄，需要我们注意。

条文当中"阳盛则欲衄，阴虚小便难，阴阳俱虚竭，身体则枯燥，但头汗出，剂颈而还"，这里阳盛是指火来说的，也指卫气津液的火气上扰。血气流溢，卫气津液上聚严重，出现鼻子出血，我们在临床上可以举一反三，在这里可以推测也会有眼睛充血、牙龈出血等症状。阴虚指的是水液，也是指营血来说的。这个风火鼓动，蒸伤下焦的水液，出现水液不足了，营血就会被热所扰，从而出现人体的焦燥不安，出现小便难。严重的还会出现尿血等一些相关症状，这也是我们在临床中经常遇到的，所以要活学活用。火上水下，它的性质就是火上炎、水下趋。

"阴阳虚竭"就是气血都不足的厉害，全身无气血的濡养，当然就会出现热，从而出现干燥，就像临床上的脱水一样。在这种情况下，就要出现病人的渴。虽然条文中没说，可是在临床中处理病人时经常会遇到这种情况。饮水入胃，迅速上蒸，汗在头颈而已，如果头颈都无汗了，那说明这个人的情况就非常糟糕，也就是说彻底的津液绝了。

"腹满微喘，口干咽烂，或不大便。久则谵语，甚者至哕，手足躁扰，捻衣摸床，小便利者，其人可治"这个是说的一系列临床表现，大热入了阳明，津液就会大匮乏。大家知道，阳明腑实就会出现大便的干硬，出现"腹满"；热向上，上扰了头部，就会出现口干、干哕、微喘，甚者血热伤喉，出现咽喉溃烂、疼痛；身脑得不到濡养，还会出现轻则谵语，重了手足躁扰、捻衣摸床。这种情况是病大实而出现津血大虚，很危险。在这关键的时候，我们就观察小便，如果这时病人的小便还有，说明身体的津液还没有绝，还可以进行相关的治疗；如果小便都没有了，那这个病人就只能准备后事了。

第 112 条：伤寒脉浮，医以火迫劫之，亡阳必惊狂，卧起不安者，桂枝去芍药加蜀漆牡蛎龙骨救逆汤主之。

桂枝去芍药加蜀漆牡蛎龙骨救逆汤

桂枝三两（去皮）　甘草二两（炙）　生姜三两（切）大枣十二枚（擘）　牡蛎五两（熬）　蜀漆三两（洗去腥）龙骨四两。

上七味，以水一斗二升，先煮蜀漆，减二升，内诸药，煮取三升，去滓，温服一升。

太阳伤寒证，脉浮，发热恶寒，无汗，用火热疗法，一顿大热大汗，不但表邪不去，还会大汗亡阳，伤了胃气津液，内里水饮趁虚上逆，就会出现脑无所养、心受饮凌，出现惊狂不安，躺也不是、坐也不是、走也不是，在治疗这个证时，用桂枝汤去芍药加蜀漆龙骨牡蛎。

表证虽然未解，但也不能再发汗了，再发就要命了，而是用桂枝汤调整。但是用桂枝汤同时一定要去芍药，因为病人有里寒水饮上凌，芍药又是性寒的，所以不能用，而是用蜀漆。蜀漆在《神农本草经》里说"味辛平。主疟及咳逆，寒热，腹中症坚，痞结，积聚邪气，蛊毒，鬼注"。这个药辛热，可以迫降寒饮，再加上龙骨、牡蛎，可以镇惊气、水饮结聚，交通精神。

可以看出，这个证是因为寒性水饮而导致外感的证。有人会问，虚寒和寒饮相对待，去了寒饮不是更加虚寒吗？其实这个和承气汤是一个道理。承气汤是急下存阴，针对急症，慢补不行，这个也是，寒饮实邪是当务之急，要先解决才能下一步治疗。白芍也是祛饮的，大家都知道，白芍是对于阳明实和太阴虚的寒热夹杂的热性饮而说的，所以在用药的时候一定要辨清。

第 113 条：形作伤寒，其脉不弦紧而弱。弱者必渴，被火必谵语，弱者发热脉浮，解之当汗出愈。

这一条说的是虚人外感的方证，"形作伤寒"就是有伤寒的表现，但是我们不要大意，不要见到这外象就认为是伤寒，一下子用麻黄类的方子去对治，还要看看脉象才能最终定夺。这个脉不是伤寒表证的实、紧、弦的脉，而且脉是虚弱的。弱是什么问题呢？大家注意，弱是胃气津液不足的表现。

病人已经出现了胃气津液的不足而患了外感伤寒，"弱者必渴"，津液不足肯定要渴，如果用热疗去火攻，必定会大伤津液而出现烦躁、谵语等一些阳明大热的症状。在治疗中，弱者的发热还表现在脉浮，或者就是说脉弱人虚，病人有表阳证，没有四逆的一些阴证，这个病在表，而津液胃气又不足，就是这样的一个病。要想治疗他的话，当然要用汗发，汗出病愈。这是第 27 条的方证，大家可以看看。27 条大家已经了解了，这里就不多说。

第 114 条：太阳病，以火熏之，不得汗，其人必躁，到经不解，必清血，名为火邪。

太阳的表证，如果用火来熏之，这属于热疗，热疗的方法临床上也很多，比如说温灸、烤电，在北方的时候可以睡热炕。还有一些病人误以为蒸桑拿发汗，病可以好。但是大家注意到没有，前面的几条，对于火攻发汗的问题，已经讲得比较详细了。

病人以火熏之，都不出汗，为什么会出现这样的原因呢？我们可以想一想，本来病人津液虚，没有汗可以出，这个时候直接用火攻，会造成什么情况呢？直接把火就带到了我们的阳明。没经过大汗的过程就直接进入阳明，这个就很特殊了。

在临床上，如果遇到这类病人，没有汗，那就很糟糕了，如果病人有汗的话，还能发出点热邪；如果没有汗，他根本就发不出来，这时候就会出现一些阳明的大热的症状，会出现躁动不安，这不是一般的心烦，这是热盛伤津的严重的心烦，再发展下去就是谵语，到喋喋不休，或者是狂躁。如果更严重的病人，热盛伤到了血络会出现便血、发狂，而且有些出现脱衣而去，跳脱衣舞，如果你去招惹他，他可能用刀子杀人，这在我们临床上叫作火邪。

这就是我们内火炽盛伤到血络的一种临床症状，在我们的条文当中，我们也可以叫火邪，这是火邪内入下走的情况。如果有汗，这个热就要上窜，往外发，这个时候病人可能会出现鼻衄，鼻出血。所以这个火热邪气有几种情况，根据病人不同的体质，而表现出不同的症状，在临床中，我们一定要加以重视。

第 115 条：脉浮热盛，而反灸之，此为实，实以虚治，因

火而动，必咽燥吐血。

这里的脉浮，说的就是表证，而热又盛，应该是指太阳表证的伤寒证，因为伤寒证发热无汗，这个热确实很厉害，往往出现的是高热，这是一种表实证，在临床上要发汗，解表才行。如果用反了，反而用了火灸，那就是实以虚治，《素问》上叫作"虚虚实实"。灸疗是对于虚寒证而言的，有热补的作用，表实发热，再热补一下的话，这样一来就会因火而动，火就会伤到津，而出现炎热上攻。病人往往出现咽喉的干燥、溃烂，严重的还会出现灼伤络脉而导致吐血、咯血，确切地说是咽喉溃烂出来的血，而不是胃部病变呕出的血，这在临床中我们一定要加以鉴别。

第 116 条：微数之脉，慎不可灸，因火为邪，则为烦逆，追虚逐实，血散脉中，火气虽微，内攻有力，焦骨伤筋，血难复也。脉浮，宜以汗解，用火灸之，邪无从出，因火而盛，病从腰以下，必重而痹，名火逆也。欲自解者，必当先烦，烦乃有汗而解。何以知之？脉浮故知汗出解。

"微数之脉，慎不可灸"，脉微就是精血亏了，脉数是有热，是因为正虚而有实热，这个情况不可以用火灸，火灸更容易伤精血反而增热。火邪如果内入就会出现病人的烦躁火气上逆，这样做就是"虚其虚，实其实"，就会出现上面 114 条说的火邪的一些概念性的问题。

当中血气流溢失其正常度，血散脉中，看着这火灸的火力不大，但火灸的内攻力其实在临床中是蛮大的，它可以伤焦骨可以伤到筋，特别是以前的化脓灸来说。有形的血被火伤了是很难好的，因为血要气来化生，这个气本身也被火煎熬了，哪里还有恢复的能力呢，所以体内的修复能力就大打折扣了。这个灸疗，会用的在禁忌症也能用，不会用的就会出现本书条文的一些情况。灸疗看似简单，用起来其实是一种霸道的用法，一定要跟我们的临床经验紧紧地配合在一起。

下面这段"脉浮，宜以汗解，用火灸之，邪无从出，因火而盛，病从腰以下，必重而痹，名火逆也。欲自解者，必当先烦，烦乃有汗而解，何以知之？脉浮，故知汗出解"，大家都知道，如果脉浮、发热，这就是一种表证，就要用汗法来解除，如果这个病人用了火攻热疗，病人没有出汗，邪气根本就出不来，那从哪里走呢，被火攻后热就更甚了，热邪就会更攻到人体，导致人体的热邪更甚。

如果没有入里还在外周营卫，那么精血的集聚就不能正常的交化这就产生了水湿，如果水湿下注了，腰以下就会沉重疼痛。我们在条文里面看见到一个"重"字就要考虑到水湿。这是用火不当导致的，火邪没有入内而出现上下的一些燥动，反而引起体内湿热下注到腰腿而引起腰腿疼痛，此为火逆。

如果不经过治疗，要他自己自我恢复的话，那一定会出现心烦、烦躁等症状之后再出汗，病就慢慢解除了。出现的这个心烦是病人津液卫气主动外发气血的一种表现，如何知道要汗出而解呢？因为脉浮。脉浮病气在表，正气在向外驱除邪气，所以出现脉浮，在临床上一定要汗出的方式来和解。

第117条：烧针令其汗，针处被寒，核起而赤者，必发奔豚，气从少腹上冲心者，灸其核上各一壮，与桂枝加桂汤，更加桂二两也。

桂枝加桂汤方

桂枝五两（去皮）　芍药三两　生姜三两（切）　甘草二两（炙）　大枣十二枚（擘）

上五味，以水七升，煮取三升，去滓，温服一升。本云：桂枝汤，今加桂满五两。所以叫加桂者，以能泄奔豚气也。

大家注意一下啊，117条要与112条对比着看才行。112

条当中说了"伤寒脉浮，医者以火迫劫之，亡阳，必惊狂，卧起不安者，桂枝去芍药加蜀漆牡蛎龙骨救逆汤主之"，这条是严重的亡阳而饮邪上冲了，而 117 条是用火针开泄皮腠，火针针眼大了针也很大，泄得厉害，病人表虚，一旦针孔被寒邪外侵，他就会出现感染，出现一些寒战高热等临床症状，这是表虚上有邪，里面的下焦寒饮又要上冲。

它和桂枝汤证的比较，桂枝汤是一个中风表虚，而这个是表虚又有寒邪，在用药的时候照顾到表虚的时候就要用桂枝汤，而不能用麻黄发汗去泄表。

桂枝"味辛，主上气，咳逆，结气喉痹，吐吸，利关节，补中益气，久服通神，轻身不老"，肺苦气上逆，桂枝是辛散的，开腠理以通气，这样一来用这个药表虚也补了，气也降了，表里通畅了，再在感染的针孔用灸驱寒逐邪，这个表邪自然就消失了。对于一些小感染，用小柱艾灸，炎症消失很快，这在临床上用的效果也很好。

这一条不要以为只是针对太阳病说的，别的一些病大多用火针而感染也是可以适用的。要注意的点是，如果没有表证的奔豚的病人用了效果就不好了。

这个病比较怪，西医也没有说清楚是什么。从脏腑的角度看，肺气是要外通而下降的，如果外不通，肺气就不能下降，那水饮之气就会上冲上犯；从三焦的角度看，外虚而有寒邪束表，津液要迅速外达祛邪，这个下焦水饮就会上冲，因为上也是主表。我在理解这个条文时，也在苦苦思索，当中的水饮上冲其实就是有人体的自我防御的本能，只不过是外虚或者伤阳、伤津液的时候，导致水饮上冲而没有节制。大家可以这么来理解。

第 118 条：火逆下之，因烧针烦躁者，桂枝甘草龙骨牡蛎汤主之。

桂枝甘草龙骨牡蛎汤

桂枝去皮一两，甘草（炙）二两，熬成的牡蛎二两，龙骨二两。

上四味，以水五升，煮取二升半，去滓，温服八合，日三服。

前面116条已经提到了火逆，大家可能对火逆很难理解，我也是这样，但是我们要弄明白，这个火邪正常是往上冲、往上炎的，如果是水旺的体质，用火灸之，邪就无从出，因火而盛。用火攻没有解决，水邪就会上逆，有水邪上逆，火就不能上攻，就要随着水性往下走。火本性炎上，但是现在往下走了，与水同流合污，成了湿热，它会痹阻经络，导致"病从腰以下必重而痹"。这里是外用了灸法，火不能胜水，又和水合作加重了湿热，与火性炎上相仿，所以称火逆。

这118条是将火逆出现痹阻以为是实证，用了下法。我们知道，下法是最伤胃气的，在这里越下水饮就会越厉害，严重的就成了三阴证。后面有"因烧针烦躁者"，这个很奇怪，为什么用烧针呢？我们看前面116条"火逆欲自解者，必当先烦，烦乃有汗而解。何以解之，脉浮，故知汗出解"，这段文字说明什么？病人自解要烦而脉浮，是有一定的表证的。前面用了下法无效，现在又有表证而烦，所以就用了火针。用了以后更伤津液，就烦而躁了。

如果是这样，那上也不足，下也不足，下焦水饮就可能要上冲了。我们在112条有"伤寒脉浮，医以火迫劫之，亡阳，必惊狂，卧起不安者，桂枝去芍药加蜀漆牡蛎龙骨救逆汤主之"，其实这两条是姐妹条，118条比112条轻。我们要分析对比其病理的相对关系、先后关系，112条是直接火迫，自汗多亡阳，118条由火逆先下而虚下，再烧针自汗虚上。这些条文就是教我们辨证，辨夹杂之象，如果不细读理解还是不行。我们讲条文是概括性的，在临床中自己要举一反三。

第 119 条：太阳伤寒者，加温针必惊也。

这里讲太阳伤寒，高热畏寒无汗，用火针就会惊。但是我们曾经在临床上大椎穴上扎一针效果也很好，这又是怎么回事呢？火针不要多扎、乱扎，如果扎多了，每个穴位都扎，那就危险了，非出问题不可。同时火针的主要问题是针口大得很，非常地泄气，而且针口太大容易导致炎症。有了炎症，就要调动身体的其他力量来围攻，这和西医的免疫功能是一个道理，我们中医说这个时候会有湿邪填补。我们一定要掌握身体自身的免疫康复反应，慢性病的治疗要记最有效的关键点，而不是多扎、乱扎。

如果我们在临床中一个病从刚开始治疗到最后治疗后，病在慢慢地一步步倒退，最后退回当初得的症状，那说明他的病就快好了。如果是没有经验的医生，往往就会比较害怕，反而以为是加重了。在临床中经常会看到，有些比较危重的病人，特别是一些厥阴病人，治疗到最后，会出现了一些感冒发热的症状，这个时候有经验的医生会知道这是里邪出表了，再用一个方很快病人就会康复，而如果是没有经验的医生，这时候就会害怕。我们更担心的一件事情是，有些病人出现高热了就跑去西医打针输液，邪又再次入里。所以我们在临床治疗当中，一定要交待病人，跟病人说，出现这种情况是一件好事。

跟大家分享最后一条。

第 120 条：太阳病，当恶寒发热，今自汗出，反不恶寒发热，关上脉细数者，以医吐之过也。一二日吐之者，腹中饥，口不能食；三四日吐之者，不喜糜粥，欲食冷食，朝食暮吐。以医吐之所致也，此为小逆。

这个条文，相对比较难理解。我们一点点的来。"太阳病，当恶寒发热，今自汗出，反不恶寒发热，关上脉细数者"，想一想，"反不恶寒发热，关上脉细数者"，说明有什么？有热。这个吐法和下法，都是针对阳明实证讲的，吐下过了，都可以伤到胃气，吐法可以伤中上焦，下法可以伤我们的中下焦。伤寒的脉法，细脉多指精血不足，再给一顿吐，又伤了我们的胃气津液，人就虚了。

我们说的太阳病的表证要用汗法，结果用了吐法，就会伤了病人的胃气和津液。里面虚了，表邪入内，它就化成热了，这叫做客热。而那阳明本热，是大实大热。这里还没有形成典型的阳明腑实热，它虽然有热，是外侵的一种客热。

这时候我们要注意一个问题，就是阳明胃气本虚的问题，胃气不足，就会有水饮上冲。患者经过吐法后，中上焦都虚了，下焦的水饮就会乘虚而上。

"一二日吐之者，腹中饥，口不能食。三四日吐之者，不喜糜粥，欲食冷食，朝食暮吐"，也就是说，一二日吐的病人，胃气伤的还不重，他是里虚出现了水饮上逆，出现饿、恶心、呕吐、口不能食。这句条文，没有说吐，其实是有恶心的情况出现的，我们可以推敲出来。三四日吐之者，是反复用药再吐，胃气伤得厉害了，表邪内陷内饮上凌得也更厉害。米粥滋腻，病人有水饮不喜欢这些东西，而且体内的客热又还很盛所以喜欢冷食。大家注意冷食这两个字，不要认为是冷饮。这个病人胃气伤得厉害，饮邪又上凌得厉害，食物就不会往下走，所以就会出现朝食暮吐，成了反胃了，就像我们临床用泻药过头了，成了太阴或者厥阴的久痢。我们管这个情况叫小逆。

小逆就说明还不算太严重，病还在三阳，还没有入阴，如果病重了，就会入阴。这里只是胃虚有客热，有水饮证了。我们临床经常会遇到胃有虚而热又不和的情况，看到一些医生用调胃承气汤，其实这是不可以的，因为一用了，一下就连下边也虚了。病人的胃已经有虚了，一下下边也虚了，那病情就会加重了。临床上我们会用到什么方呢？生姜泻心汤加小半夏加茯苓汤。

　　好，我今天就跟大家学习这 10 条文，如果有不妥之处，请大家指正。谢谢大家！

17

张斌：〈伤寒论〉条文 121~127条解读

书院的老师们，大家晚上好！感谢姜老师的邀请，今天晚上有幸在这里跟大家一起学习《伤寒论》的条文。今天我们接着学习第 121 条到 127 条。

第 120 条到 123 条讲的是太阳病误吐的变证。上次罗老师已经详细讲解了第 120 条，是误吐以后伤了胃气，导致胃阳虚燥，可能会出现真寒假热、欲食冷食的情况。

第 121 条：太阳病吐之，但太阳病当恶寒，今反不恶寒，不欲近衣，此为吐之内烦也。

这一条是说太阳病误吐导致内烦。"太阳病吐之，今反不恶寒"，这个吐法有散的作用，可使表证得以缓解，太阳病本应恶寒，现在反而不恶寒，这个比较好理解。但是关于下面的"不欲近衣，此为吐之内烦也"，注家有不同的意见。有的注家认为是因为吐而导致的津液内伤从而化热，是阴伤里热的一种热象；另外，有的注家认为这是一种假象，是属于吐后导致胃气受伤的一种阳虚，不欲近衣是一种假热。

我个人认为，第 120 条说过有假热的这种现象，吐导致胃伤、阳虚胃寒，而后面 122 条又说脉数是一种假热的现象，联系上下文，我觉得这里有可能也是一种假热。但这一条因为没有更多的症候来说明，所以也有可能是一种津伤里热，所以我觉得应该要结合口渴不渴、脉以及舌象的情况再来判别到底是真热还是假热。

第 122 条：病人脉数，数为热，当消谷引食，而反吐者，此以发汗，令阳气微，膈气虚，脉乃数也。数为客热，不能消谷，以胃中虚冷，故吐也。

这一条特别强调了脉数这种脉象不一定是热，也有可能是虚寒。一般病人脉见数象主热，而且应当消谷引食，容易饿，想多吃，能够多吃。但是现在并没有消谷引食，反而发生了呕吐，可见这个数脉不是真热。

"此以发汗，令阳气微，膈气虚，脉乃数也"，就是指数脉产生的机理。发汗太过，或者说是本来不应该发汗，而不恰当地用了发汗的方法，导致阳气的不足、膈间的正气虚衰，所以出现这种数象。这种数脉就是阳虚的一种假热，它不能够消化谷食，实际上是胃中虚冷，所以还会伴有呕吐，这个数脉是客热，客热就是假热。

所以这一条的重点是说明要将数脉辨析清楚，不一定都是热证，要分辨是真热还是虚寒。关键就是看能不能消谷引食，如果不能就说明不是真的热，而是胃中虚冷、呕吐就是一个旁证。另外还可以结合其他情况，比如虚寒证的舌苔应该是白滑的，口应该不渴，或者是口干不欲饮。这个地方没有出方子，但是既然是胃中虚冷，治法应该是温中和胃，例如用理中汤、吴茱萸汤等都可以。

第 123 条：太阳病，过经十余日，心下温温欲吐，而胸中痛，大便反溏，腹微满，郁郁微烦。先此时自极吐下者，与调胃承气汤；若不尔者，不可与。但欲呕，胸中痛，微溏者，此非柴胡汤证，以呕故知极吐下也。

这一条首先解释一下"过经"，在前面的 103 条也有"太阳病，过经十余日，反二三下之，后四五日，柴胡证仍在者，先与小柴胡汤；呕不止，心下急，郁郁微烦者，为未解也，与大柴胡汤下之则愈"。对于这个"过经"注家也是有不同的意见，一种解释是说，太阳病表证已罢，到了其他的经；另一种解释是指病程比较长，过了按照自然病程应该"愈"的时期而没有"愈"。

那到底是离开了太阳，还是还在太阳呢？第二种说法就没有强调，只是说，"病发于阳，七日愈；发于阴，六日愈"，这个六日、七日就是一个自然的病程，过了六日、七日还没有愈，就叫过经了。过经十余日，这个病程比较长，到底是传经了没有呢？不一定，有可能还是太阳病，也有可能传变为少阳病或者阳明病。柯韵伯是支持第二种说法的，他解释说"经者，常也，过经是过其常度，非经络之经也"。

我也赞同"过经十余日，病程比较长，没有能够如期而愈"这样的解释，因为这样解释的话是有可能还是太阳病，也有可能传变为其他经病。而如果说"过经就是太阳病已经罢了，传到了其他的经"，那么传了十余日，要么是阳明，要么是少阳，或其他经病，后面就没有必要再去分辨了。

现在太阳病，时间比较长了，十多天表示时间的长短，出现的症状是"心下温温欲吐"，就是心烦，闹心样地想吐的感觉，而且"胸中痛"，主要是指胃脘部牵扯到上胸部这些地方有些痛感，"大便反溏，腹微满，郁郁微烦"，这是当下的症状。这个症状看起来既不像典型的太阳病，也不像典型的阳明病或者是少阳病，所以比较难诊断。

这个时候就应该问一下病人，之前用过什么样的治疗方法，看看是什么情况导致现在这个症状。"先此时极吐下者"，经过询问，我们就知道目前的症状是经过之前的剧烈吐下所造成的。那么就可以推断，像心下温温欲吐、胸中痛，这都是因为大吐导致的，腹微满、郁郁微烦，这些是大下导致的。

大吐大下使得正气损伤了，然后邪热内陷了，入里结于肠胃，所以这个时候就形成了调胃承气汤的症状。这里就是里面正气伤，而邪实结在肠胃的这样一个情况，但这里大便是溏的，说明燥实并不是很厉害，只是里面有一些热，所以就用调胃承气汤来和胃泻热。

调胃承气汤，有两个服法，一个是"少少服之"，一个是

"温顿服之"。因为大吐大下，一方面伤了正气，另一方面有邪热入里，还没有燥实，并不是一种阳明的腑实，只是胃气有些不和、有些燥热，这时我们用调胃承气汤应该是"少少服之"微和胃气，而不应该是"温顿服之"。"温顿服之"是一顿喝下去，可以比较猛烈的泻胃热。

"若不尔者，不可与"，如果没有经过大吐大下，导致正气伤、邪热内陷的这种情况，那么就不能以调胃承气汤。那就说明这个"过经十余日"，还没有过到阳明，可能还在太阳，或者到了少阳。

所以他下面特别补充说明，"但欲呕，胸中痛，微溏者，此非柴胡汤证，以呕故知极吐下也"，"但欲呕"是"但欲吐"，就是前面的"温温欲吐"，可能这是错简。"但欲吐，胸中痛，微溏"，看起来有点像柴胡汤证，但应该不是柴胡汤证，因为它是大吐大下之后出现的这个症状。它这句话应该是接在"先此时自极吐下者，与调胃承气汤"后面，说明它这个情况不是柴胡汤证的那种喜呕、两胁胀痛的情况，而是自极吐下以后导致邪陷肠胃而出现的情况。

前面的 120 条到 123 条，都是讲误吐的一个变证。后面从 124 条开始就讲抵当汤证。

第 124 条：太阳病六七日，表证仍在，脉微而沉，反不结胸，其人发狂者，以热在下焦，少腹当鞕满，小便自利者，下血乃愈。所以然者，以太阳随经，瘀热在里故也。抵当汤主之。

"太阳病六七日，表证仍在，脉微而沉"，表证仍在理应是脉浮，但是他现在是脉微而沉。脉微一般有两种情况，一种是阳虚脉微，少阴的脉沉而微；还有一个可能是有形的邪气阻滞了脉道，脉受阻了也会微。这里结合后面有硬满、发狂，应该是指脉道受到了有形的阻碍导致了脉沉而微，而不是少阴阳虚的脉沉而微。

"反不结胸"，一般来说，这个脉沉可以看作是表邪往里走的趋势，或者已经往里走了。虽然说还有表证，但是邪气也在往里走。邪陷于里，往里走最容易发生结胸。这里说"反不结胸"，实际上就是让我们把结胸证辨别开来，也就是要排除掉结胸证。

这个结胸的症状，后面在下篇有说，大陷胸丸证、大陷胸汤证，还有小结胸证、寒湿结胸证，这些结胸都有"按之痛，寸脉浮，关脉沉"。按之痛，还要注意具体痛的部位。这个小结胸证它是在心下胃脘正中的地方按之痛；大陷胸丸证痛的部位比较靠上，一般是在胸肺部到肩颈这一块，然后大陷胸汤证就在胸腹部，以胃脘为中心，上连胸胁，下到少腹，都是硬满，而且按之痛，特别是心下部位是按之硬而且痛。

仲景那时候说的胸部，和现在我们说的胸部，位置有所不同。他说的是胃脘这一块连着上面，也就是我们所说的胸部和胃部这一大片，其实都是他指的胸部。按我们现在的认识，例如痛点在心下这里，心下按之痛，或者按之实硬，为什么要叫结胸？后来有一个医案，给了我一些启示，让我觉得它叫结胸是很有道理的。

有一次我的小孩，那时大概 12 岁左右，他中午吃了烤牛排，又喝了冰镇饮料，下午去滑冰，到了晚上睡觉的时候就过来跟我说"妈妈我胸痛"，我一听小孩子胸痛，这是不是有心脏病了，就有点紧张。于是我就让他躺下来摸他的胸部，从左胸一点点的点按到右胸，整个胸部都摸遍了，问痛不痛，答不痛。但是他自己觉得痛，我按着不痛。之后我就往下按，按到心下胃脘部正中这点的时候他说就是这个地方痛，后来我就知道了他就是一个小陷胸汤证，就给他喝了一剂小陷胸汤，还没有喝完，大概喝了三分之二就好了。

我就想到仲景为什么把它叫结胸，实际上患者应该有胸部的自觉反应，虽然按着不痛，但可能会有牵扯的一些不舒服的感觉或者痛感。所以大陷胸汤、小陷胸汤的这些症状，跟胸部都是有关系的，本身有痛或者是牵扯的一种痛。

怎么排除结胸呢？首先一个是看病位，它的病位比较靠上，在胸部或者胃部，或者是从少腹牵扯到胸，按之痛的，这种就是结胸。如果我们把这些症状排除掉，那就不是结胸了。当然这是我个人的一些看法，也不知道对不对，请大家指正。

讲到这排除了结胸，下面是"其人发狂"，说明有神志方面的问题，影响到了神志。"以热在下焦"，这是在作解释。因为有瘀热在下焦，热的比较厉害会上扰心神，发生一些神志的问题，像发狂、如狂、善忘等等。他这里解释，因为下焦少腹又硬又胀满，结合发狂，可以解释为热在下焦。病位在下焦，少腹又胀满，如果是小便自利，就说明是一个蓄血的问题，是热和血相结在下焦。"下血乃愈"，给出一个治法，这时候要攻下瘀血才可以治愈。"所以然者，以太阳随经瘀热在里故也"，继续解释，邪热是从太阳经由表入里，蓄结于下焦血分这样的瘀热在里。"抵当汤主之"，就是要用抵当汤来攻下瘀血。

这个条文是小便自利，少腹硬满，病位在下焦，还有情志的问题，其人发狂。这个时候要注意判别小便利还是不利，如果小便不利的话他有可能是蓄水，也有可能是膀胱泌尿系统的器质性的问题，例如膀胱里长了肿瘤，这个肿瘤长得比较大，堵住了膀胱出口，小便也会不利。以前我就是简单的判断这种小便不利可能是蓄水，有可能是五苓散证或是猪苓汤证等；如果小便自利，就是蓄血。后来我听了吴雄志老师的课，他课上有提到小便不利也可能是泌尿系统膀胱长了肿瘤，这个肿瘤比较大的时候到了后期也会导致小便不利。

所以我们摸到少腹硬满、小便不利就不能够轻易地用通利之剂,如果是因肿瘤堵住导致的小便不利,越通利就会越严重。这时候最好结合西医仪器的检查来鉴别。如果肿瘤是早期或中期,长得不大还没有堵住出口,小便仍然是自利的,那这个时候正好可以当成蓄血用抵当汤。在《金匮要略》里也讲了抵当汤可以治男子的泌尿系统问题,《金匮要略》有原文"妇人经水不利下,抵当汤主之,亦治男子膀胱满急,有瘀血者",所以正好泌尿系统肿瘤在早中期可以当成蓄血来治。

这条还要和前面的桃核承气汤证来进行区别。前面 106 条也是一个太阳蓄血,但症状比较轻,它是"少腹急结,血自下,下者愈",有自解的机会。这条不是"血自下",而是"下血乃愈",就是我们要用攻下瘀血的办法才会治愈,所以程度就比较重一些。桃核承气汤证少腹是急结,也就是拘急的紧迫感,是热比较重,刚刚有瘀血;而抵挡汤证是少腹又硬又胀满,里面血与热已经凝结了。桃核承气汤证是"如狂",这一条是"发狂",不一定非要如狂或者发狂,就是从程度上来看,它们对情志方面的影响是不一样的。桃核承气汤那条还说"其外不解者尚未可攻,当先解其外乃可攻之",而抵当汤这条他说"表证仍在",后面"抵当汤主之",也就是说在表证仍在的情况下,就用了攻里攻下,以张仲景的治法原则来看,说明这个时候的里证非常严重,所以应该先攻。

我们再从组方构成来看。桃核承气汤是以调胃承气汤作为底方,以泻热为主,加上桃仁活血化瘀,桂枝温通血脉、开结气,它是热重于血结,是刚刚得病或者病程比较短;而抵当汤证是病程比较长,瘀血比较严重,程度比较深。抵当汤由水蛭、虻虫、桃仁、大黄 4 味药组成。水蛭,就是蚂蟥,是水里最善于吸血的一种虫类;虻虫呢,是水边飞的最善于吸血的虫类,一般牛马这种很厚的皮都会被叮破。

以前民间抓活的水蛭,让它吸血,作为一种放血的疗法,可以解决一些疑难杂证。后来怕水蛭有传染病，这些土办法就不使用了。我还看到一个趣闻，英国有一个女性患了子宫肌瘤，她想怀孕生子，就养了几个小水蛭，把水蛭放到子宫颈里面让它去吸血，然后水蛭把血吸饱后就掉出来了，然后它这个子宫肌瘤就消掉了，她就成功怀孕，后来生了孩子。不知道这是否真实。

我们看《本经》里面讲，水蛭主"逐恶血，瘀血，月闭，破血瘕积聚，无子，利水道"，虻虫可以"通利血脉，主逐瘀血，或下血积坚痞痕，通利血脉九窍"，提到了它们都有极强的破血作用。它们生在水里或水边，一般来说，水和血的关系，"水不利则为血，血不利则为水"，所以它既可以破血，又可以利水。

水蛭、虻虫活血化瘀的作用是非常强大的，再加上桃仁活血，大黄荡涤血热、推陈致新，所以结合起来，这个方子攻下瘀血的力量是非常强大的。

它为什么叫抵当汤？有两种说法。一个是说它这个力量势不可挡，如果不用这些药呢，就不足以抵挡热结蓄血这严重的症候；另一种解释呢，据查证，水蛭的别名叫抵掌或至掌或至当，后来就传成了抵当汤，实际上它就相当于至掌汤，以至掌命名，抵当汤其实就是水蛭汤。

这个方子攻下瘀血的力量非常强大，一般来说，它的应用都是用在治疗很不一般的气血郁结的这种疾病，我的理解是一个病程特别长，一个是瘀结特别厉害。曹颖甫《经方实验录》里面举了几个例子，他曾经用桃核承气汤来治、用大黄䗪虫丸来治都不能治愈，最后用抵当汤才能治愈，都是瘀血比较严重的病。

我自己呢也用过一次。我的一个朋友，长有很小的子宫肌瘤，平时也没有管它。后来月经来的时候痛经非常厉害，月经量很少。我辨证诊断为瘀血阻滞,用了抵当汤合失笑散,两剂就不痛了,月经也通畅量多了。后以桂枝茯苓丸等缓治了一段时间,恢复了正常月经。

这个抵当汤的运用呢,这条也没有指出就是膀胱蓄血,它说是下焦蓄血,那么下焦的范围就比较广泛了,所以《金匮要略》里面也用于妇人经水不利下。在阳明病篇也有两条,一条是 237 条,一条是 257 条,里面有"……喜忘。屎虽鞕,大便反易,……",还有"……消谷喜饥,至六七日不大便者,有瘀血,宜抵当汤"。最后都用抵当汤来治疗。说明不管是下焦泌尿系统的蓄血、消化道的蓄血,还是妇人生殖系统的蓄血……只要是很严重的瘀血都可以用抵当汤来治疗。

第 125 条:太阳病身黄,脉沉结,少腹鞕,小便不利者,为无血也。小便自利,其人如狂者,血证谛也,抵当汤主之。

抵当汤方

水蛭三十个(熬) 虻虫三十个(去翅足,熬) 桃仁二十个(去皮尖) 大黄三两(酒洗)

上四味,以水五升,煮取三升,去滓,温服一升,不下,更服。

这条是补充说抵当汤的运用还有一种身黄的现象。太阳病湿热可以导致身黄,蓄血证也可导致身黄,还有一种萎黄、虚劳也可导致身黄,萎黄这个黄可能比较好辨别一点。这里主要是辨别湿热的身黄和瘀血的身黄,这两个身黄都有可能脉沉结,主要鉴别点是看小便利不利。如果小便不利,这个是湿热的身黄,不是瘀血的身黄;"小便自利,其人如狂者,血证谛也",如果小便自利,那就说明是瘀血的身黄,加上其人如狂,说明瘀血比较严重,影响到了神志,这个时候就要用抵当汤来治疗。

　　湿热的身黄也有可能脉沉结、少腹硬、小便不利，那我们应该怎么治？一般来说用茵陈蒿汤，或者茵陈五苓散。我觉得要看这个脉沉结它到底是有力没力，如果脉沉结有力应该是内实，湿热瘀滞证比较厉害，这个时候还是用茵陈蒿汤，以大黄、栀子这些药通利大便，甚至保持一段时间拉稀便才能把湿热排出去；如果大便不干，脉沉结也不是那么有力，考虑用小柴胡汤或者茵陈五苓散。

　　第125条主要是告诉我们如何鉴别湿热发黄和瘀血发黄。提示我们实际上有时候在治湿热发黄的时候，如果用清利湿热这样的方剂效果不明显，有时候是兼杂了瘀血的发黄，因为身黄主要是因为阻碍了肝胆的疏泄作用，湿热也好、瘀血也好都是影响了肝胆的疏泄，导致身体发黄。所以如果你认为是小便不利的湿热发黄，但是用清利湿热的方剂没有很好效果的话，那不妨加一些活血化瘀的药，可能就会取得很好的效果了。

　　同样，如果初判是病在阳明的阳明腑实证，屡次用下法，但是效果不够明显的时候，那有可能还掺杂着瘀血，所以可以再加一些活血化瘀的药，这是举一反三的一个理解。

　　第126条：伤寒有热，少腹满，应小便不利，今反利者，为有血也，当下之，不可余药，宜抵当丸。

　　抵当丸方

　　水蛭二十个（熬）　蛀虫二十个（去翅足，熬）　桃仁二十五个（去皮尖）　大黄三两

　　上四味，捣分四丸，以水一升，煮一丸，取七合服之，晬时当下血；若不下者更服。

　　这一条是抵当丸的这个辨证。"伤寒，身上有热"，这个热有可能是瘀血发热，"少腹胀满"，这里是胀满而不是那个硬满，所以程度有所减轻；"应小便不利，今反利者，为有血

也"，理应小便不利，如果说小便反而通利，那就是有蓄血的现象；"当下之，不可余药，宜抵当丸"，就是有蓄血所以应该下其瘀血，要用抵当丸。

抵当丸的病情要比抵挡汤的轻一些，病势比较和缓，用药用量也轻一些。他把抵挡汤改为丸剂，但是丸剂呢也是要煮的，就是煮丸，而且四丸只煮一丸，所以实际上它也是汤剂，只是减了量。

喝下汤剂之后呢，"晬时当下血"，晬时指的是一天一夜，就是今天这个时间到明天这个时间，一天一夜以后呢就会要下血，下血后呢就痊愈了，如果还不下呢就接着再吃。

这里有一个"不可余药"是有争议的。有一种说法是不可用其他药来代替，不能用三棱、莪术等活血药来代替，只能用抵当丸里面的这四味药；还有一种说法是连药渣子都一起吃下去，这叫不可余药。我认为呢，既然它已经减量了，是一个药丸子组成的一个汤剂，肯定是不太多的，那么连药渣子一起吃下去也是可以的，而且如果效果好的话也确实可以不用其他的药，所以这两种解释可以合起来用。

第 127 条：太阳病，小便利者，以饮水多，必心下悸；小便少者，必苦里急也。

这一条好像出现得很突然，其实它有可能是接着前面小便利蓄血的情况来说的。如果小便利，它本身喝水又多，特别是本身素体水饮比较重的人又喝水比较多，那么这个时候就会发生心下悸，也就是胃中停饮。

也就是说小便利有两种情况，如果小便利同时出现少腹硬、神志发狂等，是血蓄在下焦了；如果是因为饮水多，水停中焦出现心下悸动，这个时候小便也是利的，可以用茯苓甘草汤来治疗。

"小便少者，必苦里急也"，如果小便少而且又不畅，说明小腹内憋了尿，有一种急迫不舒的感觉。我听吴雄志老师还有一种解释，他是说小便少的话那么这个水就走大肠了，"必苦里急"就是觉得有一种想大便的急迫感或者是拉肚子，这个时候治疗就要利小便而实大便。我觉得这样解释也有一定的道理。

好了，今天就讲到 127 条，在这里太阳病中篇也就讲完了，太阳病下篇就由后面的老师来讲。

今晚主要讲了太阳病误吐导致的变证，还有抵当汤证、抵当丸证，蓄血和蓄水的比较，桃核承气汤证与抵挡汤证的比较等。我就讲到这里，谢谢大家！如有不当之处，敬请指正！

18 颜彪华：《伤寒论》条文128~141条解读——结胸浅识

中医书院的各位同道、各位朋友、各位老师，大家晚上好！感谢姜老师的邀请，今天很高兴跟大家一起学习有关结胸的一些条文。

从《伤寒论·太阳病脉证并治下篇》开始，主要讲的是一些误治，如误下、误汗等等，导致的一些变证的处理。我们今天讲的结胸证就是太阳病或者少阳病误下导致的病症。

结胸证的条文特别多，包括它的分类：痰热结胸、寒实结胸，还有结胸的重症等等，一些辨证的条文比较多，里面会涉及到很多的鉴别。譬如我刚才说的结胸种类的鉴别，以及一些方子的鉴别，如大陷胸汤、小陷胸汤的鉴别，大陷胸汤与大陷胸丸的鉴别，以及大柴胡汤和大陷胸汤的鉴别，还有就是结胸与痞证与脏结的鉴别等等。所以要学习鉴别的种类非常多。

今天的话题比较大，我看看能讲多少就讲多少，可能 142 条以后的结胸疑似证就讲不了了。另外，因为我们是专业的经方书院，群里的老师对经方、对医学的一些基本常识都很熟悉，所以有些条文我可能就不会讲得很详细，但我会针对比较有难点、专业性较多的内容谈谈个人的一些认识。下面我们开始正文。

第 128 条：问曰：病有结胸，有脏结，其状何如？答曰：按之痛，寸脉浮，关脉沉，名曰结胸也。

这一条就是讲结胸的概念。什么叫作结胸？结胸的表现是什么？后面就告诉你，"按之痛"，结胸是拒按，按之疼痛的。"寸脉浮，关脉沉"，是讲的脉象的表现。浮可以为表，可以为虚，也可以代表正气向外，代表气机不降；沉在里，可以为寒，也可以为饮。那这样的话，"寸脉浮，关脉沉"，很明显寸关是不顺接的，在中焦的部分，气机是向里的，是一种瘀滞的状态。中焦的位置，即胸腹部的位置，出现了这种沉结的表现，我们就把他叫作结胸。

到底怎么是结胸？我们把这个字拆一下。第一个是"结"，结其实就是不通，就是纠结，也就是我们讲狼狈为奸嘛，两个不同的病理因素纠结在一起了，我们叫作结，结代表不通、不畅。临床上面，胸腹部很多地方按起来痛，代表不通畅所导致的一些炎症，譬如胰腺炎、胸膜炎、胸腔积液、腹膜炎等等，都会出现结。

第二个字，我们来看"胸"字。我们讲前胸后背，胸一般是指前面的整个胸腹部的代称，并不是我们现在所说的仅仅肺部这一块、两个乳房之间的位置。因为在汉代以前，前面一般都称为胸，后面称为背，都在这样的一种称呼。

从这个条文的描述："拒按"、"关脉沉"就看得出来，结胸证是一个实证，它是以胸部的胀满、疼痛拒按为表现的一类病症，包括现在的一些胸腔积液、胸膜炎、胰腺炎等等。

紧接着下一条 129 条描述了脏结，这是张仲景常用的一种写作方法，把一些相类似的病症放在一起做鉴别诊断，或者做一些更好地了解。

第 129 条：何谓脏结，答曰：如结胸状，饮食如故，时时下利，寸脉浮，关脉小细沉紧，名曰脏结。舌上白苔滑者，难治。

"饮食如故，时时下利"，就排除了胃肠道的一些实质性的梗阻的情况。然后他告诉你，这种情况也会出现"寸脉浮，关脉小细沉紧"，这个关脉小细沉结是什么？其实就是脉特别细特别小时特别沉，这是我们临床上常见的脏结的脉，即通常所说肿瘤的脉。我们讲"独处藏奸"，当把到这种小细沉紧的脉，一般都要考虑肿瘤的表现，《内经》说的脉积在左、积在右，上竟上、下竟下，都是讲这种独处藏奸的脉象和肿瘤的一些关系。"舌上白胎滑者，难治"，舌上白胎滑是一种寒象，滑是有水饮，阳气不化饮，这是一个虚寒证，病情是比较严重的，常见于肿瘤病，所以非常的难治。

第130条：脏结无阳证，不往来寒热，其人反静，舌上苔滑者，不可攻也。

这一条直接告诉你，"脏结无阳证"，这些肿瘤病人，大多是寒实比较严重的病人，是没有阳证的。"不往来寒热"，是排除了少阳证，因为少阳证有往来寒热。"其人反静"，如果说有阳明证，他会烦躁，人无非阴阳，阴阳正邪相交，这个人最起码会出现一些烦躁的表现，而其人反静，说明他在很虚的状态，打不起仗来，即这个人正气不足，静代表他缺乏能量、缺乏阳气。"舌上胎滑者，不可攻也"，在这种情况下，这个人已经非常的虚损了，不能使用攻法，用攻法代价是非常大的。

这个128～130条就是告诉了我们两个问题：第一，结胸是什么，脏结是什么；第二，脏结和结胸的区别在哪里。从131条开始就讲结胸和痞证，讲它们是怎么来的，还有它们具有什么样的病机。

第131条：病发于阳，而反下之，热入因作结胸；病发于阴，而反下之，因作痞也。所以成结胸者，以下之太早故也。结胸者，项亦强，如柔痉状，下之则和，宜大陷胸丸。

大陷胸丸

大黄半斤，葶苈子半斤，芒硝半斤，杏仁半升。

上四味，捣筛二味，内杏仁、芒硝研如脂，和散，取如弹丸一枚；另捣甘遂末一钱匕，白蜜两合，水二升，煮取一升，温顿服之，一宿乃下，如不下，更服，取下为效，禁如药法。

"病发于阳"，阳是什么？阳代表能量，表示机体可以和邪气做斗争,"病发于阳"可以理解为这个病往阳性的方面发展,一般会出现三阳的一些表现,这种情况下应该因势利导,或者发汗,或和解等,但这个时候反用下法,"热入因作结胸",会让邪热往内陷,导致结胸。

"病发于阴,而反下之,因作痞也",如果这个病是往阴性发展的,本来就是虚寒性的,比如太阴病,你反下,就会导致气机下陷或者寒热不调,出现痞证。我们以后要学到的泻心汤类方,比如半夏泻心汤、甘草泻心汤等等,都是为痞证而设。

结胸证和痞证最大的区别在于一个是有形的实邪阻滞,一个是气机的不畅。有些人就是肚子胀,按着也不觉得痛,上想打嗝、想呕,下放屁、拉肚子,就会出现这种情况,没有痰饮等阻滞,这个一般叫痞证。而结胸证呢?"所以成结胸者,以下之太早故也",就告诉你这个机理了,这个本来应该发汗,应该往外走的,结果用了下法,导致邪热入里,与体内有形的痰饮水湿结合在一起,寒热结合,最后导致了结胸。

下面紧接着说"结胸者,项亦强,如柔痉状,下之则和,宜大陷胸丸",这个就告诉你结胸会出现什么情况呢,会出现脖子僵硬,"如柔痉状"。什么是柔痉?在《金匮要略》里面讲,"太阳病,发热汗出,而不恶寒,名曰柔痉",柔痉讲的是发热汗出的,假如是不汗出,指的是刚痉。刚痉要用到麻黄类发越阳气、解表发汗的药,而柔痉是邪热内陷,有形之邪和热结合在一起,这种情况下"下之则和",要把痰饮邪热给攻下去,"宜大陷胸丸"。

我们看看这个大陷胸丸。丸者缓也,从这里也可以看出,这个病不是一下子就能治好的,像结核性胸膜炎、感染性胸膜炎引起的积液也不是一下二下能消除得了的。大陷胸丸里面的组成:大黄、葶苈子、芒硝、杏仁,和甘遂末、大枣。大黄是攻下药,通利肠腑,推陈致新;甘遂是利水药,吃后会出现大量呕吐腹泻，这个药我在临床上自己也试过，用来贴肚脐也有这样的效果。大黄芒硝可以软坚散结、通利肠腑，甘遂可以通利泻下逐饮，葶苈子杏仁降肺气。葶苈子本身还有强心、利水的作用，可以增强人体的心肺功能，在临床上经常会听到胸腔里面呼噜呼噜的哮鸣音，水音很重的，我们就可以用葶苈子，但如果脉不是很浮，手搭在脉上气机不是很足的话，就要谨慎使用。

所以我们从这个条文可以看出来，结胸是怎么来的？是"下之太早故也"，是误治了才导致的，它和痞证做了区别，痞证是"病发于阴"，本身就具有太阴虚寒，下之后就气机不畅、升降失调了。结胸像是我们现在很多人描述的胸腔积液这类的疾病，条文里用的是大陷胸丸下之。

大陷胸丸里甘遂是逐水的，芒硝是软坚散结化痰的，葶苈、杏仁、大枣都可以强心肃肺祛痰，大黄既可清热也可泻下。从这个组方可以看出它的病理因素，一个是痰，一个是热，一个是水，所以大陷胸丸是治疗痰热结胸的，临床上常见发烧、咳的痰比较稠，又有胸腔积液，呼吸困难等，可以使用大陷胸丸，当然这个一般用于一些急症、重症。

第132条：结胸证，其脉浮大者，不可下，下之则死。

浮大为劳，人在过劳状态的脉就是浮大脉，男性同胞们可以在性生活之后去摸自己的脉，就是一个典型的虚劳脉。浮大的脉，大者为劳，浮则为虚，浮可以为风，为表，也可以为虚，浮大的脉在这里就是虚劳，是正气大虚，这时候你再去下，就会出现一些死证。

第133条：结胸证悉具，烦躁者亦死。

这个烦躁其实多是因为肾气大虚所表现出来的。人在特别虚的时候会出现烦躁，在少阴病篇里面我们经常能看到。在重症监护病房的时候，如果说你看到一些病人本来是很安静的，突然间很烦躁、焦虑不安，其实往往都是虚阳外脱的时候，阴阳即将离决，所以这种情况下也是一个死证。

这 132 条、133 条都是讲的结胸的重证、死证，其实第 140 条也是，应当互参，结合在一起看。

第 140 条：太阳病，下之，其脉促，不结胸者，此为欲解也。脉浮者，必结胸。脉紧者，必咽痛。脉弦者，必两胁拘急。脉细数者，头痛未止。脉沉紧者，必欲呕。脉沉滑者，协热利。脉浮滑者，必下血。

"太阳病，下之，其脉促，不结胸者，此为欲解也"，太阳病下之后气机下陷，整个人的正气大虚，促脉最起码代表有阳气、有正气，这个时候不结胸可能是快好了，病有好转的迹象，正气来复，出现了脉促。

后面其实都是讲在促脉的情况下误治会出现什么情况。"脉浮者，必结胸"，脉浮，我们知道有表证，下了之后，邪热入里，就成了结胸证；"脉紧者，必咽痛"，如果脉紧，是一个实寒证，用了下法，就会往阴证更深一层走，走到少阴的时候就会出现咽痛；"脉弦者，必两胁拘急"，脉弦，是少阳的问题，你这个时候去下的话，会出现肝胆方面的寒热互结，出现两胁肋拘急等等一些表现。

"脉细数者，头痛未止"，脉细者为虚，数者为热，脉细数是阴虚虚热，你这个时候去下，就会导致一些清阳不升，出现"不荣则痛"的头痛未止症状；"脉沉紧者，必欲呕"，脉沉紧，沉则为里，紧则为寒，是有里寒证的，下了之后就会出现拒食、呕吐的症状。

"脉沉滑者，协热利"，脉沉滑，沉为里，滑为热，这时候就有一些积热在里，下之后，热与实邪相结，就跟往下面走，形成协热利，比如我们的黄芩汤证；"脉浮滑者，必下血"，脉浮滑者，滑可以为痰饮，也可以为热邪，本身就有热的情况下，下之后会导致热邪下迫，出现下血。

脉沉滑和脉浮滑，我们可以对待着来看。脉沉滑是一个里证，是脾虚湿困的这样一个表现，本身就是一个内伤，用下法的话，脾气更虚，邪热之邪趁虚而入，就会导致协热利；脉浮滑，浮是代表有表邪，是在内伤的本质下有气虚的状态，越是用攻下法，气就越虚，湿热之邪就进入血分，导致湿热下注，引起出血。

第140条其实是在讨论太阳病误治以后脉象的变化，就是本身是一个什么样的脉象，误治以后出现看什么样的脉象，是怎样的一个表现。下面顺着132条133条继续讲，其实第134条也是在说这样一个问题。

第134条：太阳病，脉浮而动数，浮则为风，数则为热，动则为痛，数则为虚。头痛发热，微盗汗出，而反恶寒者，表未解也。医反下之，动数变迟，膈内拒痛，胃中空虚，客气动膈，短气躁烦，心中懊憹，阳气内陷，心下因鞕，则为结胸，大陷胸汤主之。若不结胸，但头汗出，余处无汗，剂颈而还，小便不利，身必发黄。

大陷胸汤

大黄六两，芒硝一升，甘遂一钱匕。

上三味，以水六升，先煮大黄减二升，去滓，内芒硝，煮一两沸，内甘遂末，温服一升。得快利，止后服。

"太阳病，脉浮而动数"，这里是通过脉象来告诉你太阳病本来是什么样的情况，"浮则为风，数则为热，动则为痛"，这里面讲的动是"阴阳相迫则为动"。然后出现了头痛发热、微盗汗出、恶寒的症状，微盗汗出本身不是一种盗汗，是微微有汗，本来汗出的时候不恶寒，但是这里出现了一个"反恶寒"，说明其实还是有表证的。

"医反下之，动数变迟"，表没有解，如果用了下法，下了之后阳气往里面走，原来的动脉、数脉就变成了迟脉。膈内拒痛"，邪热在里，邪聚中焦堵在肠腑，所以按起来会痛；"胃中空虚，客气动膈，短气躁烦，心中懊恼"，胃中缺乏一种阳气，出现胃中空虚，气机不畅，出现了客气动膈，出现短气烦躁、心中懊恼，这种烦躁不安的状态；"阳气内陷，心下因鞕，则为结胸"，阳气内陷，肚子下面硬梆梆的，这就是结胸，其实我们现在讲的腹部的胰腺炎、肠梗阻等等这样的一些情况，也可以当作是结胸，这时候"大陷胸汤主之"。

我们讲"汤者，荡也"，大陷胸汤是比较猛烈的一个方，是用来救急的，救人于须臾之间、危难之间。因为也不涉及到上焦肺部的痰饮，所以方里的主力就是通下，用大黄泻下通腑，芒硝软坚散结，甘遂利水。"得快利，止后服"就是告诉这个方是比较猛的，吃了会拉肚子拉得很厉害，所以只要肚子一拉空，马上药就不要吃了，峻猛之药不宜久服。

大陷胸汤和大陷胸丸有什么区别呢？它们都是有形之邪和热邪的聚集，狼狈为奸，但是有两个主要的区别。

第一，力量有区别，一个偏猛点，一个偏缓点。大陷胸汤和大陷胸丸里面大黄、甘遂、芒硝的比例和剂量是不一样的，汤剂更加峻猛。大陷胸汤主要是以梗阻为主，比如急性的肠梗阻，所以要用峻猛的药物来疏通中焦胃肠道的阻滞；大陷胸丸一般是偏于上焦胸肺，因为下焦不通而引起上焦的咳嗽、咳喘、喘迫等常见肺部症状，以肺部痰热互结为主证，大陷胸丸比大陷胸汤多了葶苈子、杏仁，这两味药就是为了祛肺部痰饮而设。

第二：作用部位是有区别的，一个偏于上焦，一个偏于中焦。一个常用于急性胰腺炎、腹膜炎、急性肠梗阻之类的病症，一个是常用于胸腔积液、胸膜炎等以肺部咳喘为主症的病症。以上就是大陷胸丸和大陷胸汤的主要区别。

下面我们接着就说，"若不结胸，但头汗出，余处无汗，剂颈而还，小便不利，身必发黄"，这个说的是瘀热证。如果没有痰饮、水饮之类的有形之邪与热邪互结狼狈为奸的话，仅仅是瘀热在里。热气在肝胆部位散布出来，就会出现"头汗出"，脖子出汗，并伴有"小便不利"，也就是小便不畅快，热邪在体内瘀滞，就会出现黄疸，包括我们常见的胆囊炎。

第 135 条：伤寒六七日，结胸热实，脉沉而紧，心下痛，按之石鞭者，大陷胸汤主之。

这个条文的前面好理解，我们解释一下后面"按之石鞭者"，什么叫"按之石鞭"？其实就是临床上的"板状腹"，就是急腹症，比如常见的急性胰腺炎、急性腹膜炎等等。"大陷胸汤主之"，大家看，大陷胸汤主要是治疗急症的，而且主要是以腹部急症为主，比如急性胰腺炎、急性肠梗阻、急性腹膜炎等等。这些要么是痰饮堵住不通，要么是大便、宿食不通导致气血津液不畅。所以，大陷胸汤讲的是痰实。什么叫作"实"呢？就是这些痰把通道堵住了。所以用的是大黄六两、芒硝一升，这些量是很大的，都是通腑泻下的。大陷胸丸是痰热结胸，痰和热两者都重，这里的大陷胸汤偏于痰实。

第 136 条：伤寒十余日，热结在里，复往来寒热者，与大柴胡汤；但结胸，无大热者，此为水结在胸胁也，但头微汗出者，大陷胸汤主之。

"伤寒十余日"，感冒了都十几天了，"热结在里，复往来寒热"，热邪结在里，里证是阳明，往来寒热是少阳，阳明里证会出现一些胃肠道的热证，比如说小便黄、大便干、口干等等，如果出现口苦、咽干、目眩、胁痛、呕逆、小便黄、大便干等等这一类的情况，就是我们说的少阳证。在少阳兼有阳明证的这种病情表现的情况下，就是少阳和阳明合病，要用大柴胡汤。

如果说病是结胸，热邪不是很明显，这个是水结胸胁，就是有形的痰饮积聚在胸胁部，这时"头微汗出"，就是头微微有热，就给用大陷胸汤。这个大陷胸汤里主要是祛实邪、主水饮的，所以大陷胸汤既可以治疗痰实结胸，也可以治疗水结胸。水结胸常见的就是一些积液的病，如胸膜炎、甚至包括肺癌导致的腹膜炎等等，这里热邪有没有？有，但不是很明显，不是主要矛盾，在这种情况下，用大陷胸汤，利用它逐饮泄水的作用。

这条引出一个话题：大陷胸汤和大柴胡汤有什么区别？大陷胸汤和大柴胡汤都会出现脘腹部的疼痛，都会出现大便不好解，都会出现有热邪结在里面，但是它们的区别在哪里呢？大柴胡汤主要是邪在气分，邪热症状明显，发热比较严重，但是大便难解等实邪的表现不明显；而大陷胸汤是实质性的堵塞，热象反而不是很明显，发热是比较轻的。这是两者的区别。

第 137 条：太阳病，重发汗而复下之，不大便五六日，舌上燥而渴，日晡所小有潮热，从心下至少腹鞕满而痛不可近者，大陷胸汤主之。

太阳病，又是发汗、又是泻下，导致人体津液丧失，出现大便干燥，"不大便五六日"，"舌上燥而渴"，舌上很干燥，又想喝水，这是很明显的阳明证。"日晡所小有潮热"，就是到了下午、晚上，病人就很烦躁、心烦。"从心下至少腹鞕满而痛不可近者，大陷胸汤主之"，从剑突下到少腹又满又痛又胀，摸都摸不得，用大陷胸汤。这里讲的其实就是个急腹症。

第 138 条：小结胸病，正在心下，按之则痛，脉浮滑者，小陷胸汤主之。

小陷胸汤

黄连一两，半夏半升，栝蒌实大者一枚

上三味，以水六升，先煮栝蒌取三升，去滓，内诸药，煮取一升，去滓，分温在服。

这里讲的"脉浮滑"就是讲的痰热，正气很足，阳气很足，脉会浮；有痰饮，有热邪，脉会滑。"正在心下，按之则痛"，心下就是胃的位置，临床上急性胃炎、胃炎的急性发作经常能看到这些表现。这里用了小陷胸汤，用黄连来去热，用半夏来化痰，用瓜蒌来祛痰热，所以小陷胸汤就是治疗痰热结胸的。

小陷胸汤和大陷胸汤有什么区别？大陷胸汤是胃和大小肠疼痛的比较厉害的急腹症，小陷胸汤是胃脘部的胀满，它们都是讲的中焦，但小陷胸汤以胀满为主，实邪堵滞的不是很明显，主要是痰热互结，按就会痛。大小陷胸汤的大小也跟它的严重程度有关。

回头我们再看一看前面的条文，其实张仲景条文的写作方式是非常科学，条理非常清晰的，先告诉你什么是结胸，什么是脏结，然后告诉你结胸是怎么来的，又告诉你脏结是什么表现，还告诉你结胸的机理是什么，"以下之太早故也"，本来是表证嘛，顺便谈了结胸和痞证的区别。然后再告诉我们不一样的结胸证用什么方子来对付，像痰热结胸、痰实结胸、水结胸等等，他会告诉你怎么治疗。同时告诉你怎么鉴别结胸的死症。比如说，133 条和 132 条这些死症要知道怎么去鉴别。

整个过程就是一步一步地告诉你，从最大的分类到小的分类，从轻到重，把所有的条文通过他的思维展示给你，让你在临床上小病能看，大病也能看，急症能看，缓症也能看，鉴别诊断会，治疗你也会。

第 139 条：太阳病，二三日，不能卧，但欲起，心下必结，脉微弱者，此本有寒分也。反下之，若利止，必作结胸；未止者，四日复下之，此作协热利也。

　　本来是个太阳病，过了两三天，这是到阳明了，躺下去不舒服，站起来又舒服一点，这是胃部有一些痰饮，"心下必结"。摸脉呢，"脉微弱"，说明这个人正气不足有寒邪，"此本有寒分也"。如果攻下以后，阳气伤的更厉害，这个时候就会导致邪热和体内有形的实邪互相纠结，导致结胸，"若利止，必作结胸"。所以可以看得出来，他是有阳明的水饮，加太阳的外感，再加攻下，导致的这么一个结胸。

　　我们再看下面，"未止者，四日复下之，此作协热利也"，假如还没好，第四天的时候是到了少阳病，我们可以这么理解，这个人本来就有肝胆方面的一些疾病，比如胆囊炎之类的，这时再给他用下法，就会导致热邪与肝胆位置的实邪相结合，引起急性胆囊炎的发作，或者胆源性的腹泻，我们叫协热利。

　　协热利的主要病位在少阳，四日到了少阳了，同时又有太阳病的外感，又用了下法，本来肝胆不是很好的人就引起急性胆囊炎的发作，或拉肚子这种胆源性的腹泻，这就叫协热利，就是胆热协实邪下利，可以用黄芩汤一类的方子。

　　前面我们已经讲了 140 条，下面我们讲 141 条的寒实结胸证。

　　第 141 条：病在阳，应以汗解之，反以冷水潠之若灌之，其热被劫不得去，弥更益烦，肉上粟起，意欲饮水，反不渴者，服文蛤散；若不差者，与五苓散。寒实结胸，无热证者，与三物小陷胸汤，白散亦可服。

　　文蛤散

　　文蛤五两。
　　上一味为散，以沸汤和一方寸匕服。汤用五合。

三物白散（桔梗白散）

桔梗三分，巴豆（去皮心，熬黑，研发脂）一分，贝母三分。

上三味，为散。内巴豆更于白中杵之，以白饮和服。强人半钱匕，羸者减之。病在膈上必吐，在膈下必利。不利，进热粥一杯；利过不止，进冷粥一杯。

"病在阳，应以汗解之"，本来是个表证，应该发汗的，你还用冷水来退热，"反以冷水潠之"，表邪闭得更厉害，邪热更加郁滞，"其热被劫不得去，弥更益烦，肉上粟起"，所以看着毛孔一个一个鼓出来好像鸡皮疙瘩似的。"意欲饮水，反不渴者，服文蛤散"，想喝水是因为有热邪，但又不渴，因为人体的津液没有损伤，这个是外有寒邪内有水饮，寒闭水热，要用文蛤散，"若不差者，与五苓散"，如果还没好就用五苓散。

文蛤散和五苓散它们有相同的一些原理，都可以清热，也都可以利水，只是说偏重点不一样。如果热邪大于水邪，要解表清热利水的话用文蛤散，如果水饮大于热邪，用五苓散健脾利水散热。

后面，"寒实结胸，无热证者，与三物小陷胸汤，白散亦可服"，其实这个三物小陷胸汤就是三物白散。按照张仲景的命名原则，不可能有三物小陷胸汤，这里是有错简的，而且寒实结胸没有热症，更加不可能用小陷胸汤。寒实结胸其实用的是三物白散，里面桔梗、巴豆、贝母三味药可以化痰，把实邪泻下去。

到这里所有的结胸证就讲完了，我们再回顾一下。大陷胸丸的痰热结胸，像胸腔积液、胸膜积液等等；大陷胸汤的痰湿结胸，像急性胰腺炎啊、急性肠梗阻等等，腑实不通郁而化热；大陷胸汤的水结胸，就是热邪不很明显，但是水邪结于胸胁，有积液痰饮，像胸膜炎、腹膜炎等等；小陷胸汤的痰热结胸，是"正在心下，按之疼痛"的急性胃炎发作；还有三物白散所治的寒实结胸。

另外，我们讲了结胸的概念，结胸的由来，结胸的种类，结胸的重症，结胸的鉴别，结胸与脏结，结胸与痞证的鉴别。再往后 142、143、144 条都是结胸的疑似证。整个条文看起来是非常清晰的，它是一个完整的体系。

结胸是比较大的话题，由于本人学识的有限，讲得不足之处也向大家表示道歉。在这里只有一个目标，就是想跟大家一起共同成长，一起分享经方，感受经方之美。谢谢大家！

19 石凤鸣：《伤寒论》条文 142~145条解读

　　石凤鸣，湖南中医药大学毕业，师承汉唐中医倪海厦，临证针药灸一以贯之，擅长诊治感冒、发烧咳嗽、心烦易怒、脘腹胀满、胸闷心悸、痰多恶心、四肢冰冷、失眠多梦、痛经、不孕、头痛、眩晕等常见病以及疑难杂病。

　　大家晚上好！本来今晚是范修文医生和大家一起学习《伤寒论》条文的，但是范医生临时有事来不了。姜老师再三嘱托让我代范兄讲课，我也是被赶鸭子上架，原因是怕自己领悟不到位，误导了大家。今晚我就说说一自己学习的心得吧，请大家拍砖。

　　这次要共同学习的题目是柴胡所主的证型，我仔细地看过几遍这几条条文，发现直接从这个地方入手好像没有头尾。我个人认为，《伤寒论》牵一发而动全身，如环无端；阴阳一气，六经也就是一经。如果不把阴阳搞清楚，就不能分辨中风、伤寒，误治后的变证：结胸、陷胸乃至以后的痞满，一直到阳明病、少阳病，有很多问题是讲不通的，对医圣所说、用药的思维，都不会一以贯之。

　　所以我们首先简单说一下阴阳，这里是太阳篇的下篇，回顾一下也是应该的。大家知道《伤寒论》里的阴阳，既指内外，又主寒热，除了主观上的寒热，还有就是客观上的，也就是医生所诊候到的，那么脉象就不可不察。寸主阳而尺主阴。原文"师曰：脉分寸关尺，寸脉分经以候阳，阳者气之统也；尺脉分经以候阴，阴者血之注也；故曰阴阳。关上阴阳交界，应气血升降，分经以候中州之气"。此为《伤寒论》中阴阳定位之一。

　　另一个问题是病发于阳、发于阴。原文："病有发热恶寒者，发于阳也，无热恶寒者，发于阴也。发于阳者，七日愈，发于阴者，六日愈，以阳属七，阴属六故也"。什么叫发于阳？发热恶寒就是发于阳，也就是身上有抵抗力，有胃气的时候的外感称为发于阳；胃气不足暖身，没有抵抗力的时候就是发于阴。

"发于阳而反下之，为结胸"，热陷于下，气化成水结于中，这个水是怎么来的？水的前身为气，是胃气结在上焦胸胁的部分，下之后，胃气被折，寒水相抟，结于心下，等胃气来复，欲将邪气外发，出现了痛症。为什么不能外发了，因为气化成水也就是变成了阴，所以才用大陷胸泄水的药，这个上次颜老师有详细地讲解。

"发于阴，反下之者，因成痞"，因为没有足够的胃气，也就是胃气本寒，又用寒药，胃中寒不能运转化物，所以成痞满。

知道了上边的原理，解读下面的条文也就不难了。

接下来我们第142条、第143条一起来看，因为这两条讲的都是用针。

第142条：太阳与少阳并病，头项强痛，或眩冒，时如结胸，心下痞鞕者，当刺大椎第一间，肺俞、肝俞，慎不可发汗；发汗则谵语，脉弦，五日谵语不止，当刺期门。

第143条：妇人中风，发热恶寒，经水适来，得之七八日，热除而脉迟身凉，胸胁下满，如结胸状，谵语者，此为热入血室也，当刺期门，随其实而取之。

首先我们要先了解经脉，不了解这个，就不知道为啥去刺。

"肝足厥阴之脉，起于大趾丛毛之际，上循足跗上廉，去内踝一寸，上踝八寸，交出太阴之后，上内廉，循股阴入毛中，过阴器，抵小腹，挟胃属肝络胆，上贯膈，布胁肋，循喉咙之后，上入颃颡，连目系，上出额，与督脉会于巅；其支者，从目系下颊里，环唇内；其支者，复从肝别贯膈，上注肺"。

有人说，太少并病刺大椎、肝俞、肺俞，是因为在足太阳膀胱经上。那为什么不刺心俞？不刺膈俞？显然不是那个意思。

我个人见解是这样的：太阳与少阳并病，头项强痛（见太阳证），或眩冒，时如结胸（见少阳证），心下痞硬者（结热），当刺大椎第一间（散胸中热）、肺俞（配大椎治头项）、肝俞（似有结胸，胸胁部分为肝经所主），慎不可发汗（恐结胸更热便谵语），发汗则谵语，脉弦（津气不足），五六日，谵语不止（热以入里），当刺期门（泄热，所以后一条说"见其实而泻之"）。至于为什么肝俞、肺俞同刺，是因为见阳证了，所谓"见阳刺阳，见阴刺阴"。"从期门属肝处别贯膈，行食窦之外，本经之里，上注肺，下行至中焦，挟中脘之分，以交于手太阴也"，歌曰："穴出云门，自期门而终"，肺肝关系如此。

第 143 条：妇人中风，发热恶寒，经水适来，得之七八日，热除而脉迟身凉。胸胁下满，如结胸状，谵语者，此为热入血室也，当刺期门，随其实而取之。血室为藏血之室，人卧而血归于肝，此为明证也。这里"热除脉迟身凉"，无外证只见内证，所以只刺期门。

第 144 条：妇人中风，七八日续得寒热，发作有时，经水适断者，此为热入血室，其血必结，故使如疟状，发作有时，小柴胡汤主之。

小柴胡汤方

柴胡半斤、黄芩三两、人参三两、半夏半升（洗）、甘草三两、生姜三两（切）、大枣十二枚（擘）

妇人中风，七八日续得寒热（我认为应该是：妇人中风七八日，续得寒热），发作有时（出现寒热有规律），经水适断（正来忽断，或者该至未至），此为热入血室（热入肝经未得疏泻而下），其血必结（结热于经），故使如疟状，发作有时（个人认为中间不应该有逗号，为了阐述上边的一个总结），小柴胡汤主之（本方在此不为通经，是为解决妇人中风证）。方子我就不强解释了，解释方子的有很多人。个人认为本方是为三焦立方。

第 145 条：妇人伤寒，发热，经水适来，昼日明了，暮则谵语，如见鬼状者，此为热入血室，无犯胃气，及上二焦，必自愈。

妇人伤寒（太阳伤寒证），发热（出现发热现象），经水适来（月事来潮），昼日明了（白天没事，病不在阳），暮则谵语，如见鬼状者（出现神昏，口不仁，或者梦话），此为热入血室（这种状态是热瘀于少腹，肝主少腹），无犯胃气及上二焦，必自愈（汗下皆伤胃气，唯有柴胡统三焦无犯胃气，《妇科百问》说可以用小柴胡汤加生地，《医学传心录》说可以四物兑入小柴胡汤）。

为什么说"无犯胃气及上二焦，必自愈"呢？

个人认为，第一是胃家实，大承气汤有谵语，用大承气汤就是犯胃气。在此区别不要攻下。第二，第 124 条有"太阳病，六七日表证仍在，脉微而沉，反不结胸；其人发狂者，以热在下焦，少腹当鞭满，小便自利者，下血乃愈。所以然者，以太阳随经，瘀热在里故也。抵当汤主之。"今来月经，自然下血，经后必自愈的意思。

以上 142～145 条，前面两条是针刺法，后面是妇人经期伤风的一些病症。

下面的 146～149 条讲的是柴胡的基本证型，包括从表未解至微支饮至胸胁微结到心下痞满至胁下引痛再到里证。因为时间和认知问题，今天就不分享了。谢谢大家！

20

尚栋梁：《伤寒论》条文 146~148条解读

　　书院的各位老师、各位同道，大家晚上好！上一节石凤鸣老师讲了妇人中风、妇人伤寒的几节，我们接下来继续讲第146条。

　　第 146 条：伤寒六七日，发热，微恶寒，支节烦疼，微呕，心下支结，外证未去者，柴胡桂枝汤主之。

柴胡桂枝汤

　　桂枝、黄芩、芍药、人参各一两半，甘草一两，半夏二合半，大枣六枚，生姜一两半，柴胡四两。

　　上九味，以水七升，煮取三升，去滓，温服一升。本云：人参汤，作如桂枝法，加半夏、柴胡、黄芩，夏如柴胡法，今用人参作半剂。

　　这个方子是少阳病的变证之一。它的组成是桂枝、芍药、黄芩各一两半，人参各一两半，甘草一两，半夏二合半，大枣六枚，生姜一两半，柴胡四两。既然是少阳病，从治疗的角度说，我们不能用汗法，也不能用吐法和下法。

　　少阳病禁汗吐下法，原因是少阳病内有郁热，如果用汗法的话会伤津耗气、伤津化燥，产生内热的变证；用了下法以后，会导致邪气入里，邪气传到阳明或者其他的经，所以也不适合。太阳病邪气为什么会传入少阳？是因为里有虚，本身身体体质已经出现虚弱的状态，所以邪气才会传入少阳。因此，汗吐下法是回避的。

　　柴胡桂枝汤是小柴胡汤和桂枝汤各一半的量，这个方子还是以治疗太阳病为重心，所以方子的排列顺序是把桂枝汤放在了前面，柴胡汤放在了后面，说明还是以解决太阳病为主的，只是这个邪气已经进入少阳，但是进入的程度还不重。

太阳病之所以没有解是因为有两个主症:"发热，微恶寒"、"支节烦痛"，这是太阳病不解的两个主要表现。同时还出现了"微呕"、"心下支结"，这些是邪气进入少阳半表半里的表现。少阳病出现以后，它的症状主要表现是呕，这是邪气由胃入里进入三焦引起的气机不能正常通降而出现气机上逆的表现。气机壅滞三焦，还会出现"心下支结"的表现，心下会有支撑或者痞满的感觉，还有种解释是心下两边胁肋部出现的这些症状。

这里出现的是"微呕"，而不是我们经常说的真正少阳证的"心烦喜呕"，包括这个"心下支结"也没有达到少阳证"胸胁苦满"的程度，所以从这两个症状表现来说，邪气没有进入很深的部位，只是进入少阳经轻微的症状。所以说这里主要的症状是太阳证，少阳证只是次要的。因此，我们用这个方子的时候要考虑到以太阳表证为主，兼有少阳轻证，这是用药的重心。

这个方子是治疗太阳表虚，邪入少阳，而且少阳表现不明显的一个方证，而且这个方证是太阳少阳并病，是有先后顺序和主次区别的。不是合病，是并病，是先有太阳，后传少阳。太阳表虚的桂枝汤证和少阳证的小柴胡汤证，这是张仲景《伤寒论》里面最经典、最核心的两个方子，而且这两个方子是以和解为主。太阳表虚，邪入半表半里，汗也不可，吐也不可，下也不可，所以用这个方子。

在临床当中，小儿感冒我们用这个方子比较多。这种小孩一般体质较差，经常生病感冒，发热不明显，平时经常出汗，已经出现太阳表虚的症状，另外还会表现出少阳的症状，比如说干呕，比如说腹部按着有点胀，并且不想吃饭，默默不欲饮食，这时就可以用这个方子治疗。

　　另外，我们发现大部分风湿的人都是爱出汗的，风湿本身就是表虚，邪气进入体内，所以说风湿的病人夹有少阳证就比较适合这个方子。常见的比如产后风湿。这种妇人本身有少阳的症状，比如口苦、咽干、目眩、心烦喜呕、默默不欲饮食，那么这个时候又有外感的表证，又有风湿的基础病，就更适合用这个方子了。

　　刘渡舟老先生用柴胡桂枝汤治疗慢性肝炎比较多，肝炎伴有脾胃虚寒的一些症状，或者太阳中风表虚症状，用柴胡桂枝汤加减是刘渡舟老先生的一个用药习惯。

　　现在我跟大家分享一则比较容易误诊的医案，这是《伤寒误诊医案》里面的一个医案。

　　一个女性患者，65 岁，1985 年 9 月 24 号因心悸收入医院，辨证以温胆汤化裁治疗，心悸及伴随症状明显好转。半个月后，睡中汗出，醒时汗止，尤其以头面部和胸颈部为重，伴有恶寒微热，口干口苦而不欲饮食，胸胁胀满，呃逆阵作，纳食少，舌苔薄白，少津，脉细数而乏力。

　　医生辨证是阴虚火扰，于是用当归六黄汤加龙骨牡蛎麻黄根治疗。投 4 剂药后没有任何的好转，改为生脉饮，但是病人用药后仍然无济于事，反而盗汗更加明显。所有的症状都没有减轻，而且汗出加重，衣服上的水都可以拧下来，每天晚上要换三件衣服才能到天明，出汗后感觉怕冷，通宵达旦，痛苦难忍。

　　这种情况持续了几个月以后已经正气很虚了，于是医生用柴胡桂枝汤加减以解表和里，调和营卫，用药以后盗汗减轻。服用两剂，后来又胸闷心悸，呃逆的症状仍然存在，医生又加苏梗、瓜蒌壳。3 剂以后，病症祛除。

　　这是 1987 年《北京中医杂志》刊登的一例柴胡桂枝汤治疗盗汗证，是有别于我们常见的认为阴虚内热所致盗汗的一个经典的案例。当我们发现患者出现盗汗的时候，除了要考虑阴虚以外，是不是还要考虑因为伤寒未解出现的盗汗？成无己在《伤寒明理论》里面曾经对这个伤寒盗汗的病机做过阐述："伤寒盗汗者，非若杂病之虚，是由邪气在半表半里使然也。"

　　他解释说，"若邪气一切在表，干于卫则自然汗出也。此则邪气侵行于里，外连表邪，及睡则卫气行于里，乘表中阳气不致，津液得泄，故但睡而汗出，觉则气散于表而汗止。"就是说，当伤寒邪气在表，干于卫气的时候，自然就汗出了，而邪气进入里的时候，会影响到表，到了睡觉的时候卫气进入里面，那么趁着表邪当中的阳气不能到达，津液不能发泄，所以说汗液才出来，等醒了以后气散到表面，这个时候汗就出不来了。

　　第147条：伤寒五六日，已发汗而复下之，胸胁满微结，小便不利，渴而不呕，但头汗出，往来寒热心烦者，此为未解也，柴胡桂枝干姜汤主之。

　　柴胡桂枝干姜汤

　　柴胡半斤，桂枝三两，干姜二两，栝蒌根四两，黄芩三两，牡蛎二两，甘草二两。

　　上七味，以水一斗二升，煮取六升，去滓，再煎取三升，温服一升，日三服。初服微烦，复服，汗出便愈。

　　这个是少阳证的变证之一，柴胡桂枝干姜汤证。这个证属于少阳证，但是很多医家也认为属于厥阴证，是寒热错杂证或者上热下寒证。这个方子是针对很复杂的病机的方子，我临床应用的经验不足，所以基本是参照我们前人对这个方子的注解理解的。

　　这个方子是治疗少阳邪气未解，入里以后引起中焦脾胃运化失常，出现水饮内停，身体水液不能正常运转的一系列症状，属于少阳兼水饮内停证。

"伤寒五六日，已发汗而复下之"，很明显已经属于误治了，"伤寒五六日"表寒应该已经解了，但是因为治疗不当，先发汗、又用了下的方法，导致太阳的邪气没有解散，而传入了少阳。少阳三焦气机失畅，所以引起胸胁苦满、气机郁结。气机是推动水液运行的动力，气机受挫，三焦水液运行就会受影响，所以这个时候小便就会不顺畅，出现尿少、尿频或者尿短、尿急等"小便不利"的症状；气不能够化生津液上承于口腔，所以出现口渴的症状。

气机郁结不能宣发津液于全身各部位，加上津液不足，所以病人出汗的部位是很少的，不是全身汗出的一个症状，而是"但头汗出"，少量的津液向上蒸发，布散于头额部。"但头汗出"的位置应该是在阳明额部，这个汗出应该跟湿温证的汗出不畅加以鉴别，湿温的病人身体的津液是足的，所以说出汗并不是局部。

柴胡桂枝干姜汤是由小柴胡汤加减化裁而成，方中用柴胡、黄芩作为主药。柴胡是解少阳表邪的一味发散的药，也属于发汗药，临床中我们有用到柴胡注射液打屁股针，原因就是用柴胡发汗。方里柴胡放在首位，也就是用它来清解少阳半表半里的邪气，和黄芩结合起来能够清除邪气进里的一些郁热。

另外，因为津液伤了，出现口渴，但是又不呕，所以没有加半夏，而是用的栝楼根，栝楼根能生津、除烦、止渴，用来解决津伤的症状。因为阳气郁结，枢机不利，所以胸胁微满，这个时候不能用人参、大枣这些补气过盛、滋腻碍肠的药，影响气机的运化，加牡蛎的话，是因为它能散胸胁的结滞。而且和栝楼根结合在《金匮要略·百合病》篇可以见到用来治疗"渴而不差"者。方子剩下的桂枝、甘草、干姜，主要是治疗身体的阳气不足，它有通阳的作用。

从这个方子的组方整体来看，一共有三个部分，一个是解胸胁苦满、往来寒热郁热的柴胡、黄芩；第二个是以桂枝、干姜、甘草为主，治疗阳气的不足，如脾阳不足的下利、心阳不足的心悸、胸闷；第三个是牡蛎和栝楼根，治疗口渴、散胸胁结滞。

从组成来看，这应该是一种合病，是伤寒少阳、太阳未解，而且有阳明伤津的症状，也有损伤太阴阳气的症状，是几个经的合并症状。临床上很多病治疗失误以后，基本都会到这个阶段，包括用西医抗生素治疗以后，损伤太阴而导致津液不能很好气化，水饮不能很好调节的兼杂症状，都可能会用到这个方子处理。

日本汉方医学里边有的医家在介绍腹诊的时候说，胸腹部有敏感的压痛是运用这个方的用药指征，这个可以供大家参考。

我们的黄煌教授在用这个方子的时候，偏于治疗精神系统疾病。方中的甘草、干姜可以温脾阳，四逆汤和理中汤组成里面都有这两味药；桂枝、甘草可以温心阳，桂枝甘草龙骨牡蛎汤和苓桂术甘汤能治疗心阳不足引起的心脏症状；同时还有柴胡、黄芩可以清少阳之热。所以这三个主方组合起来可以治疗像心悸这些神经系统功能下降引起的一系列疾病。像长期用药过度损伤脾阳，脾胃功能下降，而且容易生气，这种体质的中老年人就比较适合。

儿科里面用这个方子的人不多，但是从理论上来说，我觉得出现但头汗出，没有全身汗出，而且大便长时间稀溏，口干想喝水，平常又多动急躁的肝脾失调型的小孩也可以作为用药的参考。这种多动症的小孩，伴有脾胃虚，有肝热又有脾胃寒的体质，那么应该可以参考一下。

柴胡桂枝汤和柴胡桂枝干姜汤都可以治疗自汗，柴胡桂枝汤治疗的自汗伴有腹痛的明显腹部症状，而柴胡桂枝干姜汤治疗的自汗没有腹痛，主要是治疗食欲不振、大便稀溏的脾虚寒的自汗。另外这种自汗还要与更年期的冲热出汗相鉴别，更年期冲热症是一过性汗出、阵发性潮热，是因为肝肾阴血不足导致的肝阳上亢。

刘渡舟老先生治疗乙肝长期不愈，长期使用清肝利胆药物而脾阳受损的患者的时候，用柴胡桂枝干姜汤治疗，这个大家应该要重视。因为很多来找我们看的乙肝患者已经伤了太阴，出现少阳瘀结、太阴虚寒，整个脾胃功能明显下降的表现，这个时候柴胡桂枝干姜汤要作为参考。

作为引申，糖尿病和肥胖病，包括三高、痛风，这些类型的疾病我们是不是也可以考虑用这个方子？因为所有的代谢疾病都与肝胆脾胃大小肠的功能失调有很大的关系，这个方子如果使用得当，应该可以很好地解决这些问题。李赛美老师就经常用这个方子治疗消渴，我们也可以作为参考。

另外，柴胡桂枝干姜汤治疗的肝郁脾寒的小便不利，还应该和茵陈五苓散、茵陈四逆汤相对比。我个人认为，茵陈五苓散是治疗湿重于热的黄疸，虽然也有小便不利，但是毕竟是以肝胆脏腑功能失调引起的湿热为主证，所以我们不会用柴胡桂枝干姜汤这种治疗表证为主的方子，治疗这种湿重于热的体质。那么同样，茵陈四逆汤是治疗阴黄的，以茵陈蒿祛湿热为主药，加上四逆汤，扶正作用更强烈，这些都是柴胡桂枝干姜汤所不及的。所以我们用药的时候，大的方向也应该参考。

第148条：伤寒五六日，头汗出，微恶寒，手足冷，心下满，口不欲食，大便鞕，脉细者，此为阳微结，必有表，复有里也。脉沉，亦在里也。汗出为阳微，假令纯阴结，不得复有外证，悉入在里，此为半在里半在外也。脉虽沉紧，不得为少阴病，所以然者，阴不得有汗，今头汗出，故知非少阴也。可

与小柴胡汤。设不了了者，得屎而解。

这一条比较长，所以我们要分开来分析。第一段说"伤寒五六日，头汗出，微恶寒，手足冷，心下满，口不欲食，大便硬，脉细者，此为阳微结，必有表复有里也"，五六日伤寒应该解，但没有解，头出汗，还出现怕冷的症状，手脚已经很冷，这说明表里之气已经不能够衔接，阳气不能到达四末。

"头为诸阳之会"，阳经才往头上走，阴经是不往头上走，所以说"但头汗出"是阳热内郁不得宣泄，上蒸于头部的症状，而且也证明这个时候是体虚的阶段，因为它不能全身出汗。"脉细"，这个脉应该是弦细的脉，是少阳主脉，也就是说这个邪气还是在少阳半表半里阶段。"大便硬"，是有阳明热结于里。

所以说，这是一个太阳表证未解，同时有少阳枢机不利、阳明里热内结的症状，"此为阳微结，必有表复有里也"。"脉沉，亦在里也"，脉沉也说明了病在里。

"汗出为阳微，假令纯阴结，不得复有外证，悉入在里，此为半在里半在外也。脉虽沉紧，不得为少阴病，所以然者，阴不得有汗，今头汗出，故知非少阴也"。为什么张仲景重点区分了阳微结、纯阴结？主要目的在于，出现阳微结的时候这个病应该用发散的方法，而纯阴结不能乱用发散，应该用温补的方法。

阳微结和纯阴结时都会出现手足厥冷，但是是有区别的。纯阴结完全可以用温散的方法，但如果是阳微结，然后误用了温散的方法，就会导致温补太过热伤津液，本身阴液不足了，再用温热的药，那么可能就会导致变证百出。

"可与小柴胡汤。设不了了者，得屎而解"。这个时候的阳微结仍然用小柴胡汤解决，如果小柴胡汤用了仍然没有解决症状，那么就可以用下法，得屎而解。这时应该用比较温和的下药，比如说调胃承气汤，下而不能伤胃气。

好了，今天晚上我就和大家共同学习 146～148 这三条条文。这三条条文联系紧密，属于三阳的疾病，而且是邪传少阳后出现的并病或者合病，是小柴胡证的变证。其他像大柴胡证、柴胡加芒硝、柴胡加龙骨牡蛎汤证等等，也都属于柴胡证的变证。

今晚我就讲到这里，谢谢大家！

21 彭志谋：《伤寒论》条文 149~158条解读——痞证 浅识

　　彭志谋，经方学子，医学学士，主治医师。深圳市西丽人民医院康复科门诊医师、兼住院部医师。2006年毕业于广州中医药大学，从事中医临床工作十一年。

各位老师、各位同学，大家晚上好！今天晚上由我来讲《伤寒论》中的痞证。

首先大家看第 149 条。

第 149 条：伤寒五六日，呕而发热者，柴胡汤证具，而以他药下之，柴胡证仍在者，复与柴胡汤。此虽已下之，不为逆，必蒸蒸而振，却发热汗出而解。若心下满而硬痛者，此为结痛也，大陷胸汤主之。但满而不痛者，此为痞，柴胡不中与之，宜半夏泻心汤。

半夏泻心汤

半夏半升，黄芩、干姜、人参、甘草各三两，黄连一两，大枣十二枚。

上七味，以水一斗，煮取六升，去滓，再煎，取三升，温服一升，日三服。

首先看柴胡汤证，这是一个半在里半在外的证。"伤寒五六日，呕而发热"，"呕"是一个半在里的里证，"发热"是一个半在外的外证。呕，"机"在中焦，如果我们把肺脏连通大气的那部分看做是外的话，那么半在里半在外恰好就是中焦脾胃肝胆与外界相交接的一个地方。所以很多人见到"呕而发热"的，两个症状同时出现，就可以用柴胡汤来治疗。

"以他药下之，柴胡证仍在者，复与柴胡汤"，如果下之后柴胡证仍在，说明里虚的情况不重，还能禁受得起攻下，所以不为逆，"此虽已下之，不为逆"。因为小柴胡汤里面有人参、甘草、生姜这些运化脾胃的药物，所以吃了小柴胡汤之后就相当于我们吃了饭之后的出汗，它可以有助于人体抗邪外出，所以就有了"必蒸蒸而振，却发热汗出而解"。

当然，每个人的体质不一样，用了下法以后就会出现不一样的表现。比如说有些人身体比较好，抗病能力比较强，他用下法之后就不会是"柴胡汤证仍在"，而是出现了"心下满而硬痛者，此为结胸也，大陷胸汤主之"；还有一种类型，他的抗病能力不是很强，就成了一个痞证："但满而不痛者，此为痞"，这个时候"柴胡不中与之也，宜半夏泻心汤"。我们反过来看前面的条文，前面第 131 条："病发于阳而反下之，热入因作结胸；病发于阴而反下之，因作痞也"，这一条可以作为后面两条辨证的解读。

第 150 条：太阳少阳并病，而反下之，成结胸，心下硬，下利不止，水浆不下，其人心烦。

这一条讲的也是一个结胸证，"发于阳而反下之，热入因作结胸，所以成结胸者，以下之太早故也"。病人身体内有一把火，这时候我们用攻下的方法来了一个倾盆大雨，水火不相容，就成了结胸。这种情况就好像山体滑坡，道路堵塞，河流也堵塞了，河流里面的水因为涨水而旁流了，所以见"下利不止"。

至于"水浆不下"，下法下得太厉害了，伤了脾胃，脾胃功能就不是很好，所以出现了"水浆不下"的症状。本来人体脾气升清的功能在比较好的状态下，正气都出外抗邪了，这个时候，我们用下法的话，会起到一种反作用。木生火的功能不足的情况下，机体会出现一些"心烦"的症状（心气不足定有阻滞），这实际上也可以看做是一种大范畴下的否证（天地阴阳不交泰为否卦，广义的否证可与狭义的痞证相区别）。

第 151 条：脉浮而紧，而复下之，紧反入里，则作痞，按之自濡，但气痞耳。

人体的阳气比较实，向来比较壮实，外邪这个时候因为下法趁机陷入，内陷到中上焦的位置，已经不在肌表了，这时机体就会出现痞证，按上去是没有什么硬块的。只是说气滞，气机受到了某些阻碍。

第152条：太阳中风，下利呕逆，表解者，乃可攻之。其人漐漐汗出，发作有时，头痛，心下痞硬满，引胁下痛，干呕短气，汗出不恶寒者，此表解里未和也，十枣汤主之。

十枣汤

芫花、甘遂、大戟。

上三味等分，分别捣为散。以水一升半，先煮大枣肥者十枚，取八合，去滓，内药末，强人服一钱匕，羸人服半钱，温服之，平旦服。若下少，病不除者，明日更服，加半钱，得快下利后，糜粥自养。

太阳中风，增添了一些发热症状，是需要消耗人体正气的，这个时候痰热胶着、里外交困，会堵塞某些津液的通道，从而出现下利，还有呕逆的症状。实际上这些痰热阻滞的部位主要还是少阳胸胁，这种情况我们可以看做是痰热结在胸胁了（与结胸相类似，可以称之为"结胸胁"）。但是机体的抗邪能力还是比较强的，所以出现了"漐漐汗出"，汗出淋漓，一阵一阵的。

这个"心下痞硬满，引胁下痛"，跟结胸的症状相似，它是痰热胶结在胸胁，或者说痰热胶结在中焦出现的症状。条文中的头痛也是由于痰结的原因。中焦有了这些痰浊之后，机体想把它排除去，于是出现了"干呕"，因为心下痞满影响到了肺的宣降功能，从而出现了"短气"症状。"汗出不恶寒"还是因为机体抗邪能力比较旺盛出现的阳证，是痰热结胸胁的症状。

这个时候，我们用十枣汤治疗。

十枣汤方组成：芫花（熬）、甘遂、大戟、大枣。这个治疗大法是咸甘除燥之剂，和小承气汤有点类似（更准确的说，是调胃承气汤），都是通下的方法，不需要的东西，我们就把它从上往下打掉。

第 153 条：太阳病，医发汗，遂发热恶寒，因复下之，心下痞，表里俱虚，阴阳气并竭，无阳则阴独，复加烧针，因胸烦，面色青黄，肤瞤者，难治；今色微黄，手足温者，易愈。

本是太阳病，医生用发汗的方法治疗，出现了发热恶寒，说明患者的身体还是偏虚的，里不足，出现发汗亡阳。这个时候机体抗病能力没那么强了，用了下法出现心下痞，"病发于阴，而反下之，因作痞也"。用了下法之后，脾胃运化功能受损，气血精津液的生成也不足了。所以这个时候是"里外俱虚，阴阳气并竭，无阳则阴独"，正气衰而邪气盛。

这时再用烧针的方法，也就是火法，是不对的，它不能起到回阳救逆的作用，反而起到反作用。烧针迫竭气血精津液，出现"胸烦"；气血精津液和营卫受损以后，"肌肤"会出现"颤动"；"面色青黄"，说明气血精津液不能上荣头面，所以说"难治"。

如果说，他的面色只是有点微黄，还有点光泽，手足温，那么病没有到四逆的程度，气血精津液伤得没那么厉害，这种人的体质是比较容易好的。

154 条：心下痞，按之濡，其脉关上浮者，大黄黄连泻心汤主之。

大黄黄连泻心汤

大黄二两，黄连一两，（黄芩一两）
上两（三）味，以麻沸汤二升渍之，须臾绞去滓，分温再服。

阳实之体，误用下，下的不是很厉害，所以这个痞也没那么厉害，按上去是没有硬痛的。阳实之体对疾病的反应是偏热的，所以脉偏浮的，关上，指的是病位偏中上焦。

《金匮要略》讲"心气不足，吐血如衄，泻心汤主之"，在《千金方》里面说的不是"心气不足"，而是"心气不定"。什么叫心气不定呢？水生木，木生火，冲脉从这里走过。机体在抗病的时候是在调动人的阳气，像烧柴的时候，能量消耗得更多，这就是木生火的状态，机体是偏亢盛的。这个时候来一个下法，就好像汽车开的很快，突然来一个减速，然后突然又加速，这种状态是不稳定的，这种状态就叫做痞（心气不定痞证生）。

发汗太过，而机体内部的反应又比较强的情况下，就会出现 155 条"心下痞，复恶寒出汗者"这种情况，用附子来治漏汗，就凑成了一个附子泻心汤。

第 155 条：心下痞，而复恶寒汗出者，附子泻心汤主之。

附子泻心汤

大黄二两，黄连一两，黄芩一两，附子一枚。

上四味，切三味，以麻沸汤二升渍之，须臾绞去滓，内附子汁，分温再服。

第 156 条：本以下之，故心下痞，与泻心汤，痞不解，其人渴而口燥烦，小便不利者，五苓散主之。

"痞不解，其人渴而口燥烦，小便不利者"，这里"渴"可以看作是一个广义的否证，但不是用半夏泻心汤来治疗，而用到了五苓散。那五苓散里面，哪一对药是治疗"渴"这个症状？——桂枝、白术。这是一个水饮内停的症状，必须要温化水液，使津液重新得到布散，所以用上了五苓散。可能前面下法用得太过，气都变成水了，然后重新用五苓散来温化津液，让津液去输布到全身。

第 157 条：伤寒，汗出解之后，胃中不和，心下痞硬，干噫食臭，胁下有水气，腹中雷鸣下利者，生姜泻心汤主之。

生姜泻心汤

生姜四两，甘草三两，人参三两，干姜一两，黄芩三两，半夏半升，黄连一两，大枣十二枚。

上八味，以水一斗，煮六升，去滓，再煎取三升，温服一升，日三服。

如果我们把 149 条的半夏泻心汤证看作是湿热痞的话，那么这条讲的痞证是痰饮体质基础上的一个痞证。为什么这么说呢？因为它用到了生姜。"胁下有水气，腹中雷鸣"，说明肠鸣音是亢进的，它还有"下利"的症状，说明脾胃痰饮水湿比较多，所以用生姜来发散水饮，在半夏泻心汤的基础上加重了生姜的用量，就变成了生姜泻心汤。它是以生姜主打，驱除这个水湿痰饮。

第 158 条：伤寒中风，医反下之，其人下利日数十行，谷不化，腹中雷鸣，心下痞硬而满，干呕心烦不得安，医见心下痞，谓病不尽，复下之，其痞益甚，此非热结，但以胃中虚，客气上逆，故使硬也，甘草泻心汤主之。

甘草泻心汤

甘草四两，黄芩三两，干姜三两，半夏半升，大枣十二枚，黄连一两。

上六味，以水一斗，煮取六升，去滓，再煎取三升，温服一升，日三服。

这条讲的是脾虚之体因为用了下法，在脾虚的状态下出现的痞证，表现为下利很多，水谷不化，腹中雷鸣。"复下之，其痞益甚"，本来脾虚运化功能就不好，下了又下，气机升降阻滞更厉害、痰浊阻滞得更厉害了，所以其痞益甚。这个不是里面有热，而是脾虚有寒，所以用到了甘草泻心汤。

这个方还可以用于狐惑，怎么理解呢？我们可以把狐惑看成是人体粘膜上的广义上的一种痞证，似伤非伤，就是有故障。

除了这个泻心汤证心下痞的热体之外，有没有一个寒体的痞证呢？《伤寒论》第 61 条："下之后，复发汗，昼日烦躁不得眠，夜而安静，不呕，不渴，无表证，脉沉微，身无大热者，干姜附子汤主之"，这个条文就是一种广义上的寒体的痞证，症状表现就在于"昼日烦躁不得眠，夜而安静"。

能经过下法，而不出现下利；经过汗法，而不现四肢厥冷，说明这个人体质还是不错的，这个条文不能看做是少阴病，它是用火法又用水法之后，扰乱了人体的气机，而出现"昼夜烦燥不得眠，夜而安静"这个广义上的痞证。

为什么出现白天烦躁不得眠，晚上安静呢？白天，人体随着太阳活动，借天阳之力，机能功能开始亢奋，但是这个力不足以完全推动气血畅通无阻，所出现了"昼日烦躁不得眠"；夜而安静，是夜晚正气无天阳依凭，正邪休战，阴阳相安，不再僵持相互碍滞。

干姜附子汤里边谁是治痞证的药？就是干姜。秋干姜禀赋温升凉降之性，有升阳和阴之能，能够畅达气机，解除寒痞碍滞。附子只是顺带带一下，用来治疗发汗后亡阳，漏汗的现象。

《辅行诀》里描述痞证的经典条文救误泻心汤条是这么说的，"救误用泻下，其人阳气素实，外邪乘虚陷入，致心下痞满，腹痛下利者方"，这个句子有倒装，实际上它的顺序应该是"其人阳气素实，误用泻下，外邪乘虚陷入，致心下痞满，腹痛下利者方"，这个方是半夏泻心汤少了半夏，其他药都是用了三两。我想这个方如果是陶弘景抄来的，那么这个方应该就是半夏泻心汤的祖方。

痞证的祖方中，主药是什么呢？我想是干姜和黄芩。为什么这么说呢？当我看到汤液经法图那五个角，看到辛苦除痞的时候，我就想到了半夏泻心汤，然后从二十五味中去抓这个药，就找出了干姜和黄芩。作为主药，在半夏泻心汤中黄芩的量是比黄连大的，黄芩治热痞，干姜治寒痞，干姜黄芩治寒热交结痞。

为什么要加上半夏呢？湿热体质也好，痰饮体质也好，脾虚体质也好，都是容易出现一些痰浊的，所以用了半夏来直接针对寒痰。剩下的人参甘草是调理虚体的药。

除去泻心汤、附子泻心汤、干姜附子汤、旋覆代赭汤之外，三个泻心汤的比较实际上就是体质的比较。首先从舌象、体型去抓，然后有痞证的，按体质去用药也是一个方便法门。后面的脏结处方可以用《千金方》里的吴茱萸汤。

最后还补充一下，关于痞证，我们要抓住两个轴，一个轴是脾气散精的轴，一个轴是冲脉。脾气散精这个轴就是《素问·经脉别论篇》里说的"饮食入胃，游溢精气，上输于脾，脾气散精，上输于肺，通调水道，下输膀胱，水精四布，五经并行，合于四时五脏阴阳，揆度以为常也"，这个轴主要是跟脾胃有关，广义上的"否证"中的否，是来自于八卦中的否卦，是不升不降的不通泰的一个卦象。第二个轴就是水生木，木生火，冲脉这个轴，特别是水和火的关系。

今天我就谈这么多了，感谢大家的聆听！

22 管春荣：《伤寒论》条文 159~167条解读

管春荣，主治中医师，就职于广州康美中医馆。酷爱中医、崇尚经典，博采众法、自成一格。师承国家级名老中医、原第一军医大学中医系臧堃堂教授，喜用经方，针药并举。对常见病、疑难病均有系统的研究，认识深刻，见解独到，屡起沉疴。

　　尊敬的各位老师、各位同道,大家晚上好! 我叫管春荣,在广州康美中医馆工作,两天前接到姜宗瑞、颜彪华两位老师的指令,要求我在群里面讲几条《伤寒论》的原文,当时我觉得有点紧张,但又不好意思拒绝,有点被赶鸭子上架的节奏。

　　我原本是位电脑工程师,有一天突然心血来潮,后来就稀里糊涂地做了一名中医师,由于没有受过中医系统的正规化的教育,也没有经过名师的熏陶,所以对中医经典学习也不多,国学基础相对薄弱,对《伤寒论》的原文研究也不深,只局限于喜欢用几个常用的经方,比如说小青龙汤、柴胡桂枝汤、半夏泻心汤、乌梅丸等。

　　虽然说我今年的年龄已经不小了,但是真正做医生的时间并不长,所以临床经验也不够丰富。之前在群里面聆听了诸位老师的讲课,每每享用各位老师的经方大餐,受益匪浅,获益良多,非常感恩各位老师。我的干货确实不多,但是不论稀饭还是面条,无论味道如何,我也要硬着头皮给大家做上一餐,以表表我的心意。总之希望各位老师海涵,谢谢大家。

　　下面言归正传,正式开始学习 159～167 条。

　　第 159 条:伤寒服汤药,下利不止,心下痞鞕,服泻心汤已,复以他药下之,利不止,医以理中与之,利益甚。理中者,理中焦,此利在下焦。赤石脂禹余粮汤主之。复不止者,当利其小便。

赤石脂禹余粮

赤石脂(碎)一斤,禹余粮(碎)一斤。

上二味,以水六升,煮取三升,去滓,分温三服。

本条是伤寒表证由于服用了攻下药物，导致表邪内陷，而出现下利不止、心下痞硬，服过泻心汤之后，又用了其他的攻下药，下利仍然没有停止，医生又改用了理中汤治疗，结果下利更加厉害。因为理中汤只能调理中焦，而此时的下利已经属于下焦滑脱不禁，所以治疗中焦无效，这时候应该用赤石脂禹余粮汤治疗。假如这时候下利还再不止的话，我们就应该通过"利小便以实大便"的方法来治疗。

本条接在泻心汤证的后面，157 条讲的是生姜泻心汤证，158 条讲的是甘草泻心汤证，本条的意思是因为误下而导致的心下痞硬而下利，并非是泻心汤所能包打天下的，应该具体情况具体分析。

伤寒邪在表，却反而服用泻下的汤药，导致了表邪内陷，正气内伤，出现利下不止、心下痞硬的症候。痞利并见的话，按理可以用泻心汤来治疗，但是服用了泻心汤之后病情没有得到缓解，当然也有可能是因为药力不够。但这个时候医生有点急了，结果就没有进行仔细地辨证，又用了另外一种泻下药，错上加错。

这一条与 158 条："医见心下痞，谓病不尽，复下之"的错误完全是一模一样，但是 158 条误下的后果是"其痞益甚"，而本条误下的后果是"利不止"，也就是说，虽然是同样的误下，但是辨证的机转却又不同，上一条是上逆，本条是下奔，这两条之间是有差异的。所谓上逆，就是"心下痞硬而满，干呕，心烦不得眠"这样的症候；下奔，就是"利不止"、"利益甚"这样的症候。

那么针对这样的下利，该如何治疗呢？本条给出了三种不同的治法。

第一，下利如果属于中焦虚寒，那么我们用理中汤来温中祛寒。用过理中汤之后应该马上就下利停止了，痞满马上就消失了。

第二，如果服用理中汤之后，不但没有止，反而更加严重了，这就说明下利不是中焦虚寒所导致的，可能是下焦滑脱不固所导致的，这时候就应该用赤石脂禹余粮汤来固涩下焦，达到止利的目的。

但是临床上来用赤石脂禹余粮汤治疗的下利很少见，用的机会也不多，而且禹余粮这味药，通常的药店也是没有供应的。另外，假如说有食欲不振、恶心呕吐等中焦的症状的话，如果用了赤石脂禹余粮汤，病情反而会引起恶化，这些必须引起我们的重视。

第三点，除此以外，下利还可能是三焦气化不利，小肠的泌别清浊功能失职，水液偏盛于大肠所致，所以在使用固涩仍然无效的时候，就可以采用"利小便以实大便"的方法，比如说用五苓散这类的方剂。

以上三点对于治疗下利这类的病具有普遍的指导意义。同时本条也告诫我们临床治病必须辨证求因，随机论治，灵活应用，切不可墨守成规。

第 160 条：伤寒吐下后，发汗，虚烦，脉甚微，八九日心下痞鞕，胁下痛，气上冲咽喉，眩冒，经脉动惕者，久而成痿。

大家应该很清楚，中医有八法，就是"汗、吐、下、和、温、清、补、消"，本来汗吐下三法也是治疗伤寒的大法，如果用的得当的话很快就能达到邪去正安的效果，但是应用不当，都有可能损伤正气，导致病情的恶化。

本条的"伤寒"，应该是有表证，应当用发汗来解决，但是医生用了吐法，导致胃气大伤，然后又用了下法，导致了脾气大伤。脾胃为中土，灌溉四旁，中土大伤的话，不管是不是有表证存在，应先顾及中气。为了防止虚脱，这时候不能再用发汗的方法来解决了。可是这时候，医生又用发汗的方法，这时候就是错上加错，导致阳气更伤。汗为心之液，发汗太多，心阴心阳受损，就会产生虚烦。

另外脉象甚微，也是阳气大虚的标志。阳气不运，津液化为饮邪，如果饮停心下就变为心下痞，饮停胁下就会变为胁下痛。还有如果饮邪往上冲，就会导致咽喉不适；上犯头部，就会导致清阳不升浊阴不降，而产生眩冒。

同时，经脉如果得不到阳气的温养、津液的濡养，再加上饮邪的侵扰，经脉就出现动惕，日久不愈，肢体就会废了。以上所说的就是痿的病因病机。需要说明一下这个痿，教科书上通常说是一个症候名称，它的主要症状是双下肢软弱无力，行动不便。但《中医内科学》专门有一章是论痿病。本人认为，这个痿证应该包括男子的阳痿。关于这个问题，下面我会举例说明。

"八九日心下痞硬"，其中"八九日"这三个字，在这里要说明一下。1800年以来所有的伤寒注家，包括当代的胡希恕、刘渡舟老师等等，对伤寒几日几日，如一二日，两三日，五六日，八九日等等，都没有明确的解释，大多数都是含糊其词，一带而过。山东聊城的刘东军老师，写了一本《易演伤寒论》，对这个问题呢，有一个解释和推演，我认为是比较到位和符合临床的，大家有兴趣，可以去读一读。

刘东军老师认为，《伤寒论》里面的所谓六经辨证，实际上是十二经辨证，他将十二经对应十二辟卦。本条中的"八九日"，正好是否卦加临。否卦就是天地否，上卦为乾，下卦为坤，上面为三个阳爻，下面为三个阴爻。如果用卦象来对应人体的话，人体现在是处于怎样的一种情形呢？他是属于上盛下虚，上热下寒，里寒外热，头重脚轻。

另外本条需要与67条相鉴别。67条："伤寒，若吐若下后，心下逆满，气上冲胸，起则头眩，脉沉紧，发汗则动经，身为振振摇者，茯苓桂枝白术甘草汤主之。"在症候上，二者有相类似的地方，病机上也都属于阳虚饮逆。但是 67 条比较轻，它的脉象是沉紧的；本条证情相对比较重，脉象是脉甚微，这一点需要注意。

本条阐述了痿证的病因病机，但是仲景没有给出具体的治疗方案。那我们怎么办呢？还是用老办法，"观其脉证，随证治之"。根据我的临床经验，有几类方可以用，像 67 条的苓桂术甘汤，82 条的真武汤，厥阴病篇的乌梅丸，还有《千金方》里的大温脾汤等，都有机会用到。

下面我讲一个案例。

最近我遇到两位男性的患者，一位四十岁出头，患有反流性胃炎。伴有口臭，这个口臭五米外都能闻到，而且整个人都显得躁动不安；另一位 62 岁，患有糖尿病多年，伴有下肢无力，无力到什么程度呢，从一楼爬到二楼的楼梯都有点爬不动。

他们两个都有一个共同的形体特征，上半身看起来很雄伟壮观，头大，国字脸，胸腔广阔，但是从腹部以下，从肚脐开始就变细了，骨盆显得比较窄，下肢又瘦。也就是俗话所说的"头大，屁股小"的这种人。

他们俩人均有阳痿，身边美女如云，但是却不能有所作为，所以心里头甚为焦虑，希望我能尽快为他们解决这个问题。他们俩的病因病机，和本条叙述的都甚为相似。我在治疗的过程中，都用了乌梅丸加减，再配合针灸治疗。总体来讲，取得了比较好的治疗效果。

第 161 条：伤寒发汗，若吐若下，解后心下痞鞕，噫气不除者，旋覆代赭汤主之。

旋覆代赭汤

旋覆花三两，人参二两，生姜五两，代赭石一两，甘草三两，半夏半升，大枣十二枚。

上七味，以水一斗，煮取六升，去滓，再煎取三升，温服一升，日三服。

伤寒，邪气在表的时候，本应发汗而解；假如汗后邪入胸膈，就应当用吐法；如果邪入阳明胃腑，这时候就要用攻下法。汗吐下三法，均为祛邪之法，一般来说，邪去之后病就解了。但现实当中，也有邪去之后，因为正气受伤，生出其他的变证来。本条就是如此。

"伤寒发汗，若吐若下，解后，心下痞硬，噫气不除"，显然他的胃气是由于吐而受伤，胃气受伤后，痰饮浊阴挟虚上逆，由于没有饮食停滞，所以说虽然噫气不除，但没有干噫食臭。所谓噫气就是嗳气。关于噫气的解释在《灵枢·口问》篇里是这样说的："寒气客于胃，厥逆从下上散，复出于胃，故为噫"，所以本症不同于生姜泻心汤的干噫食臭，没有热象也没有下利，所以就用旋覆代赭汤降逆气化痰饮。

由于旋覆代赭汤中的代赭石为镇肝之品，所以有的医家认为，本症不仅仅是胃气不和痰气痞塞，而且还有肝气上逆之症，又有肝气乘脾的意思，关于这一点呢，大家可以作为参考。

157条生姜泻心汤证，它有"心下痞硬、干噫食臭"等症；本条没有下利，胁下也没有水气。由于没有寒热之邪，所以在生姜泻心汤这个方子上面去掉黄芩、黄连、干姜，加旋覆花、代赭石就变成了旋覆代赭汤。这一点说明治痞之法大多数都是从泻心汤化裁而来。

第162条：下后不可更行桂枝汤，若汗出而喘，无大热者，可与麻黄杏子甘草石膏汤。

本条说明用攻下法治疗表证,会导致表邪内陷,入里化热。热邪迫肺,肺气郁闭,不得宣通,就会出现气喘;又因为肺主皮毛,肺热熏蒸,津液外泄,所以汗出。这种"汗出而喘",很容易与桂枝汤证相混淆,所以特别提到"不可更行桂枝汤",希望我们引起重视,以免误治。由于邪热内陷,又有汗出,通常肌表就没有大热了,这时切不可误认为就是寒证,应当清宣肺热,麻杏石甘汤主之。

另外我们可以对照 63 条:"发汗后,不可更行桂枝汤,汗出而喘,无大热者,可与麻杏石甘汤"。本条与第 63 条虽然有"发汗后"和"下后"的区别,但是邪热迫肺、肺气郁闭的病理机转实际上是一致的,所以这两条治法相同,治禁也相同。

第 163 条:太阳病,外证未除,而数下之,遂协热而利,利下不止,心下痞鞕,表里不解者,桂枝人参汤主之。

桂枝人参汤

桂枝四两,甘草四两,白术三两,人参三两,干姜三两。

上五味,以水九升,先煮四味,取五升,内桂,更取三升,去滓,温服一升,日再夜一服。

凡是太阳病,不管是太阳伤寒还是太阳中风,屡次攻下之后,里气必定大伤,所以一定会出现下利不止、心下痞硬的症候,由于表证仍在,所以称之为"协热下利",也就是说"协表热而下利"这么个意思。协热利其实有两种转归,一种是虚寒,一种是实热。本条的重点讲的是里虚寒,是用理中汤治疗脘痞下利,只用一味桂枝来通阳和表。

另外本条需要和 34 条进行互参。34 条:"太阳病桂枝证,医反下之,利遂不止。脉促者,表未解也。喘而汗出者,葛根芩连汤主之"。本条和 34 条的下利,虽然都属于误下,但 34 条的下利属于实热,而本条的下利属于里虚寒,所以治法就不一样了。

第164条：伤寒大下后，复发汗，心下痞，恶寒者，表未解也，不可攻痞，当先解表，表解乃可攻痞。解表宜桂枝汤，攻痞宜大黄黄连泻心汤。

伤寒大下后，表证未解，复发汗，这样治既不恰当，汗下的次序又颠倒了，显然很容易发生种种变证。本条由伤寒转为热痞，而兼有表证未解，所以我们推测这个病人一定是体质健壮，阳气旺盛，才可能发生这种转化。

先大下之后，虽然邪热内陷，心下成痞，但外之表证也未解，这时候医生认为患者素体阳旺，所以才敢又复发其汗。又因为汗不得法，表证仍然没解或者是没有解尽，还剩少量的余邪。通过这一段，我们可以看出治法很乱，应该属于不太高明的医生所为。仲景以此为例，告诉我们说这时候不能再进行误治了。

这里为啥解表用桂枝汤，而不用麻黄汤呢？是因为前面已经发了汗，而且经过大下，导致里气一定是大虚，所以这个时候只用桂枝汤解肌发表、调和营卫就可以了。如果这个时候用麻黄汤，可能又会生出许多的变证。表解之后，热痞病自然应当用大黄黄连泻心汤来治疗，本条给我们指明了表里同治的治疗原则，要先治表邪，表解之后，再治里实，本条的热痞就属于里实，所以不可先攻其痞，应该先解其表。从临床上来讲，我们应当根据具体的病情来定，不可以过分地拘泥，以免错失治病的良机。

第165条：伤寒发热，汗出不解，心中痞硬，呕吐而下利者，大柴胡汤主之。

本条伤寒只说发热，没有提到恶寒，说明邪气已经入里化热，所以虽有汗出，但热不解，应当仔细甄别了。如果说此时的发热属于蒸蒸发热，或者是潮热，或者兼有腹大满、绕脐痛等症候，此时应属于阳明腑实证，应当选用三承气汤来治疗。而本证发热兼有心中痞硬、呕吐下利，所以，我们可以知道肠腑还没有形成所谓的燥结，而是应该属于胆胃气滞，升降之机失常所致，所以才出现了上有呕吐、下有腹泻。

呕而发热，本是小柴胡汤的主证，此时不但呕而发热，而且还有心中痞硬，属于胆胃之气壅滞比较严重，证型应该属于少阳兼阳明里实，所以就不能用小柴胡汤，用大柴胡汤来和解少阳、通泄里实。

本条需要和第 163 条桂枝人参汤证相鉴别。因为本条属于热，桂枝人参汤证属于寒，这一点我们应该清楚。

第 166 条：病如桂枝证，头不痛，项不强，寸脉微浮，胸中痞硬，气上冲喉咽，不得息者，此为胸有寒也，当吐之，宜瓜蒂散。

瓜蒂散

瓜蒂（熬黄）一分，赤小豆一分。

上两味，各别捣筛，为散已，合治之，取一钱匕。以香豉一合，用热汤七合，煮作稀糜，去滓，取汁合散，温顿服之，不吐者，少少加，得快吐乃止。诸亡血虚家，不可与瓜蒂散。

本条先说明一点，就是痰饮、宿食等病理产物阻滞于胸膈，同样也能影响营卫正常功能而出现发热、恶风、自汗等等，这个与桂枝汤证很类似，临床上很容易产生混淆和误诊。感受风寒之邪的桂枝汤证应该有头痛、项强，而本证头不痛、项不强，可见不属于桂枝汤证。脉象也不属于桂枝汤证的脉浮缓、浮弱，这里是寸脉微浮，不属于表证的脉象，是病位在上焦的缘故。

由于痰涎宿食壅塞于上，阻碍了气机，所以"胸中痞硬"，痰饮宿食阻塞于上，正气就有驱邪外出的意思，于是就出现了

"气上冲喉咽不得息者"的症状。"在上者，因而越之"是《内经》讲的，它给我们指明了治疗的方向。所以，用瓜蒂散吐膈间的有形之邪。

本条的重点在于与桂枝汤证相鉴别。出现了疑似桂枝汤证后，此时要注意到，不一定是感受外邪所引起的，这条其实讲的是与外感无关的杂病。

说起瓜蒂散，我还真在自己身上用过一次。记不清是在2012还是2013年了，那年中秋和国庆节是同一天，当天晚上，我家里做了很多菜，我吃了大闸蟹，喝了雪碧，又吃了一个浙江黄岩蜜桔，在这之前，我是有点感冒的，当时用了小青龙汤之后，已经逐渐转愈了，但是自从中秋晚上用餐之后，就得了一种怪病。

怎么怪呢？只要到夜里、晚上，心下就是胃脘的部位，就会不断地跳动，接着就是有一股气上冲咽喉，伴有剧烈的咳嗽，咳时伴有窒息感，就是有濒临死亡的一种感觉，如果是躺在床上的话，就会跳起来，如果是坐在沙发上，也会站起来，当时就是这样连续好多天，我都无法入睡。

咳时能咳出少量的白痰，当时，我以为是前边的感冒余邪未尽，就又服用了小青龙汤，还有射干麻黄汤，因想到"咳而上气，喉中水鸡声，射干麻黄汤主之"，与此证型有些相似；还用了乌梅丸，乌梅丸里也说到"气上撞心，心中疼热，饥而不欲食，食即吐蛔"，都是毫无寸功。

当时我还请了南方医科大学的伤寒名家帮我诊治，他认为是气管里长了东西，应该属于肿瘤，当时我一听，心里有点发毛，我想自己虽不算年轻，也还不算太老，还有我的中医之路刚刚开始，就要告别这个世界吗？好在我很快能够接受现实，我回忆了一下，我考虑会不会是痰饮在胸膈？我就想到了用瓜蒂散。

　　因为瓜蒂在一般药店都是没有卖的，跑遍了所有的药材档铺都没有现货。其中一位档主说可以从安徽亳州邮过来，当时我觉得可以啊，就订了一公斤。当时瓜蒂挺贵的，花了 400 元。2 天后拿到手，回家开始准备喝了，喝了要不了多久，一个小时不到就开始吐了，也确实能吐出黏痰，但当时吐的感觉太难受了。由于吐的次数不够，或痰在中焦没有在上焦，病情也没见好转，后来就停用了瓜蒂。

　　最后自己再次静下心来，前思后想，还是饮食所导致的，因为大闸蟹是特别寒凉的一种食物。然后，我感觉我的症状和 67 条苓桂术甘汤症的症状特别相似，苓桂术甘汤是这么说的，"伤寒，若吐若下后，心下逆满，气上冲胸，起则头眩，脉沉紧，发汗则动经，身为振振摇者，茯苓桂枝白术甘草汤主之"。之前对苓桂术甘这个方剂一直没有加以重视，觉得那么简简单单的几味药应该治不了什么大病，但现在可以说我是黔驴技穷了，方子也用遍了，也没有见好，所以也只好用苓桂术甘汤试试了，所以当时开了原方原剂量的苓桂术甘汤。

　　当天晚上喝了一次，第二天早上又喝了一次，等到第二天上午 11 点钟的时候，当时突然接到一个电话，边听边向阳台走去的过程中突然感到全身轻松，真可以说"病去如抽丝"，我这个病前前后后折磨了差不多一个月，终于见到了光明，那时感觉好像给了我第二次生命，对苓桂术甘汤也另眼相看了。

　　过了一年多，又出现了一次类似的病情，一样的症状，但是比上次要轻了一些。这次我又改变了治疗思路，我想，既然是痰饮作祟，那想想用下法来试试，这个痰是寒痰，就用温药来下啊，我就用了一点三物白散。三物白散是 141 条的，它是用于治疗寒实结胸，我就搬过来看能不能治这个。

　　我用了一点三物白散包在蛋糕里，捏成一小块，用温水吞下。大约一个小时后，开始腹痛，那个下午就泻了 5～6 次，这个病也就彻底搞定了。朱丹溪说的那句话"百病皆由痰作祟"，真是千真万确，堪称经典！

第 167 条：病胁下素有痞，连在脐旁，痛引少腹，入阴筋者，此名脏结，死。

在讨论本条的时候，我们需要回顾 129 条脏结的定义，"何谓脏结？答曰：如结胸状，饮食如故，时时下利，寸脉浮，关脉细小沉紧，名曰脏结。舌上白胎滑者，难治"。130 条："脏结无阳证，不往来寒热，其人反静，舌上胎滑者，不可攻也"，这条指出了脏结的治疗禁忌。

而本条所说的最后一个字"死"，说明这个病情远远比前面两条说的更加严重。因为病人"病胁下素有痞，连在脐旁"，可见病情由来已久，阴邪凝结特别深，以至于气血凝滞，脉络瘀阻，并且结成了痞块，连在脐旁，随手扪之可得。再加上"痛引少腹，入阴筋"，痛的时候牵引少腹及前阴等地方，说明病变范围已经覆盖了三阴经的范围，这是脏器严重衰竭，病情危重，愈后不良的一种表现，所以仲景就直接说一个"死"。

本条虽然有脏结的论述，但没有具体的治法，历代医家对此也有不少的发挥。有的认为脏结通常可以以三阴病的寒证治法来进行合参，其中柯韵伯认为脏结和疝气相类似，所以用小茴香、吴茱萸等等，看起来也似乎有一定的道理。另外也可以和《金匮要略·腹满寒疝宿食病脉证治第十》的寒疝一节的治法相互参考，这里边有大乌头煎、当归生姜羊肉汤、乌头桂枝汤等等可以合参。另外陈亦人老师认为脏结属于肝脾肿大，可以参阅《金匮要略·疟病脉证并治第四》里面有鳖甲煎丸等。还有胡希恕先生认为脏结属于肝脾胰腺肿瘤，他认为治愈的概率很小，没有给出什么具体的治法。

今天我就分享这么多了，希望大家多给予批评指正，谢谢各位！

23

姜宗瑞：诸泻心汤的对比和
〈伤寒论〉条文176~178条

今天和大家共同学习的是：诸泻心汤的鉴别和太阳篇的最后三条：176～178条文。

在讲诸泻心汤的鉴别之前，我先对太阳篇的上、中、下三篇做一下总结。

太阳上篇主要是桂枝汤证，当然，前面有个提纲，我们说简单点、不说那个总论，就是桂枝汤证和桂枝汤的加减以及合方，这是太阳上篇。中篇是麻黄汤证和麻黄汤的加味，以及汗吐下后的变证。这里说的汗、吐、下既包括误汗、误吐、误下，也包括正常的汗、吐、下的治疗。所以汗、吐、下后的变证包括两个方面，一个是误治，一个是正确的治疗也会有一些变化，这是中篇的内容。那么，太阳下篇是什么呢？太阳下篇是汗吐下后的危重症。按照现代医学的分类法，中篇、上篇是门诊病例，下篇多半是住院病例，或者ICU的病人。

如果按照宋本的顺序看上、中、下三篇，这个还是比较清晰的，就是上篇是说桂枝汤的正证和加减、合方；中篇麻黄汤证，麻黄汤证的加减、以及汗、吐、下后的变证；下篇汗、吐、下后的危重症。

下面开始谈诸泻心汤的鉴别。这几个泻心汤很相近，这是张仲景在玩精到，一味药的变化，就另起一个方名，这个需要大家学习时把工作做细一点。

讲鉴别之前，先讲一个概念：大泻心和小泻心的概念，也就是大汤和小汤的概念。张仲景的命名比较混乱，张仲景的大、小不是按照《汤液经法》固有的体制来的，给我的感觉是，张仲景把作用缓和的、平和的叫小；作用剧烈的叫大，比如大青龙、小青龙，大柴胡、小柴胡，基本是这样的。而《辅行诀》里的大小应该符合《内经》讲的七方的大小，它的小方是泻方三味药，补方四味药，这是小方。我们可以笼统地说，三味、四味的是小方，六味、七味的叫大方。

所以说，三黄泻心或者说大黄黄连泻心这显然是小方，而半夏泻心、甘草泻心、生姜泻心这几个是大方。小方是病机单纯，如果按泻心来说，就是实火心热，病机单纯的就用小方；病程久，病机复杂，除了有心热，兼脾虚的话，此时就用大方，大方在泻心的基础上加了泻脾的药。我说的这个泻脾是按照《辅行诀》的法度来讲的，如果按照我们通俗的理解，四逆汤之类的是补脾的、温脾的。这里说泻脾，大家可能不太习惯，按照《辅行诀》讲，干姜为主，味辛就是泻脾的，甘草、人参多的话，以甘味为主才是补。

下面，我们来看 154 条：

第 154 条：心下痞，按之濡，其脉关上浮者，大黄黄连泻心汤主之。

大黄黄连泻心汤

大黄二两，黄连一两。

上两味，以麻费汤二升渍之，须史，绞去滓，分温再服。

这个方子是两味的泻心，如果按照后面有一个附子泻心汤，除了加附子，还加了黄芩，所以我认为这里是三黄泻心更好。而且在《金匮》里也有三黄泻心汤，是治吐血的，所以这个方我个人观点是应该有黄芩，所以习惯叫它三黄泻心汤。

这里的"心下痞，按之濡，其脉关上浮者"，提示腹部比较软，这里的"濡"正好是和大柴胡汤的心下硬相鉴别。"关上浮"应该是浮而不太有力，浮而数的。这里的浮和小陷胸汤的"关上浮而滑"有点相近，也需要仔细的鉴别一下。小陷胸汤的脉"浮而滑"应该比这里的更实一点，除了有热，还有水饮，所以用半夏、瓜蒌来泻痰饮、水饮。

《辅行诀》的小泻心汤是"治心气不足，吐血、衄血，心中跳动不安者方"。是用大黄、黄连、黄芩各三两，也是泡服。这里说的"心气不足"，按照《伤寒论》的讲法不太好理解，如果从《千金》的说法来理解，可做"心气不定"讲。可能"定"字和"足"字因为形似而误，作"心气不定"理解更符合机理。

《辅行诀》里的大泻心汤跟我们看到的《伤寒论》中的半夏泻心、甘草泻心有点不太相同。《辅行诀》中条文是这么说的，"大泻心汤：治心中怔忡不安，胸膺痞满，口中苦，舌上生疮，面赤如新妆，或吐血、衄血、下血者。方：黄芩、黄连、大黄各三两，芍药、甘草、干姜各一两。"

这个三黄泻心就是小泻心方里加了三味药，加了芍药、甘草、干姜。这里的甘草、干姜就是辛甘化苦来泻脾，甘草为主，是泻脾的药。芍药在这里是化味，按照《辅行诀》的讲法，大黄为咸药，黄连、黄芩为苦药，苦为泻心，大黄咸是反佐，是咸苦化酸的制度，所以芍药在这里是个化味。在小方里不用化味，大方里一般要加化味药。

《辅行诀》里的小泻脾汤实际是《伤寒论》中的四逆汤，除了甘草、干姜，还有附子，共三味药，从书中的意思，好像附子是泻脾的主药，也是味辛。在合方时，不用君药，比如泻心合泻脾时，就不用泻脾的君药，只取了干姜、甘草，加了一味化味——芍药，它是这么个制度，这是《辅行诀》的大泻心汤。

这个大泻心汤，对于一些顽固的口腔溃疡也是特效，我用过不少。有的时候网诊，症状不充足，患者只告诉我顽固的口腔溃疡，我有时就开这个方子，效果还是很好的。用量的话，这里的一两可以按照3克或者5克来计算。

从《辅行诀》来看，所谓的泻心是以黄连为代表的。苦泻嘛，是以黄连、黄芩为主，而且以黄连为代表，所以有黄连的基本上都称为泻心汤的代表。像旋覆代赭汤与半夏泻心汤也很相似，那些健脾补中的药都是一样的，但因为旋覆代赭汤没有黄连黄芩，所以它不叫泻心。

接下来，我们讲小泻心与大泻心的区别，也就是三黄泻心汤与后面诸泻心汤的区别。病情单纯，实热，体格壮实，病程短，用小泻心；如果病情比较复杂，实中又兼虚，病情比较长比较缠绵的，用大泻心。这种反复不愈的要用大方，在泻心的基础上，用泻脾的药，不用君药。

先讲三黄泻心汤和半夏泻心汤的区别。三黄泻心汤，即小泻心，治实热。半夏泻心汤，从《伤寒论》来讲，是由误下造成的，本来是柴胡证，被误下伤了中气，所以用了一个寒热错杂、攻补兼施的方法。除了泻心的芩连，还加了半夏人参干姜甘草。

河南中医学院的李发枝教授特别善于用甘草泻心汤来治疗白塞氏病，尤其是白塞氏病的口腔溃疡，临床重用甘草，用到24克，甚至更多。但是他发现有一种口腔的病变，西医的病名叫口腔扁平苔藓，用甘草泻心汤效果不好，必须用三黄泻心汤。他这个经验恰恰反映了大方和小方不能混用，该用小方的时候用了大方反而不行。从临床来看，药味越少越简洁，病情单纯的话，见效较快；越是大方，照顾的面比较多，越平稳。所以我们临床不要轻视这些四味、三味以下的小方，这个用对的话往往立竿见影，小方是急方，他的作用比大方更迅捷。

《辅行诀》的大泻心汤也好，还是半夏泻心、甘草泻心也好，它的制度是很清晰的，按照五行的关系，《内经》讲"实则泻其子"，他是心火旺，除了泻心要泻脾。这里说的泻脾是从《辅行诀》来讲的，如果从后世理论讲，就是怕伤中气，用苦寒药要顾护中气，怎么讲都可以，但是古人有固有的法度，我们最好不要另立概念，这样会导致更混乱。

这个"实则泻其子"，换一个说法叫，"子能令母虚"，这个方法其实很巧的，我们看警匪片，黑社会对付警察对付不了的时候，就抓他的孩子，这是"实则泻其子"反面的应用。说到这儿，我就想到了项羽打仗的时候，打不过，抓刘邦的爸爸，说明他没有学过中医，没有学过《内经》《辅行诀》《伤寒论》，实则泄其子，抓他儿子可能有点顾及，抓他爸爸有什么用。

前面我们讲的是小泻心和大泻心的区别应用，下面我们讲大泻心之间的区别。先讲半夏泻心汤和小柴胡汤的区别。因为在《伤寒论》中明明是柴胡证，误下之后出现了痞证，这时候柴胡汤，也就是小柴胡汤，不能再用了，而应该用半夏泻心汤。

其实半夏泻心汤和小柴胡汤对比来看的话，差别不大，主要就是一个柴胡和黄连的区别。我们搞《伤寒论》搞经方，对药物的理解一定要以《本经》为主，因为邹澍、徐灵胎等很多人都说过，张仲景是按照《神农本草经》来的，所以我们不要按后世中药学的理解来理解经方，一定要以《本经》来。所以对柴胡和黄连，我们先看一下《本经》的主治。

柴胡，味苦平，主心腹，去胃肠中结气，饮食积聚，寒热邪气，推陈致新，久服轻身明目益精。

黄连，味苦寒，主治热气，目痛，眦伤，泣出，明目，肠澼，腹痛，下痢，妇人阴中肿痛。久服令人不忘。

首先，柴胡是苦平，黄连是苦寒。野生北柴胡的特性是色黑质轻味香，它有清香气，古人讲是香彻云霄，它的意思是水中升木。本来他是一个轻清之药，但是张仲景用的时候是轻药重用，用了八两，重用之后从清宣之品变成了荡邪之品，所以

《本经》说柴胡是："去胃中结气，饮食积聚，推陈致新"，好像就有了驱邪作用，所以我把柴胡就比作野战部队的司令员。

黄连，性苦寒，色黄质重，形如鸡爪。色黄入中土，味苦泻心火，所以徐灵胎说它是治水火相乱之病。再一个，它是形如鸡爪，这对我们有一个什么启示呢？过去北方的鸡是散养，散养的鸡如果有条件的话，它不吃死物要吃活物，所以他要用鸡爪拼命挠，找一些小虫子吃。所以我对黄连的特性有一些总结，黄连治一些隐匿之邪，就是隐藏比较深的邪气热气。在《本经》的主治里能得到什么启示呢？《本经》里的主治是，"治妇人阴中肿痛"，就是隐秘部位的一些热气，这个与鸡爪的形状有关，可以搜寻一些伏结比较深的热气，这是它的特点。

黄连是苦寒的，质重的，在《伤寒论》里恰巧是轻用，起码在半夏泻心汤里是轻用，只用一两，正好跟柴胡的轻药重用相反。轻药重用，是清中上焦的热，或者说让它走得比较缓慢。在《伤寒论》里，黄连阿胶汤黄连用的最重，用了四两，这个就是重药重用了。所以我们对黄连的使用，轻重如何把握呢？我们结合现代的观点，清心火的时候，黄连宜重用，清胃肠热的时候，黄连宜轻用。

通过这两味药的比较，轻用和重用，我们可以得出，小柴胡是偏于散外，以驱邪为主，他是通过驱邪来升提阳气的；黄连泻心是清上焦的浮热，是隐藏比较深的热，而且跟小柴胡相比的话，是中焦伤的比较厉害，因为他是被误下了嘛，本来是柴胡证误下来的。

小柴胡的医案我们就不讲了，大家都用的比较好、比较多，对它的适应症和禁忌症基本都掌握，我们讲一个半夏泻心汤的医案吧，这个基本是用原方的，没做什么加减。

这是东莞的一个出家的师傅，他的居士找我看过病，经别人介绍来的，40 来岁左右的，比较瘦弱，个子不太高，胃病多年，在当地服药效果不好，他的胃痛是兼夹的，痛的不厉害，以痞满为主，大便时干时稀。我根据他的舌苔是偏于黄腻的，脉象是有阳明、太阴的问题，阳明的热、太阴的虚寒，记得是给他开了一个半夏泻心汤的原方，比例是严格按照半夏泻心汤的原方用的，我记得黄连和黄芩是1：3的比例。用了之后就从来没有复诊，后来介绍他看病的居士跟我反映说，大概吃了一个月就基本痊愈了。因为患者没有复诊，就没有看到具体的情况。这是半夏泻心汤的一个原方、原量、原比例的一个应用。

下面我们谈一下半夏泻心汤和生姜泻心汤的区别。从病史来看，半夏泻心汤是误下之后的，生姜泻心汤是发汗之后的，大家知道，下后伤阴，汗后伤阳，虽然都有中气下陷，但是有伤阳、伤阴的不同。

半夏泻心汤和生姜泻心汤的区别主要是生姜和干姜的区别，因为在半夏泻心汤里干姜是三两，没有生姜，生姜泻心汤有干姜一两，但是有四两生姜。生姜泻心汤的症状有"干噫食臭"，就是北方人说的干哕，而且伴有食臭，是有酸腐之气的，这个从后世讲就是有食积，那么我们为什么要重用生姜呢？我们平时讲生姜止呕，止呕的作用是不错的，那它为什么能止呕呢？它不是降的，不是对峙的，而是横开的一味药。

我们先看一下生姜的原文，在《本经》上生姜、干姜是同述，没有分开的，虽然以干姜为例，但是后面写着"生姜尤良"。

干姜："味辛温，主胸满，咳逆上气，温中止血，出汗，逐风湿痹，肠澼下痢，生者尤良，久服去臭气，下气，通神明。"

这里"主胸满，主咳逆，温中止血"，这是干姜的作用；"出汗，逐风湿痹"，这是生姜的作用，仔细读一下条文还是很明细的。

　　下面我简单摘录一点《本经疏证》引用《齐民要术》《图经》和《纲目》的一些资料。"生姜：秋社前后，新芽顿长，状如列指"，状如列指就是像并列的手指。"霜后则老，谓之宿姜，即母姜也"。秋社是立秋后几天，在《红楼梦》里面都有讲，我记不清了，就是立秋后没有几天。秋社前后的时候，新芽顿长，是突然长出来的，就像手指一样，所以我说它是横开，霜后就变老了，他说的宿姜也就是干姜。

　　生姜横开治疗上冲的作用是一个很巧的方法，古人没有这么笨，没有说你上冲我就重镇，这样的话就把身体当成了战场，即使能成功，也是不舒服。你上冲的话，我横开，横冲的力气自然就没有了，这是生姜止呕、止上冲的一个机理。这也涉及到一个上下，一个纵横上下的问题，古人很聪明，症状在这，可能病机恰恰没在这，你上冲，我就横开，并不是简单的对峙。

　　生姜跟干姜相比，我有个比喻，生姜是 17、18 岁的小伙子，干姜是离退休老干部，是一个人在不同的年龄段，他的性格还是有很大差异的。所以生姜泻心汤重用生姜，是横开，以解上冲之逆，它的顺序是呕、痞、利；半夏泻心汤重用干姜，干姜是温中的，可以对峙下陷，它的顺序是利、痞、呕，而且是利和痞为主。

　　下面我们说一下甘草泻心汤。甘草泻心汤重用甘草 4 两，在《伤寒论》原文中甘草泻心汤是被反复误下，中焦虚损得更加严重了，所以重用甘草是补中气的。在《伤寒论》中重用甘草的，除了甘草泻心汤，我们还知道有炙甘草汤、桂枝甘草龙骨牡蛎汤等等，都是重用甘草以补中焦为主的。

　　说一下炙甘草。《伤寒论》中的甘草炙不是我们现在的的蜜炙甘草，按照师爷张大昌先生的经验，就是甘草直接炒了之后的，外面稍微变点色，不要炒过了，焦了就不好了，他的意思是炼甘返苦，它可以避免中满的副作用。

关于补脾是以干姜为主还是以人参为主的问题，我师爷是有犹豫的，他在《处方正范》的时候，曾经有一段时间，是以甘草为君，甘草为补脾的主药，后来他在我们看到的《张大昌医案集》当中，是以人参作为补脾的君药。其实对于张仲景误下之后重用甘草，以甘草作为补脾的君药的话，是完全说的过去的。

另外，我们现在《伤寒论》中的甘草泻心汤中没有人参，这个应该是漏掉了，从它的机理以及各方面来讲，我觉得没有必要去掉人参，所以我在用甘草泻心汤的时候是用人参的。

这个甘草我们讲有温中补脾、甘缓的作用，其实古人的"甘缓"不是我们现在理解的"和缓"，古人的缓是现在的救急的意思，所以吉益东洞说"甘草主急迫"，也是讲救急，《医古文》里讲淳于意说他"生子不生男，缓急无可使者"，这里的缓也是救急的意思。临床上，像是口腔溃疡的治疗，像桔梗甘草汤治疗吐血，也是用甘草来护膜止血，缓急救急。

我师伯范志良有一个验方，一味生甘草，生炒一下，打成粉，在农村经常有一些外伤，割破手、划破脚的那些，外用的话，效果极佳，这个我是用过的。从这里我们可以反推，《金匮要略》里面有一个治疗外伤出血的方子——王不留行散，大家如果注意观察，王不留行散里面甘草的量是最大的，是十八份，比其他药明显重。这个方子既可以内服也可以外用，所以甘草外用它也有很好的止血护膜的作用。再一个，甘草如果是重用的话，可以有抗过敏作用与产生应激反应，很多方子我们重用甘草的话，有点像重用激素一样吧。

下面我们讲一个不以泻心汤命名的方剂，旋覆代赭汤。这个汤剂虽然不以泻心命名，但它的制度除了用旋复花、代赭石换代了半夏泻心汤方中的芩连，它的半夏、甘草、人参、生姜、大枣之类是一样的，所要放到一起来鉴别。从张仲景原文来讲，尤其要跟生姜泻心汤汤来鉴别。生姜泻心汤是"干噫食臭"，旋覆代赭汤是"噫气不除"，这个噫气不除呢，更重。方子重用生姜，生姜泻心汤是四两，旋覆代赭汤是五两，从这个来讲，旋覆代赭汤证的上冲之势应该更加严重。这个呃逆可大可小，一般膈肌痉挛不碍什么事儿的，也是呃逆，但是张仲景的太阳下篇，我刚才讲了太阳下篇都是危急重症，所以张仲景这里指的应该不是一般的膈肌痉挛，而应该是危重阶段出现的呃逆，比如，像我们五脏衰竭的时候，都会出现呃逆。

旋覆花在《本经》里讲，味咸，温，主结气，胁下满，惊悸，除水，去五脏间寒热，补中下气。《本经》说旋覆花味咸，临床上常常是特别苦，张锡纯老先生老家是河北盐山的嘛，他说他老家产的旋覆花是味咸的，软坚效果比较好，这也是一家之言。那我们现在味苦的旋覆花能不能用了呢？我们用后也有效果，所以它这个味咸有可能是尝到的味，也有可能是软坚的作用。在《神农本草经百种录》上对旋覆花有一段论述，"此以味为治。凡草木之味，咸者绝少。咸皆治下，咸而能治上焦者尤少。惟此味咸而治上，为中上二焦之药。咸能软坚，故凡上中二焦凝滞坚结之疾，皆能除之"，草木药味咸的少，一般味咸的都入下焦，入上焦的少，所以徐大椿对旋覆花的认识还是比较到位的。旋覆花本来是个软坚散结、化痰行瘀的药，怎么《本经》说它补中下气呢？它是邪去正衰，跟我们后世讲黄芪补中益气，人参补中益气是不一样的。

《本经》代赭石："味苦，寒，主治鬼疰，贼风，蛊毒，杀精物恶鬼，腹中毒邪气，女子赤沃漏下。"这个我们不太好理解，因为从唯物来讲不太好讲，就是它所谓的鬼疰就是阴邪，或者应该不叫阴邪，是阴分有热邪，因为它是苦寒的嘛，它的褐赤有朱砂的作用。

这个方子有一个疑点，原方里旋覆花三两，代赭石是一两，我发现临床很多医家，包括张锡纯，很少按照原方用量比例来用的。我临床用不主张大量用代赭石，因为它本身苦寒，但不会小于旋复花的量，起码是等量，比如旋覆花十克，代赭石也是十克，不会像后世很多医家，因为代赭石是石头药，就像用石膏一样三五十克的用。

这个方子我认为不单纯的是治胃肠的问题，如果按照《内经》来讲，"噫为心之气"，它还可以治很多心脏疾患。再一个，我们要把它扩大的话，古人讲咸能软坚，按照《辅行诀》讲，咸味补心，所以动脉硬化、血脂高等等很多都是它的适应症，不要局限于原方的"噫气不除"。说到旋覆花代赭石治疗心脏病，想到了我师爷有一个验方，煅石膏一两，肉桂五钱，代赭石也是五钱，这三味药打成细末，用浓汤水送下三钱，治疗心肌扩大等心肌病有神效。

喻嘉言先生说旋覆代赭汤治疗呃逆神效，我临床也用过治疗噎嗝，遇到一些食道癌的患者，治疗有短期疗效，但是长期疗效不好，所以我们遇到食道癌的这种患者可以用，但是不要用一个方子一治到底。很多时候我会配合养阴的药，比如地黄、麦冬，用六味地黄或麦味地黄，因为食道癌的患者极度消瘦，而且大便如羊屎，有很多阴亏的问题，不单单是一个方子可以治到底的。

下面我们简单总结一下诸泻心汤的区别。三黄泻心汤叫小泻心，治的是实热，病机单纯；以半夏泻心汤代表的三泻心是大泻心，除了有心热、有脾虚，我们统统讲有中焦的虚损；旋覆花代赭汤，它是换了马甲的大泻心，除了治疗胃肠的疾患，还治疗心脏疾患，比如动脉硬化、高血脂等等，有很广的适应症。这是诸泻心的一个区别。

下面我们谈谈《伤寒论》太阳篇最后的三条：176～178条。

第176条：伤寒脉浮滑，此以表有热，里有寒，白虎汤主之。

这一条争议很多，很多注家在这一条上费尽心思的解释，但总觉得解释得很别扭。我的观点主要参考康平本《伤寒论》，它认为"此表有热，里有寒"是注文不是正文，所以主张"伤寒脉浮滑，白虎汤主之"，我觉得这样更简单，也反映了它的一个适应症，不要被几个文字纠结住了。

最后一条178条是论述结脉、代脉，这一条没什么可讲的，我们就重点讲177条。

第177条：伤寒脉结代，心动悸，炙甘草汤主之。

关于这个条文，它是"伤寒脉结代"，陈逊斋先生补了三个字"解而后"，我觉得很有道理，补成"伤寒解而后"更符合临床，如果表不解的话，直接用地黄阿胶不太适合。大家知道，现在很多心肌炎有心率失常，西医讲有病毒介入史，之前有病毒感染，或者我们通俗讲的有外感、有肠炎，所以"解而后"三个字特别符合临床。

《伤寒论》是重阳的，经方都是重阳的，这个方子阴阳兼顾，所以说是一个大方。"心动悸，脉结代"是兼见的，如果单纯只是心动悸或者脉结代，就不一定适用这个方。单纯的心动悸，没有脉结脉，即我们说的单纯性的早搏，不需要用这个方，因为古人说过这个病不治的话，"百日必死"，所以这是个大病、危重病，肯定不包括我们说的生理性早搏。这个方是桂枝去芍药汤加减而来的，加了一些养阴的药，麦冬、地黄、阿胶、火麻仁。桂枝去芍药汤证是阳虚，加了一些养阴的药，炙甘草汤证是阴阳俱虚的。

方里地黄一斤也不是很大，张仲景说得很清楚，是一斤生地黄，不是现在的生地。现代的生地是跟熟地相区分的，古代的是新鲜地黄，那时候没有熟地，新鲜干了以后就叫作干地黄，干地黄才是我们现代的生地。他的生地黄是鲜的，鲜品的话三折一，三斤才算一斤，所以用一斤的话换算也就五两多，并不算特别大。

人参是补五脏，生地是填骨髓，麦门冬是续绝伤，是金生水，阿胶这个药呢，有老师提到过是补任脉，这是有道理的，我对阿胶的总结是，"以静制动"。为什么是以静制动呢？大家知道，熬阿胶是用山东阿井的水，阿井的水是一个地下河的水露出来的，地下河的水比重比较大，同样的水，比别人的就重几斤，这就是阴气重，或者从现代角度讲，含矿物质比较多吧。古代阿胶是牛皮驴皮一起用，现代人认为用驴皮比较好，驴的特点是好动，古人说"天上龙，地下驴"，它有这个动性、阳性，它跟阿井的水煮了以后，以静制动，我是这么理解的。

从另一个角度来看呢，阿胶是先天返后天。阿胶的主要作用是在于这个井水，而不在于什么皮，地下河流到由阴转阳的地方，所以井水就出来了。而且古人严格来讲是在冬至那天才熬制的阿胶，那是要进贡的。

火麻仁，《本经》说它是补中益气，这个补中益气跟旋覆花相似，是去邪后正生。火麻仁的特点是特别得黏，打了壳都分不出来的，特别得黏，古人用它来以黏制黏，肠胃里面有阻滞话，就用火麻仁来把它去掉。我们后世人讲炙甘草汤，过于强调火麻仁通便的观点，譬如有心脏病、心梗，大便秘结，火麻仁就用于通便。从原方来看，火麻仁不完全是通便，它是用来祛麦冬、地黄、阿胶的黏滞性，这是我对火麻仁的理解。另外火麻仁特点是说它补中益气，跟地黄相似，最拨地力，第一年种它以后，第二年不能再种，要三年以后才能长庄稼。它最吸地力，从这一点来讲，确实有补中益气的作用。

　　下面我简单讲两个炙甘草汤的医案，因为时间关系，我们长话短说。第一个是少女心律失常案。是我在友和出诊的时候我们医馆的一个小姑娘，二十来岁，有明显的心律失常，而且她月经少，当时我给她用了炙甘草汤，因为阿胶很贵，所以用的是常规的量，量不大。用了一个月后，她去复查，查了以后说有一个意外的收获，原来有阴冷，就是阴道干涩，现在症状改善了。所以这个方子也是一个性保健药，因为她有好多养阴的药。

　　另外一个医案是比较危重的，是一个八十多岁的老头子脑出血以后，在市人民医院住院，脑出血做了手术以后，并发肺部感染，在 ICU 住了两个月控制不了，最后医院动员他回家，等于医院是放弃了，回家以后找我出诊。我的特点是，医院不愿意治的病，我都愿意去治。我去他家里看病，他不停地咳吐黏痰黏液，他的人是骨瘦如柴，皮包骨，本身还有类风湿关节炎，关节痛。他当时是不能说话的，我一把脉，发现有明显的心律失常，基本是二联律，隔一下、隔两下很明显。所以对危重病，我是很反对网诊的，如果是网诊的话，他只告诉你肺部感染，没有见到这个人你根本不会想到有这个病。

　　看了他这个人以后，加上他这个体质和脉，我直接就想到了炙甘草汤，加上他过去有类风湿关节炎，所以我就合上了桂枝芍药知母汤。当时就没管他的痰，因为主要是先救命。当时生地用的比较大，用了六十克，其他药正常量。

　　他吃了十天的药以后，心律失常正常了，精神体质都有改善，痰也减少了。后来继续服药以后，他的正气恢复了，痰反而有来复之势，我就在原方上加上一些去痰的药，像鲜竹沥、皂荚、桔梗等，这样治了一个多月以后，他的症状基本痊愈，而且他的关节肿痛、脑梗的后遗症都明显改善了很多，也能正常说话了。但是后来中断治疗了，因为他老伴也得病了，应该是腹水之类的病，比较严重，后来就没在我这里治疗。

最后再补充一点，这个炙甘草汤所治疗的心律失常是一个虚证，至于实证引起的心律失常，汤本求真也提到过可以用桃仁承气汤治疗。所以大家要有所鉴别，不要说炙甘草汤就是治疗心律失常，一定要辨证。

关于地黄阿胶麦冬的应用，在《伤寒论》里面还有一个方，就是温经汤，至于温经汤和炙甘草汤的区别，今天我就不讲了，留给大家去思考，算是一个作业，大家思考以后，可以在群里讨论。

今天我就讲到这里，谢谢大家聆听！

24

陈登科：气化论解读〈伤寒论〉阳明篇179~181条

　　陈登科医师，广州中医药大学学士，陈氏中医诊所经方主治医师。生于岭南陈修园医派传承世家，祖承绝学，以学习《内经》《难经》《神农本草经》《伤寒杂病论》为核心的医学。

　　首先感谢姜老师给我这个机会在这里给大家讲述阳明病脉证并治的前五条条文，也感谢李新朝老师对我的介绍。我们现在开始吧！

　　其实这些条文并不是那么难理解，另外各家学说也有好多讲解。我将用一种比较特别的方法来讲解这些条文，我一边提出问题一边回答，即用自问自答的方式来阐述这些条文，这样大家会印象比较深刻。

　　我在这里提出的第一个问题是：什么是阳明？什么是阳明病？如果你搞不清楚什么是阳明？怎么可能知道阳明病是什么！也就不知道阳明之为病是什么？所以在这里我要先讲一下阳明是什么，再进一步阐述阳明病是什么，这就是《伤寒论》阳明病篇前五条所要表达的内容：第一、什么是阳明？第二、阳明病是什么？第三、阳明病的病因病机病性病位是什么？第四、阳明病的来路和去路是什么？

什么是阳明

　　首先讲阳明是什么。阳明又叫三阳，三阳是从三阴三阳当中对人体气化的那种时空状态的一种象数描述，用的是一种二进制数字对人体进行演化。时＋空＋状态，简单来说，就是七篇大论里面的本气位问题，本气位讲的就是有形的器质部位和无形的气化部分。

　　阳明分为有形形质部位和无形的气化部分。简单来说，阳明从形器上看，有经有腑，联络全身，和鼻眼口腔咽喉颈肌肉等都有密切关系，经络在人体手脚的外侧面和正面运行，器官以胃和大肠为主，涉及从嘴到肛门的所有形器。

在陈修园气化派的标本中气理论中，阐述"阳明为标，燥气为本，太阴为中见之气"，标是形器，本是气化，说白来讲，阳明从有形来讲就是从嘴巴到肛门之间的整个消化道，无形来讲就是它的燥气。整个消化道之所以有这股燥气，是因为脾胃都属土，脾胃主升清，会把所有的水谷精微往上升。在胃肠道这个地方，所有的水谷精微都往上升，所以它就会干燥。为什么说阳明的中见之气是太阴呢？因为太阴是主湿化的。所以我们在讲到阳明病时，阳明为标，燥气为本，太阴为中见之气。

标，是指形质，也就是身体上的地标，从口唇到肛门中间的七个门所经过的一条消化道，里面就是定标的地方，也就是地标。地标里面发生了干燥的情况，所以它的本气就叫燥气。为什么会有燥气呢？是它的中见之气所引起的。脾主升清，会把所有的水谷之气往上升，所以津液往上升它就会干燥。

我们的标本中气里面讲了，太阳和少阴是主寒热的，而太阴和阳明是主燥湿的，少阳和厥阴主人体气血水的循环升降。这套标本中气理论在吴雄志老师的标本法里面也有，这里就不再多讲了。按气化派的标本法来讲，阳明为标，它是地标、地标位置在哪里呢？整条消化道，还有胃肠道的精微。阳明的本是什么？阳明的本是燥气，为什么会有这股燥气呢？因为阳明从乎中气，它为什么会干燥呢？是因为太阴的升清。脾主升清使得人体的所有水谷精微往上升，所以我们的胃肠是干燥的。这是标本法解释阳明的第一层意思，很简单，阳明为标，标是指形气，就是像地标一样是可以看到的，包括：胃腑、大肠腑，还有阳明经络。

陈修园六世孙陈逊斋大师对阳明的解释，他认为阳明是属于里道。陈逊斋是历史上第一个把八纲和六经联络在一起的伤寒大家，他是民国的伤寒大家。后代的"三部六病"和胡希恕的"六经八纲"也和陈逊斋有相当密切的关系。陈逊斋把人体分成表道、里道和半表半里道，太阳在表道，少阳在半表半里道，阳明属里道，太阳由表道通过膀胱小肠入里道通于阳明。他认为阳明就是人体整条消化道管，也就是我们说的七冲门："飞门为唇，户门为齿"，唇亡齿寒；吸门，为咽喉声带会厌到食管；贲门，胃上口；幽门，胃下口入十二指肠；阑门，大小肠交界；魄门，即肛门。学阳明如果不知道七冲门的话，开口动手就会错。

这是想讲明的是，阳明的第二层意思，就是陈逊斋提出的里道，不在表道，也不在半表半里道，而是在最里层。也就是我们所说的整条消化道，从我们的嘴唇到肛门的七冲门所经过的这段。

综上所讲，阳明是什么？第一个：手足阳明经＋胃＋大肠，第二个：就是里道，也就是整条消化道，七冲门。

阳明之为病，胃家实也

接下来我们先不讲第一条条文，先讲第二条条文，"阳明之为病，胃家实也"。你既然知道"什么是阳明"了，那么就知道"阳明之为病"了。"为"就是指做的意思、造的意思，阳明这个地方怎么造病？造出什么病？造出来的病就是"胃家实也"，即整条消化道被堵塞了。我们解释一下这个"胃家"，胃家指的是七冲门所经过的这整一段，这七段都是胃家，很多人说胃家都是讲胃和肠，其实并不止。

接下来这段给大家讲"阳明之为病，胃家实也"，这里我们要非常深层次地去理解它，而不是为了解释条文而解释条文。里面有个"阳明"，接下来是"为病"、"胃家"，这几个地方必须要搞清楚，要不然这个条文就没有真真正正去理解它。

"阳明"刚才用了很大篇幅去讲，阳明为标，阳明是地标；你既然知道阳明是什么地方，那么"为病"，这个地方作病，你就知道它是哪个地方出问题了；"胃家"就是刚才所说的七冲门，就像七个兄弟一样是一起的；"阳明之为病"，阳明出现什么情况呢，"胃家实也"，就是整条消化道被堵了。

三焦阳明论

学阳明不知七冲，开口举手便错。七冲门把消化道分成三段：飞户到吸门为一段，属上焦阳明（胸腔），口腔食管胸部；贲门到幽门为一段，属中焦阳明（膈下脐上，腹腔），胃十二指肠腹部心下；阑门到魄门为一段，属下焦阳明（脐下盆腔）。三焦阳明，分胸腔段、腹腔段、盆腔段，阳明为里道，按七冲门相当于现在完整的消化道解剖。这里讲的内容呢，是我们井上草堂南雅门独家的理论、独家的心法口诀：三焦阳明论，我在这里把它分享给大家，希望对大家能有所帮助。

吴雄志老师把陈修园为代表的气化派的东西阐述得相当不错，三焦阳明论我在三年前岭南经方沙龙群讲过几遍，有部分和吴老师相得益彰。《素问》曰：阳道实而阴道虚，故阳道要常通，阴道要常补！阳道分三阳道，阴道分三阴道！阳道有太阳道、少阳道、阳明道，太阳有汗道、尿道等，以表道为主，出路为皮肤、膀胱、小肠为主，以出汗、利小便为法；阳明为七冲门、消化道，以里道为主，出路在口腔、肛门，以吐下为法；少阳半为里、半为表，就不阐述了。

今天讲的是阳明，那阳明"为病"，也就是阳明怎样造病？不就七冲门堵塞或功能失调了吗？！表现为三焦阳明的三段的里实燥热为主，阳明病就是以里道实热证为主的一系列病，影响到相关的经络脏腑内外表里的相关病变。

第一、上焦阳明证，食道有形的邪气痰涎，则以瓜蒂散吐之；如是无形邪热，则以栀子豉汤解之。此为上焦阳明两大类方。

第二、中焦阳明，如是有形邪气从胸上陷入胃十二指肠，甚至波及胰胆道，邪热痰涎水热壅塞不通，则以大小陷胸汤，甘遂利水，大黄通腑，芒硝葶苈软坚去鞭消水化痰；如是无形邪气，从腑传经，七冲所过，一片无形大火，则大热大渴高烧，从内到外热透了，脉洪大有力，面红高热，热汗如蒸，大渴烦饮，此为白虎汤证。与陷胸不同，白虎在经在气分，陷胸在腑在水气分，一无形，一有形，一外一内，中焦阳明也。当然中焦还有无形虚热，用竹叶石膏或麦门冬汤，无形实热是白虎汤。第三、下焦阳明，如是有形邪热燥屎结于大肠则燥屎内结，甚至热结旁流黄臭恶水，则以调胃大小三承气汤，燥屎腑实下之则愈；按燥热实满的程度，分别处理，调胃承气最轻，胃肠燥热大便干燥，清热加通腑，和胃气则可！进一步满，以小承气，枳朴消胀宽肠行气！再进一步大燥、大满、大实，则两方合成去甘草，大承气汤主之！如无形邪热，则用大黄黄连泻心汤，渍之大黄，取其气，以清气分为主！

此分三部阳明，无形有形，气分水分，腑实客热，皆以里证、大实、大热之证为主！因阳明燥、太阴湿，此为常态！当然亦有胃寒水气上冲吴茱萸证，阳明经表证麻杏石甘、白虎桂枝汤等等。因阳明厥阴从乎中见之气，阳明之燥湿决定于太阴脾升清阳气之力，如太阴失司，则阳明燥化失司，中焦胃水气上冲，而用吴茱萸，就变阳明寒水里实证了，亦属胃家实的内容，如下焦阳燥化不足，则大肠中汪洋大海一片。

前面讲了阳明，后面又讲了"阳明之为病，胃家实也"，胃家就是这七冲门所过，"胃家实"就是我说的七冲门上中下三段不通，或气分，或水分，或有形邪热里实，或无形邪热虚热，或寒水里实上冲。胃寒实，三物白散、走马汤、备急丸就易解释了。

阳明的来路

第 179 条："病有太阳阳明，有正阳明，少阳阳明"，它讲的主要是来路的问题。"太阳阳明，脾约是也"，为什么这个地方要叫脾约呢？脾约为什么要吃麻子仁丸呢？其实这里是这样解释的，在胃和大肠整段都是我们所说的胃家，心火下降于胃土之后，有一段地方就变成了心的表了，就叫小肠。小肠这段其实属于脾主升清，真正主升清的地方就是我们所说的小肠的地方，脾主升清的作用来源于就少阴心火的蒸腾，我们把少阴之表叫太阳，所以小肠叫太阳；心火下交于肾水，肾水蒸腾，肾之表叫作膀胱，肾主少阴的表是太阳；所以呢，小肠和膀胱都是太阳。但很多人却忘了，小肠是太阳的一部分。

那么太阳阳明讲的是什么东西呢？太阳阳明为什么叫脾约呢？我们感受了寒邪或者感受了温邪也可以，这些邪气从太阳进入到太阳少阴这个水火相交的地方，如果说寒气化火或者说本身就是温邪，那么在整个太阳少阴区域的水就会少了，火就会多了，这种情况下就会导致膀胱小便不利，然后小肠这个地方热化，小肠热化从而引起胃和大肠燥化。就是说邪气一直沉积在人体的体内，那就会导致我们说的少阴之表膀胱和小肠属于热化的状态。太阳的寒化热化取决于少阴，少阴就是心肾，心火下降于肾水，肾水上济于心火，如果邪气跑到这个地方来，不管是寒气化火还是本身感受的就是温邪，引起了肾水过寒或者心火过旺，都会导致它们的表出现寒化或热化。也就是太阳出现的寒化热化，取决于少阴水火之间的比例怎么样。

如果他本身的体质是心火旺、肾水不足的情况，是很容易热化的，或者说寒气化火、感受温邪比较厉害，进到体内就会消耗人体的阴液，助长人体阳气，这个膀胱的水就会少，小肠蒸腾过度，就会出现一个热化状态，整个消化道就像快煮焦的水一样。其实胃土、脾土属于中间，来源于水火相交的力量，脾土的升清来源于心火下降于胃，所以呢太阴也是少阴所管。太阳出现热化的状态，使得膀胱水少，小便不利，小肠这个地方也就会处于比较热化的状态，我们的胃就像一口锅一样，下面的火在烧，所有的水谷精微就在小肠这里烧焦了，那试问脾怎么升清呢？所有的营养物质不能上升于脾，这个时候脾就被约束了吗？所以为什么叫作脾约症？为什么"太阳阳明者，脾约是也"？我们看条文必须把每个字都精雕细琢。

太阳阳明脾约为什么要用麻子仁丸？麻子仁丸里的杏仁和芍药能够利小便，厚朴、枳实、大黄能够通大便，把小肠的热给排出去，这个是从阳明的出路，麻子仁能够润小肠的津液，芍药敛阴，补充太阳里面的阴液，所以整个方能使太阳阳明燥化的情况迅速地得到治愈。麻子仁丸里面不会有桂枝，而是用芍药，我们讲桂枝汤是太阳病的方，如果太阳病里面寒多热少的话，那么会重桂枝；热多寒少的话，会重芍药。重芍药的话，膀胱的水就会多，芍药是通过滋阴的作用使得太阳这个地方的水多火少，从而使得小便变多，并不是说像五苓散那样直接利小便。

我们再看少阳阳明这一段，"少阳阳明者，发汗，利小便已，胃中燥烦实，大便难是也"。刚才前面讲的太阳阳明其实是在人体本身的太阳里面，邪气在进展过程中出现水火的力量悬殊所出现的一些症状。少阳阳明这一条，其实是已经用过发汗、利小便了，也就是不在太阳这个层面了，它已经进到了三焦的层面。三焦是气血水流通的通道，如果从太阳进了少阳导致三焦的水道出现消耗的话，进一步也会导致小肠的热化。太阳发汗利小便后，邪入少阳相火，三焦水道郁而化火，从而胆腑热，火热从壶腹口进入十二指肠，从而燥化，用黄芩汤则可解之，芍枣润燥，黄芩清胆，则热解燥除。

"正阳阳明者，胃家实是也"，前面已经讲过胃家实，就不再讲了。时间所限，今天我就讲这三条条文，剩下的两条给后面的老师继续讲。

今天我用的是陈修园气化论里面讲的标本、经腑，还有气血水火大论等概念，从表到里，到半表半里，这样整体地来解读阳明篇前面的这三条条文。第一条是讲阳明病之来路去路，从标本、经腑、七冲、阴阳水火燥湿，才整体解读来龙去脉，而第三条是解读第一条而补充的。

我就大概讲这么多，讲得不好的话呢，请大家多多见谅，感谢深圳中医经方书院，祝大家有一个美满的周末，谢谢大家！

25 乐洪瑀：《伤寒论》条文 182~191条解读

　　乐洪瑀，鄂西北山区人，自修八年，于1993年进入湖北中医药大学脱产学习三年，1997年南下珠海，不惑之年求道古中医三百年传承法脉。行医宗旨：未病先防，已病防变。

　　大家晚上好！今天承蒙深圳中医经方协会姜宗瑞老师邀请来讲课，其实我远远不够格来讲《伤寒论》，只是谈一下我学医的感想。今天晚上八点姜老师要给第三期经方班的同学讲课，李新朝秘书长正在赶回深圳的飞机上，朱军师兄此刻在广州拜访黄仕沛教授，我的几位介绍人都诸事加身，就由我来自我介绍。

　　我姓乐，音乐的乐，湖北人，因为我从小多病，小学毕业就辍学在家务农。15 岁那年，我的一位爷爷族长对我讲他让后代从事两个职业：第一个是老师，第二个是医生。他说这两个职业不管在任何时候都不会被社会淘汰。皇帝也需要人教化，皇帝也会生病。我想由于文化程度有限，教书是不可能的，因此我就走上了学医之路。我 19 岁读《健康报》的函授班，23 岁进入湖北中医药大学的成人教育班，2008 年以前我一直在社区的疼痛科做针灸推拿工作。在珠海拱北做推拿，澳门的病源很多，你越用心做病人就越多，推拿太耗体能，数十年下来导致筋骨劳伤厉害，众多疼痛并非推拿针灸可以解决。又闻识针灸不识开药只是单条腿走路。于是我决定用心学习开方。2008 年至 2011 年期间我上了黄煌老师的所有经方课、看了一些他的书籍，也听了吴雄志老师的微信课，但一直都没有仔细深入的研读《伤寒论》。我心中渴望得到古中医的传承，2012 年经一位得道高僧介绍了一位有祖传八代的中医师父，他说真正想学好中医，一定要有次第，像修行、修禅一样要有先后顺序。他建议要先读《黄帝内经》《神农本草经》《难经》，之后才读《伤寒杂病论》和后世医家理论及医案。对于经典，师父要求熟读原文并且背诵下来，牢牢记住，且有所悟之后才可以看旁人的解释。因为每个人有自己的灵性和自己的悟性，这是上天赋予我们的东西。如果先入为主、拿来就用形成了一种习惯，就变成别人怎么讲你就怎么讲，别人怎么做你就怎么做。我师父从小就是这样学习的。

我听过东方生命科学研究院潘麟导师说过一句，心传和神传。其实，心传是我们自己在学习老祖宗的东西时得到的传承。我们每个在医学上有造诣，有成就的先辈们他们都有个人的见解，个人的学术。因为他们从小就把这些东西背的很通透，当自己有能力悟到时，就有了自己的观点，形成了自己的学术体系。是因为他们自己悟到了，而不只是因为他们看了别人十家八家的解释。别人的解释有可能会误导我们。也许你的灵性更接近黄帝和岐伯呢！所以我师父这样交待了，我就还停留在看《神农本草经》《黄帝内经》这个层面，基础没扎实之前不敢往下走。因为有一种说法《伤寒杂病论》有很多是治坏病的，是到了张仲景这个时代之后他看到很多外面的医家出现不合适的治疗手段把病人身体治坏的情况，他就出面修订了一些规矩。而这些规矩确实很方便，很少出错，也能够力挽狂澜治疗临床重病、杂病。我碰到一个道家的师父，他说世界上就只有二种病：一种外感病，一种内伤病。《伤寒杂病论》一种伤寒，一种杂病，就这两类病。但是我们知道，我们在受到了规矩的约束之后，有可能会跳不出去。我们历代对伤寒论有深入研究和纯熟倒背的医家，他们的基础绝不仅仅是在伤寒论这一本书上，所以我们在研究经方的时候，也不要只是一味背伤寒论的原文。

我谈这么多是为了解释什么呢？因为现在我还在学《黄帝内经》和《神农本草经》，我纯用经方把病治好，很多是跟师父之后的一些经验积累以及以黄煌老师、吴雄志老师的临床经验和理论做为我临床的一些支撑。所以我后面讲的一些内容，很惭愧也是在拾人牙慧。《伤寒论》的原文我是完全没有能力讲的，并且没有悟到一点东西，我也真的不敢讲。但是受姜老师之托、师命难违，我就讲一下我拜师之后的学习心得。

上周陈登科老师讲了阳明病的 179、180、181 三条。其实阳明病的提纲脉证还有第 186 条"伤寒三日，阳明脉大"，第 188 条"伤寒转系阳明者，其人濈然微汗出也"。这两条都是对阳明病脉证的补充。"伤寒三日，阳明脉大"即从伤寒三日到阳明脉大的一个疾病演变过程，阳明脉大即脉洪大。我们师门的理解是太阳脉浮，少阳脉弦，阳明脉大。脉浮是指脉位高的状态，而少阳脉弦是指脉的形态长的状态，阳明脉大是指脉体的宽度，在高热的时候我们的血流在脉管里形成的饱满的状态，血管就会感觉到很满，很宽的状态。所以我们说脉大脉小，小肯定是像河床里的水一样细小，大就是宽，滚滚而来的气势。"伤寒转系阳明者，其人濈然微汗出也。"我理解伤寒是无汗的，而转系以后呢，是濈然汗出，就是不停地绵绵出汗，我们所说的消化管道里面的热导致绵绵出汗，就像蒸包子。伤寒发热，我们用麻黄发汗，则热退脉静身凉。而阳明呢，即使出汗，热也不退，甚至高热，是气分的大热。

接下来再谈谈病机的问题，

第 182 条：问曰：阳明病外证云何？答曰：身热，汗自出，不恶寒，反恶热也。

这是外证，可以理解为外证在经，三阴三阳都有在脏在腑。外证身热，自汗出，不恶寒，反恶热也，就是白虎汤证。如果背部恶寒这种情况多半到太阴病，太阴虚证我们多是白虎加人参处理，这里我是借用吴雄志老师的理论来为大家解释条文。

第 183 条：问曰：病有得之一日，不发热而恶寒者，何也？答曰：虽得之一日，恶寒将自罢，即自汗出而恶热也。

这是说自汗出而恶热，是有一个时间过程。我们伤寒解表出了汗就是阴阳无虚，肌肉收缩，慢慢开始自汗出，产生恶热这样的过程。因为阳明病是脉大，伤寒是脉浮紧，所以可以通过脉象辨别开的。

第184条"问曰：恶寒何故自罢？答曰：阳明居中，主土也，万物所归，无所复传，始虽恶寒，二日自止，此为阳明病也。"

它为什么自罢？阳明胃它属土，其实是脾胃属土，整个消化系统它都可以称为土，土生万物，所以万物所归。它到了这里不再往别处传的意思就是开始恶寒到最后发热甚至高热神志昏迷、热入营血出现发斑病都是在阳明。

我女儿今年6岁，从来没有打过针。她四岁时有一次持续高热5天，恶寒直哆嗦，家人要打针，我就坚持以黄煌老师的四味退热方为主给她退热，柴胡30克，连翘30，黄芩15，甘草15，加生姜。姜老师说姜的味辛，发散、发汗效果更好。如果出现大便不好的时候，加上一些通腑的承气类的方子。这里柴胡量较大，姜老师曾说过它比较安全。

第185条：本太阳，初得病时，发其汗，汗先出不彻，因转属阳明也。伤寒发热，无汗，呕不能食，而反汗出濈濈然者，是转属阳明也。

这个就是太阳病传阳明的过程，汗出不彻，传阳明。其实就是叫对经传。到了伤寒发热无汗呕不能食，呕是胃里的食物吐出来，其实这已经多半影响了我们阳明胃。

第186条：伤寒三日，阳明脉大。

阳明多气多血，这条前面已经讲过，这里不赘述。

第187条：伤寒脉浮而缓，手足自温者，是为系在太阴。太阴者，身当发黄；若小便自利者，不能发黄。至七八日大便鞭者，为阳明病也。

其实这里是太阴转出阳明，在太阴有湿的时候会出现发黄。这个湿我打个比方，我在农村务农时割过草，早上有露水的时候割好堆在一起，到中午阳光最强烈的时候，面上的草就有点焦枯，你掀开里面的草，因为有露水再加上高温日晒就会发酵，草就会变黄。那人是怎么样的？人体内是有温的，到了后期它有大便硬，下面不通，有阳明热的状态，太阴又有湿的状态，就像我们割了早上有露水草后，通过太阳的蒸晒，外层草这就像我们大便前面的硬节，这个发黄就像我们说的里层的草。太阴易湿，郁而易化热，当湿用燥药太过的时候会变成燥热，这样这种燥热的因素会引起我们阳明的热。

我们知道太阴转阳明，大便硬，我们用桂枝加大黄，我们还知道虚则太阴，实则阳明，往往这里会出现虚实夹杂，我们见到很多的其实不一定是已经到了阳明病人高热状态，大便出不来的状态。临床上见到很多，大便前干后稀，有的是从头到尾都是硬的，还有羊粪一样的……有不同的大便硬。

第 188 条：伤寒转系阳明者，其人濈然微汗出也。

这个前面其实已经谈到，转系之后出现的这种状态以及和太阳的区别。

第 189 条：阳明中风，口苦咽干，腹满微喘，发热恶寒，脉浮而紧，若下之，则腹满小便难也。

这条是阳明的一个变病，要用下法，这种下法是一种禁利，后面朱军老师会慢慢地讲。这个口苦，咽干，腹满微喘，其实到了阳明中风，是一个阳明的杂证。口苦咽干，是少阳病状态；腹满微喘，发热恶寒，脉浮而紧是太阳病状态，可以用大青龙汤来解决。这里应该发表的，我们用了下的方法，所以会导致腹满，所以这是个三阳合病。

第 190 条：阳明病，若能食，名中风；不能食，名中寒。

这条写的阳明寒证。

第 191 条：阳明病，若中寒者，不能食，小便不利，手足濈然汗出，此欲作固瘕，必大便初鞕后溏。所以然者，以胃中冷，水谷不别故也。

这个状态其实已经到了寒的状态，水谷不消的状态，胃家实这种燥瘕满胀这个状态，主要是谷不化，瘀在里面所产生的一种状态。与我们大肠的蠕动是有关的，肺与大肠相表里，往往是上热下寒，时间较长就出现了前面一节硬，后面一节软或者后面稀溏、黏滞、拉不干净的临床常见表现。我们也可以理解大便后溏也是脾虚的一种状态。阳明病虽为胃家实，脾属太阴。脾虚是太阴虚，即水液代谢转运的能力出了问题。所以我在临床上，碰到有这种状况的病人时，会让他服用 1～3 个月的参苓白术散加肉苁蓉或者中成药麻仁滋脾丸，让病人脾胃功能慢慢恢复正常。那些喜欢喝冰冻啤酒的人导致中气不足，天天熬夜导致肾气消耗，肝阴不足，肾阳亏虚，脾胃运化功能减弱的人，我师父会让他们几种中成药同时服用。早上杞菊地黄丸，中午补中益气丸，或理中丸，看症状轻重，晚上再吃金匮肾气丸。如果湿气重，容易上火，他会建议用淡盐水在睡前 2 小时送服药物，这样每天每一次服用一种药。早上养肝血，中午建中焦，晚上补肾阳。服完 3～5 天后，停 3～5 天，再服 3～5 天，再停 3～5 天，这样循环服用 2～3 个月后，整个人体质不知不觉就改善了。以上是分享一些跟师过程中运用中成药的方法，尤其是对穷人就这样用药，因为成药便宜。

自从跟师后，我在临床上会把中药做成丸子。丸者，缓也。膏、丸、丹、散，都是中药的形式，没理由中医只能开汤药。有病人说虚不受补。我说：这句话不对，虚就应该补。那为什么补不进去，反而会上火呢？是因为中焦不化。我们把中焦打开后，药就能进去了。所以虚就要补。我们用缓补的方式，让病人的体质慢慢转变过来。我是先在网上买一种制作药丸的木制工具，分 3 克重、6 克重、9 克重，把辨证后的药炼出来，用好的蜂蜜，做成蜜丸，让病人服用。这是更方便的剂型。

　　其实我是想从病机把条文一条条讲完，后来我觉得应该用一种更清晰的方法，把阳明病按照阳明热症、阳明寒、阳明蓄血症、阳明病预后等来讲。但由于时间关系，没有整理完。下周讲课的朱军老师是刘志龙院长的侍诊弟子，他把条文整理的比较完整。还有饶保民老师，是我们珠海的名家，也是广州中医药大学珠海函授站伤寒和金匮的授课老师。姜老师也邀请了他给大家讲伤寒。我在这里抛砖引玉。今天就分享到这里。谢谢大家！

26 朱军：带领大家再读阳明篇

朱军，师从广东省名中医刘志龙教授，最大愿望是老老实实、本本分分做一个能真正帮老百姓解决问题的好中医。

大家晚上好！姜老师是我非常尊敬的一位老师，他在珠海的时候，我们经常在一起品茶论道，跟姜老师请教，我学到了很多东西。后来姜老师去了深圳，我也觉得很遗憾，很想有机会跟姜老师一起学习，但离得还是有点远了。

年前在珠海，有一次和姜老师见面的时候，姜老师说让我在微信上给大家讲课，当时听了，我就说，"我哪里够资格讲课啊，我只是小学生、门外汉，根本就没有资格。"但是姜老师既然安排了，那我也非常感谢姜老师给我这样一个学习的机会来跟大家请教，今天我就跟大家汇报阳明病篇。

阳明篇总论

阳明病篇从 179 条到 262 条，总共 83 条，其实不是很长，有一些病理也不是特别难理解。我们经常说："仲景之门人人可入，仲景之学至平至易。"他用最朴实、最简单、最简练的语言来把病理概括了，给我们提出了很多的法则。但是仲景有一些话说出来了，有一些话没有说出来，那么我们要学会在无字处去找仲景的意思。比如说，病人有咳嗽，痰饮比较多，鼻涕以及痰都是清的，然后外面有点怕冷，当然大家开出来的会是小青龙汤，这很简单，但是如果是出现一些不典型的症状，还能开出小青龙汤吗？我们能够从不典型的症状中，找到仲景的意义，然后用他的方子治疗，收到效果，这才叫把仲景的意思领会了。

我们先来看 179 条到 186 条，这个主要是论述阳明病病因、病理、脉证，是一个总纲。因为阳明病是以胃家实为主的，所以阳明病的病因也好，病理、脉证也好，都是围绕着胃家实、燥热成实来讲的。

那么再看187条到198条，这里主要是论述一些次要的问题，阳明病的中脘胃阳不足发生的一些寒湿兼证，说明阳明与太阴相表里，及阴阳虚实相互表里转化的一些关系。开始先讲的阳明燥实证，比如第188条：伤寒转系阳明者，其人濈然微汗出也。第189条：阳明中风，口苦咽干，腹满微喘，发热恶寒，脉浮而紧，若下之，则腹满小便难也。然后再讲胃阳不足导致的寒湿证发生。先讲燥实，再讲寒湿，这是比较全面的。

再看199到206条，这里讲到阳明病湿热发黄，经热作疟及阳明病禁用攻下等等这些问题。

阳明病篇是重要的一篇，内容非常丰富，寒热虚实均有。阳明病以胃家实为主，有5种下法，大承气汤、小承气汤、调胃承气汤、麻子仁丸，包括外导法：蜜导煎、土瓜根、猪胆汁这些。

阳明病成因

回过头来讲阳明病的成因，首先可由他经传来，比如说有太阳病失治误治的，伤津耗液，导致的胃中干燥，转属阳明，即所谓的太阳阳明病；如果说少阳病误用发汗、利小便，伤津化燥，这个就是所谓的少阳阳明。还有三阴病，阴寒之邪在体内郁久化热，或者是少阴热化证，或者是少阴寒化证，阳复太过，转属阳明，而成阳明病。

有一次在中山的时候，跟冯世纶老见面，他说这个六经啊，仲景只是全当成一个带的地方，如果说仲景完全没有读过内经这是不可能的，他跟内经年代相距那么近，又是那么样一个名医，没读过内经说不过去。包括冯老都赞同仲景的六经跟内经的六经还是有关联的。

阳明病的另一个成因，是阳明经的自病，本身阳明经就属于阳盛或者是有食物没有完全消化，病症直接从阳明化燥，化燥以后直接成为阳明病之首，这个就是正阳阳明。因为阳明经是多气多血之经，阳气比较昌盛，所以一旦发了病以后导致功能失常一般表现的症状也是邪盛正实的，这是阳明病的主要特征，所以阳明病的性质一般都是热实证的。大家都知道热实证用的是大小承气汤、调胃承气汤这些方。

阳明病类型

阳明病按说有两个类型，一个是阳明热证，这是无形的邪热，比如说在大肠，或者上一次陈登科老师讲的谷道，这个地方无形的邪热亢盛，但是没有燥屎，表现为身热、自汗出，没有恶寒只有恶热，这是阳明热证；第二个是阳明实证，就是邪热与大肠中的糟粕形成燥屎，腑气不能通降，大便出现了硬结，所以出现潮热，谵语，也就是胡乱说话，然后还不断地出汗，腹满痛或者绕脐痛这些症状也容易出现，一按肚子呢就会嘣嘣嘣的响，其实里面是有燥屎，稍微一按有反跳痛，或者是拒按，这个时候的脉是沉实而有力的，所以这叫阳明实证。大家要思考阳明实证和阳明热证的区别，同时也思考一下阳明篇八十三条条文是不是只有热证跟实证。

接下来，我们重点看几条条文。

第 185 条：**本太阳，初得病时，发其汗，汗先出不彻，因转属阳明也。伤寒发热，无汗，呕不能食，而反汗出濈濈然者，是转属阳明也。**

我是河南人，用河南话读仲景的条文也挺有意思的。仲景在长沙做过太守，讲话应该也揉合许多地方的语言让大家都听得懂，但是他是河南人，所以用河南方言理解可能更好些，郝万山老师也讲过这个问题。比如说炒一炒，仲景说的"熬"其实就是用白面"炒"，我们老家也说是"炒"，他说是"熬"。还有就是这一条中，而反汗出濈濈然者，是转属阳明也，里面"汗出濈濈然"，用河南话问"你出汗咋样?"，常常回答说："出汗濈濈叫"，所以仲景的条文里是有点河南方言的。

我们接着看，"伤寒发热无汗"，这是什么? 这是邪在表。可以参考前面太阳篇，这是麻黄汤证。下面"呕不能食"，出现呕吐还不能吃东西，这是里气不和、胃气不和。既然胃气不和，太阳表邪是不是有往里面传的倾向? 有点像邪气往少阳传的样子。"呕而发热，小柴胡汤主之"应该用柴胡汤啊。后面又有"而反汗出濈濈然"，假如又呕又不能吃东西，是病在少阳，应该出现其他兼证，比如说《伤寒论》第 96 条："伤寒五六日，中风，往来寒热，胸胁苦满，嘿嘿不欲饮食，心烦喜呕，或胸中烦而不呕，或渴，或腹中痛，或胁下痞硬，或心下悸，小便不利，或不渴，身有微热，或咳者，小柴胡汤主之。"

以前没有汗出，现在是"反汗出濈濈然"，"反"是一个非常大的转折。"濈濈然"是汗出绵绵不断，这个大家尤其是南方的人在跑步时就会有这种感觉，特别是夏天，天特别热，户外运动后，口干渴时，不喝冻水，喝热水，那个汗擦了又有，擦了又有，这个汗就是"濈濈然"。这个汗只有阳明才有，所以是转属阳明，不是转属少阳或其他。虽然是呕，又不能吃东西，但实际上是属阳明的。阳明里面热，逼迫津液外渗，所以才能这样出汗。少阳出汗一般是睡眠时，是盗汗。所以"濈濈汗出"是很有诊断意义的。在这个时候肚子胀满、疼痛、大便秘结这些症状还没出现，只是濈濈汗出，通过这个来判断邪传阳明。

第 186 条：伤寒三日，阳明脉大。

这里"伤寒"是指广义的伤寒，也就是一切外感。"三日"我觉得是大概三天的意思，不一定就是三天，但时间不是特别长。

"脉大"，这个是形容脉比较宽阔，比较洪大，波涛汹涌。刚才我摸到一个病人脉偏洪大脉，他是一个运动员，按说运动员的脉是比较缓滑的，但这个人喜欢打拳，他的脉比较宽大、洪大。按说"阳明多气多血"，阳明经本来就是多气多血之经，病到了阳明，正邪斗争也有力，脉大表示很有力量，好像发大水，洪水泛滥，来势凶猛，李时珍说的，"洪脉来之拍拍然，去衰来盛似波澜"。不过，它这个脉是大，不是实，而且病大概三天，时间不是很长，还没有形成燥屎五六枚。因热成燥，大便七八天不下，那是实，脉是沉实有力，这个脉大是在指腹上感觉是面积比较宽，即将要形成波涛汹涌的脉。

第 187 条：伤寒脉浮而缓，手足自温者，是为系在太阴。太阴者，身当发黄，若小便自利者，不能发黄。至七八日大便鞕者，为阳明病也。

这里"伤寒脉浮而缓"，伤寒应该是脉浮而紧，为什么脉浮而缓？紧属于寒，脉缓，脉不紧了，其实就是太阳之邪化热了。从这条条文应该看到阳明其实有两个方面的问题，一个是阳明的因热化为燥，因燥成为实，另外一方面是阳明因热成湿，或者阴寒成湿。

"系在太阴"怎么理解？有点像太阳太阴并病的意思。"系"是联系的意思，它联系什么？跟谁联系？其实太阳之邪还没有完全解除，太阴的邪气出现了，脾主四肢，脾在外面表现就是四肢，这个时候"手足自温"，说明太阳之邪在太阴，而且不是寒在太阴，而是热在太阴，因为如果寒在太阴的话，手足不会自温。

"太阴者，身当发黄"，邪气不在阳明在太阴，太阴主湿，脾有病了不能运化水湿，从湿而化，与系在阳明的燥化相对应，湿加上热，湿热蕴蒸，容易造成体内小便浑浊，小便不利的时候就容易造成湿滞热遏，湿热在里瘀积太久的话，就会蕴蒸发黄。

"若小便自利者，不能发黄"，如果邪气有出路的话，推理一下，湿会随着小便走了，所以身体就不会发黄。如果只是热，没有湿，它就发不了黄。如果持续有湿，有热，到了七八天，大便硬，这就是太阴外出阳明，热化为燥了。"至七八日大便鞕者，为阳明病"，大便一硬，就成了胃家实，所以就是阳明病了。

有湿，小便不利，如果有燥，大便是硬的，在我们平时治疗时，这是很有指导意义的。如果体内有湿，小便就会不利，小便一利，湿一去，热留了，外出阳明，燥化了，大便就硬。太阴在里，阳明主表，邪气从里边往外走，由阴出阳，这个湿热变成燥热，阳明太阴的表里关系就是这样的，这个内在联系来回转化就是中医的病理学，是很有味道的，需要我们慢慢地好好领悟。

最后有一个病案要分享一下，这是张琦老医生的一个病案。

这个病人是这样的：男同志，57岁，高热十多天不能退，体温在39～39.7摄氏度之间，在医院被诊断为肠伤寒，但同时呢没有查出伤寒杆菌，所以也就是没有完全确诊。使用了多种抗生素联合治疗，高热还是退不了。患者出现高热神昏，头脑不清醒，说胡话，舌苔黄燥，脉沉实有力。但已腹泻很多次，泻出的污水很臭，腹部坚硬拒按。

张琦老医生辨证是因阳明腑实造成的热扰神昏，使用泻热攻结、急下存阴，处方：大黄25g，芒硝25g，枳实25g，厚朴20g。

吃了一剂药，当天晚上就开始拉燥屎十余枚，坚硬如石，然后高热就退了，神志转清。第二天复诊，嘱咐患者再吃一剂。第三天吃药后又拉很多燥屎和黏稠状的粪便，奇臭难闻，这时病人已经热退身轻。燥屎没有了以后，腑实清除了，这时用养阴和胃的方药善后。

这个病人之前腹泻很多次，很多医生，包括西医和中医，都认为不能再泻了，但是当时按病人的腹部是硬满拒按，同时泻下的是奇臭难闻的粪便，可以看出阳明腑热燥屎已成，这是很明显的热结旁流，如果再不下的话可能这个人命不久矣，可能就会死在这个病上。所以用通因通用的法，效如桴鼓。

说到这里，又想起珠海的饶保民老师有一个病案。他在老家的时候治疗一个病人，是他的邻居，他其实不是来咨询大便的问题的，而且当时也没有高热神昏。他主诉是眼睛发红，用了很多眼药水也没有什么用，中医西医也看过了，没有什么特别的效果，就过来找饶保民老师。饶老师很细心，就从头观察到尾，按到他的肚子的时候发现硬满拒按，一问大便已经好几天没有拉，经常习惯性便秘，这时就用了大承气汤。用了方子以后，他的大便通畅了，眼睛就好了。这个也是大承气汤的病案，所以我们有时候诊查病人还是要细心。

因为时间的关系，我就说这么多了，感谢大家的倾听！

27 戈娜：《伤寒论》条文 194~198条解读

　　戈娜，深圳市中医院肾病科副主任医师，中医内科学医学博士。师承国家级名中医李顺民教授，从事肾病科临床及科研工作7年余。喜爱经方，惯用经方辨治肾内科常见病、多发病。长期从事糖尿病肾病的中医药防治研究。

今天和大家聊聊阳明病篇的几条条文，《伤寒论》第194～198条。前面三条条文联系比较密切，是属于阳明病的恶攻里面涉及胃虚、经脉虚和皮腠虚的几个条文，后面的是阳明中寒和阳明中风相关的两条条文。下面我们开始正题。

第194条：阳明病，不能食，攻其热必哕。所以然者，胃中虚冷故也。以其人本虚，故攻其热必哕。

这条条文关注的重点在"不能食"，这是整个条文当中点明病机的主要症状。其实这里面的"不能食"和我们之前讲过的"阳明谵语，潮热，不能食"是完全不一样的，那个里面的"不能食"是胃中有燥屎、有湿热，这个里面的"不能食"是胃中虚冷。在胃中虚冷，本寒的情况下，攻它的热会有什么后果呢？会使它的胃气更虚。这种胃虚和虚寒相结合后，会使胃气上逆，呕哕发作。所以说："伤寒治阳明之法利在攻，仲景治阳明之心全在未可攻"。

在阳明病治疗中，这种情况要特别谨慎，虚冷的情况下不能随便乱攻，否则不仅不会取得疗效，而且会伤了正气，其他情况也会发生。针对这种情况，我觉得陈伯坛前辈有一段话总结得很好，在这里跟大家一块分享："攻之不至利遂不止者，胃虚无燥屎，肠虚无硬便，以不能食之虚人，无续下之资料，故攻药幸而落空耳，且虚冷之冷冷亦微，其得汤反哕者，微其人有反抗之热力，不足以当之。"其实就是说非胃中有燥屎不能攻，胃气虚冷无燥屎，这种身热的阳明证是不能攻的。

刚刚这条是通过一个"不能食"的症状，引出了胃虚的病机本质。然后下一条讲的是阳明经脉虚的情况，那么能不能攻呢？我们看看条文。

第195条：**阳明病，脉迟，食难用饱，饱则微烦头眩，必小便难，此欲作谷瘅，虽下之，腹满如故。所以然者，脉迟故也。**

这条条文我觉得最该关注的词条是"脉迟"。为什么脉迟？我翻阅了一些资料，大家对这个东西还是有各方面认识的，"邪方入里，热未成实"，可以脉迟；脉迟还提示怎样的病机呢？"脉迟为中寒，无阳也，迟为寒不化谷"，寒不化谷，谷气不化，胃虚津液不充，脉道失于充盈，胃阳不达寸口而迟。

最开始说热未成实，后面说谷气不化，谷气不化说是胃虚津液不充。这就引出了咱们在《内经》中学到的非常经典的"食气入胃，浊气归心，淫精于脉，脉气流经……"，就是说在胃气虚的时候，不能淫精于脉，经脉就会相应的虚。和这个认识很相似的是在《辨脉法》中说，"数为在腑，迟为在脏"，脉迟，脾不磨也，气弱而行不利，气弱而谷化不速，这里就提出了脾不运化也会出现脉迟的表现，这也是谷不化的原因。

其实刚刚的脉迟已经引出了胃虚津液不充和脾不磨，那既然谷气不能运化，再饱食肯定会不舒服，所以后面就出来了"食难用饱，饱则微烦"。为什么会出现饱则微烦？这个烦的症状我认为跟心有关系，其实胃络通心，食停则心气阻恶，饱食浊气归心，就会引起心烦。

后面说"头眩，必小便难"，那么头眩和小便难这两个症状是因为什么呢？是这样的，食气不能循经上行，这种虚阳不能化液，清中之清不能上升，所以头窍失养就会出现头眩的这种表现；而这种食气不能循经下行，浊中之清不下输，就会出现小便难的表现。而这种上下不通，流滞于中就会出现腹满的表现，后面紧跟着说"欲作谷瘅"。

瘅与疸相通，谷瘅和《金匮要略》中的谷疸是一个概念。为什么会出现谷瘅这种表现呢？其实条文中讲，谷气和热气相搏，两热相合，相搏津液，再加上小便不利，热不得泻，瘀蒸就可能导致身发黄，而这种黄是中焦升降失职，水谷之气不行，谷气留中瘀滞而形成的黄，和《金匮要略》中提及的"谷疸之为病，寒热不食，食即头眩心胸不安，久久发为谷疸"是很一致的。所以，这里面说"此欲作谷瘅"，它这样瘀蒸下去一定会发黄，而且是因为谷气留中引起的，所以叫谷瘅。

后面说"虽下之，腹满如故"，为什么攻下了以后，这个腹满没有一点改善呢？其实是因为这种腹满是谷气化热导致的，而不是胃中有实热，所以才会表现为脉迟。如果这个时候攻下，只能使胃气更虚，外邪乘虚而入，腹满一点不可能改善的。

接下来我们再聊一聊第 196 条。

第 196 条：阳明病，法多汗，反无汗，其身如虫行皮中状者，此以久虚故也。

阳明是气血俱多，阳明病阳气充盛为特征，阳明病的外证有"身热，汗自出"，所以这里说"阳明病，法多汗"。但是后边又跟着说"反无汗"，反无汗是什么原因呢？其实是胃虚以后，津液生成匮乏，这种气血津精生化不足，生化无源就使得没有汗了。汗生于谷精，以阳气宣发于外，胃阳虚不能透于肌表，谷精之气郁在皮中，就会出现"身如虫行皮中状"的这样一个表现。

那么这三条条文，从最开始的胃虚，胃虚后引起的经脉虚，到经脉虚以后引起的皮腠虚，我觉得是可以贯穿在一起去理解和比对的。现在这条条文也提示我们，经脉和皮腠的血气是本于胃腑所生的，那么在胃虚的情况下，相应的就会出现经脉亏虚、皮腠虚，然后出现各自的表现。

接下来我们来聊一聊后面两条条文，是阳明中寒和阳明中风的两条条文。

第197条：**阳明病，反无汗，而小便利，二三日呕而咳，手足厥者，必苦头痛，若不咳不呕，手足不厥者，头不痛。**

这条条文症状主要涉及到：无汗，小便利，呕，咳和手足厥，还有头痛，我们一一地对这些症状进行解读。刚刚说，阳明病本自汗，这里面出现了无汗，所以用了"反"字，那这个无汗是不是津液虚呢？其实不止，这里面更多的是说寒邪外闭化热而成无汗。中医认为，如果说小便不利而无汗是湿闭，小便利而无汗其实是寒闭。这里寒邪伤阳，阳从下泄，就可以导致小便利；那寒邪内侵，伤及肺胃，肺胃相连，寒遏胃阳，肺气壅滞，就可以出现呕和咳的这种表现；四肢又禀气于胃，寒遏胃阳，手足四肢失于滋养，会出现手足厥冷；经气上逆，就会出现头痛。

关于手足厥冷、头痛的出现，其实还有另外的说法，我觉得也蛮合理，"手足为诸阳之本，手足三阳皆上头，手足厥必头痛"，也就是说，在手足厥冷的情况下，这种阳气的损伤，到后边必然会伤及到诸阳之会的头部。当然这种阳明的头痛和太阳的头痛是一定会有差别的，因为太阳的头痛是在项后，阳明的头痛是在前额。

我觉得张隐庵医家对阳明津液的运行总结得特别好，"阳明秋津外合于肺而行于四旁，达于上下，周于内外，而复归于中土，阳明之气须行于表里上下"，也就是说阳明之气是可以可上、可下、可内、可外，无处不到的；但如果说阳明之气出现了问题，"阳明病，反无汗者，责之于里，不出表也"，是因为只在里，不出表了；"小便利者，气趋于下，而不升于上。阳明二三日，呕而咳者，阳明之气，内和肺金，病气上逆胸膺故呕而咳"，就是说这个阳明之气上逆导致的这种呕而咳的表现；"手足厥者，不能分布于四肢，气逆横冲，故苦头痛"，就是说这个阳明之气不能分布四肢，气机上逆横冲，就会引起头痛的表现；"若得不咳不呕，气能周便于内外，手足不厥。气能敷布内外而不旁，故不上逆而头不痛"，其实就是说，如果这个阳明之气，可以通行便利的话，就不会引起这种上下内外的相应症状。

第 198 条条文是关于阳明中风的。

第 198 条：阳明病，但头眩不恶寒，故能食而咳，其人咽必痛。若不咳者，咽不痛。

这条条文涉及的主要症状就是：头眩，不恶寒，能食，咳和咽痛。关于能食和不能食，咱们前面的条文有讲过，"阳明病，若能食，名中风，不能食，名中寒"，就是说阳邪和阴邪对饮食的影响，我就不细说了，之前应该有老师讲过的。我们接下来聊聊这个头眩，为什么阳明病会出现头眩这个表现呢？可以这样理解，这个是风邪上冒。因为阳明风邪上冒，可以引起头眩。除此之外，"阳明以下行为顺，上行为逆，胃土上逆，阳气不降，浮越无根，是以头眩"。那就是说，这种风邪上冒可以引起阳明之气的上逆而头眩，风为阳邪，非寒邪，故不恶寒。

我们把这个头眩、不恶寒、能食这几个症状都进行了解析，后面就剩下了这个咳和咽痛，他们和这个阳明中风有什么关系呢？《内经》有说，"胃气上注于肺，其悍气上冲头者，循咽，上走空窍"，那风邪入胃，随气上冲，就可以引起这种咳和咽痛的表现。在这方面，章虚谷前辈曾有这样的一段论述说，"咽与肺喉相连，邪循咽及肺，故咳"。条文中说，"若不咳者，咽不痛"，其实也是说，如果不咳者，邪气没有入胃，就不能随胃气上冲头循咽上走空窍，所以不会引起这种咽痛。另外张隐庵前辈有一句话说，"阳明经脉和肺上出于咽也"，他从经脉层面阐述了这个阳明病出现咽痛的这一个物质基础。

关于这个阳明中寒和阳明中风两个条文进行鉴别，有一位程知前辈曾经这样论述，大家可以一块儿参考一下，"阴邪下行，故无汗而小便利，阳邪上行，故不恶寒而头眩。寒则呕，不能食，风则能食，寒则头痛，风则咽痛，是风寒入胃之变也"，很好地总结了这个阳明中风中寒的鉴别。

28 黄飞霞：《伤寒论》条文 199~203条解读

　　黄飞霞，女，香港大学深圳医院中医科副主任医师，中医内科学医学硕士。师承国家级名中医胡焕章教授，省级名中医黄明河教授、翁庚民教授。从事中医内科临床工作10年余。铁杆中医，酷爱经方。惯用经方辨治中医内科的常见病、多发病，尤其擅长消化系统疾病的中医诊治。

书院的同道们、老师们，大家晚上好！首先感谢李新朝老师在北京的介绍，同时也感谢姜宗瑞老师的邀请。因为久仰姜老师的大名，有次听黄煌老师的课坐在姜老师的旁边也是激动不已。姜老师虽然满腹经纶、学识渊博，但却十分谦虚，对我们这些初入经方的迷途羔羊也是十分照顾，所以办了书院这么好的平台发扬经方，让我们十分感动。有次姜老师说，你有时间也来书院讲讲课，我就一口答应了。

这次不是什么讲课，因为我自己也在学习《伤寒论》，也在摸索中，虽然毕业十多年，但真正翻阅《伤寒论》这本书也就是最近这几年吧，真是越看越喜欢，所以借此次机会和大家一起温习久违了的《伤寒论》。今天我会接着戈娜博士往下讲，一起和大家回顾阳明病篇的第21～25条也就是总条文的199～203条。

第 199 条：阳明病，无汗，小便不利，心中懊恼者，身必发黄。

这条条文主要是讲湿热发黄的成因和先期症状。阳明病总的病机是病邪深入阳明，胃肠燥热、亢盛，病变以里实证为特征，主要辨证要点是身热、汗出而不恶寒。那么现在怎么无汗了呢？这是因为阳明之气被湿邪遏阻了，湿不得泄，所以身上无汗。另外，阳明胃气蕴郁于里，三焦水道不通，导致小便不利；湿热瘀结在里，热不得外溢，所以心中懊恼、烦燥不已；这湿和热一起郁结在里，就会身必发黄。

我觉得胡希恕老先生解释这条经文解释得特别好，他说，阳明病郁热在里，热不得外溢，故无汗。而小便不通畅，湿热不得下泄，心中懊恼，提示里头也有热，那么这种情况身必发黄。

在这里我觉得"必"可能作为"可"理解更好，也就是说它可能发黄。张仲景在这里是不是想告诉我们，这个阳明病里头有热，且瘀结在里，无法汗出，还小便不通畅，湿也没法祛，通俗点说就是湿也郁结，这种情况就要小心，可能要发黄了。当然这个黄应该是指的阳黄。

我们以前看《伤寒论》总是觉得枯燥无味，现在我就把它通俗化了，感觉和张仲景在对话，把他那些比较循规蹈矩的经文变成了一些通俗的对话，越看越有趣，我觉得同道也可以这样。

第 200 条：阳明病，被火，额上微汗出，而小便不利者，必发黄。

这里从另外一个角度阐述了阳明发黄的病因。阳明病一直不知道之所以没有汗的原因，还用了火攻的方法强迫其出汗，热邪被火，周身的气更燥了，而热又不得外越，只上攻到额上，所以有微微的汗出，又不得下泄，导致小便不通畅，湿和热相搏，这也是会发黄的。这个人经过火攻的方法，只是额头出了点汗，所以他汗出不畅，再加上小便不利，所以就容易发黄了。

这里用了两条经文阐述阳明病发黄的原因，第一是无汗出，或汗出不太通畅，另外一条是小便不利，所以《伤寒论》和《金匮要略》里面有几张治疗黄疸的方，麻黄连翘赤小豆汤、栀子柏皮汤、茵陈蒿汤等，都是从黄疸的病因病机出发，用了发汗和利小便和清热利湿的方法来治疗的。

第 201 条：阳明病，脉浮而紧者，必潮热，发作有时，但浮者，必盗汗出。

阳明病是一个胃家实，烦热、有汗、口渴、脉洪大。这脉浮而紧是个太阳脉，怎么理解呢？阳明病而有太阳病脉，我觉得可以考虑初传经，是因为初入阳明，有热，尚未形成阳明实证，但是津液已伤，只能时发潮热，而不能连续大汗出。另外它表未解，但是津液已伤了，如果到津液大伤的时候，表邪又未能完全解除，连发潮热也不能了，只在睡觉的时候，阳气入阴蒸津而为汗出，有小小的盗汗。

胡希恕老先生在解释这条条文时说，脉但浮而不紧，病仍在表，但津液有所丧失，热势更迫津外出，发为盗汗，故临床上切勿一见到盗汗就用黄芪之类，可以考虑小柴胡加石膏汤，清其里热，盗汗可止。然后冯世伦老师也强调，盗汗多属三阳病，尤其多见于太阳病，治疗时当以驱邪为主，切不可盲目地滥用养阴补气的药物而留邪、闭邪。所以我们看到冯老的一些教案里面桂枝汤、葛根汤治疗盗汗效果都是显著的。

对于这条其实我到现在都不是很理解，但是至少我理解到一点，盗汗我们不能单纯从阴虚上面去看，有时候要想想它可能是个三阳病，会不会是小柴胡加石膏汤证呢？会不会是柴胡汤证呢？这些都是有可能的。不要一味地见到盗汗就滋阴养阴去了。

第202条：阳明病，口燥但欲漱水，不欲咽者，此必衄。

这条是热迫营血导致衄的一个变证。阳明气分有热的话，热迫津液外溢，津液外溢本来应该是出现渴而能饮的，但是现在说他口渴却不想喝水，或者只是想漱水而不欲咽，这就说明热不在卫分，而是在血分。血分有热迫血妄行，是可以出现出血情况的，可能就会出现鼻衄。

那么至今口干不欲饮，还是我们热在血分的辨证要点。这种热在血分的，我们可以采用温病的犀角地黄汤之类的方药来凉血清热。

第 203 条：阳明病，本自汗出，医更重发汗，病已差，尚微烦不了了者，此必大便鞕故也。

以亡津液，胃中干燥，故令大便鞕。当问其小便日几行，若本小便日三四行，今日再行，故知大便不久出。今为小便数少，以津液当还入胃中，故知不久必大便也。

这一段话不容易理解，阳明病本来应该里热汗出，这个人怎么还用发汗的方法呢？用了发汗的方法怎么病还就好了？这个会不会像我们说的第 23 条那样，是一个初传经的情况？可不可以理解成这个阳明病开始时只是太阳中风转阳明的阶段，这里的自汗也只是表虚自汗，而不是里热透出的汗？这样用发汗的方法虽然可能解了一些热，病可能侥幸治好了，但是阳明病是最怕津液亏虚的，而发汗终究是要消耗津液，所以虽然热是解除了，但是还是有一些微烦。

还有因为发汗过多津液亏虚了，我们的胃肠中更加干燥，大便必然也是秘结干燥的，那么这种情况下该怎么办呢？是不是光喝水就能解决问题呢？好像也不是这样的。因为如果阳明的燥化作用强的话，喝了水也会从汗液和小便排出去，那么现在他说病已经治好了，应该体表是正常了，不会有异常的汗出，但是还是有从小便丢失津液的可能。所以我们就要详细询问小便的情况，如果小便的次数和量比平时减少，说明津液可以入到胃中，胃中的津液恢复了，不久就会大便通畅的，所以即使是大便干结的情况，我们也不需要用攻下的方法。

这个经文告诉我们：第一，像阳明病这种容易伤津液的情况，用发汗的方法是要十分注意的；第二，有时候我们看到大便偏硬，不一定就是我们说的阳明腑实证，而一定用攻下的方法。也许这是津液亏虚导致的，它与热结而成的大便硬是不一样的，所以采用的治疗思路也不一样。在临床中，这也就给了我们治疗便秘的另一个思路，用麻子仁丸来治脾约。

因为自己的所学有限，所以今天晚上就跟大家学习交流到这里，说得不对的地方还请大家多多指教、多多包涵。期待下次还有和大家共同学习的机会，谢谢大家！

29 刘华生：《伤寒论》条文 204~208条解读

刘华生，民间祖传中医师，自小跟随父亲采药学医，注重经典的学习并对民间草药的运用有一定心得。

　　各位老师，晚上好！我叫刘华生，江西赣州崇义县人，家里是祖传五代的中医。从小我就跟随父亲和爷爷上山采药，行医也一直扎根在基层，深知自己学识浅薄，在这里能有这个机会跟大家一起学习，感到非常荣幸。接下来呢，我来讲一下《伤寒论》阳明篇第 26～30 条。

　　这个阳明病，邪入阳明腑的时候，它就不会再传了，所以如果我们能够把握好病机的话，在病邪传入阳明腑时，能合适地运用下法，经常都可以收到下之后病去正安的作用。如果病邪还没有到阳明腑，只是在阳明经，或者杂病仅是在胃，或者邪气郁结得还比较轻的话，这个时候我们就不适合用下法。

　　第 204 条：伤寒呕多，虽有阳明证，不可攻之。

　　这里是因为胃失和降造成的。阳明病还有发热、大汗出的那些症状，阳明引起的呕吐肯定是胃热造成的，在这里只是说呕吐，并没有其他像潮热汗出、腹满硬痛等里热实证，说明胃的热邪刚刚到阳明腑，或者是胃热就在胃，还没到结实，刚到那里还没有扎根下来，还没有发展起来。所以，这个时候如果我们用攻下的方法，它就抓不住病邪的要点。病邪这时候应该在上，就是单纯的胃热，还没有到达肠，没有结实，所以我们只能用一些清胃止呕的药物。

　　临床中我一般是用竹茹和芦根来治疗像这样的胃热呕吐，特别是竹茹。竹茹这个药呢，治疗胃热呕吐效果是很好的。竹茹在民间又叫竹二青，我们把竹子外面的那个第一层竹皮刮掉，第二层就是青黄色的，这个就叫竹二青。刮大约多少呢？一个人的用量大约是鸡蛋大小。我经常用这个，治疗胃热效果很好，加入到其他药里面，退热效果也很好。

大家可以去刮下竹二青，自己动手试试，因为我们《脉诀》里面有个脉叫涩脉，把脉时是什么表现呢？"如雨沾沙，如轻刀刮竹"。我们去刮竹二青时，不用重力，用轻的力刮会止住，大家可以自己动手试试，既可以搞到一味药，也可以把握涩脉的表现。

第 205 条：阳明病，心下鞭满者，不可攻之。攻之利遂不止者死，利止者愈。

"阳明病，心下硬满"，大家都知道心下是胃部，它为什么硬满呢？我们观察那个孔明灯，如果把它里面点上火，外面的那个纸就会胀满。如果胃里面有火也会导致硬满，这里的硬满是无形的邪热，里面没有实热。我们知道用承气汤攻下热积，要痞满硬痛，有实热才可以攻，而这种无形的邪热，只能清，不能攻，如果攻下就容易导致脾肾元气受损，元气受损就会下利不止。神仙都怕这种下利不止，因为它把元气都泻掉了。如果脾肾元气足的话，利会慢慢止住，能止住的话，泻下时把热也泻掉了，脾肾修复了，就会往好的方向发展。

我们不能随便用泻下，因为《伤寒论》是非常重视保护脾肾元气的，学习当中我们知道，即使有泻下的症状，我们都要先用试探法看是真的实热结在里面，还是假的在里面，这样可以保证脾肾元气不会被自己误下而受损。

第 206 条：阳明病，面合赤色，不可攻之，必发热。色黄者，小便不利也。

"阳明病，面合赤色"，我们知道阳明的经络是行于耳面部的，所以阳明经有热会面赤额头痛，这里光说面赤，没有说额头痛，说明热不是很盛，如果很盛的话就会额头痛。而且它这个热这个邪气是郁在经中，没有到腑，没有湿热聚集的症状。这种邪气我在临床中一般用石膏、葛根这类药解热除郁。如果有脾胃虚弱的人，看他的面色赤，又有里热结食，就用了大承气汤泻下，本身脾胃虚弱，泻下又伤了脾阳，邪热与脾湿相结形成湿热，就会导致小便不利，发黄。这种湿热要怎么治呢？在临床中，我是看到湿重于热的用茵陈五苓汤，如果热重于湿，用茵陈蒿汤。

以上我们讲的是下法的禁忌。那么在临床中很适合用下法的又是什么症状呢？我们都知道，那就是病邪在阳明腑的时候。这时把实热燥结泻掉，就会获得病去正安的一个好的现象。

第207条：阳明病，不吐不下，心烦者，可与调胃承气汤。

我们知道调胃承气汤的主治是燥实盛、痞满轻，燥实就是里面伤了阴，伤了阴就干燥，燥热就留在里面，那个积聚不算很严重，所以不用厚朴、枳实一类，而是用芒硝、甘草。"不吐不下"，说明燥热结在里面。"心烦"，我们知道胃不和则卧不安，胃不和，我们也睡不安稳、心神不宁，心与胃通就是这个意思，如果胃有邪热，燥热也会扰心，扰心的话会导致心烦。这个时候就可以用调胃承气汤，它是一个燥热在胃腑。

第208条：阳明病，脉迟，虽汗出不恶寒者，其身必重，短气，腹满而喘，有潮热者，此外欲解，可攻里也。手足濈然汗出者，此大便已鞕也，大承气汤主之。若汗多，微发热恶寒者，外未解也，其热不潮，未可与承气汤。若腹大满不通者，可与小承气汤，微和胃气，勿令大泄下。

"阳明病脉迟"，脉迟的话不光是主寒，如果邪热集聚在身体里面阻塞脉道，脉道不滑利也会出现脉迟，但是这种迟它是很有力的。"虽汗出，不恶寒"，有汗出，但没有恶寒，说明这个病已经在里面，"有一分恶寒，便有一分表证"。"其身必重"，邪热充斥全身的时候，人的全身没有力气，感觉比较重一样。"短气腹满而喘"，我们知道，肺与大肠相表里，肠有燥热结在里面，肯定会导致肺气上逆，肺气不能下达就会导致短气腹满而喘。"潮热，手足濈然汗出"，这说明燥热已经结得很严重了，后面说"此大便已硬也"，痞满燥实已经完全具备，又没有表证，说明邪气已经完全在阳明腑了，所以要用峻下热结的大承气汤。

"若汗多微发热恶寒者，外未解也，其热不潮，未可与承气汤"，如果有汗出多，微发热恶寒，"有一分恶寒，便有一分表证"，发热、汗出、恶寒，其实这就是桂枝汤的提纲，邪气部分还是在表。邪气在表，正气也是在表，在跟邪气打拉锯战，即使有少部分邪气入里的话，我们也应该重视大部分的邪气，要把正气调往表来跟邪气做斗争，等邪气完全击溃，即使有一部分邪气入里，它也会望风而逃。

"若腹大满不通者，可与小承气汤，微和胃气，勿令大泄下"，若腹大满不通，说明邪气结在腑，但是燥热不是很厉害，所以就用小承气汤来泻热通便、破滞除满。

我们学习阳明病篇，经常在一些大病里面遇到会这样的一些情况，在最后，我想讲一个我父亲的医案。

那个时候我 18 岁，刚跟我父亲学习。我们县人民医院院长的弟媳得了胃癌，在广州治疗了一年多，然后下了病危通知书就叫她回家，那时候她身体已经非常虚弱，只剩下 60 多斤了，回到家里面只是有一些营养支持，症状是吃什么吐什么，只要吃下去东西马上就会吐掉，也找过一些中医治疗。因为我父亲在当地也算是小有名气，就把我父亲请到医院里面去看病，那个时候我也刚好跟着去。

病人已经非常虚弱，吃什么就吐什么，她的胃脘部有一团肿起来像馒头一样大的东西，癌症应该是转移到了乳腺，她感觉乳腺很胀就自己去按一下，里面居然出那个脓。有发热，还有就是一身很疼痛，睡到床上不能起来。大便也有好多天没有解了。

我父亲去看了以后，认为她这个是阳明腑证，开的方子就是大承气汤加金银花、瓜蒌仁，还有莱菔子之类的等等。因为那个时候正是胡万林芒硝出事的时候，所以我们县里面所有的地方都没有芒硝，我家里以前有进芒硝也用完了。我父亲知道有个养猪的那里有芒硝，就叫院长开车买了一些。我记得每剂是 15 克。

她以前喝别人的药或者喝东西，不到十分钟就会吐掉，喝我父亲开的药两个小时后才开始吐，那是第一次。喝第二次的话，就没有吐了。那天晚上，她就肚子很痛很痛，然后就去大便，大便的话泻出好多好臭，还有那个脓血样的东西，一开头的话是大便是很硬的，后来拉出脓血，特别得臭。就用了两剂这个药，泻了。泻了两三天以后就能吃东西了，我记得后来是用归脾汤补气血调节。

她从那个时候吃饭就很好，一个月重了十五斤，过了三个月，她还能去上班，因为她自己承包了一个酒楼，她还是去管理。我父亲给她治了一年多，治得很好。

后来就是因为她去广州复查，医生说你这样子怎么好了，再做一次化疗可能可以完全好。她听信那个医生的话就做了化疗，然后体质就很差，那个头发脱掉了，再倒回来叫我父亲治。我父亲说这个难办了，但也给她治疗了一段时间。后来，因为体质太差了，她又复发，所以她这个病很可惜。

从这个病例，也可以说明邪气已经在阳明胃腑的时候，如果我们选择一个合适的下法的话，会收到非常好的效果。我们学习阳明篇，可以学习很多好的方药，所以大家可以认真地去看看这方面的医案。

今天我就讲到这里，讲得不好、不对的地方，请大家批评指正，谢谢大家！

30 张广志：〈伤寒论〉条文 209~214条解读

张广志，80后，毕业于广州中医药大学，行医于梅州山区，现为广东省中医药学会经方临床研究委员会委员。临床常针药同用，因经方而结缘于冯世纶教授的首届网络师承班；因经方认识了徐晓峰大哥在内的众多知名大师；因珠海经方会拜于陈登科师父门下学习手足十二经脉脏腑大辨证体系。

深圳中医经方书院的各位同道，大家晚上好！首先很感谢朱军师兄的推荐，姜宗瑞老师的热情邀请，还有李新朝老师的介绍，我诚惶诚恐，感谢他们邀请我这个小学生来带大家一起学习阳明病篇第 36～41 条。为了今天晚上的讲课，我特意停了门诊，怕的是思路中断，接下来如果讲得不好，请大家多担待。

下面我自我介绍下，我叫张广志，80 后，来自梅州大埔，毕业于广中医，然后又回到了大埔山区行医，现在已经有十来个年头了。因为山区里面什么病都要看，所以我就成了行业里的万金油，也没有很多时间去看各科那么深奥的专业书籍，只有一直在寻找看病的捷径。刚开始呢，一直认为学好书本上的理论，中基、中诊、中药、方剂、内外妇儿啊这些，把它学好就行了，但事实上到临床就知道了，根本不是那么一回事，能对号入座的很少，很多疾病根本无从下手。

原来在大埔县大东镇行医，觉得湿热很多，就在温病里面下了一些功夫，也收到了一些效果，但有时也不是很理想，所以就追逐其他的学说了，拼命地去买书，书柜里面慢慢地多起来，有接近一千本的书。但脑子里面也没法形成那种完整的有效的诊疗体系，这跟自己没有师承也有多少关系的，所以有时候面对一个个失败案例的时候会觉得很迷茫。

就在 2008 年底，我同学高炜夫说，要么你学下胡希恕老先生的八纲辨证，然后就参加了冯世纶教授的首届经方师承班。可以这样说，在这里翻开了我中医新的篇章，通过对《伤寒论》的学习，很多病看起来就不这么难了，虽然有时候不知道西医诊断是什么，但是还能够通过简单的六经八纲辨证把他的病治好。群里徐晓峰师兄也在这里，他总是神一般存在，临床上我经常向他请教，都得到了很好的解答，嘴里管他叫哥，其实他也算是我一个师父，虽然他自己不承认。然后在徐哥的推荐下，我认识了现在的师父——陈登科，在他的门下学习了他家传的手足十二经脉脏腑大辨证体系，通过点点滴滴的学习，有豁然开朗之感。

下面不多说了，我们言归正传，接着前面刘华生老师的课往下讲。

讲课之前，我先引入一个病案。记得我当时毕业没多久，有一个女性患者，年龄 40 多岁，腹痛了好几天，在诊所里吃药、打针、输液也不见好转，就考虑要送医院去，因为山区离县城也远，他们听说我大学毕业，就想看看我有什么办法。当时山路崎岖，没有水泥路，骑摩托车还有点怕怕的。到了病人家里一看，病人在床上打滚，发热，腹痛，胀痛，一按更痛，但没有呕吐，胃口还行，没有大便 2～3 天了，总想喝水，只喝凉水，不喝热水，摸摸她的身上微微有点汗出，不是那么干的那种，舌质比较红，苔干黄，脉摸起来是比较实而有力的。

当时一看怀疑就是肠梗阻，知道这个病是我们方剂学里面的承气汤证，所以就用了大承气。给她吃了以后，一个小时左右开始拉肚子，拉了以后肚子就不痛了。这也就是我一开始在那个小山区扬名立万了。但事实上后来学了伤寒后，就知道这下得有点猛，用大承气有点猛了，没有做到慎之又慎。如果当时怀疑肠梗阻的话，应该分清是机械性肠梗阻，还是麻痹性肠梗阻，如果万一是麻痹性肠梗阻，这个想起来都有点后怕。

接下来我们看《伤寒论》第 209 条，也就是阳明篇第 36 条。

第 209 条：阳明病，潮热，大便微鞕者，可与大承气汤，不鞕者，不可与之。若不大便六七日，恐有燥屎，欲知之法，

少与小承气汤，汤入腹中，转矢气者，此有燥屎也，乃可攻之。若不转矢气者，此但初头鞕，后必溏，不可攻之，攻之必胀满不能食也。欲饮水者，与水则哕。其后发热者，必大便复鞕而少也，以小承气汤和之。不转矢气者，慎不可攻也。

这条条文较长，讲的内容也多。众所周知，阳明病的治法宜清宜下，这里的下法是阳明腑实的根本治法，但能下不能下，可不是一件随随便便的事，或者孟浪可为的事，得很慎重。可下而下是祛邪除病，不可下而下，那就要损伤正气、损伤脾胃之气，搞不好容易伤人之根本，害人之性命。这里仲景就给我们提示，给了这条条文专门讲了大小承气汤的使用方法和燥屎证候已成还是未成，可下可不下的辨证，我们得好好理解。

这条条文我们得分段理解。首先来看第一小段，"阳明病，潮热，大便微硬"说明阳明腑实可能已经形成，为防止进一步伤及津液应尽快祛邪外出，腑实已成，下之宜早不宜迟。《伤寒论》里面有两大特色：第一是要保津液，第二个是要扶阳气。这里仲景用了"可与大承气"，这是商量、试探的方法。

"若不大便六七日，恐有燥屎，欲知之法，少与小承气汤入腹中，转矢气者，此有燥屎，乃可攻之"，这又是一段了。大便硬的，是阳明病可下的一个有力依据，但不大便六七日，并不能说明阳明腑一定有燥屎存在，也有可能是其他类型的便秘，比如像麻子仁丸的脾约证，当然这里要脉证合参的。仲景在这里教了我们一招，叫欲之知法，也就是试探治疗，西医也叫诊断性治疗，恐怕它有燥屎，那就先给小承气汤。为什么不用大承气汤给它泻呢？因为在某种程度上来说，大承气汤不够齐备，怕用大承气汤伤了正气。小承气汤这里试探有无燥屎还不能多给哦，原文指出了"少与小承气"，不是一副小承气都一次性给喝了，而是少给一点，吃完观察腹中有无动静。这里就是说"转矢气"，说白了就是看有没有放屁，如果有放屁了，说明里面的的确确有燥屎，这时候大承气汤就可以放心大胆用了。

　　下面又是一段了，"若不转矢气，此但初头硬，后必溏，不可攻之，攻之必胀满不能食也。欲饮水者，与水则哕"，"若不转矢气"，就是说我们喝了小承气汤之后没有动静，没有放屁，就是说里面没有燥屎内结。"但此初头硬，后必溏"，没有燥屎那为什么会六七日不大便呢？这是因为刚开始一段是硬的，后面是软溏的，这是脾虚气滞所致，不是腑实，故不可攻之，也就是不能用大承气汤下。如果攻之必胀满，不能食也，因为大承气汤苦寒，攻下之后会伤及它的脾阳，脾不运化所以会胀满不食。"欲饮水者，与水则哕"，因脾阳受损，中焦虚寒不能温化水湿，所以会出现饮水者哕，这里读（yuě）不能读（huì），哕是指呃逆，饮水者哕就是喝水就会呃逆。

　　再接下来是"其后发热，必大便复硬而少也，以小承气汤和之"。这是最后一段，说明用大承气汤泻下后虚邪未尽，阳明实热复结于肠而见发热，大便又开始硬，因为已经下过一次，治疗上就不能再用泻下法，当用调和法，用小承气汤。这里又突出了仲景固护阳气、固护津液的理念，用药非常谨慎。仲景处处都在突出固护阳气、固护津液，在太阳病篇用汗法也是一样的，伤寒的时候用麻黄汤发汗，如果病仍未尽除的时候，也不会再用原方，而用桂枝汤来调和。"不转矢气者，慎不可攻也"，这里的"慎"字是仲景千叮咛万嘱咐之词，他一再地叮咛我们要小心小心。为什么不攻下？因为不转矢气。没有放屁就没有燥实，没有实热内结与阳明腑实，所以就不可攻。

　　接下来我们来看第 210 条，阳明篇第 37 条。

　　第 210 条： 夫实则谵语，虚则郑声。郑声者，重语也。直

视谵语，喘满者死，下利者亦死。

这一条主要讲根据病人的发音来判断疾病的虚实，然后讲阳明腑实证伤及五脏的死症。"夫实则谵语"，这里的实也就是指胃家实，邪热内盛扰乱了心神导致谵语，什么是谵语呢？就是胡言乱语、胡说八道、神志不清。"虚则郑声"，郑声，就是重语也，重就是重复、反复，郑声就是声音小，反反复复地说。谵语是实，郑声是虚，实就要攻下，虚呢就要补。"直视谵语，喘满者死，下利者亦死"，这是阳明里实热伤及津液以后，危及脏腑出现了死候的表现。

这里的直视就是说眼球不能动了，是阳明热伤及了肝肾之阴血，阴血不能上乘于目所导致的眼球不能动，喘满就是气脱于上，肺气竭掉了，下利就是虚极而脱。如果单单的出现谵语，也不见得会死人，但是谵语又见直视、喘满或者下利的时候，就是很危险的了。这时候邪气盛，正气很衰弱，预后是非常不好的。我们有医家说：喘满为气上脱，下利为气下脱，所以说这是极其危险的死候，就是说有死亡的危险。

接下来我们看第 211 条，阳明篇第 38 条。

第 211 条：发汗多，若重发汗者，亡其阳。谵语，脉短者死，脉自和者不死。

这条，胡希恕老先生说病人是被治死的。大家看，本来的时候就发汗多伤阴液，又重新发汗，这个时候更伤其津液，也亡其阳，所以阴阳俱脱了。这时候见谵语、脉短，就危险了，实证见虚脉，预后都不会好的。谵语是阳明邪热至盛扰乱心神，脉短是正气不足，极度虚弱的脉证，短是两头缩缩谓之短，上不及寸，下不及尺，谓之短脉。这时候邪气盛，正气又很衰弱，没办法攻下驱邪，这就危险了。如果脉自和，说明正气未虚，虽然有谵语，也是死不了的，我们用大承气汤泻一下就可以了。

接下来我们来看第 212 条，阳明篇第 39 条。

第 212 条：伤寒若吐若下后不解，不大便五六日，上至十余日，日晡所发潮热，不恶寒，独语如见鬼状。若剧者，发则不识人，循衣摸床，惕而不安，（一云顺衣妄撮，怵惕不安）微喘直视，脉弦者生，涩者死。微者，但发热谵语者，大承气汤主之。若一服利，则止后服。

这里面又是一条大承气汤的使用证，条文比较长，我们慢慢看。"伤寒若吐、若下后不解"，这也是误治，本来是表证的，给又吐又下，伤及了阴液引邪陷入。这时候津液伤了，里热盛了，出现了阳明里热实证，"不大便五六日，上至十余日"，这是有内热至盛成燥实。为什么会出现可以十余日不大便呢？因为阳明属中土，万物所归，无所复传，就是说它可以十余天都不传经，留在阳明成为燥实内结。

"日晡所发潮热"，这是一个阳明病的典型热型，也就是说，一到下午就发潮热。什么叫潮热？潮者，来了又去，去了又来，反复不断，这就是叫潮。"独语如见鬼状"，独语呢，就是神昏谵语的轻症，自言自语了，不与别人说话，自己说自己的。"若剧发者，不识人"，这时候就不认人了。这里的发呢，是发作，也就是一天之内病情发作比较重的时候，轻的时候独语，重的时候不认人。"寻衣摸床"，就是无意识的躁动不安。"惕而不安"就是一惊一乍，精神极其的不稳定就叫惕而不安。"微喘直视"就是燥热伤阴、阴津枯竭的表现。这时候必须要用大承气汤来急下存阴。

接下来说"脉弦者生"，为什么说脉弦者生呢？弦脉端直以长，就是说阴液没有完全的亡失掉，尚可攻，邪可以攻下外出，这时候尚有一线生机，所以说脉弦者生。"脉涩者死"，什么叫涩呢？脉细而迟，往来艰难。脉涩有阴液干亏的现象，阴液干枯就不能用承气汤来攻下，所以预后不良。

"微者，但发热谵语者，大承气汤主之"，这里的微，不是指脉微，而是指病症轻者。也就是阳明病，不大便五六日，上至十余日，日晡所发热者，可以用承气汤来攻下，而不是等到病重的时候再来攻下，虽然说下不嫌迟，但是还是要尽早地攻邪外出，等到病重时就很麻烦了。"若一服利，则止后服"，大承气汤是急下存阴之剂，在攻下燥热的同时，也容易损伤我们人体的正气，所以中病即止，不可孟浪一泻再泻。《伤寒论》里对很多峻烈的方剂都是中病即止，譬如麻黄汤、大青龙汤、大承气汤、大陷胸汤、瓜蒂散、抵当汤都是这样子，中病即止。

接下来我们看第 213 条，阳明篇第 40 条。

第 213 条：阳明病，其人多汗，以津液外出，胃中燥，大便必鞭，鞭则谵语，小承气汤主之。若一服谵语止者，更莫复服。

这是可以下的指征，也是讲了谵语与津液的关系。这里说到阳明病，其人多汗，以津液外出，导致胃中干燥，胃肠干枯，所以大便硬，这是因果关系，徐灵胎在《六经病篇》中说："谵语由便硬，便硬由胃燥，胃燥由于津液少，层层相因，病情显著。"这里提出发热与多汗是阳热亢盛的表现，导致津液亏损胃中干燥，胃燥津亏，大肠失去濡润，导致大便硬，里热至盛，扰乱心神，出现了谵语。这一条文不止有实证，也有虚证，病夹虚实，所以不用大承气汤，只能用小承气汤。汗出多大便硬是实证，津液少是虚证，病在虚实之间，用小承气汤。

接下来我们看第 214 条，阳明篇第 41 条：

第 214 条：阳明病，谵语发潮热，脉滑而疾者，小承气汤主之。因与承气汤一升，腹中转气者，更服一升，若不转气者，勿更与之。明日又不大便，脉反微涩者，里虚也，为难

治，不可更与承气汤也。

这条也是阳明病的可下证。阳明病潮热谵语，这里不大便，说胡话，又潮热，乍一看呢是典型的大承气汤证，但这时候的脉出现滑而疾，不是沉紧或者沉实有力啊，说明热有余而燥结，未明显成实，所以我们就不要用大承气汤，只能用小承气汤。这时候因为病要重一点，所以小承气汤也要多服用一点。给多少呢？给一升。按照正常呢，一次给六合，因为小承气汤三味药，"以水四升，煮取一升二合，去滓，分温二服"，那么就是一次六合，这里面给了一升，多了四合，差不多多了一半，说明这里要多给。给了以后有放屁，说明有燥屎，这个时候就可以继续给，再给一升，如果没有放屁呢，就不要再给了。为什么？因为脉滑而疾，燥屎结得不是很实，所以不能给大承气汤。

"明日又不大便，脉反微涩者，里虚也，为难治，不可更与承气汤也"，也就是说了吃了第一次小承气没有放屁，就没有给第二次了，第二天仍然没有大便下来，这个时候脉象由原来的滑而疾转变为微涩，说明正气虚弱了，微为气虚，涩为精血虚，这个时候说明正气虚，正气一虚大便又不下，说明这个病就不好治，不能再给承气汤了。

那要怎么办呢？这个时候是治还是不治？肯定是要治的。张仲景这里面没有给我们方子，倒是陶节庵在《伤寒六书》里面给了方子，我们方剂学里面的黄龙汤。在里面呢有大黄、芒硝、枳实，厚朴、桔梗用来攻下大便，然后又用人参、当归、生姜、大枣、甘草来扶正补益气血，攻补兼施，这样既不损伤正气，也不会留着燥屎，这样很好。

这节课我们讲条文就讲到这里吧。说实话，这些年我在临证过程中承气汤用得比较少，因为现在的人经济条件好了，一有不舒服马上就来找医生了，就不至于出现很多承气汤证。腰椎间盘突出压迫到坐骨神经痛，又有里热存在的时候，我们也会使用大黄来泻下，减轻腰部的压力，这样子效果也很好。

阳明病呢，要么清法，要么下法，在经就清，在腑就下。在经的时候，热在上可以用枳实栀子豉汤，热在中焦的时候我们用白虎汤，热在下焦我们用猪苓汤；在腑的时候，用小承气汤、大承气汤、调胃承气汤，如果出现脾约证，这个时候用麻子仁丸，有时候也用仲景教我们的导便法，猪胆汁、土瓜根等。

这节课我们就讲到这里吧，简简单单诚惶诚恐地讲了一些，讲得不好的地方请大家多指导，多多担待。

(31)

杜国选：《伤寒论》条文 215~224条解读

杜国选，河南南阳人。先后毕业于河南中医学院、广西中医药大学。中西医结合硕士，中医执业药师。

　　尊敬的各位同道，大家晚上好，首先感谢姜老师和李老师给大家搭建了这么良好的学习平台，同时祝贺深圳市中医经方协会的社会团体预先获得准核的通知书，并预祝核准成功，这是中医界幸事！

　　《伤寒论》的学习难点多，注本也很多，仁者见仁智者见智，但《伤寒论》是中医必读的一本书，也是中医的基本功，学习中医必学《伤寒论》。是今天还是昨天啊，我看我们群里有个同道用黄连阿胶汤，我对黄连阿胶汤开始认识是很淡薄的，后来顾植山老师的一个学生给我讲了黄连阿胶汤，我才有了一点体会。他说这方子应用的时候，就要把汤药放凉一点，然后把蛋黄溶解到汤里面去，不要溶得满碗蛋花，这样就不对。然后这个方子用的时候，是下午用一次，晚上用一次，分二次把药喝完才行，不要弄到上午喝。前两天我碰见有一个病人，这个病人很奇怪，在医院检查是脑梗，每天晚上 11 点到凌晨 1 点左右，头部会轰隆隆地响，其他没有什么阳性体征，然后到我这来看病的时候，我也是没什么办法，正好听了顾植山老师的话，我就翻了翻《伤寒论》，它的时间就是少阴病欲解时，从子至寅上，然后我就误打误撞地用了黄连阿胶汤。然后 3 副药搞定，他的头就没有那么响了，人能睡着觉了，就这样误打误撞的治好了。

　　我是 2014 年认识姜宗瑞老师的，曾经跟着姜宗瑞老师一起抄方子抄了一段时间，亲眼目睹了姜老师应用经方治疗很多的疑难病。我向姜老师讨教学习经典的方法，姜老师告诉我说，对《伤寒论》的学习一定要反复地学习，一个条文一个条文的缕清，一个方证一个方证地弄懂，这样才能有感悟，当病人出现某个症状的时候，这样脑海中才能跳出条文，跳出方药，这样子才能过了《伤寒论》方剂这个关，然后在这个基础上可以学习《内经》《千金》《外台》这样的经典书籍。我这样努力地学习了《伤寒论》一段时间，感到很有些收获。

我这么说啊，大家可以听得出来我的水平很差，底子很薄，说讲课是不敢说的，只能说谈学习的感悟吧。上一次张广志老师已经讲到了 41 条了，然后我就接着往下讲吧。

第 215 条：阳明病，谵语有潮热，反不能食者，胃中必有燥屎五六枚也。若能食者，但鞕耳，宜大承气汤下之。

"宜大承气汤下之"，应当放在"必有燥屎五六枚"之前，这样才符合大承气汤的意思。阳明病谵语，潮热皆因胃中热盛所致，不能食，热伤了胃中的津液导致燥屎积于肠中，气滞不能下行，故用大承气汤急下燥热之实，救垂危之阴液。但如果有"谵语，潮热"的症状，只大便硬而未燥结，建议是不必用大承气汤峻下，可用小承气汤来和胃气。

这个条文用"能食"和"不能食"来辨解胃中燥结之微甚，但不能够见了"不能食"就用大承气汤。因为前面有一个条文："阳明病，若能食为中风，不能食为中寒"，就是说也有可能有胃寒而不能食的，这个要用温补药，这个时候给大承气汤就不对了。还有一个条文就是说：阳明病不能食，攻其热者必哕。所以然者，胃中虚冷故也，以其人本虚，故攻其热必哕也。"就是说中焦虚寒，误用了苦寒攻下会导致呕吐"。

第 216 条：阳明病，下血谵语者，此为热入血室，但头汗出者，刺期门，随其实而泻之，濈然汗出则愈。

这个条文指出了热入血室的症状，并且如何运用诊治方法，和治疗后的情况。

首先，要说一下血室是一个什么东西。血室的说法很多，首先有人认为是子宫，张景岳也是这样说。我也是这样认为的，不然张仲景怎么会把热入血室放在《金匮要略》的妇人篇中说呢。还有人认为是冲脉，"冲为血海，诸经朝会，男子则运而行之，女子则停而止之"。还有一个看法认为是肝脏，这个是柯琴说的，说"血室者，肝也，肝为藏血之脏，故称血室"。柯琴说的也有一定道理，不然仲景为什么会让我们重视肝的募穴期门呢。如果是这样的话，男人是不是也会得热入血室这个病呢？如果我们有的男同志回家发了脾气，就告诉老婆热入血室就可以了。

这个病的病机应该是这样的，阳明病本来是一个里热证，凡是到了妇人的月经期或男人、女人其他出血性疾病，导致邪乘虚而入，热邪熏蒸于上，故出现发热、汗出，然后谵语。治疗应当针刺期门穴以泻其肝热，热得外泄，汗出而解。如果前后互参，翻下《金匮要略》，仲景给了我们方药，就是小柴胡汤。

第 217 条：汗出谵语者，以有燥屎在胃中，此为风也，须下者，过经乃可下之。下之若早，语言必乱，以表虚里实故也。下之愈，宜大承气汤。

这个条文告诉我们，如果没有里实，没有到阳明腑实证的话，是不可以早下的，这个自汗出而谵语，已有燥屎在肠中，当下之，当用大承气汤。仲景那时候，这胃中跟肠中好像是互说的，我们把它理解为肠中就行了。如果说是太阳经证，那我们可以用麻黄汤或桂枝汤；如果到了阳明经证，可以用白虎汤、白虎加参汤；如果到了阳明腑实证的话，汗出、谵语等症状出现才可以用下法。如果里热未结，而下的过早，不但热不去，还可能热邪乘虚上扰心胸，出现言语必乱。这个告诉我们，用大承气汤下其热时，应当把握时机，不要下的过早。

第 218 条：伤寒四五日，脉沉而喘满，沉为在里，而反发

其汗，津液越出，大便为难，表虚里实，久则谵语。

　　这个条文好像记录了一个医案，里实证而无汗的医案。这个医生一看到这种喘满，不管脉象如何，便给了麻黄汤或者桂枝加厚朴杏子这种发汗的药治疗。如果是麻黄汤或桂枝加厚朴杏子汤的话，脉象应该是浮紧或浮缓，本来脉沉而喘，病在里，当微下，应当给小承气汤，现在反而发了汗，导致津液外出，肠中干燥，大便为难，日久津亏，里热发为谵语。

　　第 219 条：三阳合病，腹满身重，难以转侧，口不仁，面垢，谵语遗尿，发汗则谵语，下之则额上生汗，手足逆冷。若自汗出者，白虎汤主之。

　　三阳合病，太阳阳明少阳合而为病，我认为这个时候太阳的头疼发热，阳明的恶热不眠，少阳的耳聋寒热等症状应当都是有的，太阳主表，阳明主腑，少阳主侧，三阳都病，邪热而困，所以说会出现身重，而难以转侧；胃热上攻，可见言语不利，食不知味；胃热上蒸于面，可见于面部如蒙尘垢；热扰神明，可见谵语；热迫膀胱可见遗尿。

　　这个症状虽然属于三阳，但主要是由于热聚胃中，故当从阳明热证主治，用白虎汤来治疗这个病种。

　　下面有两个误治，如果从太阳治表发汗，则津亏愈甚，为热愈甚，然后就发为谵语了；如果从阳明经腑实证来下，则阴伤的更厉害，阳跟着也伤，阳随阴脱，然后会出现额上出汗、手足逆冷这些症状。

　　第 220 条：二阳并病，太阳证罢，但发潮热，手足漐漐汗出，大便难而谵语者，下之则愈，宜大承气汤。

　　二阳并病，太阳病传入阳明者，汗出，潮热，大便难而谵语，治疗上应当下其实热，用大承气汤来治疗。

　　从前面 210 条"夫实则谵语，虚则郑声。郑声，重语也。直视谵语，喘满者死。不利者亦死"的条文，到现在"大便难而谵语者"这个条文，都出现了一个症状，就是这个谵语。谵语和郑声的都是神志不清，但是一则为实，一则为虚，那么在临床上碰到神志的改变，该如何判断谵语和郑声？这个还是要判断得比较准确，判断得比较快。经常有"邪气盛为实，正气夺为虚"的说法。

判断谵语和郑声，对于病人的预后是一个立判的结果，不能判断错了，也不能判断慢了。好多人都做了判断出来，但判断也没有一个统一的说法，我试着说一下吧。前面还有一个蓄血证，也可以有神智的改变，有"七日如狂"的原文，但是蓄血证有少腹急结硬痛，用这个症状来鉴别还是比较容易的。

谵语是发生在高热之中，神志为热所熏蒸，有妄言乱语，有声有力，泻其热就可以清醒过来，病就能差不多向好处走了。然后郑声呢，是汗下后听力比较差，然后神智也不很清楚，反复地说一句话，你喊他的话他会醒，转瞬间就昏迷过去，这是一个虚证，这个是不容易治的。如果谵语伴直视、喘满这两种情况的话呢，这是因实而致虚，预后不良。直视是因为肝肾阴精被邪热所伤，不能上承于目；喘满是因为肺气上脱，正脱而邪实。如果谵语又碰到下利，中气衰败，这种情况预后也都不好。

第 221 条：阳明病，脉浮而紧，咽燥口苦，腹满而喘，发热汗出，不恶寒反恶热，身重。若发汗则躁，心愦愦反谵语。若加温针，必怵惕烦躁不得眠。若下之，则胃中空虚，客气动膈，心中懊憹，舌上胎者，栀子豉汤主之。

第 222 条：若渴欲饮水，口干舌燥者，白虎加人参汤主之。

第 223 条：若脉浮发热，渴欲饮水，小便不利者，猪苓汤主之。

如果我们在临床上碰到脉浮而紧，与太阳伤寒的脉象很相似，但他有发热汗出，不恶寒反恶热，这就不是太阳伤寒而是阳明热证。脉浮是因为阳明热盛，紧是因为邪气盛。里热上冲，因而咽干口苦；热积胃肠，气机阻碍，因而腹满而喘；热蒸于外，故发热汗出；邪不在表，故不恶寒，反恶热；气随津伤，故身重。到这里为止，仲景没有给出方子，然后其他的医家碰到了这种情况，认为应当以辛凉清解为主。

　　下边用了 5 个"若"，有几个误治。第一个是因为脉浮紧而用辛温发汗，伤津而助热，邪热上扰心神，出现烦躁而心愦愦，以及热结成实的谵语；第二是说用温针发汗，而出现恐惧不安，烦躁不得眠的；第三，若用苦寒攻下，因为阳明腑实证没有成，而导致胃中空虚，邪热而虚内扰，无形的邪热内扰心胸，可见心中懊恼，热郁于上，故舌上生苔，其苔黄，这个时候当清宣胸膈郁热，一个明确的方子，栀子豉汤。以上的 3 个若，是因为误治之后，形成的不同的变证。

　　"若渴欲饮水，口干舌燥"，阳明热盛而伤津，可用白虎加人参汤来清热生津。"若脉浮发热"，这个是因为阳明郁热，"渴欲饮水"，是津液不行所致，"小便不利"，这是水热互结于下焦，膀胱气化不利的表现，这个时候用猪苓汤来清热滋阴利水。

　　这个条文是柯琴所说的阳明起手三方，是非常出名的。误下后热郁胸膈者与栀子豉汤，清宣郁热；误下后的胃热，津气两伤者用白虎加参汤，清热益气生津；误下后阴虚水热互结者用猪苓汤，滋阴清热利水。

　　第 224 条：阳明病，汗出多而渴者，不可与猪苓汤，以汗多胃中燥，猪苓汤复利其小便故也。

　　这个条文也是猪苓汤的方证。汗多胃中燥，化源不足，可能出现小便少的症状，如果说出现小便少，用猪苓汤复利其小便，这个在治疗上是错误的，因为猪苓汤虽然能滋阴清热，但毕竟是利水的一个方子，肯定会伤阴的。这时候有人给出了一个方证，就是白虎加参汤，去益气补津液。

今天我就讲到这里，有讲错的地方，欢迎大家拍砖，提出宝贵意见。谢谢大家！

32

束永康：从热越说白虎汤

　　各位老师、各位前辈，晚上好。谢谢刚刚李老师的介绍，也热烈祝贺深圳市中医经方协会的成立，希望越办越好、越办越大。今晚我要与大家分享的一个主题是白虎汤，主要是讲到对热越的一个认识。其实热越对于我们在临床使用白虎汤，是一个比较好的指征。

　　我们这次讲白虎汤，首先把这个阳明病篇做一个总结，我就从热越这一块讲阳明病中的发热。阳明热，我个人把它划分为两大类，一个是热越，一个是瘀热在里。白虎汤、承气汤、栀子豉汤这一类的，我认为它属于热越型的阳明发热。那么我们先通过条文学习来看一看白虎汤的这一个方证是什么样。

白虎汤四大证、四禁证质疑

　　首先第一条，176条："伤寒，脉浮滑，此以表有热，里有寒，白虎汤主之。"这条是争议比较大的，"里有寒"很多人认为是里有热或者是里无寒这种解释，我也比较赞同。第二条，219条："三阳合病，腹满身重，难以转侧，口不仁，面垢，谵语遗尿，发汗则谵语，下之则额上生汗，手足逆冷。若自汗出者，白虎汤主之。"第三条是350条："伤寒，脉滑而厥者，里有热也，白虎汤主之。"这是3条在《伤寒论》里出现的白虎汤的条文。

　　按照秦伯未先生，也就是现代中医学院方剂学教材的这个说法，白虎有四大证，大热、大汗、大渴、脉洪大，也就是我们传统认为的白虎四大证。对于这一点，这段时间我刚好在黄仕沛老师群里也有讨论到白虎汤的四大证问题，黄老也是做出了这对四大证的一个质疑，的确在临床上见到这种高热又是大汗出的情况非常少见，一般临床多见的高热多是无汗的。大汗出、高热的，ICU可能有，但是一般的疾病很少见到白虎汤这种情况。

那么除了这个阳明四大证之外，还有一个就是吴鞠通所提出的白虎汤四禁证。那么他提到了四禁证是：脉浮弦而细者，不可用也；脉沉者，不可用也；不渴者，不可用也；汗不出者，不可用也。实际上张锡纯等医家也对他有一个批判，具体就不在这里详述。因为吴鞠通《温病条辨》白虎汤四禁证这个说法在临床上并不很符合临床，也是对白虎汤的使用指证做了一个很大的局限性的框架，框在里面我们跳不出去的话就用不好白虎汤。

我个人认为白虎汤证可以有发热，也可以有出汗，但并不一定同时出现四大证。脉洪大，我认为不是白虎汤的脉证，它是白虎加人参的脉证，这个黄仕沛老师也有讲，后面详述脉证会具体讲讲这个洪大脉。还有这个大渴，也并不是白虎汤的证，而是白虎加人参汤的证，后面也会做一个详述。

但是这个汗出是阳明病发热的一个典型特征，也就是今晚我们说的阳越跟热越。在182条就有说到，"问曰阳明病外证云何？答曰：身热，汗自出，不恶寒，反恶热也"，这是对阳明病发热的一个症状描述，它是"汗自出，不恶寒，反恶热"。黄元御对这一条有一个理解，就是"里热外发，则身热。热气熏蒸，则汗自出。汗出表解，但热无寒，故不恶寒，反恶热。此后全是内热为害，与外寒无关也"。当然这句话要一分为二地看，前面所说这个"里热外发，则身热，热气熏蒸，则汗自出"，我认为他是讲得比较对的，对于后面所说的"与外寒无关"这一点，曹颖甫对他有一个批判。对于白虎汤这个发热，其实它是有汗出的一个身热、不恶寒，所以临床上阳明病发热的患者他出的是热汗，不是冷汗。不像桂枝汤证自汗出是出冷汗，出完汗后皮肤是冰凉的，白虎汤证出汗后不会出现冷，而且患者自己不怕冷，身体是偏热的。那么这种情况实际上也可以和桂枝汤的机理作为一个参照，桂枝汤是阳浮阴弱，阳浮而热自发，阴弱而汗自出，实际上白虎汤它也有一个阴弱，就是我们说的津液亏损，那么它的阳浮也就是阳气浮于外，就是阳越。

因为阳明病这种发热的特征性就是看它的汗出，也就是津液的问题，还有小便的问题，所以我们就要看它到底是热越还是瘀热在里。瘀热在里的话，很多人认为是 236 这条条文，"阳明病，发热汗出者，此为热越，不能发黄也"，这是它的第一句，就是说它有汗出的时候，热有通过津液这个载体往外走，一般不会堵在里面，不会发黄；"但头汗出，身无汗，剂颈而还，小便不利，渴引水浆者，此为瘀热在里，身必发黄，茵陈蒿汤主之"，这种的话就是我们说的阳明实热证，也就是水气出不去，里热固结为实热，那么身必发黄，这个是茵陈蒿汤主之的情况，当然猪苓汤也可以，这个也是瘀热在里的一个情况。

那么阳越这一种的话，实际上是阳明病白虎汤、承气汤比较常见的一种发热，也就是我们说的蒸蒸发热，好像一个蒸笼一样把它蒸出来，是这种的感觉。甚至我们可以说这是一种潮热。阳明的潮热，它是一种从里而外的热，跟桂枝汤不一样，桂枝汤是阳浮于表，但是里阳虚，有寒，它有太阴的症状；这个白虎汤证也是一个阳浮阴弱，但它是热在里，这是个表里热证，所以它是热汗出。

所以对于白虎汤的这种发热，在临床上使用一定会抓住几个点：

一个就是问他热的感觉，有没有恶寒。比如像儿科一些高热，它不一定怕冷，那么就排除太阳病的发热无汗，也可以排除掉往来寒热，那么桂枝剂、麻黄剂、柴胡剂都可以排除掉，但是这种情况并不常见，我临床上用白虎剂退热的治儿科的病例也不是特别多。

还有一个就是说它有汗出，但是这个汗出的话，它这个热并不一定是高热，甚至说很多疾病不一定有发热的情况也可以使用白虎汤，那么这就是针对四大证提出的。

条文也有说到一个问题，就是 248 条："太阳病三日，发汗不解，蒸蒸发热者，属胃也，调胃承气汤主之"，个人认为在临床上对于承气汤与白虎汤的一个鉴别就是有没有腹证，就是大便有没有传到我们所说的身体的下焦部分，肠胃有没有出现燥屎内结的情况，这是一个比较好理解的鉴别点。但是临床上如果没有燥屎内结的话，仅仅出现刚才所说的"太阳病三日，发汗不解，蒸蒸发热者，属胃也"，我个人认为还是可以使用白虎汤来治疗，临床的确也有这样的案例。白虎汤治疗这个蒸蒸发热，实际上这也类似于我们说的中暑，这样的案例的确比较多，在《珍珠囊》里面也提到了石膏是可以治疗中暑潮热的。

同时，用白虎汤的时候，会不会出现我们所说的发热无汗的症状？我个人认为是有这种情况的，因为仅仅通过石膏这味药，其实已经能说明问题。石膏这个药它是可以发汗的，或者换句话说它是解肌药，王海藏说石膏是发汗，朱丹溪也说石膏是出汗，那么这一点其实也不难理解。所以，阳明病发热无汗的时候，也可以使用白虎汤，当然一定要是阳气怫郁于表这一种，也就是要有这种热越，阳气往外走。那么其实就是符合 185 条的二阳并病："二阳并病，太阳初得病时，发其汗，汗先出不彻，因转属阳明，续自微汗出，不恶寒。若太阳病证不罢者，不可下，下之为逆，如此可小发其汗。设面色缘缘正赤者，阳气怫郁在表也，当解之熏之；若发汗不彻，彻不足言，阳气怫郁不得越，当汗之。不汗，则其人烦躁，不知痛处，乍在腹中，乍在四肢，按之不可得，更发汗则愈。若其人短气但坐者，以汗出不彻故也。何以知汗出不彻？以脉涩故知之也。"

也就是说，这一个是汗出不彻导致的其人烦躁，我们经方里面加减法，若躁烦的这种情况加深，用小青龙加石膏汤，甚至大青龙用石膏的，实际就是二阳合病在无汗的这种阳气怫郁不得越的情况下，麻黄可以配上石膏。所以对于麻黄配石膏是否两药互相制约，我个人认为是不成立的，麻黄配石膏是可以促进彻热的作用，甚至可以说这两个药放在一起对于开表的作用更加好，对于治疗三阳合病的这种情况也是非常不错的。比如说临床上所见的一些中风案例的患者，出现三阳合病"腹满身重，难以转侧，口不仁，面垢，谵语，遗尿，发汗则谵语"的这种人，很多人用续命汤，续命汤也是治疗中风的一个名方，实际上它里面用到了石膏，我个人认为它是有解肌出汗，配合麻黄出汗的效果，又符合越婢加术汤治疗这一类关节问题的作用，这个可以作为一个参考。

那么石膏它治疗的这种热，一定是热越，也就是这种骨蒸出的热，所以我们看这个风引汤、续命汤用到石膏，它都有热证出现，这个热证表现的是三阳合病，这一种阳气难以发越，但是阳气的趋势是往外走。在后世的《外台秘要》里面有一个五蒸汤，里面也是用到石膏，它的主治就是骨蒸劳热，实际也是取自于这种用法。对于石膏治疗潮热实际上就是来源于《伤寒论》，"蒸蒸发热者，属胃也"，就是靠这条条文使用。

另外还有 201 条："阳明病，脉浮而紧者，必潮热，发作有时，但浮者，必盗汗出"。这一条其实可以跟前面调胃承气汤的那条互参。这条实际上是偏于表，"脉浮而紧"代表的病机就是阳气怫郁于表；它的这种"潮热"的病机，也就是说麻黄汤证的"阳气重故也"；它的"发作有时"实际上跟大青龙汤的病机非常像，大青龙也是有一个"乍有轻时"，所以用在一些过敏性的疾病，比如我们说的风团荨麻疹，甚至说肾炎水肿，经常会有发作期、静止期的这种疾病。

这条条文的情况可以考虑使用我们所说的麻杏甘石汤，甚至说是越婢汤，还有大青龙汤，但是这个还是要看具体的八纲辨证，具体虚实、寒热的情况来定。一般来说，阳明病的话，它是发热，不恶寒，但是脉浮而紧的话，有可能会出现这种表证，因为太阳病是脉浮的，"太阳之为病，脉浮，头项强痛而恶寒"，脉浮还是要考虑带有一点恶寒的情况，包括后面讲到的白虎加人参汤，它就有恶寒的情况。

那么看完这一条，还有一条就是 246 条："脉浮而芤，浮为阳，芤为阴，浮芤相搏，胃气生热，其阳则绝"，这个可以考虑到白虎加人参汤的情况。这个说到的是"脉浮而芤"，我们说浮芤的脉偏虚，"胃气生热"，也属于我们说的阳明病，但是后面它说的是"其阳则绝"，所以白虎汤证经常在 ICU 里面碰到，甚至我在心病科、肾病科也比较多见，后面也会具体给大家讲一些病例，白虎汤确实是用在重症效果比较显著。

一开始讲到白虎汤的指征，除了潮热，即热越之外，还有一个就是谵语，这个不用细讲，因为阳明病出现谵语是比较常见的。一般谵语属实，郑语属虚，这个就不用细讲了。另外一个，就是刚才说三阳合病，面垢的问题，其实在临床上有多种见法，一种是长斑，另一种是面色黧黑，这就是我们用石膏的指征。石膏用在面色黧黑时有几个意思，一种是水气，还有一种是喘。现在我们说一下喘的问题。

石膏定喘的效果比较好，就是热性病阳热的喘，首先体现在大青龙汤和小青龙加石膏汤，还有麻杏石甘汤，这三个治喘的方里都用了石膏，这是《伤寒论》里面的方。还有《金匮要略》里面很出名的木防己汤，也是治膈间支饮，其人喘满，心下痞坚，下一句话很重要，也是面色黧黑，这跟面垢是相适应的。面色黧黑在现代医学看来是呼吸道末梢血氧浓度的下降，所以会出现发热而厥的情况，一般在重症患者或者哮喘患者比较常见。我个人认为，是在重症监护下呼吸抑制的患者出现面色黧黑，这真是木防己汤的方证，这是三阳合病的面垢。

石膏对于治喘效果是非常好，221条也有体现，"阳明病，脉浮而紧，咽燥口苦，腹满而喘，发热汗出，不恶寒反恶热，身重。若发汗则躁，心愦愦反谵语"，这个可以说它有点夹二阳合病这种感觉，当然后面有腹满而喘，发热汗出，这里不恶寒，可以排除掉太阳表证，所以不用麻黄，不用桂枝，可以直接用石膏来解肌。这个脉浮而紧，也是一种阳越的情况；不恶寒反恶热，属于阳明外症；身重属于三阳合并的身重；若发汗则心愦愦，是属于烦躁的症状；谵语更不用说，是阳明大实热的状况。这一条虽然没有处方，但我认为就是白虎汤的使用指征，甚至可以在临床上加上厚朴杏子。

石膏治喘本来自于《神农本草经》的记载，"石膏，气微寒，味辛，无毒，主中风寒热，心下逆气，惊喘，口干舌焦，不能息。腹中坚痛，除邪鬼，产乳，金疮"，已经说了石膏可以平喘定惊。当然在先秦方里，譬如《武威汉简医方》里，有个治鲁氏青行解解腹方，方里有麻黄、大黄、厚朴、石膏、苦参、乌头、附子，虽然它是治青行解解腹方，即走一下肚子就没那么胀，实际上不能吸就是心下喘满逆气的情况，在《武威汉简医方》这几个方里，使用到附子、乌头、厚朴、麻黄的话，一般都是治咳逆上气，但在这方里没有明说，而是用另外方证代替，但以药以方测证的话，这个方是治喘的。同样《武威汉简医方》另一个方里，有治久咳逆上气汤方，里面就有紫菀、款冬、莲蓬草、石膏、桂、蜜、枣，还有半夏，这个方就明确治久咳逆上气，里面有石膏也符合临床石膏定喘的用法。

实际上石膏在临床上用于定喘，一见于条文的烦躁，另一个就是面色黧黑、心下痞坚，还有一个阳越的情况。因为白虎汤在临床上用于重症的情况也比较多，也就是我们刚才说的面色黧黑、发绀，面色青灰，即我们说的热深厥亦深，也符合"伤寒，脉滑而厥者，里有热，白虎汤主之"这种情况，后面可发展到白虎加参汤的情况，在这个情况下，就不是脉滑而厥，而是大渴、脉洪大，背恶寒，背恶寒就是我们现代医学说的心衰导致的呼吸加重。出现的发绀，也是热深厥亦深的表现，这个厥，《伤寒论》也有讲到，"身大寒，反不欲近衣者，寒在皮肤，热在骨髓也"，这种情况我在肾衰的病人上见过。

当时我在附院轮值到肾病科，一个病人确诊肾衰，大小便也不大通畅，小便有遗尿，当时他查出来有肾积水，是感染性的肾积水，患者出现发热的情况，当时我摸他身体，四肢包括躯干都是偏凉的，这个患者还有喘气胸闷，气喘，觉得易疲累，身上沉重，也有浮肿。当时我跟患者建议可以用中药来治疗一下。因为这个患者当时就是腹满身重、难以转侧的情况，还有他的面垢发绀，末梢血氧浓度也偏低，达不到90％，当时情况也比较危险，血压也偏低，当时我看患者不喜热，不盖被子，口干，胃口差，舌头光滑，舌体干，苔少，脉偏滑，重按有力，而不是涩软，诊断是三阳合病，即身大寒，反不欲近衣者，寒在皮肤，热在骨髓也。当时我就考虑用白虎汤，加减忘记了，但主方就是白虎汤，后来取得比较好的效果。这种患者实际上是这样，热还在里，没有出现阳越，反而出现寒包火的情况。这是白虎汤比较重的症状，不像平时我们见到的潮热汗出的阳越的白虎汤证。病机也不是余热在里，因为他有遗尿，这个患者的尿量虽然较少，但尿频。而且有汗出，虽然是冷汗，但病人并不喜欢热的东西，出汗后虽然皮肤冷，他还是要把衣服被子掀开才舒服，可以称之为骨蒸劳热到极致的一种情况，这是属于知母的药证。当然这个患者脸色偏黑偏黄，当时我就排除余热在里的情况，这种病名叫肾绝，《医林绳墨》就说："遗尿面黑者，肾绝也"。

许叔微医案：城南妇人，腹满身重，遗尿，言语失常。他医曰：不可治也。肾绝矣。其家惊忧无措，密召予至，是医尚在座。乃诊之曰：何谓肾绝？医家曰：仲景谓溲便遗失，狂言，反目直视，此谓肾绝也。予曰：今脉浮大而长，此三阳合病也，胡为肾绝？仲景云：腹满身重，难于转侧，口不仁，谵语、遗尿。发汗则谵语，下之则额上生汗，手足厥冷，白虎证也。今病人谵语者，以不当汗而汗之，非狂言反目直视，须是肾绝脉，方可言此证。乃投以白虎加人参汤，数服而病悉除。

这个病案也提到了三阳合病和肾绝的鉴别。有趣的是，肾绝经常会出现白虎加人参汤的情况，也就是遗尿身重面目黑。

白虎汤里面的君药到底是哪一个？很多人作出自己的见解。当然，大多数人从柯韵伯的说法，白虎剂君药一定是石膏。其实未必见得。在成无己、汪昂、许宏三个人看来，知母为君药，我个人认为，可以作为一种参考。知母治这种劳热、肾绝，还有遗尿面黑，即后世发明的知柏地黄丸治遗尿面黑，就是来自于白虎汤，白虎汤治遗尿一定会用知母。这种三阳合病的遗尿，排除甘草干姜汤和肾气丸的遗尿，实热病的遗尿肯定用知母，也就是我们刚才说的肾积水，肾积水的患者导致三阳合病，所以考虑是知母证。另外，尿毒症患者还有一个很奇特的现象：精神不太安定。所以我认为知母对于阳明实热的谵语、精神亢进、说胡话，甚至不安，都有较好的作用，这也很好理解。

在《伤寒杂病论》里用到知母的方：白虎加参汤，有精神症状；还有酸枣仁汤。很多人问为什么方里用知母？条文里有虚烦不得眠，即虚性亢奋，也会有遗尿，如晚上阴虚遗尿睡不了觉的情况，所以酸枣仁汤里配上知母；另一个就是百合知母汤。百合、知母这两味药的共性都是百合科的，用百合方，我较偏向于百合知母加地黄，对于小便赤的百合病安神效果比较好。实际上百合病一定要抓小便，小便赤红短赤，可以理解为阳明的热证，热在里，与太阳表证相鉴别的话，太阳表证是清便亦自可，但小便红赤的话，可以考虑入里。里有热夹有阳明证，百合科的植物有这个功效。

知母有一点很有趣，它在《神农本草经》中记载"气寒，味苦，无毒，主消渴，热中，除邪气，肢体浮肿，下水，补不足，益气"，实际上这个"除邪气，肢体浮肿，下水"，很著名的就是陈修园的消水肾愈汤，即桂枝去芍药加麻黄附子细辛汤，再加知母。知母对于肾积水的效果还是很不错的，当时就是考虑肾积水引起的遗尿，以及感染性肾积水的发热，都属于热重，所以要除邪气。

《冷庐医话》也有很好的医案，"顾松园以白虎汤治汪缵功阳明热证，每剂石膏用至三两，两服热顿减，而遍身冷汗，肢冷发呃。群医哗然，阻勿再进。顾引仲圣热深厥深及喻氏阳证忽变阴厥万中无一之说与辩。勿听。迨投参附回阳之剂，而汗益多，体益冷。复求顾诊。顾仍以前法用石膏三两，而二服后即汗止身温。"实际上《冷庐医话》治疗这种阳明全身热的这种情况，是大热引起的厥，他会出现冷汗，但这种冷汗不是出完就怕冷的情况，个人认为这种医案的记载还是要结合实际理解，它指的冷汗、肢冷发呃是有暑湿，不能认为这种冷就是我们现在所认为的出汗后自觉很怕冷，恶风恶寒。这种冷汗所说的伤寒，脉浮，发热，无汗，其表不解，就可以用白虎汤。有恶寒，肯定是不可以用白虎汤的。顾松园治的这种病类似于肾衰竭，我们也见过。

　　包括这几天在黄仕沛老师的群里也有讲过，很多心衰高热的患者实际上是不恶寒的，但它全身是冷的，这种情况我们是否可以单从症状上去使用破格救心汤及附子剂？这个还有待商榷。还是引用刚才那条条文，"脉浮而芤，浮为阳，芤为阴，浮芤相搏，胃气生热，其阳则绝"，实际上白虎汤的厥证，热厥是这样出来的，包括白虎加人参汤出现恶寒的情况，是一种危象，这种心衰的患者往往是要考虑这种情况。所以回阳救逆的方法实际上并不是唯一的治心衰的方法，重症病房更常见的是用石膏的方法，也不能说附子不多用，其实附子、石膏都挺多用。

　　到这里，总结白虎汤它的使用指征，一个是我们说的热越，表里有热，不恶寒，但有外寒内热，甚至喘满身重。它这个身重其实再细化，因为临床观察，有一些身重的患者是疲倦较重，很容易跟少阴病混淆，所以一定是乍有轻时，无少阴证的身重，这个才可以用大青龙汤。实际上白虎汤也是一个道理，无少阴证才可以使用。身重有两种情况比较多见：一个是疲劳，还有一个是遇里热时加重，它这个热可以有可以没有，但局部或整体一定会表现有热色或热象，比方说丹毒，荨麻疹，甚至于有躁动情绪的阳性亢证，包括我们说的热痛，头痛属热的阳明热的疼痛，也是使用白虎汤的指征，，包括白虎加苍术汤、白虎加桂汤，也是需要有热色的表现才可以使用，但并不一定是大热。黄仕沛老师也有讲过，白虎加参汤也是身无大热，甚至于麻黄杏仁石膏甘草汤也是身无大热的喘。它不一定有大热，但肯定会有热色，有阳浮于表的情况。

　　所以对于白虎汤，这个阳浮阴弱也可以作为它的病机，并不专属于桂枝汤，方证不完全等于病机，但病机可以解释方证。白虎汤和桂枝汤阳浮阴弱的病机要作区别，说得最好的是曹颖甫，其实应该是姜佐景，他是曹颖甫《经方实验录》医案按语的编者，他在白虎汤的医案第三条下面讲到："人多以桂枝麻黄二汤齐称，我今且撇开麻黄，而以白虎合桂枝二汤并论之。余曰桂枝汤为温和肠胃（若以其重要言，当曰胃肠）之方，白虎汤则为凉和肠胃之方……桂枝汤证肠胃之虚寒，或由于病者素体积弱使然，或由于偶受风寒使然，或更合二因而兼有之。白虎汤证肠胃之实热，容吾重复言之，或由于病者素体积热使然，或由于由寒化热使然，或竟由直受热邪使然，或竟合诸因而兼有之"，这也是对阳浮阴弱同样病情不同寒热的情况做出了很好的解释，一个是里虚寒，一个是里积实热。

白虎汤舌证

这又引出了另外一个话题，那就是白虎汤的舌证是什么样？很多人会考虑到阳明的热盛伤津，会有黑、燥、干的舌象，包括舌质是红的，这都属于纯热象，这是常规的认识。不知各位有没有想过一个问题，若排除瘀热在里的水热，也就是茵陈蒿和猪苓汤的这种湿热苔，一般苔黄厚或黄腻，实际上承气汤在临床使用时也会出现一个胃肠积热，胃肠积热也会出现黄厚苔，这明明是一个津液损伤，为什么舌苔会变厚？这个大家可以去思考下。实际上，白虎加人参汤的舌苔为镜面舌，严重伤阴，但白虎汤可以舌苔薄，也可以是舌苔厚，为什么这样讲？首先知母的主证可以利水滋阴，还有一个是我们对比阳明三大方：栀子豉汤、白虎汤、大承气汤，三个清热润剂按轻中重来划分，栀子豉汤偏上，胸膈部位，白虎汤偏于膈下心下部位，大承气汤则在全腹下面的位置，三个方都可以出现蒸蒸而热，也就是我们说的内有热熏蒸而导致的大汗出，津液亡。栀子豉汤是一个清宣热的，即它的热较轻，病位浅，白虎汤偏重一点，但还没有出现燥屎内结，到了大承气已经是要急下存阴的地步。这三个方，从栀子豉汤开始看，实际上栀子豉汤也有伤阴的症状，也会出现舌头上的苔也会偏厚一点点，也不应该叫厚，应该叫腻，是个干腻苔。三个方都会出现口渴口干的症状，的确是个燥热证的情况，但是它们的舌苔确实厚。

关于这个病机，我记得冉雪峰有个医案讲得非常好，昨天也跟刘志龙老师讨论到这个问题，冉雪峰有个伤暑的病案，这个案就提到："武昌望山门街，程姓少妇，新产方七日，时方炎暑，蜷局于小卧室内，窗棂门帘均紧紧遮蔽，循俗例头包布帕，衣着布衣，因之为暑所伤"。身大热，汗出不干，开口齿燥，舌上津少，心愦愦，口渴郁闷，烦躁莫可名状，脉浮而芤，与阳明"浮芤相搏，胃气生热，其阳则绝"类似。他说的就是我们刚才说的那条条文："脉浮而芤，浮则为阳，芤则为阴，浮芤相搏，胃气生热，其阳则绝"，他也引到这条来解释中暑医案。"予曰：新产阴伤，受暑较重，不宜闭置小房内，倘汗出再多，津液内竭，必有亡阴痉厥，昏迷谵妄之虞，宜破除俗例，移居宽阔通风较凉之处，以布质屏风遮拦足矣。药用六一、白虎、生脉三方合裁加减"，所以他用了石膏加大黄还有天花粉这类的药物，实际上是取的这个意思。冉雪峰在最后解释病机提到，湿尽化燥，实际上应该说"津尽化燥"更好听，津液的津。所以对于承气汤的厚苔，这个理解就非常好，它是亡津导致的化燥，燥实苔会厚，所以用了这方。

包括我之前也用过调胃承气汤治疗口腔炎症的患者，他当时整个口腔长满很多口疮，吃东西都疼的不得了，西医认为是口腔炎症。他跟我说吃了很多抗感染的西药，吃完后口干得厉害，而且大便次数也很少，他说24小时不喝水不行，睡觉起床都要喝，当时看舌苔是干厚的，脉象偏阳，脉不是洪大，是滑脉而已，是个实性脉。当时用调胃承气汤效果挺不错的。这个也是体现西医所说口腔炎导致舌苔干厚、口腔干燥的情况，中医可以认为是冉雪峰所说的那一类病机，湿尽化燥，这种情况是可以伤阴的。

那么在承气剂、白虎剂、栀子豉剂它们三个燥热证的这种情况下，可以出现厚苔的，包括后世我们所知道的章次公，他是海派名家，他有一个名方叫常山白虎汤，治疗疟疾，用的是常山化痰，配上白虎汤，这里的舌苔也是厚的。因此白虎汤里不一定就是津伤的薄苔，反而可以出现津伤化燥的这种厚苔，但前期一定是干的、津伤的情况。

粳米是个很不错的药物，可以益精气、补津。平时煮粳米时，大家会发现一层黏糊糊的东西，在白虎汤煮米汤成的时候，会发现粳米会包住石膏。日本有个医家叫高山宏世，他的观点很符合现实中粳米煮石膏汤的情况，他说粳米能使石膏混悬状态，防止沉淀。混悬是什么意思？是指难溶性固体药物以微粒状态分散于介质中心，成一个非均匀的液质制剂。对于难溶性的石膏，水煮是难溶的，所以用粳米黏液来作为一个介质，使成分溶在粳米溶液里面，提高有效成分，所以粳米能止消渴。《千金方》和《外台》里，很多热病消渴使用到粳米，这个药非常好，对于舌苔厚的津伤化燥的消渴，粳米配知母是绝配，如果是比较明显出现的洪大脉，是加人参的指征。

白虎加人参汤

下面我们就讲白虎加人参汤的问题。它的条文也有几条，是散在分布伤寒、金匮两本书里面。《伤寒论》里是 26 条："服桂枝汤大汗出后，大烦渴不解，脉洪大者，白虎加人参汤主之"，这里是第一次出现白虎剂的脉洪大，用的是白虎加人参汤。

第 168 条："伤寒，若吐若下后，七八日不解，热结在里，表里俱热，时时恶风，大渴舌上干燥而烦，欲饮水数升者，白虎加人参汤主之。"

还有就是背恶寒的 169 条，"伤寒无大热，口燥渴，心烦，背微恶寒者，白虎加人参汤主之"，无大热，就把我们说的四大证推翻掉了，这个"口燥渴，心烦，背恶寒"，要考虑心衰的问题，白虎加人参汤主之。

还有一条 170 条："伤寒脉浮，发热无汗，其表不解，不可与白虎汤"，吴鞠通提出的四禁证是从这一条断章取义而得的，那么后面还有，"渴欲饮水，无表证者，白虎加人参汤主之"，也就是排除掉了脉浮、恶寒的这一种情况，考虑有里实热，可以用白虎加人参汤。第 222 条："渴欲饮水，口干舌燥者，白虎加人参汤主之"。

这几条都是出现的口干、口燥渴的情况，都是这些字眼，看得出加人参主要是针对我们四大证的大渴的，并不是白虎汤证所有。那么在《金匮要略》里面也是，在暍病里面："太阳中热者，暍是也。汗出恶寒，身热而渴，白虎加人参汤主之"。

到了加人参汤时候已经有了寒证出现，也就是我们说的有一个厥，其实它的热厥更明显，这个时候是需要加人参来治疗这一种厥证的。结合白虎汤的脉证来讲，白虎汤最常见的是滑实脉，而白虎加参汤，实际上它的脉是洪大的。白虎汤滑实的脉，实际上代表的就是末梢血管的扩张，有三个原因可以导致滑实脉，一个是末梢血管扩张，一个是心率加快，还要一个就是动脉脉搏的传播速度变慢，三类原因综合到一起，都有可能导致脉的滑实。末梢血管的这个我们好理解，刚刚说的热越，阳气浮于表面；心率加快的这个好理解，里有热，也是脉滑；动脉脉搏速度变慢，就要考虑里面夹有水饮、痰饮的问题了，也就是说可能有传导阻滞的情况，就会出现脉滑。所以临床上出现末梢血管扩张这一类，比如说激素皮炎，有这个机会，或者我们刚刚说的中暑这一类，还有对于一些感染类疾病导致的心率加快、发热，这种情况都可以使用白虎汤。动脉脉搏传播速度变慢，这个要考虑血压的问题，趋向于中医里面所说的痰饮病的可能性大，这个在临床上也很常见，包括我刚刚说的那个肾衰案例，他表现出的痰饮证是肾部的积水，会导致局部的动脉血压升高。还有就是动脉搏的传播速度变慢，这种也会导致滑脉，会出现如珠走盘，变成一颗一颗的，并不是连续性很好的，独立分开，界限非常的明显，也可以叫它连珠脉，这就是我最喜欢用的白虎汤脉证。如果舌象、症状都达到，热越也达到，出现了滑脉，肯定会考虑使用白虎汤。而白虎加参汤就是洪大脉，教科书里面说白虎汤的四大证中脉洪大，实际上白虎汤不能出现脉洪大。

黄仕沛老师的文章中有一句话分享给大家，"脉洪大临床上最常见的就是高渗性脱水的这一种疾病"，我非常赞同，在临床上的确如此。高渗性脱水类的疾病，首先是高热，还有就是外伤导致的脱水，比如像大面积的烧伤，临床上会见到白虎加参汤证，他会出现厥，会出现有热，因为皮肤烧伤，会有微恶寒，以前在烧伤科就碰到过一个大面积烧伤的患者，通过一定的治疗之后，还会有这种状况，当时就用了白虎加参汤，因为也的确出现了高渗性脱水，脉是洪大的。洪脉是来盛去衰，它并不是代表实证的脉，去衰代表着津液亡失的问题。

还要一个就是白虎加参汤经常用于糖尿病酮症酸中毒、昏迷这种，这个经验很多人都看过，包括很多医家也用过，的确有很好的疗效。我在住院部内分泌科见过的一个昏厥的患者，他也属于一个高渗性脱水，对于这种情况也会出现白虎加参汤这样一类症状，也就是我们说的厥证，他的脉出现洪大脉，消渴，酮症酸中毒实际上也是使用白虎加参汤的。

还有一个就是我们就是我们金匮里面讲的暍病，中暑也是高渗性脱水，没有明显的虚证的话，洪大脉是并不会出现的，在热性病里面使用人参，必然会出现洪大脉，甚至是洪数脉，这个是一个真相。在后世的《医宗金鉴》里面，有一个三黄石膏汤，治疗伤寒阳证，表里大热而不得汗，或经汗下，过经不解，六脉洪数，这个指征就解释得比较清楚。表里大热不得汗，还有一种情况就是经过了汗下，经过了伤津液的方法，导致了六脉洪数，这肯定是白虎加参汤的这一种，但是这条方并没有用人参，而是用了葱豉汤，实际葱白也就是有这个意思。急性病一个是葱白，一个是人参，这个不仅可以通阳回阳，而且对于高渗性脱水有一定的疗效，所以无论是三黄石膏汤，还是《伤寒论》的白通汤、白虎加参汤都是在急救方面比较好用的方子。

平时轮科的时候，或者说临床上见到一些重症的患者，它可以推翻我们传统认为的四大证以及四禁证，这个就是临床得来的东西，当然黄仕沛老师已经有论述，我只不过是引用了他的知识结合了个人的一点点见解而已。无论是哪一条白虎汤，只要是有白虎汤这四个成分的话，总会有这种阳越而出的症状，热在里，阳越而出发厥，就是阳已经越出去了，但是已经发厥的情况。

还有一条条文也很好，192条："阳明病，初欲食，小便反不利，大便自调，其人骨节疼，翕翕如有热状，奄然发狂，濈然汗出而解者，此水不胜谷气，与汗共并，脉紧则愈"，这一条我认为也可以使用白虎汤，当然有人是使用白虎加桂汤。白虎加桂汤本身是用来治疗一些关节痛，甚至是一些寒热的问题，这里讲的"翕翕如有热状"实际上是属于这种阳浮热越的情况，当然其人骨节痛可以考虑加上桂枝。"奄然发狂"，这就是阳明实证。"濈然汗出而解者"，就是一定要通过排汗，然后身凉，从而解热的。所以白虎汤治疗阳气浮越，里有热这种情况的话，最终的评判标准一定是吃了之后出不出冷汗。就像曹颖甫用白虎汤的医案里面，高热患者，用了白虎汤之后，出了一身的冷汗就好了。它跟桂枝汤出了一身热汗的情况不一样，桂枝汤喝热粥，盖被子，出了一身的热汗病愈，白虎汤是吃了后出一身冷汗而愈，是体温下降，热退的过程。这个就是个人对于白虎汤热越方面的疗效指征判断的一点看法。

白虎汤使用指征总结

最后总结一下，白虎汤的使用指征就是燥热、干，还有一个就是热越很重，舌苔无论是薄也好，厚也好，都是干的，舌体肯定是红的，口腔肯定是干燥的，包括一些腔道可以出现我们说的身重、谵语的症状。它可以出汗，出的是热汗，肯定不会怕冷，它可以是厥，是身体的冰凉，但是还是不怕冷，还有一种情况就是甚至没有汗出，但是里一定是有热的，里有热才用石膏，还没有结成燥屎的情况下就可以使用白虎汤。那么脉的话，白虎汤一定是滑脉，而且是沉弦有力的，并不是压下去就瘪掉的那种，加参的话，舌象可能不会干厚，可能会出现我们说的镜面舌，它的脉象会出现浮而芤脉，出现洪大脉。《脉理求真》里面引用张路玉的一句话，"凡洪大芤实，皆属滑类"，其实这种说法，我个人并不是很认同，从白虎汤的角度解释的话有一定的道理，他是从热的这一方面来讲的，但从虚的这方面来讲呢，还是有偏颇的，所以临床上还是要做一个判断，洪脉还是来盛去衰，也就是他去的时候重按是瘪下去的，表明了一个亡津液的特点。

误案借鉴

前面说了一点点验案，一个医生成长的过程，一定会出现很多的误案，在这里我最后讲讲治疗过的两个误案，与白虎汤类方有关，供大家学习。我在误案后也会谈谈我的见解，欢迎各位老师指正批评。

第一个误案是一个 49 岁的中年女性，已经快到更年期了，已经有绝经，当时的主诉就是心烦失眠 2 月余，看了很多医生，开了酸枣仁汤、归脾汤、天王补心丹之类，效果不太好。她来找我看的时候，情况是每天在快要睡着的时候出现心烦，口干，很渴，想喝冷水，夜尿比较多，每晚 3—5 次，大便偏干，而且有一个明显的潮热盗汗，汗出的比较黏、不太畅，自己觉得身上很困乏，很困重，就是说躺着的时候觉得很困重，广东人说的鬼压身嘛，觉得有东西压在身上的很重的感觉，还有就是晚上睡觉的时候下肢容易抽筋，舌比较红，苔比较干，有一点点黄腻，但是是偏干的舌面，脉是比较浮滑的这一种情况，重按还是可以的。

对于这种情况，我还是先入为主，融合了几个症状，一个是考虑的心烦，患者当时说话的语速特别快，考虑用小柴胡汤，还合了一个黄连阿胶汤，芍药也考虑了进去。骨蒸盗汗，小便比较多，当时考虑阴虚风动，没有想得那么细，大便偏干、口干都有了，就用了黄连阿胶汤。

当时用上去，我还觉得可以拍胸口跟她说可以治好，因为抽筋很多说是缺钙嘛，我平时也喜欢用黄连阿胶汤来治疗股骨头坏死，因为它里面有阿胶、鸡子黄，里面还有维生素 D，可以促进钙的吸收，当时就在想，这件事肯定成了。没想到她吃完七剂以后，跟我讲这个方吃下去以后并没有很好的效果，睡觉还是那个样。

我觉得很奇怪，认为是黄连阿胶汤中的黄连量不够大，因为舌苔的确很红，后来加大了黄连的量，原方的四两给她用了30克，也是吃了七剂。吃了以后效果的确比较好，而且并没有出现胃口变差等伤胃的症状。我当时想，肯定阳明热证无疑啊。

患者说吃药的时候睡觉稍微好一点，不吃还是那个样，抽搐还是很明显，并没有得到很好的缓解。当时我觉得很尴尬，所以就再细心地摸了一下她的脉，的确是沉取有力的，并不是弦，也不是细。柴胡汤的作用机理是使津液得下而汗出而解，患者本身就是夜尿特别多，只不过大便干，我当时觉得用津液得下使，感觉小便从前阴出，后阴没有津液，津液从前面出去了，没有想到这是一个三阳合病的遗尿导致的大便问题，包括鬼压身，也没有考虑到是三阳合病。看到她的脸上有褐斑，考虑到可能有面垢，缺钙引起的痉挛，这个抽筋比较厉害的话，也属于这个难以转侧，考虑运用另外一个方剂，就是石膏剂，那么当时考虑的是用白虎汤。

当时开了十二剂，吃了一个星期加五天。结果吃完十二剂以后，睡觉一天比一天好，而且斑也消得特快，当时开玩笑说，这个美白剂还是知母。

从这个患者的案例，我们得出的一个教训是什么？也就是临床我们怎么去辨别白虎汤和黄连阿胶汤证？黄连阿胶汤证往往会出现虚证，毕竟使用到阿胶，在这种情况下，汗也不会特别明显，但是这个白虎汤可以汗出特别厉害。还有一个特别值得鉴别的是，其实前面我说了漏了，就是224条："阳明病，汗出多而渴者，不可与猪苓汤，以汗多胃中燥，猪苓汤复利其小便故也"。猪苓汤也用了阿胶，很多人认为它是阴虚养血，但偏偏这种胃中燥不可以用猪苓汤，而且一定要与白虎加参汤做个鉴别。白虎加参汤它才是真正的叫阴虚，从这条条文我们必须得质疑猪苓汤是不是阴虚？它以猪苓为主，滑石是伤津液的，这个要考虑到。

这个案例她是夜尿多，跟猪苓汤扯不上太大关系，但是跟黄连阿胶汤的阴虚风动可以作为一个鉴别，包括叶天士后来用的三甲复脉汤的方法，也要做一个鉴别。白虎汤的抽搐，续命汤导致的肢体不仁、拘急不能收的这一类也要鉴别。用白虎汤来解肌的时候是有一个阳越的，就是这个潮热盗汗，黄连阿胶汤可能也有阴虚盗汗，但是它的脉一定是细的，以偏虚为主，而白虎汤它是偏实的，我当时考虑她是一个滑脉，重按有力，就用了白虎汤，也起到很好的效果。这个就是热越跟热不越的问题。黄连阿胶汤放在少阴病里边，它属于里证，我个人认为里证对于表的影响还是偏小的，而白虎汤它对于阳明外证，也就是我们说的阳明经证，对于外表症状的影响还是比较大的。这是其中的一个案，可能还说明不了什么太多问题，但是个人在这个案里面还是学习到了很多。

第二个案也是一个女性，28岁的一个年轻女性，确诊是荨麻疹，这是一个皮肤病，有三年多了，一直服用抗过敏药物，还有对症治疗，效果并不好，也吃过一些中药，效果就一般般吧，后来就找我看。这个病其实是很典型的胆碱性的荨麻疹，遇热加重，还有情绪紧张，烦燥，甚至是运动劳累就加重。而且以前有过敏性哮喘病史，现在也有，只不过轻了很多，只是有一点气短喘促而已，吃了激素以后这个症状也不是特别重。不过有时候她觉得肚子会痛，还有四肢痛，出汗也比较多，特别是手脚心的汗特别多，可以说是大汗，而且出完以后只是一点点怕冷，怕冷程度并不大。当时接诊时是在空调房里面给她看病，当时她穿的衣服并不多，而且还是坐在对风口都不觉得冷，吹了风之后还觉得很舒服。我问她怕不怕冷，她觉得女孩子嘛可能会有点怕冷，我就没有再继续追问下去。当时舌比较红，苔比较薄腻的这种，不是很黄，所以当时也是觉得这个没那么容易化热吧。她的脉是浮大的，沉取的时候又是有一点点涩。

我给她开的方，当时考虑的是桂枝加芍药汤，"因而腹满时痛"，而且桂枝加芍药汤可以治疗沉取脉涩，考虑到小建中的权宜之法，当时也考虑到卫强营弱，外面的热很重，里面的阴很虚，所以加了芍药。后面模仿桂枝加厚朴汤，但是没加厚朴，我加了杏子，因为觉得她偏虚的。这种患者本来想给她开麻黄连翘赤小豆，但是考虑到很容易出汗，所以就没开，她不是郁热在里，是阳越，所以给她开了杏子代替麻黄，小发汗，就是像苓甘五味姜杏汤，最后用杏子代替麻黄治疗虚冷的这个阳气怫郁于表，当时是这样考虑给她治了。

当时吃了，她说症状并没有很大的缓解，有一点的效果，但并不是很好。我当时觉得很疑惑，但是后来就回想起第一次出诊时问她的这个空调吹风的问题，然后我跟她说一定认真地回答这个问题。她说平时她很喜欢运动，然后荨麻疹加重，而且运动完之后是喜欢对着风扇吹的。不怕风也就没有恶风，当时一听到这个，就觉得桂枝方用错了，虽然脉是虚的，但是属于津液耗损，而且口干喜欢喝冷水。所以综合考虑，我当时头脑里闪了一个条文，前面有说的，"二阳并病，太阳初得病时，发其汗，汗先出不彻，因转属阳明，续自微汗出，不恶寒。若太阳病证不罢者，不可下，下之为逆，如此可小发其汗。设面色缘缘正赤者，阳气怫郁在表也，当解之薰之；若发汗不彻，彻不足言，阳气怫郁不得越，当汗之。不汗，则其人烦躁，不知痛处，乍在腹中，乍在四肢，按之不可得，更发汗则愈。若其人短气但坐者，以汗出不彻故也。何以知汗出不彻？以脉涩故知之也"。还有一条条文，就是"阳明病法有汗反无汗，久虚故也"，这两条加起来可以看出是白虎加人参汤证，它里面就是有一个虚证。

这个荨麻疹很有趣，可以算得上一个全身性疾病，因为胆碱能的激发症状，会出现交感神经异常，手脚心多汗，还有就是胃肠平滑肌的牵拉性疼痛，还有肌肉酸痛，这些症状它都有，所以当时就考虑像条文说的，"不知痛处，乍在腹中，乍在四肢，按之不可得"，还是有一个喘，阳越而喘，所以开了白虎加人参汤，然后加苍术，因为有手脚疼痛，给她发了一下汗，要微汗出嘛，麻黄不可以，本来考虑麻黄家族，但用不了，因为有薄腻苔，所以用不了麻黄加术的，那就白虎加术和白虎加人参汤。

当时吃了14剂，皮疹消退得有一半，消退得很好。再摸她的脉就没有那么涩，而是出现了偏弦实的感觉。身体还有一些疼痛，但是多汗已经缓解了，只是有微微的汗出，怕热的症状还是一样，但是她已经说有一点怕冷。但是那个时候我觉得这个脉象像是走到麻杏甘石汤证，最后给她开了麻杏甘石汤，继续调理。吃了一周，这个荨麻疹好了九成，只是偶尔发一次，后来也没来复诊了。过了一段时间又发了，我开了柴葛解肌汤一样也有效，因为里面有葛根嘛，葛根发汗，还有芍药、石膏都有解肌止痛，效果比较好。

那么第二个案例就是桂枝汤和白虎汤的阳浮阴弱的一个鉴别，就是一个寒热的辨别，阳浮阴弱大家都有，只不过看里有热还是里有寒，有寒肯定是恶寒偏多，寒多热少。这个案例是热多寒少，有一点像桂二越一汤的热多寒少，当时考虑的还是用白虎加人参汤，因为白虎加人参汤有一个微恶风寒，还是一个热性状态。还有久服激素的哮喘，是肺气虚的问题，考虑用人参补肺汤的这个方法，用了白虎加参也是这个意思。其他也没什么太特别的。这是总结学习到的白虎汤的一个鉴别点。

　　以前很多时候，临床用方不会首先考虑到白虎汤，原来有好几个胆碱能荨麻疹病人跟这个很像，跟情绪烦躁、紧张有关，所以考虑到用小柴胡汤和四逆散，因为芍药跟柴胡也是治疗疼痛和情绪问题，但是有事也没有效果。后来换了小柴胡汤加石膏，冯世纶冯老很喜欢用小柴胡汤加石膏，经常用来治疗痤疮，我喜欢用它来治疗胆碱能荨麻疹，效果也非常的好，其实也就是刚才说的那个原理。

　　今天就讲到这里，非常感谢各位老师跟前辈的聆听。

33 王福磊：浅述大承气汤

王福磊，河南范县人，光明新区人民医院医生。大学毕业后曾支援新疆生产建设兵团农十三师红山医院两年，后考取贵阳中医学院研究生，2013年7月硕士毕业后到深圳市光明新区人民医院工作，2014年9月到广东省中医院规培学习，2015年下半年开始学习经方。

　　大家晚上好，感谢李老师对我的介绍，感谢姜老师的安排，给我这次和大家一起分享学习《伤寒论》的机会。虽身为中西医结合的医生，其实早就被西化了。真正学习应用经方也就一年半左右，知识还比较浅。所以我只是和大家分享一下自己学习的体会，有说得不对的地方，还请批评指正。

　　我现在和大家一起学习《伤寒论》阳明篇的大承气汤，我把《伤寒论》中关于大承气汤的条文总结了一下，也翻了一些参考书，并进行了分类，大承气汤的适应症大致分了两类：阳明腑实证、急下存阴证。

　　第一类，就是大家所熟知的阳明腑实证。

　　这一类又可以分两种情况：腑实为燥屎、腑实为宿食。

　　第一种，腑实为燥屎的条文有第 208、209、212、215、217、220、238、239、240、242、251 条、《金匮要略·呕吐哕下利病脉证治篇》。

　　下面我选几条典型的说一下：

　　第 212 条：伤寒若吐若下后不解，不大便五六日，上至十余日，日晡所发潮热，不恶寒，独语如见鬼状。若剧者，发则不识人，循衣摸床，惕而不安，微喘直视，脉弦者生，涩者死。微者，但发热谵语者，大承气汤主之。若一服利，则止后服。

　　《伤寒论钱塘章句疏要》（以下简称疏注本）：伤寒，若吐、若下后，不解，不大便五六日，上至十余日，日甫所发潮热，不恶寒，独语如见鬼状。若剧者，发则不知人，循衣摸床，怵惕而不安，（旁注：脉弦者生，涩者死。微者，但发热潮热。）微喘，直视，谵语者，大承气汤主之。（注：若一服利，则止后服。）

条文的意思是：伤寒患者被吐法、下法后，津液大伤，阴液丢失，中焦阳气相对较盛，进一步灼伤津液，五六天、至十几天之后，津液越来越少、热气相对更强，就出现了阳越外出，神志问题，眼睛也发直了，这种患者往往就比较重了。气化派的张志聪说"此病指阳明病合三阴而神气内乱，证属不治"，这是阳明燥气伤及太阴、少阴厥阴而出现的一系列症状。上次陈登科老师给我们讲"气化论解读阳明篇条文"时也提到了阳明为标，燥气为本，太阴为中见之气；还有一本清朝的道人写的叫《秘本伤寒第一书》的书中也有一句"缘阳明下证，即足三阴经热证，后人称为阳明腑证，非足阳明经表证也"一说，其中的道理缘由我没搞懂，只是看到了，感觉挺有意思，说出来分享给大家，群里有兴趣的老师可以去研究一下。后面说到阳明急下的时候还会遇到这个问题。根据张驰老师疏注本，后面的第215、216、217都是补充说明第212条的。

第220条：二阳并病，太阳证罢，但发潮热，手足漐漐汗出，大便难而谵语者，下之则愈，宜大承气汤。

这一条就是字面意思，太阳和阳明并病了，太阳病目前已经好了，就只有阳明的潮热、汗出，不恶寒反恶热了，因为大量的出汗，津液的消耗，阳明燥热之气就更盛所以可能会出现神志改变，谵语等，这时针对病机，直接用大承气汤荡涤肠胃污秽和燥热之气就可以了。

第238条：阳明病，下之，心中懊憹耳烦，胃中有燥屎者，可攻。腹微满，初头鞕，后必溏，不可攻之。若有燥屎者，宜大承气汤。

《疏注本》：阳明病，下之，心中懊恼耳烦，胃中有燥屎者，（注：若有燥屎者，可攻。腹微满，初头硬，后必溏，不可攻之。）宜大承气汤。

意思是阳明病被下后，阳明燥热之气没有完全下去，仍有部分留邪，热扰心神、烦、懊恼，燥热进一步耗伤津液，又出现了胃中燥屎。这一条要和栀子豉汤证鉴别：这里是心中懊恼，胃中有燥屎，"心中懊恼"不好区分，只能从"胃中有燥屎"区分，栀子豉汤是"胸中窒"，"按之心下濡"。窒：《说文》塞也，《广雅》窒，满也；意思是说患者胸中堵得慌，满。濡这个字最早出现是名词：濡，濡水，出涿郡故安，东入淶。——《说文》；后来发展为形容词和动词：做形容词通"柔"，柔软的意思，（以濡弱谦下为表。——《庄子·天下》），还有湿的意思。放在我们这里呢，应该是个形容词，做柔软讲，所以说栀子豉汤的心下、就是上腹部——胃的位置是软的；而大承气汤是胃中有燥屎，是拒按的，按着是会痛的，这样就可以鉴别了。

239、240条也都是对238条的补充完善，我们就不讲了。

第二种：腑实为宿食的条文：第241、256条，《金匮要略·腹满寒疝宿食病脉证治》篇，《金匮要略·妇人产后病脉证治》篇

第256条：阳明少阳合病，必下利，其脉不负者，为顺也。负者，失也，互相克贼，名为负也。脉滑而数者，有宿食也，当下之，宜大承气汤。

《疏注本》：阳明、少阳合病，必下利，（其脉不负者，为顺也。负者，失也。互相克贼，名为负也）。脉滑而数者，有宿食也，当下之，宜大承气汤。

这一条争议比较大，日本丹波氏就说这个同《金匮要略》里"脉数而滑者实也，此有宿食，下之愈，宜大承气汤"，跟前面的阳明、少阳合并无关。我觉得这样好理解，其实就是拉肚子的患者，有脉滑而数，《脉经》里有"脉来滑者，为病食也"；"脉数病在腑、迟则在脏"，所以滑数脉，也是食滞肠胃

有化热的迹象了。关于食积，我这里见到过一个典型的病例：我在儿科轮转的时候，见到过一个患儿，是奶奶给孩子吃多了，五天没大便，高烧抽搐入院的，但是抽搐的不是那么厉害，没有角弓反张，只是眼睛发直，说话不利。在医院给抗生素、补液、大承气汤灌肠治疗，见灌出来一些羊粪样的硬的大便，很臭，两天后体温下降，腹软，治疗五天后，精神状态逐渐恢复。不能否定抗生素应用的效果，但是我想如果给吃大承气，是不是会好的更快些。

说到这个病例，我想起了刚痓这个病，在《金匮要略》里面作为一个病提出来了，叫作刚痓，患者出现胸满口噤，卧不着席，脚挛急，就是高热、抽搐、角张反弓，也是用的大承气汤，这个写的是胸满，其余的症状没有写，我觉得这个理解为宿食瘀滞肠胃，造成的阳明腑实证，从而出现高热也是可以参考的。

再跟大家分享几则医案。

病例1：六十多岁老头，既往患者肺气肿病史，此次因为一周未解大便，气促、胸闷、腹胀、腹痛入院，急诊外科完善相关检查后考虑为慢阻肺、二型呼衰，慢性肠梗阻，收住ICU。给予抗感染、吸氧、胃肠减压治疗，因为禁食禁饮。只能给大承气汤灌肠治疗，能灌出含粪球的稀水样大便，很臭，三天后症状好转，舌苔由黄厚腻转薄，仍有微黄。

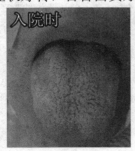
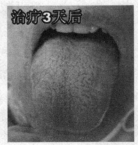

　　通过此病例和临床中见到的很多肠梗阻的患者，很多都属于大承气汤证，但是由于入院后按照西医治疗要求是禁食禁饮，中医院大都采用大承气汤灌肠。我觉得是不是可以少量多次服用大承气汤呢，临床中我还没有应用的经验，自我认为是可以的，看到以前有些医案是可行的。个人想法，仅供大家参考。

　　病例 2：我在读研究生时，贵阳中医学院肛肠科，患者是六盘水纳雍县的病人，七十多岁老头，因"腹胀、腹痛 2 月余，少量褐色稀水样粪便 2 周"入院，完善 CT 检查：提示直肠肿物，腹腔内多发、肝占位性病变，肠梗阻，考虑直肠癌伴远处多发转移，家属放弃手术，要求回家。可能回去就再也不会出来了，山区嘛，交通很不便但是家属只有一个要求：老人家很瘦、肚子是涨的，解不下大便，每天在流黑色稀水样大便，很臭，家属说看能不能把大便搞通，老人家很难受；因为肠梗阻不能进食水，靠输液，我记得是姚媚方老师开的大承气汤灌肠，护士不敢灌，怕穿孔，是姚老师亲自去灌，叫我们帮忙，他用粗的导尿管套在灌肠器那个管子上，插进去，用注射器往里推大承气汤，每灌一次都会排一些很硬的粪球出来，还有黑色的粪水，特别臭，后来差不多一周，症状减轻很多，腹胀、腹痛好转，后来出院回家了。

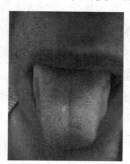
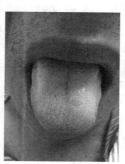

病例3：肝胆外科，中年男性，3.14夜间因饮酒、饱餐后半夜出现腹胀、腹痛入院的。既往体检有胆结石病史，无特殊不适。入院后CT提示胆囊结石、胆总管小结石，肝功能提示直接胆红素、间接胆红素均有升高，外科会诊后予急诊行腹腔镜下胆囊切除术并胆总管取石术，术后第一天早晨查房见患者仍腹痛稍缓解，仍有腹胀，胁肋部胀满不明显，追问病史，入院前3天未解大便，查体：皮肤发黄、黄疸阳黄，胁肋部胀满，腹胀明显，鼓起来的，体胖，有点像蛙状腹，拒按，按之软，叩呈鼓音，听诊肠鸣音减弱。舌淡暗、苔黄候腻、微干，（见图片3、图片4），脉弦滑有力，给大柴胡汤：

柴胡25g，黄芩10g，白芍10g，法半夏（药房无姜半夏）10g，枳实10g，生姜10g，大黄5g（后下）。一剂，上午十点开中药，下午三点送到病房，患者喝药一半，四点半左右，患者诉腹痛加重，叫医生，我不在病房，新收患者入院，同组的师妹看患者后，以为是术后疼痛，问我要不要打曲马多止痛，考虑到腹腔镜手术后患者术口一般不会很痛，我赶紧去看了一下患者，他给我说是肚子中间脐周痛的厉害，那里没有术口，听诊器听了一下，肠鸣音很活跃，问清楚说是刚服中药一个多小时，考虑到是大柴胡汤泻下作用正邪交争所致，我说观察一下，如果能忍受，解出大便来就好了，实在痛得厉害再喊我，过来一会儿，家属又喊，我去看看患者确实痛的不行，躺在床上翻身，我的上级医生，他是中山医毕业的外科博士，他看了以后，他怕是胆道瘘引起的腹膜炎，按了按肚子，腹直肌不硬，我说可能是中药的问题，要排大便，肠道痉挛引起的，打个6542吧，他说可以试一下，就让护士打了一针6542，解痉止痛，约一小时后患者拉出稀水样伴有干结粪球的污秽大便很多，很臭，舒服了。第二天又吃了一剂，拉的少了，肚子也瘪下去了。因为床位周转率，第三天就赶出院了。回头想想患者为什么会出现腹痛加重，《伤寒论》中没有提到吃这个方会肚子痛，请教了姜老师，他详细问了煎煮方法，考虑是大黄是否后下了，还有量的问题，因为在医院煎药不会那么仔细，省中医住院部的中药是用插电的药煲煮的，一排一排的，很多，不知道工人是否后下大黄。

病例4：邢台陈某，因感冒发热而住院。经西医治疗罔效，呕吐、腹痛剧增，遂转某医院外科，决定进行手术治疗。患者惧而未从，到中医科求治。诊其躯体羸弱，腹胀，饮食不下，腹痛阵作，心中懊恼，苦痛面容，十日未有大便，昨日早晨仅便点滴稀水，味臭。触之四肢发凉，脉弦缓。苔黄质地干燥。血压不高。余乃恍然大悟，患者几经发汗呕吐，其津液伤，汗虽出而邪未除，入里与阳明燥屎相结。热结旁流是其证也。夫小肠为腑，胃为阳土，大肠为阳明燥金。三者喜润恶燥，以津液为重，热邪盘踞于肠胃，以致水液旁流，其多恶臭。治阳明无形之邪，清热可愈，若热邪与燥屎互结则非承气汤荡涤不可。

思春温，邪实于腑，舌苔黄燥，纯利清水，理应调胃承气汤治之。今察患者腹胀痛较甚，予以急下，以图转危为安，方用大承气汤。大黄、芒硝峻下积滞，以荡涤肠胃燥屎；厚朴、枳实行气破结。

三日后复诊，患者谓一剂尽，腹痛加重。二日后下粪，质干燥，坚硬如羊屎十二、三枚。三剂尽，其证大减，调理一周而愈。患者感激称谢，并说："三帖中药免我刀下之苦！"。

通过病例3和病例4的两个医案，我有个问题，我想问问群里其他的老师，在应用大柴胡汤、大承气汤或者小承气汤的时候，有没有遇到服完药后会腹痛加重的。限于目前的医疗环境，如果能在开方时提前告知患者可能会出现腹痛或腹痛加重是很必要的。如果出现，也要及时排除普外科急危重证的情况。

第二类，就是急下存阴。

有人说"下不厌迟"，下面我们看看第 252、253、254、255，还有少阴篇 320、321、322 条，这些都是要急下存阴的条文。张志聪：予尝闻"痞满燥实坚"五证皆备，然后可下，噫，当急下者，全不在此五子。黄元御有句话"阳尾盛而下早，则亡其阳，阳已亢而下迟，则亡其阴，固有缓攻之法，又有急下之条"，所以要辨清，适时而下。

第 252 条：伤寒六七日，目中不了了，睛不和，无表里证，大便难，身微热者，此为实也。急下之，宜大承气汤。

这一条，张志聪、陈修园都说是阳明悍热之气循经上扰空窍；黄元御说是胃火伤及厥阴，血亡木枯；尤在泾《伤寒贯珠集》里面认为是伤寒六七日、身热、大便难，实证已具，热极伤阴所致。徐灵胎也说"目中不了了，睛不和"皆阳盛之象，身热、大便难，此为实也，认为还是有腑实证的存在，出现了阳盛之象；胡希恕老先生也说这种病发展非常快，一定要急下，不能纠结于"痞满燥实坚"，此时不一定出现此类临床症状。

在刘志龙院长主编的《100 首经方》书里有个大承气急下的医案在此与大家分享：

1978 年季秋的一天早上，家住西华路的一射姓朋友来找我说：他姥姥 73 岁，一周前感冒去医院打针输液后，病未愈反更甚。现在天天发烧，吃不下，没有大便。诊所的医生每天来上门打针输液都没有好转，要她住院又不肯去，还说死也要死在家里。家里人都很怀疑她是否过得了这一劫，我知道你师父很有办法，能请他上门看一看吗？或是帮忙判断一下她还能捱得过几天。我说：师父很少出门为人看病，还是让我试一下吧，如果我摆不平，再去请师父也好说话。他说：好吧，反正我家里人都没有什么办法了，于是与他前往。

到得家中，朋友之母正在待候他的姥姥喝粥。粥罢，又让她坐了一会屎塔（马桶），又把她扶上床，还夹了一支探热针。之后就与我讲起他姥姥的病况：昨天开始就不肯吃药打针了，嚷着要看唐医（广州老一辈的人称中医为唐医），说是打针很痛（青霉素），吃了那药片又肚痛（其实是胃痛，是用了阿司匹林），而且又不见好。上周就感冒发烧了，到市一医院看了几天也没见好转，后来不愿去医院就请诊所的医生上门打针。

我问：感冒后有出过汗吗？答曰：最初到医院打针后就有出过汗，还退过烧，但次日就又发烧了。我问：二便？答曰：已有六七天不大便了，刚才也没拉出来。这几天屎塔内都是尿，似红茶色。我过去帮她切脉，六脉皆实大而数，身汗黏黏，双眼直勾勾地盯住我，也不说话，不时伸手拍打头部。一阵强烈刺鼻的驱风油气味冲来，我拿出她的探热针一看，39.5℃。我问她：你拍打头部又搽风油干吗？朋友说：昨天起喊头痛，今天更严重了，而且今晨开始眼睛也看不清了。我说好危险啊！于是急拟大承气汤：大黄四钱，厚朴一钱，枳实三钱，芒硝三钱。书罢仍觉欠妥，嘱其去抓药时买些甘油锭回来，待她服药后约半小时塞入肛门内。并催促朋友速去购药，好让她尽快服下。

出门后，我径直往师父家赶去，将这案例详细禀告。师父听后神情凝重地说：你胆子可不小！患者双眼直勾勾、不时用手拍头，说明她头很痛，热毒已上冲脑户。大便七日未行、身壮热汗出，这是阳明危证。但你药却是没投错，只怕是力不济，这大承气汤一投，见有大便解出者有救。如若不解，不可预料矣。我惊问：若有大便排出，而又未愈呢？师父说：再剂阿！必须见拉稀才收手。

我心里忐忑不安。午饭后，急忙赶去朋友家，半路就与他撞个正着。他说：姥姥喝了1剂药后，不到半个小时就喊里急要拉大便，拉出了七八颗坚硬的黑粪，头痛好像减轻了不少，体温仍有39℃，但眼睛好像能看得清东西了，以后怎么办？我说：药要再剂到拉稀为止，甘油锭也要配合用。

分手后，我朋友径直去抓药回家了。我回家后还一直惦记这事，晚饭后正想出门，朋友又来了，不过我一看他神色，就知道大战告捷了。他眉飞色舞地说：姥姥再剂后，排了三次大便，前两次是头号粪状的，第三次开头是硬条，后面全是拉稀，按你吩咐，停药。她大便后就不发烧了，头不痛了，喝了两大碗粥，刚才又吃了一碗饭。她自己说，已经没有什么不舒服了。

第253条：阳明病，发热汗多者，急下之，宜大承气汤。

上次束永康老师也提到了大承气汤如何和白虎汤和白虎加参汤进行鉴别。这一条就是要提醒我们对阳明病的大承气汤和白虎汤和白虎加参汤的鉴别，是不是渴、是不是有腑实证。"阳明病"是总纲，出现"发热、出汗"此时就要用大承气汤吗？我觉得这条的内涵深意不是简单地从这几个字上能理解透的，我的理解也有限，那么我们看看历代医家都是如何理解的：

张志聪认为是"胃之悍气合阳明而循行于经脉，阳热甚而津液亡；后面还有一句跟白虎汤的鉴别，此病无白虎汤之渴证，无肠胃实之腑证，只发热汗出多者，病阳明之别气，非阳明之本气也"。

陈修园认为是"悍气之为热，热势炎炎而津液尽出，亢阳无阴，缓则无及，急下之"。

黄元御说是"木枯土燥，伤及少阴，故当急下"。

以上气化派的理解很深奥，不好理解。以下是方证的医家：

尤在泾认为"热盛于内，津迫于外，当急下。然必有实满之证，而后可下，不然，则是阳明白虎汤证，宜清而不宜下"。

徐灵胎认为"阳明病，此三字包含阳明诸症，发热，汗多者，此重在汗多，恐内热甚而逼阳于外，以致亡阳，急下之，宜大承气汤"。

临床是复杂的，是不是有时候既要对大承气汤和白虎汤进行鉴别，有时候还存在合用的情况呢？在临床中我没有见到过这类病例，我找了几个医案，与大家分享：

病案1：陆左，初诊，三月二十二日。

阳明病，十日不大便，恶气冲脑则巅上痛，脑气错，则夜中谵语，阳明燥气熏灼，则右髀牵扯掣，膝屈而不伸，右手亦拘挛，夜不安寐，当急下之，宜大承气汤。

生川军四钱,后入　枳实三钱　中朴一钱　芒硝三钱,冲服

拙巢注：此证服药后，夜中大下二次，稍稍安睡。二诊三诊用白虎汤为主，以其右手足不伸，而加芍药，以其渴饮而加天花粉。三诊后，闻延张衡山两次，又以无效中止。三十日后，闻其恶热甚，家人饮以雪水，颇安适，此即"病人欲饮水者，少少与之，即愈"之证也。予为之拟方用生石膏二两，知母五钱，生甘草三钱，西洋参一钱，和米一撮。煎汤服后，病者甚觉清醒。四月一日服二煎，至午后，病者忽然寒战，闭目若死，既而壮热汗出，此当在《伤寒论》战而汗出之例，非恶候也。

读完此医案后，我想到了上次束永康老师讲课时提到的石膏是解肌发汗的，此医案再次验证了这个效果。但是此案中没有描述腹部症状和体征，不知道是没有腹部症状还是没有做腹诊。

病案2：甘右，初诊，四月八日。

阳明病，十四日不大便，巅上痛，谵语，手足濈然汗出，

脉滑大，宜大承气。

生川军_{五钱，后入}　枳实_{四钱}　川朴_{钱半}　芒硝_{三钱，冲服}

二诊，四月九日

下经三次，黑而燥，谵语如故，脉大汗出，前方加石膏、知母。

石膏_{一两}　知母_{五钱}　加入前方中。

佐景按：张氏锡纯曰："愚临证实验以来，知阳明病既当下，其脉迟者固可下，即其脉不退而又不数者，亦可下。惟脉数及六至，则不可下，即强下之，病必不解，或病更加剧。而愚对于此等病，则有变通之下法，即用白虎加入参汤，将石膏不煎入汤中，而以所煎之汤将石膏送服者是也。愚因屡次用此方奏效，遂名之为白虎承气汤。方为生石膏八钱，捣细，大潞党参三钱，知母八钱，甘草二钱，粳米二钱。药共五味，将后四味煎汤一钟半，分二次将生石膏细末用温药汤送下。服初次药后，迟两点钟，若腹中不见行动，再服第二次，若腹中已见行动，再迟点半钟，大便已下者，停服。若仍未下者，再将第二次药服下。至若其脉虽数而洪滑有力者，用此方时，亦可不加党参。愚从来遇寒温证之当下，而脉象数者，恒投以大剂白虎汤，或白虎加人参汤，其大便亦可通下。然生石膏必须用至四五两，煎一大碗，分数次温服，大便始可通下。间有服数剂后，大便仍不通下者，其人亦恒脉静身凉，少用玄明粉二三钱，和蜜冲服，大便即可通下。然终不若白虎承气用之较便也。按生石膏若服其研细之末，化之权也。"观本案以病家贫苦，无力用人参，卒致不起，可证张氏之言为不虚。

津竭而反当下之证，固不可冒然用大承气，除张氏之白虎承气汤法外，尚有麻子仁丸法，惟麻仁如不重用，依然无效。又有猪胆汁导法，取其苦寒软坚，自下及上，亦每有效。若节庵陶氏黄龙汤法，即大承气汤加人参、地黄、当归，正邪兼顾，屡建奇功。降至承气养营汤，即小承气汤加知母、当归、芍药、地黄，效相仿佛。又闻有名医仿白虎加人参之例，独加人参一味于大承气汤中，预防其下后之脱，亦是妙策。至吴鞠通之增液承气汤，其功原在承气，而不在增液。若其单独增液汤仅可作病后调理之方，决不可倚为病时主要之剂。故《温病条辨·中焦篇》十一条增液汤主之句下，复曰"服增液汤已，周十二时观之，若大便不下者，合调胃承气汤微和之。"盖彼亦知通幽荡积，非增液汤所能也。沈仲圭先生论此甚详，非虚语也。倘有人尚执迷增液汤之足恃，请再检阅下引之一则：

李健颐先生作《增液汤杀人》篇曰："俞某与余素善，在船上为舵工。因洋中感冒温邪甚笃，适为狂风所阻，迨两星期，始抵潭港。邀余诊视，六脉沉实，口渴引饮，舌绛焦黑，肌肤大热，多汗、便秘。按照《温病条辨》中焦所列暑温蔓延三焦，与三石汤合增液汤，以救液清液之法治之。连服二剂，热退身凉，惟舌苔不退，大便未通。意欲用承气下之。缘以初权医职，一则心胆细小，再则太顾清议，况过信吴鞠通所云温病禁用汗下，所以未敢剧下。至午后，大热复作，再与前方，次日稍愈，愈而复作，绵延十余日。不惟大热不减，更加语乱神倦，乃改与调胃承气，迨夜半，连下二次，其病若失，知饥欲食，连食稀粥两碗，遂止后服。于此时也，仍不忘鞠通之言，大便既下，须止后服等语，改用增液白虎。隔二日，热势复发，再延某医，亦止用增液汤加犀角、芩、连而已，竟至不治。呜呼伤哉！时余以俞某之不起，亦命矣夫。不意续读《世补斋·伤寒阳明病释》，谓伤寒有其退热之力一钱抵煎汤者半两，若以之通大便，一钱可抵煎汤者一两。是以方中止用生石膏八钱，而又慎重用之，必分二次服下也。寒温阳明病，其热甚盛者，投以大剂白虎汤，其热稍退。翌日，恒病仍如故。如此反复数次，病家终疑药不对证，而转延他医，因致病不起者多矣。愚复拟得此方，初次用大剂白虎汤不效，二次即将生石膏细末送服。其汤中用五六两者，送服其末不过两余，或至二两，其热即可全消矣。"张氏谓脉迟可下，脉数难下，吾师则谓下后脉和者安，脉转洪数者危，其理正有可通之处。要皆经验之谈，不可忽视者也，张氏谓生石膏研细末送服，一钱可抵煎汤者一两，信然。余则谓生石膏研细煎服，一钱亦可抵成块煎服者三钱。大论原文本谓打碎绵裹，可以知之。若夫熟石膏有凝固痰湿之弊，切不可用。张氏为此，增大声疾呼以告国人，诚仁者之言也。

三诊，四月十日。

两次大下，热势渐平，惟下后津液大伤，应用白虎加人参汤，无如病家贫苦，姑从生津著意。

生石膏_{五钱}　知母_{三钱}　生草_{二钱}　天花粉_{一两}　北沙渗_{一两}　元参_{三钱}　粳米_{一撮，先煎}

拙巢注：此证当两次下后，脉仍洪大，舌干不润，竟以津液枯竭而死，可悲也。

佐景按：张氏又曰："愚用白虎加人参汤，或以玄参代知母（产后寒温证用之），或以芍药代知母（寒温兼下利者用之），或以生地黄代知母（寒温兼阴虚者用之），或以生山药代粳米（产后寒温证用之，寒温热实下焦气化不固者用之），或于原方中加生地黄、玄参、花粉诸药，以滋阴生津，加鲜茅根、鲜芦根、生麦芽诸药，以宣通气化。凡人外感之热炽盛，真阴反复亏损，此乃极危险之症。此时若但用生地、玄参、沙参诸药以滋阴，不能奏效，即将此等药加于白虎汤中，亦不能奏效。惟石膏与人参并用，独能于邪热炽盛之时立复真阴，此仲师制方之妙实有挽回造化之权也。"观本案以病家贫苦，无力用人参，卒致不起，可证张氏之言为不虚。

总　　结

应用指征：痞、满、燥、实、坚，临床中应用时，并不一定都具备。患者出现一两个症状，或者把握住腑实证时即可用。

症状：千奇百怪，多见的有：头痛、头胀，心下痛、胀满，腹胀、腹痛、下利（后世医家所谓的热结旁流），烦躁、谵语（说胡话甚至有弃衣而走、登高而歌的），不寐，不食不饥，出现各种躁狂症的都有，出现痉病的也有，古代医案中也记载比较多。

体征：最常见的是腹部体征。日本医家比较注重腹诊。吉益东洞：大承气汤，治腹坚满，或下利臭秽，或燥屎者（凡有燥屎者，脐下必磊硬，肌肤必枯燥也）。汤本求真：腹部膨满而坚，抵抗力大。这个腹部触诊是拒按的，而且按下去的时候是比正常人硬，因为患者痛，腹直肌会有抵抗，有时能摸到肿物（也许是粪块、也许是肿瘤或者其他有形之物）。但这个拒按和腹直肌的抵抗不是特别厉害，是轻轻去摸患者腹部他不怎么痛，你只要一按他就痛，这个腹直肌不是痉挛，是患者有意识的收缩的，要和那种弥漫性腹膜炎的病人，出现的腹痛拒按、和那种肚子硬硬的板状腹区别。

舌象：舌生芒刺、舌裂、舌短、舌卷缩；舌苔：黄苔、黑苔、腐腻苔。腐苔就是像豆腐渣样改变，黄色的，但是现在临床中很难见到干燥的黄苔的阳明腑实证，因为现在很多患者被用了比较寒凉的抗生素，伤了脾胃阳气，舌苔一般是白腻苔。虽然患者舌干、但是渴不明显，或者喝点水也不舒服。此时可考虑《金匮要略》里寒热并用的大黄附子细辛汤。

脉象：寸关部位，脉以滑为主，伴有或不伴有数，按之有力，可有涩像。

禁忌症：

第 194 条，阳明病，不能食，攻其热必哕。所以然者，胃中虚冷故也。以其人本虚，攻其热必哕。

第 204 条，伤寒呕多，虽有阳明证，不可攻之。

第 205 条，阳明病，心下鞭满者，不可攻之。攻之利遂不止者死，利止者愈。

其中，205 条是提示我们要与理中汤进行鉴别，从"攻之，利不止"来看，这显然是个虚寒证，这里的"心下硬"，是人参的心下痞硬，所以此条当与理中汤相鉴别，一个是虚寒，一个是实热。（本段为姜宗瑞老师阐述）

第 206 条，阳明病，面合色赤，不可攻之，必发热。色黄者，小便不利也。

这一条是说阳热浮郁在表，不能攻里，如果攻里，邪热就会内陷。

好，我的分享到此结束，有说得不对的地方，请各位老师给予批评指正。

熊霸：小柴胡汤概说

　　熊霸，副主任中医师，现任茂名市中医院医务科副科长、肿瘤科副主任。自幼随父学医，先后师承梅国强、童孝惠、田玉美、刘伟胜等著名老中医，并拜师于沅陵齐氏祖传中医九代传人齐子夫先生门下学习。读研期间随导师徐凯教授（国医大师朱良春先生弟子、中西医结合肿瘤专家、香港大学中医药学院首席讲师）系统学习中西医结合治疗肿瘤疾病。

各位同道，我们现在开始。我主要是用小柴胡汤和四逆散给大家分享一下条文，我先从小柴胡汤开始，这个方在中医临床中用得非常频繁，梅国强梅老用柴胡剂非常出名，尤其是小柴胡汤。

小柴胡汤方药组成

第一部分，我们先剖析小柴胡汤方药组成：柴胡、半夏、黄芩、人参、甘草、大枣、生姜。首先，柴胡为君药，原方是半斤，半斤相当于八两，剂量最大的一味。该方药物的剂量都是半斤、半升、三两，从五运六气讲，药量都是从肝从木。柴胡是疏肝、疏泄胆气的，黄芩是清泻胆热，这两样合用是一疏一清，气郁通达，和解少阳，火郁得发，这是三两黄芩配八两柴胡。那生姜、半夏呢？这两味是止呕圣药，都可和胃降逆。在《伤寒论》柴胡剂、和解剂中，肝胃不和的症状有呕吐、呃逆。那后三味药呢？是以补为主。参、草、枣这三味都是三两，可以补中益气、防患于未然，和胃、健脾、补中。这是小柴胡汤从方药到剂量的组成。

下面分述一下，柴、芩合用，以苦降寒泻相配辛开热泻，参、草、枣甘调为补，所以这个方非常的精致、精妙，集寒热补泻于一方，有寒、有热、有补、有泻，四平八稳，各奏其功效，又相辅相成，构成一个有机整体。本方寒温并用，攻补兼施，达到疏调三焦、通达上下，相通内外，和畅气机。所以，以和剂著称的小柴胡汤非常精妙。

小柴胡汤与和法

下面探讨一下小柴胡汤与和法，小柴胡汤为和解之定方，甚至与和法等同，我们过去经常这么说，说法虽然无误，但是概念仍然模糊，对它的理解不深。

第一、我们论证一下小柴胡汤究竟是不是和法的代表？是不是跟和法等同？和法在《内经》《伤寒论》中都有论述。

《黄帝内经》中"和于阴阳，调于四时"，就提出人体要与四时合一的观点；"心和则舌能知五味"，就是心之苗窍在舌，所以心与舌相和能知五味，人体内部五脏六腑要相互协调；"和喜怒而安居处"，这句话说饮食起居、情绪的协调，情志协调就是"和喜怒"，《黄帝内经》多处提到这个情志；治则里说"因而和之，是谓圣度"，"因而"就是因此、而是的意思，"和之是谓圣"度，即和法就是圣度。以上是《黄帝内经》中几条跟"和"有关的内容。

在《伤寒论》里也有非常多相关内容。比如，"口中和"是一种生理表现；病理方面，很多条文提到"胃气不和"、"可与小承气汤，微和胃气"，还有"夫发其汗，营卫和则愈"，承气汤条文都有"和"这个说法。总之，从《伤寒论》原文来看，仲景之和法不用大发汗、大攻下，而用轻和方药来缓解病情，称之为"和解"。

除了《内经》和《伤寒论》，后世医家也有一些说法，后世把本方看作和解之专剂，与成氏说法有关。成无己在注解《伤寒论》说："伤寒邪气在表者，必渍形以为汗；邪气在里者，必荡涤以为利。"利，就是下法，承气汤类；伤寒在表，就是解表，用桂枝、麻黄汤剂。"其于不内不外，半表半里，既非发汗之所宜，又非吐下之所对，是当和解则可以矣，则小柴胡汤为和解表里之剂也。"成氏是注解《伤寒论》的第一家，这是无可争议的，所以遵从其说法，为立和法，把它确立下来了。而王叔和都未提出和法。

到了程钟龄的《医学心悟》里汗吐下和温清消补八法中，专立和法，和法则以小柴胡汤立论，也受到成氏的影响。后来程氏觉得和法范围太小了，便把其他的法门也拉进来，有温和、消和，和之变化无穷。其实清温消法各有一定的概论，程氏也是从景岳之说法而来，张景岳说："和方之剂，和其不和者也。"这句话说得有点笼统了，哪一类不是治其不和呢？最后都是为了身体和。

到底什么是和法？按照近代对和法的概念，除了《内经》和解表里，调和营卫之外，还扩展到调和脏腑，这种失调而和解之法。总之，凡是不宜汗吐下，而在调和其阴阳表里营卫脏腑，起到和的作用的，都可以作为和法来看待。就是说，现代我们教材的定义比较广泛。从西医来看，以免疫学为例，体液免疫、细胞免疫不平衡成为疾病的重要环节。在免疫过度或者免疫失调，比如红斑狼疮，就是免疫太过了，还有一些免疫出现问题的，与和法意欲调和，二者的关系是一致的，所以可以划为和法的概念。所以柴胡剂在免疫上也是可以用的。

小柴胡汤基本功用及运用主证

小柴胡汤基本的功用是什么，哪些方面适用小柴胡汤？我结合自己的一些临床应用，还有黄煌老师、梅老及其他医家的资料总体来看，就是两大方面：调整枢机、和解气机，这是它的两大基本作用。它的基本病机就是少阳枢机不利。

综合条文所述，小柴胡汤四大证，第一个是"胸胁苦满，或者胁下硬满，胁下痞满"，比如上腹痛，胸胁苦满，从腹诊来说，右胁肋胆囊部位有压痛；第二个是"往来寒热，发热，或持续低热"；第三个是"心烦喜呕，呕吐、口苦，默默不欲饮食，"这些是消化系统的一些相关症状。第四个就是"脉弦"。

从《伤寒论》的条文中得出几个内容：

一、有是证用是方。有这么一个案例，一个病人查不出什么原因每天发热，我问他是不是发热休作有时？他的确是每天定时发热，过去在我们大学一附院、人民医院等处住院，查不出病因，中西药用了不少，效果不佳。当时我反复想了想，他发热休作有时，热度不高，38 度上下，很少有超过 39 度的，而小柴胡汤就是休作有时，就用了三剂药。他还有气虚的一面，在家里装修比较劳累，所以党参加大量，用了 30 克。后来又用了两剂巩固，痊愈未发。

二、紧扣病机，只要是和少阳有关的，只要对上，其实很多方面都可以用。我的导师徐凯教授，有一次我去拜访他，他和我说：癌症可以从归经归脏腑来治，柴胡剂可以用在肝胆系癌症，用柴胡剂来治肝癌，我就深有体会，用四逆散合小柴胡汤，可以调理枢机，理气调和。

我有几个案例，一个案例是去年年初的一个病人，45 岁，巨块型的肝癌，没法手术，以小柴胡汤打底，做成粉剂、丸剂，坚持吃中药，2～3 次/日，也配合靶向药，他状况一直都很好。到今年的上半年三、四月份来复查，肿瘤明显缩小，靶向药起作用了，那中药也起了作用，起码生活质量很好。患者不知道病情，他还在看工地，工作不是很忙碌。

这个病是可以从六经方面来考虑的。此外，我们省中医的肿瘤大家刘伟胜教授常用千金苇茎汤加味来治疗肺癌，效果也不错。其实用脏腑辨证也好，六经辨证也好，都可以治疗肿瘤方面的疾病。无论什么方法，辨证论治是最好的。

　　我们现代人最典型的情志就是郁闷，柴胡剂在郁闷这一块都是可以用的，我最喜欢合用四逆散。很多病的症状都会出现休作有时，比如说哮喘啊，癫痫啊等等，都是有规律的。小柴胡汤是针对邪犯少阳导致胃虚胆郁、三焦失枢的病机而设，其中97条条文"寒热往来，休作有时"是具有极其重要的指导临床意义的，这是现代一些疾病都会有的症状或兼症。

拓展"寒热往来"概念

　　我们先看一下"寒热往来"的本质意义。《素问·阴阳离合论》中说"太阳为开，阳明为阖，少阳为枢"，所以说少阳为枢机，处于半表半里的状态，胆与三焦为少阳之腑，胆在胁下，有疏泄的作用，为中正之官，可通达表里内外，外可从太阳为开，内可从阳明为阖，开则为阳，阖则为阴。另外，少阳受邪，邪正相争，进退半表半里之间，势必导致开阖枢机不利，故称半表半里。邪胜于正，由外向里则恶寒，正胜于邪，抗邪外出则发热，所以寒热有时，就是因为里外相互受影响，由于正邪相争，故有进退，从而导致了寒热往来。那么寒热往来是枢机不利、半表半里证的一个重要特征。

　　96条的"寒热往来"教材解为寒热交替出现，虽然无误，但是仅凭此解，临床往往难以扩大。所以我认为"寒热往来，休作有时"可以理解为：寒热交替出现，时发时止；恶寒发热俱见，时发时止。要么恶寒发热交替出现，要么恶寒发热同时出现，时发时止。还有发热但不恶寒，时发时止，或者发作有时；或者不发热但恶寒，时发时止。所有病证正邪相争，皆发作有时，这显然是寒热往来的概念，所以我们说要扩大范围，不要抠着寒热往来的狭义概念不放。更进一步扩展"寒热往来，休作有时"，尚可释为阴阳往来，寒是阴，热为阳，休为阴，作为阳，所以称为阴阳往来，从本质上来讲是没有很大差别的。

"寒热往来"的着眼点是寒热，"休作有时"的着眼点是休作，都是少阳枢机不利，都是正邪相争，阴阳交替。我认为从狭义的寒热着眼点比较种种病症或者是主要脉证的休作有时，扩大到阴阳往来，这个推理是符合逻辑的，重要的是具有临床指导意义。

那么恶寒发热的交替出现、教材中多见的恶寒发热俱见，发热但不恶寒，还有不发热但寒，每天定时出现，总体来讲是正邪交争的一个现象，所以就是阴阳往来。我老家的一个患者告诉我，只要是24节气交替的时候必发，非常的典型，比如说立春、雨水那一天或者是这三天内，他就会癫痫发作，现实中我们可以观察一下有没有这种规律的疾病。儿童多动症的患者里也有一些这种情况，时笑时怒，一会开心，一会烦躁。

所以经方临证运用的原则首先是辨证论治，有是证用是方；第二、遵循历代名家的经验，刻意钻研，阐发幽微，于无字无方处着眼，这样我们可以把相关的现象扩充。

小柴胡汤常用合方

刚才主要阐述了一下寒热往来，下面我们来看一下临床常用小柴胡汤治疗的疾病。日常中有很多现代疾病可以归进小柴胡汤里，比如所有肝胆系疾病都可以用小柴胡汤因证加减，现代的研究发现还有胸膜炎、肺结核、皮肤病等。黄煌老师的《十大类方》可以好好学一下，这里我就不详细讲。小柴胡汤还有利尿的作用，对肾炎都有作用，这些我们都可以去尝试。

但是经方我很少只用一个方，我师父说今天的病人病情比过去复杂，因为现代人的生活很不规律，晚睡、不运动、心情不好等多种原因导致疾病复杂化，多病因多病机，一个方很难处理这种多病因多病机的疾病，所以合方是比较好的选择。比如两方、三方合用，经方一般都是小方，是针对某一个方面的病情，把两个方、三个方合在一起就不一样了，我经常使用合方。有个十年一剑全息汤，就把伤寒的方合在一起，我们未必要合五六个方，可以合两个、三个方在一起。可能在座的很多老师是这样，我平常也是这样。梅老就很喜欢用小陷胸汤，运用得出神入化，比如小陷胸汤合小柴胡汤，即二小方，也叫柴陷汤，里面有瓜蒌、半夏、黄连、黄芩，合这两个方一下就把范围扩大了，从胸胁一直到少阳枢机，咳嗽、痰粘，胸胁苦满，心下压痛，用现在的话说既有呼吸道疾病又有消化道疾病，用这两个方比较好。

还有小柴胡合半夏厚朴汤，既治咽中不适如有炙脔，另外一个是治情志方面的疾病，特别是对于女性，两个方合用很好用。只要跟情志有关的疾病，少阳病加上痰浊在里的都可以考虑，那么范围就扩大了，比如咽炎，食道异物感，吞之不下吐之不出的慢性咽喉炎很多跟情志有关系，还有胸闷，胁痛，精神不安定，烦躁郁闷，食欲不振，恶心呕吐，舌苔白腻甚至黄腻。支气管炎，哮喘，神经疾患之类，小柴胡汤加半夏厚朴汤都是挺好的。

还可以加五苓散治疗小柴胡汤证见尿量少，昨天我出诊的病人也是这样，这个人卧床很久，用今天的话说肾功能衰竭，浮肿很厉害，尿少，用的就是柴苓汤。还有，我们可以加上平胃散，或者加上二陈汤，我也经常喜欢这么用，治疗中焦的一些疾病，常见的腹满，舌苔白腻或者黄腻，都是比较好的，我们叫柴平煎或者叫柴陈汤。其实还有很多合方，因为时间有限，不能全部展开。

我这里再说一个案例，很明显的柴胡剂。这个病人当时是肝硬化的癌变，我们知道肝硬化有个特点，肝硬化的结节，前面做了手术切除，术后一年半内老复发，做了五次介入消融手术，痛苦不堪，经过其他人介绍来找我，我以老师的思想就是六经辨证或脏腑辨证来论治。这个病人没有用其他的抗癌药，坚持得很好，用四逆散加小柴胡汤，再根据他平时的情况加了枸杞、菊花等一些平肝补肝的药。这个病人两年没有复发，效果很好，现在正常上班，五十几岁，到处旅游，心情也舒畅了很多。这是治疗癌症的一个思路，不要以西医的观点用抗癌药，还是要用中医的思想理论去指导。所以说一定还是辨证论治，不能用今天西医的一些思想来指导中药。我经常看到一些肿瘤科的大夫开方一定要用些半枝莲、蛇舌草等现代所谓的抗癌中药，值得商榷。

四　逆　散

下面讲四逆散。这几年我用得最多的是四逆散加甘麦大枣汤，这个治什么呢？治现在精神、情志一类的疾病，我觉得这个方比较好用。甘麦大枣汤治心气虚，或是嬉笑不止、喜怒无常；四逆散在少阳篇，用于情志这方面疾病；这两个方合用相得益彰，并且非常好吃，有散、有补，效果很好。不记得是哪本书上看的，好像是《思考中医》还是哪本，一个民间中医说他所有的慢性病或久病不愈的疾病，开路方都是四逆散加焦三仙，先服三剂，假如病人舒服了下次还会来。我们分析一下，凡是这种久病或慢性病的病人情志都会受到影响，那久病会有什么特点呢？久病必虚，第二个久病必郁，第三个久病必瘀，也就是瘀滞。虚和瘀滞是久病常见的现象，还影响胃口，所以这四逆散加焦三仙在这方面是挺好用的，仅仅七味药却非常好用。过去我有个师父用焦三仙量比较大，每味药30克，这个开胃非常好，效如桴鼓。四逆散还有止痛的作用，痛的地方、胀的地方、闷的地方，它都会缓解，加上焦三仙开胃，这个方效果非常好。

四逆散的组成：柴胡，芍药，枳实，甘草上四味，各十分，捣筛，白饮和服方寸匕，日三服。平常我们用煎剂较多，现在很多地方用散剂和丸剂，散剂效果会更好些。剂型不同，针对有所不同。

桂枝汤类方里最能止腹痛的是小建中汤，在柴胡类方里善治胸胁腹痛的是四逆散。这个方首先是个止痛方，止痛药是芍药甘草汤，小建中汤里止痛药也是芍药甘草汤。枳实治便秘，胃、子宫下垂，下陷的症状，腹部胀满，《金匮要略》里用枳实配芍药专治产后腹痛，烦闷，不得卧。柴胡、芍药、枳实、甘草这四味药合成四逆散，以治胸胁腹痛为主要目标，还有情志抑郁方面的问题，广泛应用于内外妇儿诸痛一类的疾患。

今天已经讲了一个小时，下次我们再找个时间将四逆散的主要应用讲完，谢谢大家！

35 黎德育：略述太阴病

黎德育，经方受益人，经方践行者，深圳南山医院中医科负责人。

谢谢新朝的介绍，我也不是低调，而是不知道写什么好，什么都不是可以高调的东西，这是第一个。第二个，我也不是《伤寒论》这方面的老师，只不过是讲讲自己学习《伤寒论》的一些体会，所以不敢高调啊。第三，也谢谢新朝推介我们深圳市南山医院即将举办的经方研讨班，欢迎大家来学习。

今天我们要学习的是《伤寒论》的太阴篇，学习之前我们先复习一下太阴相关的理论。太阴在十二经脉里面是包括了肺和脾，主要表现为脾的功能的失常。为什么肺和脾我们都要考究呢？因为水谷精微的代谢输布离不开脾和肺，《内经·经脉别论》里有"食气入胃"和"饮入于胃"，大家可以看这两段是怎样描述的。第二个，还是从经络学说考究一下，手太阴肺经"起于中焦，下络大肠，还循胃口"，那么足太阴的经脉呢，"上膝股内前廉，入腹，属脾，络胃"，两条经脉都和脾胃大肠是有交接的，所以从太阴经的走向而言，出现脾胃大肠的症状也是可以理解的了。为什么太阴篇里提到的症状都是针对脾胃，没有肺的症状呢？我想主要还是从水液代谢、水谷精微的代谢而言，所以太阴篇只言脾而不言肺，也是可以理解的。太阴脾的功能主要是运化精微水湿，脾病的时候就可以运化失常，水湿就可以停滞，寒湿也可以产生。它主要一个发病的原因，可以经过误治，也可以直中寒邪所引起。

太阴病提纲

第 273 条：太阴之为病，腹满而吐，食不下，自利益甚，时腹自痛。若下之，必胸下结鞭。

这个条文大家都认为是太阴病的提纲证，不论是传经而来还是本经自病，侵犯了太阴之后，脾阳受伤所引起的脾运化水湿的功能失司了，出现了寒湿内阻。从症状表现而言，腹满而吐，一个是往上吐，一个是吃不下，下不了。另外，肠有下利，症状更严重，还伴有腹痛的症状。这些症状描述都表现出脾胃的气机升降紊乱的一种病理机制。在这个病理机制当中，我们常常把满和利认为是太阴病，把厥和利说成是厥阴病。这个条文后面有几个字"若下之，必胸下结硬"，下法是阳明病篇中常用的方法，下法也就是把多余的

实邪清掉，假如是个太阴病的话，本身脾阳不足，用下法，脾阳伤害更甚，会导致胸下结硬的状态。

根据提纲证，我们在临床当中，什么情况下考虑是太阴病？第一个，腹满。第二个，可能有恶心作呕，胃纳比较差。第三个，大便会偏烂，甚至一天几次。第四个，可能会肚子疼，腹痛。在日常门诊当中，有病人以这几个主诉来求诊，我们对这个条文熟悉之后就可以和太阴病联系起来。这样的病人你不要用下法，用下法可能引起变证，用药的时候就要思考究竟是太阴还是阳明，这里面的治法是不一样的，后面条文说到"当温之"，温法和下法是完全相反的治疗方案。这个条文就是太阴病主要的临床表现，我们结合中医的理论基础做一个解读，认为它就是一个脾阳受伤，运化失职，寒湿内阻，脾胃气机升降失调所导致的病理状态，是里虚寒证。腹满是最主要的症状，可能兼吐，也可能兼下利。多数人理解呕吐是胃病，但脾胃相表里的关系，所以呕吐、吃不下、下利是脾胃同病的一个表述。这就是太阴篇的提纲证，里虚寒的状态。

第 274 条：太阴中风，四肢烦疼，阳微阴涩而长者，为欲愈。

这个条文没有表现为腹部的症状，描述了一个受了风邪后

直中太阴。刚才讲了，脾是运化水湿的，那风和湿结合在一起，它会引起一个症状，就是风湿相搏，所以就出现了烦疼。没有腹证，只有四肢的烦疼。风和湿相斗争的过程中，脉出现了阳微阴涩而长，充沛有力的状态，这表示太阴中风这个病开始好了，出现了这种状态转机就来了。我们怎么判断病情是往好的方向发展，还是需要继续解表、继续解肌、继续祛风、化湿？治疗的选择要先对病势进行判断，太阴中风出现四肢烦疼，烦跟疼都是正气和邪气相斗争的一种表象，当脉象变长的时候，是正气开始占上风了，出现烦疼的现象就很明显。

第 275 条：太阴病，欲解时，从亥至丑上。

我们太阳病的欲解时是从巳至未上，陈伯坛说，太阴和太阳是相维系的，太阴是至阴，太阳是至阳，有阳就有阴，有阴就有阳，所以它们之间是相互维系的，欲解时的时间也是相互对应的。太阴病欲解时，姜老师有一个比较好的解读，我在这边就不再做进一步的阐述。

第 276 条：太阴病，脉浮者，可发汗，宜桂枝汤。

这条条文当中首先"脉浮"是一个表证的脉，但是又有一个太阴病的基础，脉浮的时候我们是可以发汗的，用的药方就是桂枝汤，太阴中风跟太阳中风都是用桂枝汤。关于这个条文，陈伯坛先生是这样解读的，太阴和太阳是相互维系的，桂枝汤就是太阴和太阳相互维系的一个通方，三阴中风没有汗法，桂枝汤虽然是太阳的主方，实则也是太阳太阴相互维系的通方。不过桂枝治疗太阳，必转润一番才得汗，利用其汗解，非利用其发汗；桂枝治太阴，非转润一番而得汗，此不利用其汗解，正利用其发汗。所以桂枝汤本为解肌用，能解太阳之开的自汗，自能发太阴汗也。陈伯坛先生对此的理论解释是阴阳相维系，从有阴有阳、阴阳互根的理论去阐述的桂枝汤的应用，也是比较独到的。

这个条文当中，"脉浮"，浮主表，脉象上没有说到浮紧、浮缓等等，只提到了表证这样一个现象。第二个，脉浮主病机向外，与"可发汗，宜桂枝汤"结合在一起，我们可以推断有恶风、四肢烦疼、脉浮缓这样一个脉证。很多医家在治疗虚寒体质状态的时候，用桂枝汤作为一个基本的处方，上面讲的也可以作为一个理论来支撑，好像曹颖甫先生治疗胃肠型感冒，就是以桂枝汤作为应用的，里面的很多医案可以供我们参考。我们夏天有的时候吃了冷冻的东西，感受了风寒暑邪，只要舌淡苔白，也可以用这个药方加减应用。

第 277 条：自利不渴者，属太阴，以其脏有寒故也，当温之，宜服四逆辈。

这个条文就过瘾了，里面包括病机、治则、方药，字数不多，却包含了很多内容，这是很难得的。首先说"脏有寒故也"，脏有寒可能是误治所导致，也可能是常年累月饮食失调所导致，也可能像霍乱一样，突然一个疫疠之邪直中太阴所引起的脏寒。无论怎样，在这个条文当中，我们要想到脏寒可能是一个现有的疾病状态，也可能是一个体质状态。疾病状态，像"腹满而吐，食不下，自利益甚，时腹自痛"这些症状是看得到的，是主诉问出来的，但是有一类病人，他的体质状态，也是当下的状态，就是"脏有寒"，我们怎么去理解？怎么样去问诊？怎么样去问出主诉？在问诊当中该问什么？这是我们临证当中是去要做的事。从太阴病的症状当中，我们可以看到腹满、吃不下、呕吐，还有一个时腹自痛、自利，无非就是一个饮食和大便而已，所以病人平时的饮食状况怎们样我们要问。

你问，吃凉东西会怎么样啊？有些人会出现肚子不舒服、腹痛、大便烂、恶心，甚至刷牙的时候都会出现恶心的现象，那么这些都是我们平时能问得到的。你不问，病人就不会讲，他只会告诉你现在肚子不舒服，可能根据脉象，脉比较缓，脸色比较萎黄的，我们会想到太阴病。肚子痛治好了，那平时吃冷东西肚子也不舒服的这种体质状态，你有没有去治疗呢？也就是说这种太阴体质，我们在平时的生活当中要给什么样的饮食指导呢？

这条条文中给了一个明确的病人属不属于太阴体质的指征，"自利不渴"。自利可能就是一个纯粹的泄利，有些病人会存在一天 3～5 次大便，可能也很正常。一天多少次大便，大便是烂的还是结实的，是腥的还是臭的，这都要靠问诊。经常有一些学生错误地问，问病人"大便正常吗？"病人回答说正常，因为他几十年都一天 2～3 次大便，所以觉得正常，其实我们在问诊问大便状态的时候，要很明确地问清楚是不是"自利"，大便的性状、次数、腥臭的状态都要问得很详细，这是太阴病的一个主要症状。那么第二个症状"不渴"。"自利而渴"我们说的少阴，"自利不渴"说明里面没有热象。我们平时说泄利，泄利经常把脾阳都泻走了，所以不渴，说明是虚寒的状态。

那么这两个都是太阴病里的主要抓手，当然，也不可能仅仅凭"自利不渴"就完完全全作为太阴病，那么我们就可以问他平时的症状。假如平时吃凉的寒性的食物会出现腹痛，大便拉稀，我们就认为他有太阴方面的体质。平常他可能大便稍微偏烂一点点，你就很难下结论说这个是太阴，那么这两个抓手当中说"自利不渴"，就是我们要把握的字眼，它的原因就是脏有寒，内脏虚寒的状态所出现的不能维持胃肠道有规律的运行，形成成型的、不硬不烂的大便。脾阳不足导致水湿过剩，出现大便性状的改变，这是脏有寒的一个状态。那么在它的治疗当中，给出了"当温之"，从用温药反推，证明了脏有寒的这种判断。

　　它治疗的方药，四逆辈，肯定是四逆一系列的药方，"辈"嘛，所以是系列药。它有什么含义呢？第一个，"自利不渴"是脏有寒比较共有的一个诊断抓手，但是前期可能还有很多的合并，合并的不同症状可能用某某方，合并另外一类症状可能用另外一种方，这里面就有一个系列方的治疗。这跟脾虚寒湿的因果关系有关，脾阳不足跟寒湿的存在，谁的比例多，比例的不同则选不同的药方。第二个，脾肾之间是有生理病理方面的联系的，脾主运化，以运化水湿为主，但是肾也贮水，所以它们的病路是一个方向的，从水液代谢的角度来看，四逆辈的产生就有一定的基础。第三点，我们就拿四逆汤来讲，附子、干姜、甘草，其中干姜我们在临床当中认为是作为脾阳不足的主药，典型的代表就是理中汤，它的主证就是脾阳不足，主药是干姜。脾阳不足，因为先后天的关系，可能也就合并了肾阳不足，所以很多时候可能会用到附子，从附子和干姜的搭配中，这个四逆辈的产生就有一定的基础了。四逆辈的产生，是因为"自利不渴"，属于脏有寒，而脏寒当中我们更看中脾阳跟肾阳的不足，所以它的病路是一样的，病路一样，它的方路也一样，选择的药都是偏温的，只是温的位置不一样。所以我们有不同的选择，不同选择也表现了它类型的变化，这种变化也是辨证论治最基础的思维。

　　第 278 条：伤寒脉浮而缓，手足自温者，系在太阴。太阴当发身黄；若小便自利者，不能发黄。至七八日，虽暴烦下利日十余行，必自止。以脾家实，腐秽当去故也。

　　这个条文主要描述太阴寒湿发黄，跟 187 条有一个参考，187 条是阳明病篇的，说得很清楚，"伤寒脉浮而缓，手足自温者，是为系在太阴。太阴者，身当发黄；若小便自利者，不能发黄；至七八日，大便鞕者，为阳明病也"。这个条文讲太阴病经过治疗，到七八日大便硬的时候转化为阳明病，这就是转机，这个转机值得我们思考。

278 条跟 187 条文字描述基本类同，但这个条文我们第一要明确，"伤寒"，有寒邪，所以这个脉象还是一个表证，"脉浮"，但是毕竟是太阴，太阴的体质会出现一个"缓"脉。寒邪跟太阴的脾湿所郁结，不能散邪，不能行阳气，就可能出现局部的手足自温状态，这种状态是维系在太阴的基础体质。所以前面这块其实更多引出了外寒和内湿结合起来出现手足自温的外证，但引出了寒湿之后，会影响到里面太阴出现一些病理变化。那么在太阴病里面，寒湿所产生的一系列状态，它应该会发黄，或者小便自利就不能发黄。所以这句话"当发黄"跟"不能发黄"的条件很明确，就与小便利和不利有关系，往里证发展有两个变化：第一：发黄，以小便不利为前提；第二：不发黄，以小便利为前提。

还有第三个变化，在疾病发生到第七八天的时候，暴烦，突然很烦躁，而且大便一天下利十多次，这种有前提的暴烦，而且伴有下利的情况，张仲景认为是脾阳来复，"以脾家实，腐秽当去故也"，脾气的功能恢复了，所以它会出现跟寒湿打架，出现暴烦的状态，阳气来复，它会跟壅塞在太阴里面的寒邪斗争，驱寒外出，这时候就会出现下利的情况。这种下利是会自己停止的，虽然一天十多次，但是会自己停止的，第二三天就停止了，这就是对病势的判断。

第四种变化，就是刚才阳明病篇的第 187 条，到七八日，大便硬，就转化为阳明的状态了。

所以这条条文从"伤寒，脉浮而缓"的开始发病后，可以产生"手足自温"的外证，也可以有内证产生，内证以消化道的症状为主，出现四种变化，一种发黄与不发黄，小便利与不利；一种七八日，下利不止；一种是七八日，大便硬，转为阳明病。所以，我们在临证当中，对病情的判断要做一些思考。

我们再讲一下太阴病篇中的 279 条，讲了太阴病兼症的一些证治。

第 279 条：本太阳病，医反下之，因而腹满时痛者，属太阴也，桂枝加芍药汤主之；大实痛者，桂枝加大黄汤主之。

这个条文当中，首先"医反下之"，下法是阳明病篇的主要治法，这里用一个"反"字，说明不应该用下法，对这个病判断错了，"本太阳病"，应该用汗法，现在用了下法，伤了里面的脾阳。误治导致了疾病的产生，"腹满时痛"，我们判断它是太阴病。那用什么办法治疗呢？桂枝加芍药汤。在临床当中，我们也经常可以见到用桂枝加芍药汤来治疗的病人，很多小孩子扁桃体发炎，经过打点滴，打了大量的抗生素，用了大量的寒凉药，经过过度的治疗，然后面色黄，胃口也不好，肚子经常疼，大便溏，去做 B 超，发现他们的肠系膜淋巴结肿大。肠系膜淋巴结肿大常常引起肠痉挛，一时性痉挛可以是情绪引起的，可以是吃了寒凉的东西引起的，也可以是多吃饱食引起的。在门诊当中遇到肠系膜肿大的这类小孩子，我们只要判断他腹满时痛，是太阴脾满的状态，就可以用桂枝加芍药汤治疗。

"大实痛者，桂枝加大黄汤主之"，很多医家根据这个描述就说，大黄嘛，都是阳明病篇里面承气汤类方的主药，那加大黄指的是阳明病。我认为不是这样的。为什么呢？因为这里说"医反下之"，说明下法是错误的用法，从治法当中都已经下了结论，这个不是阳明病。如果是，他就不会说"医反下之"了，所以桂枝加大黄汤跟阳明病是搭不上界的。第二个，大黄在这个方中是二两，在阳明病中大黄是 3、4、5、6 两，用量是比较大的，而这里仅仅使用二两。

这里的大实痛与腹满时痛是有区别的。腹满时痛是阴结，太阴之气的凝结，所以用芍药散阴结。相比较而言，大实痛比腹满时痛更严重，往往气和血都凝结在腹部，既有气与血的凝结，但又没有达到阳明腑实的状态，这是层次方面的差别，当然它的前提还是在太阴病，或者更明确的一点，他是太阴病的体质出现的大实痛，这时你就用桂枝加大黄汤。

关于体质方面的状态，我在解读《伤寒论》的过程中，经常会用到这方面的知识。为什么呢？因为我觉得用体质学说来解释《伤寒论》更合理一点，这个世界虽然一分为二，但也不可能完全要么是生理状态，要么是病理状态，往往有一部分人，他自己不觉得病，常年存在的状态是生理和病理的综合体，生理和病理的综合体就是体质。不管是分为九种体质，还是古时候的二十五种体质，都有一种生理病理的缺陷在里面。用体质结合疾病来解读《伤寒论》会比较好，因为我们结合临床的问诊，有些不能用当下症状来解释，往往要结合体质状态。

所以，太阴病出现的腹痛有两种，一个腹满时痛，第二个大实痛，它们都是属于太阴范畴里面的，太阴体质的人出现了腹满时痛或大实痛就用桂枝汤加减，要么加白芍，要么加大黄。阳明体质的腑实证，用大承气汤。阳明体质是什么样的呢？全身的生理态势比较旺盛，能吃、能喝、能干，这种状态的人出现了腹满、胀痛、大便结，就用大承气汤。这样对着看就比较容易理解。

第 280 条：太阴为病，脉弱，其人续自便利，设当行大黄芍药者，宜减之，以其人胃气弱，易动故也。

这个药方当中首先是太阴为病，脉象比缓脉更弱，脉弱的太阴病里虚寒状态比前几条描述的更加明显，所以要减量使用大黄和芍药两味寒凉药。这告诫我们，当我们判断为太阴病时，寒凉药要做加减。还有 273 条中"……若下之，必胸下结硬"，还是告诫我们太阴病中需注意一下苦寒药、泻下药、攻伐药的应用，从另外一个角度证明里虚寒应以扶正为主、以温法为主，这是一个基本的治疗思路。

总　　结

太阴病条文不多，纵观整个太阴病篇，我们要明确几个问题。

第一个，太阴可以直接中风，也可以伤寒，它以脉浮作为一个基本的判断，脉缓是太阴体质的一个脉，也是基本的判断。太阴的表证，也叫太阴的外证，中风、中寒或是伤寒，这种情况下我们用桂枝汤治疗。

第二个，伤寒时太阴会出现一种寒湿的状态，它的外证就是手足自温，但里面有已发黄和不发黄的区别，也有一个暴烦下利与大便硬的区别，它们有不同的病理转归，大家应该去了解。

第三个，太阴病的病因病机是脾阳受损、寒湿内阻，这与它的治法"当温之"是一致的，与它用四逆辈类的药、温性的药为主，也是一致的，里面药物的选择有很多。霍乱病篇当中，用到了很多桂枝汤、理中汤、四逆汤等四逆辈类的方剂，虽然太阴病发病缓慢与霍乱病发病急有区别，但是它们吐利的表现是一致的，有一定参照性。霍乱篇中的药方就是四逆辈，"辈"字说明了我们要辨证论治，但再如何辨证都离不开"温法"，再如何用温法都离不开它的病机——"脾寒、脾阳不足、寒湿内阻"的基本状态。

第四个，太阴篇中提到太阳病误下之后出现的两个变证，有"腹满时痛"的状态，也有"大实痛"的状态，所以方用桂枝加芍药汤和桂枝加大黄汤。当患者胃气很弱，脉很沉弱时，要考虑减少大黄、芍药的用量，也符合273条"……若下之，必胸下结硬"。这种谨慎使用下法、寒凉药、攻伐药，体现了以扶正为主的治则。

太阴病篇我讲完了，就是一边讲一边思考，一边讲一边学，与其说是讲课，倒不如说是我在努力地思考，并在这个过程当中让自己进步。谢谢经方协会各位同道的支持，我们下次再见。有什么问题大家可以提一提，一起来共同探讨。

以下为姜宗瑞老师讲话：黎主任辛苦了，太阴病篇虽然不长，但有几个很重要的概念，黎主任讲得都很好，尤其关于体质的提法，也是比较符合临床的。关于桂枝加大黄汤、桂枝加芍药汤，日本的医家丹波元简把这个方子作为太阴病的主方，其实不是主流，主流都认为理中汤是太阴的主方，今天黎主任从体质去解，认为它是太阴体质兼了阳明症状，这样就很清晰了，所以桂枝加大黄汤、桂枝加芍药汤虽然出自太阴篇，但不是太阴病的主方。

第二个，黎主任提到"自利不渴"为太阴的抓手，这个很实用。结合提纲证"……腹满而吐，食不下……"，也是太阴的一个主证。太阴病不一定有下利，比如肝硬化早期或中期的患者只有腹胀，"且能食，暮不能食"，就是腹满很严重，这个腹满需与阳明的腹满相鉴别，张仲景说误下的话会胸下结硬，就是说这种腹满有的时候会被误认为是实证，被误下，其实还是要用理中汤为主来进行治疗，像《辅行诀》上的大补脾汤，理中汤方药各三两，加上枳实、芍药各一两，就是以补多攻少的思路。太阴病不能过度攻下，或者误当阳明病来攻下。

第三个，黎主任提到太阴病欲解时，这个我没有个人的创见，我师爷倒有个解释，在这里与大家分享一下。关于欲解时从字面上理解是：某一经的病什么时候要愈了，其实这样理解是不符合临床的。怎么理解呢？应该理解成：某一经的病在这个时段要么愈、要么加重，这样理解才符合临床。再次感谢黎主任。

36 徐国峰：《伤寒论》条文 281~286条讲解

徐国峰，主任中医师，中医学博士，硕士研究生导师，现任广东省中医院疑难杂病门诊主任，先后师从名中医佘绍源、黄煌、李赛美、齐玉茹，擅长运用经方治疗各种疑难杂症。

尊敬的姜宗瑞会长，深圳市中医经方协会的同道们，大家晚上好！很荣幸得到姜会长邀请，有机会可以跟大家分享少阴病的学习体会。

首先自我介绍一下，我是广东省中医院的一名一线医生，先后在 ICU、急诊、中医经典科、疑难杂病门诊工作，主要从事经方治疗内科疑难杂病的工作。

我今天跟大家汇报的内容是少阴病的 281 条到 300 条，总共 20 个条文，从内容上可以分成三个部分，第一部分 281 条到 283 条，少阴病的概论，也就是寒化证的概论，没有包括热化证；第二部分 284 条到 286 条是少阴病变证和治疗禁忌；第三部分 287 条到 300 条是少阴病的预后。因为这部分属概述部分，多是理论而没有方药的条文，内容比较枯燥，我的学识有限，讲得不足之处，还请大家批评指正和包涵。

我们先看一下概论部分。

第 281 条：少阴之为病，脉微细，但欲寐也。

这条是少阴寒化证的脉证纲领。"脉微细"在这里的含义是，微者，薄也，是脉搏搏动的幅度比较弱，轻触触不到，重按把血管压扁了也摸不到，要在这浮沉之间仔细去体会，才能知道有一种微微的波动在里面，这种脉像提示的是阳气虚。细者，小也，细如发丝，脉搏很窄，提示了阴血虚，脉道不充盈。既微又细，是体现了阴阳俱虚的情况，而微脉放在前面，提示的是以阳虚为主。少阴病基本特点是以肾阳虚衰为主，依据是提纲证当中的脉微细，微主阳虚，在前，细主阴虚，在后，所以是主阳虚为主。那么脉象后面的伴随症我们也可以推出来，畏寒蜷卧、下利清谷、自利而渴、四肢厥逆、冷汗自出、腹中冷痛等等。

这一条的脉证纲领其实说的是少阴寒化证，没有代表全部的少阴证。比如说在少阴热化证当中的 303 条和 319 条，就没有包含在纲领证当中。如 303 条黄连阿胶证，原文讲的是"少阴病得之二三日以上，心中烦，不得卧，黄连阿胶汤主之"，"心中烦，不得卧"是阴虚火旺、心肾不交。刚才的 281 条这个纲领证很明显没有包含 303 条的内容。那么我们再看一下 319 条："少阴病下利六七日，咳而呕渴，心烦不得眠者，猪苓汤主之"。这里讲的是少阴阴虚阳亢证，外邪入里化热，然后水热互结。它的第一主症是"小便不利"，这个小便不利是水热互结气化不利而出现的，临床的特征是尿道涩痛，小便短赤，甚至有典型的尿频尿急尿痛；这一条的第二个主症，是"渴欲饮水"，津液不化而同时阴伤津乏；第三个主症呢，是"心烦不得眠"，由于阴虚火旺、心肾不交。治疗用猪苓汤。那么我们看到这个提纲证也并不包括 319 这一条。

另外提纲证当中的"脉微细、但欲寐"，这个症状在太阳病篇当中也出现过类似的阐述。比方说第 37 条"太阳病十日去，脉浮细而嗜卧者，外已解也，设胸满胁痛者，与小柴胡汤。但脉浮者，与麻黄汤"也出现了脉细而嗜卧的情况，但是这一条和我们提纲证当中的脉微细、但欲寐是不同的，这里面的脉是浮细，表示表邪已解，而提纲证当中的脉微细提示阳气大虚，不可混淆。另外，不可把但欲寐等同于太阳病的嗜卧，"但欲寐"不是真正的熟睡，而是阴盛阳虚，神疲不支；而"嗜卧"是邪去神恬的安卧。所以两点也是不一样的，大家要注意区别。

第 282 条：少阴病，欲吐不吐，心烦，但欲寐。五六日自利而渴者，属少阴也。虚故引水自救。若小便色白者，少阴病形悉具。小便白者，以下焦虚有寒，不能制水，故令色白也。

　　这里讲的是少阴虚寒的辨证，阳虚吐利的症状，这段比较长，我们分两节讨论。第一节就到"虚故引水自救"，第二节就到"故令色白也"。

　　文中"下焦"，这里指的是肾脏。

　　那么前半部分"少阴病，欲吐不吐，心烦，但欲寐五六日，自利而渴者属少阴也，虚故引水自救"，这里"欲吐不吐"是指要吐而又不得吐出的这样一个状态，下焦的阳气衰微、寒邪上逆。由于虚寒下利导致肠胃空虚，所以虽然有上逆的寒邪，但是肠胃当中已经没有食物可以吐，所以欲吐但是又吐不出来东西。心烦的病机是阴盛于下、虚阳浮越于上，这种心烦和阳明胃实以及栀子豉汤中的心烦是不同的。阳明胃实的心烦，伴有一系列热证，比如便秘、腹满痛、舌苔黄燥、口干等症状。栀子豉汤中的心烦呢，是余热留扰胸膈，是心中懊憹的情况。282 条这个心烦则不同，必然伴有下利、脉微细等下焦虚寒见证等。但欲寐是少阴虚寒的主要症状之一，和心烦并见，所以证明了这种心烦是属于少阴虚寒，而不是邪热内扰的心烦。心烦虽然出现，但是患者仍然是昏昏欲睡但欲寐，这种患者阳衰神疲的程度还是比较明显的。

　　"自利而渴"也是属于少阴阳虚的现象，这种口渴不是阳热有余、销铄津液，而是真阳不足、不能蒸化津液上承，所以这种口渴必然是渴喜热饮的，而且饮量并不多，所以"虚故引水自救"。太阴篇 277 条讲"自利不渴者，属太阴"，而本条"自利而渴者属少阴"，可以看到下利这个症状是太、少阴两经病变都存在的，辨证要点在于口渴与否，太阴病属于脾家寒湿，所以自利不渴；少阴病属下焦阳虚，不能蒸化津液上乘，所以出现自利而渴。这个时候如果治疗口渴，要用温阳的药物，蒸腾下焦的水液上达于上焦，然后才能解决渴的这个症状，所以，有越渴越用温阳药的这么一个特点。而阳经实热证的口渴和下利，它的下利必然是臭秽，而且肛门灼热、苔厚腻。而少阴阳虚的这种下利，一定是大便清稀溏泄的，或者完谷不化，因为患者腹中无热，不能腐熟水谷，所以出现不消化的食物伴随在下利当中，伴有苔白润、恶寒、脉微等脉症。

整个前半段叙述的是一个少阴阳虚的吐利的症状，包括欲吐不吐，自利而渴，心烦和但欲寐同时出现。

接下来看后半段，"若小便色白者，少阴病形悉具，小便白者，以下焦有寒，不能治水，固令色白也"，这里讲的是小便色白，是诊断少阴阳虚寒盛证的一个重要的依据，从辨证来看，前半段阐释的"欲吐不吐，心烦，以及自利而渴"这些症状诊断患者为阳虚寒盛还有点证据不足，只有小便色白清长才能完全排除属热的可能，从而诊断为阳虚寒盛。所以它是这样阐述的，"若小便色白者，少阴病形悉具"。少阴的下利而渴，是下焦阳虚寒盛，无阳以温，不能制水，所以小便清长。如果是阳热的证候，小便一般都是短赤的，这也是下焦虚寒和阳热两者小便的鉴别的要点。

282 条主要讲的是少阴阳虚的吐利症状和其他几经的吐利的症状有什么区别，尤其是和阳明病的吐利有什么区别。

第 283 条：病人脉阴阳俱紧，反汗出者，亡阳也，此属少阴，法当咽痛而复吐利。

这里讲的是辨少阴亡阳的脉证。脉紧主寒，而"脉阴阳俱紧"，就是脉沉取和浮取都是紧脉，紧脉是状如牵绳转索，绷急而直；阴脉阳脉的含义是指寸口脉法的寸口和尺部，寸口为阳，尺部为阴。阴阳脉俱紧就是寸口和尺部都是紧脉，这是指寒邪直侵少阴。脉阴阳俱紧，在太阳病也出现过紧脉，太阳病的阴阳俱紧是浮紧，少阴病的阴阳俱紧是沉而紧。阴证本来不当有汗的，现在反见汗出，是阴寒太盛、阳虚不能固外，津液从外而脱。"此属少阴，法当咽痛而复吐利"，里寒盛而阳脱的情况属少阴，少阴有这种重症应该出现吐利咽痛，少阴脉循喉咙，虚阳循经上越，郁于喉咙时候会出现咽痛。

这里说到咽痛，其实在《伤寒》的少阴篇中咽痛一共有6个条文，顺便给大家归纳一下。这六个条文就是283、310、311、312、313、317条。

283条就是本条，这种咽痛是脾肾阳虚，阳虚不能蒸腾敷布津液所致，表现是咽喉干而痛，不红不肿，咳吐痰稀，唇色淡白，口淡不渴，手足不温，大便溏薄，舌淡苔白润，脉沉迟无力等；如果虚阳上浮，也可兼见面赤；如伴有脾虚，有可能有食少、困倦，少气懒言。283条没有给出方，我们根据它的病机，可以使用甘草干姜汤。甘草益气和中，干姜温中，二药配伍，辛甘化和为阳，是温中散寒妙剂。如果阳虚比较严重的情况下，我们可以加大干姜的用量，并配伍生附子，那么这个就是通脉四逆汤的含义了，它温阳驱寒的力量更强，也可佐以桔梗引经利咽开结。

少阴篇涉及咽痛的第二条条文是310条：少阴病，下利，咽痛，胸满，心烦，猪肤汤主之。这个咽痛是肺肾阴虚，阴虚火炎所致，望咽喉可以看到微红，自觉微微咽痛、干燥不适、干咳无痰、口干而不喜饮、声音嘶哑，或者伴有颧红唇赤，头晕耳鸣，虚烦少寐，手足心热，舌红少苔，脉细数等症状。猪肤汤实际就是北方经常吃的猪肉皮，当地把它叫"皮冻"，北方冬天经常吃的一道菜，猪肤甘寒，善润肺肾之燥，解虚烦之热，加上白蜜甘凉，米粉甘平，属甘润平补之剂，润燥和脾，滋化源、培母气，而可水升火降，达到治疗咽痛的疗效。

第三条涉及到少阴病咽痛的是311条：少阴病，二三日，咽痛者，可与甘草汤；不差，与桔梗汤。此证是火热客于咽喉的轻症，所以用生甘草清热解毒，用桔梗辛开散结，它是火热咽痛的一个基本方，后世治疗咽喉痛诸方大多由此加味而成，这个方的甘草是要用生甘草。

第四个少阴病的咽痛的条文是 312 条："少阴病，咽中伤，生疮，不能语言，声不出者，苦酒汤主之。"这里的咽痛的病机是属于痰火郁结，除了可以看到望诊中的咽红肿甚至溃烂外，它的舌一般是红的，苔是黄腻的，脉也是滑数有力的，治疗应该用清热涤痰的办法，生半夏涤痰散结，鸡子黄清润利咽，苦酒（现在用醋）敛疮消肿。药取少含咽，可使药物直接作用于患部而提高疗效。

第五个条文涉及咽痛是 313 条："少阴病，咽中痛，半夏散及汤主之。"这个咽痛乃风寒挟痰湿阻络所致，咽喉不红可见漫肿，苔白而滑润，伴有恶寒、气逆、痰涎多稀、脉紧有力。治用半夏去痰散结，桂枝通阳散寒，炙甘草补中缓急。

第六个条文涉及咽痛是 317 条："少阴病，下利清谷，里寒外热，手足厥逆，脉微欲绝，身反不恶寒，其人面色赤，或腹痛，或干呕，或咽痛，或利止脉不出者，通脉四逆汤主之。"这是一种少阴阳虚格阳的情况，主要表现为面赤，不恶寒，手足厥逆。它的病机是少阴阳虚、虚阳浮越而搏结于咽，治疗当破阴回阳利咽，方用通脉四逆汤加桔梗宣肺利咽，也是 283 条的一个延续。

少阴病的咽痛是一个经常出现的症状，提示我们临床治疗咽痛时不要局限于清热解毒，更要想到少阴病咽痛的情况。

小结一下 281 条到 283 条，讲的是少阴病的概述，也是少阴病寒化的提纲，从性质来讲心肾之阳俱失，是全身性的虚寒症；从脉象来讲，脉细，或者脉阴阳俱紧；从症状来讲，但欲寐，心烦，自利而渴，小便色白，咽痛吐利。这里要注意几个核心症状和其他几经症状的区别，一个是自利，一个是口渴，一个是心烦。从自利来讲，少阴的下利伴口渴，而太阴的下利是不渴；从口渴来讲，阳明篇的白虎加参汤是热盛津亏的口

渴，太阳篇的是三焦气化不利的口渴，少阴篇的口渴是指阴阳
俱虚，尤其阳不能蒸腾水液上乘导致口渴，后面厥阴篇还会出
现口渴，风火相煽，灼津耗液的一种口渴，而这几种口渴症状
看上去类似，但是背后的病机是不一样的；从心烦来讲，三阳
证可以出现心烦，它多伴随的是热证、实证，三阴证也经常出
现心烦，它多指的是虚证心烦，可能是阴寒上扰的心烦，也可
能是阴虚阳亢的心烦，在太阴病篇条文中吐的时候也出现心
烦。所以，我们看到虽然症状类似，但症状后面的病机是不同
的，所以在抓住少阴病寒化证的病机要点的时候，要注意兼夹
症状还有舌脉辨别。

下面进入第二部分，原文的 284～286 条，讲述了少阴病
的变证和治疗禁忌。

**第 284 条：少阴病，咳而下利。谵语者，被火气劫故也，
小便必难，以强责少阴汗也。**

这个条文讲的是少阴病火劫伤阴的变证。少阴病本来有寒
化、热化的不同，"咳而下利"的证候也有从阴化寒或从阳化
热的区别，从寒化的是用真武汤，从热化的是用猪苓汤，这是
一般大法。现在文中"被火气劫"一句是根据谵语背后的病机
得出的，因为使用火法必然损及阴液，心阴受伤导致心神浮
越，所以出现谵语。肾主二便，因为强迫少阴之汗，津液受
伤，化源不继，所以会出现"小便难"。

第 285 条：少阴病，脉细沉数，病为在里，不可发汗。

这里讲的是少阴属里证禁用汗法，如果误用汗法就会导致
伤津或者亡阳的危险。若是少阴的里虚寒而兼有太阳表证，发
热、无汗、脉沉的情况下，可以使用麻黄附子细辛汤一类的方
剂，"少阴病，始得之，反发热脉沉者，麻黄附子细辛汤主
之"，这是一种权宜之计，而且在发汗的同时也要配伍护阳的
药物。本证脉细沉数，数脉一般来说是主热的，但伴有沉细的

数脉就不一定是主热的，而很多是属于阳气大虚，里虚寒甚，所以"病位在里，不可发汗"就是这个意思。少阴的热化证和寒化证在后面我们会涉及到，寒化证、热化证都可以见到脉数，如果脉沉细数伴有阴虚有热就是热化证，若脉细数无力而且伴阴盛阳衰的就属于寒化证。总之，只要是少阴里证，不论是寒化证还是热化证，均禁用发汗，这是应该肯定的。

我们临床上经常见到一个令人困惑的问题，就是数脉到底可不可以用温阳法？数脉可不可以用热药？从临床实际来看，阴虚有热和阳虚有寒其实都可以出现数脉。比方说太阳病篇里讲的"太阳病，下之后，脉促胸满者，桂枝去芍药汤主之"，这里的"脉促"其实指的就是脉快、脉数，胸阳不振、心阳不足的一种情况。这个不足的阳气去奋力抗邪，就出现了虚性的兴奋，从现代医学讲，只要发热都会出现脉快的现象，所以一般体温每升高 1℃，心率提高 10 次，无论中医病机属寒、属热，只要体温升高，心率就会增快，体现在脉象就是一种数象，临床有的发热脉数背后的病机实际是阴寒的一种重症。还有另外一种情况，就是现代医学讲的"心衰"和"慢阻肺"等等，这些疾病因为缺氧的原因也可以导致心率加快，这个数脉也不是热象，中医辨证属于阳气大虚，是代表一种极虚的情况。所以在临床上不能局限于脉数就是热证，而不敢用温阳救逆、解表散寒的治法。

单纯讲条文确实比较枯燥，下面讲一个回阳救逆的案例——回阳救逆法救"急性心梗合并肺部感染还有多脏器衰竭"，大家注意其中的汗法使用的是否得当。

梁××，93 岁，入院日期：2013 年 2 月，患者主诉：咳嗽、咳痰，乏力 1 周，发热 1 天。这个病人 1 周前出现咳嗽，咳白色泡沫样痰，伴双下肢乏力，在当地医院就诊，服用一些中药，症状不缓解，并在入院当天出现发热，后由家属送至急诊，在急诊查一些相关指标，胸片也未见明显异常，所以予患者吸氧、化痰、补液、收入病房。

病房诊断：支气管肺炎或是肺部感染。当然患者年龄比较大 93 岁了，还有一些基础病：冠心病、高血压病、肾功能不全的代偿期，做过几次手术，这种病也是中医经常治疗的一类病人，一方面体虚病情复杂多见，另外一方面西药治疗的效果不太好。老年体虚并发多种疾病的这类患者，是我们中医一个优势的方向，因为病情众多同时服用多种西药，但是本身胃又受不了，另外很多西药的作用互相矛盾难以同服。

案例回放

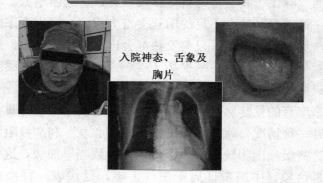

入院神态、舌象及胸片

上面是照片中的一个舌象和胸片（没有异常），舌质淡胖、苔薄黄，舌面还有一些水润的感觉。2013 年 2 月 18 日入院以后，首诊我们认为病机为本气虚弱，卫外不固，风寒由太阳直接逆传少阴，太阳未解、直中少阴，成为太少两感的重症。

当天首诊：考虑本气虚弱，卫外不固，风寒由太阳逆传少阴，成太少两感重证治以扶正为主，佐以托透，处方破格救心汤（李可）合温氏奔豚汤加减，配合参芪扶正静滴、砭石治疗益气扶正，坎离砂外敷双涌泉引火归元。

炮天雄 120g   干姜 90g   炙甘草 90g   生山萸肉 120g   龙

骨 30g 牡蛎 30g 磁石 30g 生晒参 45g 山药 60g 茯苓 45g 沉香 10g(后下) 姜砂仁 10g(后下) 泽泻 45g 怀牛膝 45g 细辛 30g

1剂,分3次温服。

患者虽然是太少两感,但是因高龄体虚不敢使用麻黄附子细辛汤发汗,所以我们以扶正为主佐以托透,处方用李可老先生的破格救心汤合温氏奔豚汤加减,然后再配合参芪扶正静滴、砭石治疗益气扶正,坎离砂外敷双涌泉以引火归元等。考虑到病人还有太阳之邪未解,所以在此基础上还是用了麻黄附子细辛汤的意,方中用了细辛 30g,一剂药煲好分三次温服,方中有些药物用量可能偏大,是基于《伤寒论》的原方原量一两等于 15g 计算得出。

入院当天 17:50 患者突发气促,诊断为急性左心衰,经利尿、无创辅助通气等处理后病情逐渐稳定,复查心酶正常,降钙素原检测:0.13ng/ml;cTnI:0.603μg/L;BNP:1521.1pg/ml;床边心电图(自阅图):快速房颤,V3-V6ST 段下移。胸片:两肺感染,双侧胸腔少量积液。

2 月 18 日胸片。

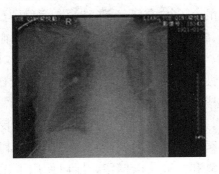

首诊用药后患者当天傍晚时突发气促,我们从西医角度诊断为"左心衰",按照心衰原则经过利尿,还有无创的呼吸机

辅助通气之后，病情逐渐稳定，查心肌酶是正常的，降钙素原和感染指标稍高，肌钙蛋白也没有明显的成倍数增高，BNP升高得非常明显，心电图提示快速房颤、ST段下移，综合上述情况在当时暂时不考虑心梗情况，但是心衰指标在加重。大家看这张2月18日的胸片比患者刚入院那张白了很多，说明肺部的病情进展还是比较快的，两肺的感染、双侧的胸腔积液。这里有个问题先提出来，如果从中医角度考虑的话，服药后马上出现气促背后的中医病机是什么呢？问题先放在这里，后面我们再进行分析。

次日复查心酶4项：CK：268U/L，LDH：315U/L，AST：81U/L，肌红蛋白：195.41μg/L，肌钙蛋白：18.344μg/L，急诊生化：Cr：135μmol/L，Urea：9.03mmol/L。心电图结果：急性损伤型缺血性ST-T改变（Ⅱ、Ⅲ、aVF导联ST段上移约0.5mV，V3-V6导联ST下移约0.5mV）。

心脏科会诊后考虑为急性ST段抬高型心肌梗死（NSEMI），遵会诊意见于21/3加用抗凝抗聚、调脂稳斑、扩冠、利尿等治疗，并维持无创呼吸机辅助通气。

到了第二天复查心肌酶，大家可以看到肌钙蛋白就成倍地增高，从上边的0.6左右已经到18了，而且肾功能检查的肌酐也出现升高，心电图已经出现急性损伤性缺血性ST-T的改变，是Ⅱ、Ⅲ、avF抬高的下壁心梗的表现，请心脏科会诊后，考虑是急性ST段抬高的心肌梗死，给予西医基础治疗，因为这个病人毕竟年龄比较大，已经93岁了，也不可能去做冠脉支架手术，所以家属也比较理解，就给了我们中医一个尝试的机会。西医用了基础的调脂稳斑、扩冠、利尿治疗，因为患者出现了低氧和二氧化碳储留，所以使用了无创呼吸机辅助通气。

2月20日二诊：精神萎靡，时有低热，可从口鼻腔吸出较多黄白黏痰，余诸症基本同前，脉浮弦促无力，尺脉尤甚。考虑少阴寒化，虚阳浮越，治以回阳救逆原方去细辛之辛散，并加大剂量北芪固护一身之大气：

炮天雄 120g　干姜 90g　炙甘草 90g　生山萸肉 120g　龙骨 30g　牡蛎 30g　磁石 30g　生晒参 45g　山药 60g　枯芩 45g　沉香 10g（后下）　姜砂仁 10g（后下）　泽泻 45g　怀牛膝 45g　黄芪 120g

7 剂，水煎至 300ml，分 3 次温服。

上图是两天之后二诊，2 月 20 日，病人仍有低热，从口鼻当中可以吸出较多的黄白黏痰，其他症状同前，脉浮弦促无力。大家看这里出现了一个促脉，就是很快，而且尺脉尤其明显，这种尺脉浮弦很多是一种里寒内盛、虚阳外越的情况。调方去掉细辛是怎么考虑呢？因为病人服用细辛之后其实就违反了一个少阴用了汗法的治禁，结果当天就出现了气促，西医的诊断心梗，我们用中医解释，就是当时用的细辛使用不当强发其汗，是违反了少阴病治疗的禁忌，所以患者病情出现了加重，导致了虚阳浮越于外，所以二诊去掉细辛的辛散，加了大剂量的北芪来顾护一身之大气，煎煮法也是一剂煎取 300 毫升，分三次温服。

2 月 21 日三诊：下午 15：00 测体温 38.0℃，双颧潮红，舌淡胖，苔薄黄水润，脉浮大促无根，右脉尤甚，考虑虚阳欲脱，予破格救心汤合引火汤以回阳救逆，引火归元，后体温下降、颧红减轻。

炮天雄 120g　干姜 60g　炙甘草 60g　生山萸肉 120g　龙骨 30g　牡蛎 30g　磁石 30g　熟地 90g　巴戟天 40g　茯苓 25g　天冬 30g　麦冬 30g　五味子 6g

1 剂，分 3 次温服。

次日就进行了三诊，因为住院部的危重病人的病情特点是瞬息万变，很多患者需要每日调方，二诊次日下午三点多进行三诊，当时测患者体温 38.5 度，双颧潮红，舌淡胖，苔薄黄，唇润，脉浮大无根，右脉有点涩，中医病机考虑虚阳欲脱。患者仍然是脉浮大、促，心率一直比较快，方药调整为破格救心汤和引火汤引火归元。药后体温下降，颧红减轻。前半部分的方子变化不大，后面加了大剂量的熟地，巴戟天，茯苓，天冬，五味子。也是分三次温服。

2 月 22 日四诊：发热退，颧红减，气促，动则加重，可从气道内吸出较多黄白黏痰，脉浮弦促大之象较前收敛，出入量维持负超约 300ml，复查胸片：1. 双肺感染灶较前吸收。心脏彩超：EF44%，左室节段性室壁运动异常，左室收缩功能减低，考虑冠心病，左室壁肥厚，升主动脉扩张，主动脉瓣、二、三尖瓣轻度关闭不全，轻度肺动脉高压，左室舒张功能减退。

2 月 21 日胸片。

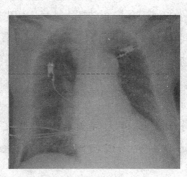

一剂之后到了四诊就出现发热减退了，急促依旧，但没加重。从气道那吸出很多黄白黏痰，脉浮，弦，促、大之象较前有所收敛，出入量维持出大入少约 300 毫升。2 月 21 日复查胸片双肺感染较前吸收，心脏彩超提示 EFC 为 44% 正常为 70% 以上，左室心肌搏动节段性异常，左室的收缩功能减退也提示了病人急性心梗病。

四诊考虑相火有归位之机，继续加大温潜力度。

大剂破格救心汤合白通汤加减：

炮天雄200g　干姜60g　炙甘草60g　生山萸肉120g　龙骨30g　牡蛎30g　磁石30g　姜砂仁10g（后下）　茯苓90g

葱白2根　童子尿50ml（冲服）　高丽参粉15g（冲服）

天然麝香0.3g（分次冲服）

5剂，水煎至300ml，兑入童子尿、高丽参，麝香分3次冲服。

四诊考虑病人颧红减退、发热减轻、相火得以归位，继续加大温潜的力度，用大剂量的破格救心汤合白通汤加减，白通汤主要是在方剂上加了五十毫升童子尿，葱白二根。童子尿和葱白不是药房常规药物，嘱咐病人家属自己去找。临床使用童子尿建议使用男孩的尿，最大年纪小于12岁以下，有时候病人找不到童子尿，我们医院有小孩的医护人员也会帮忙收集自家孩子的尿给病人用。方子加上高丽参粉，附子和高丽参的关系，相当于附子是汽车的油门，高丽参是油箱里的汽油，如果没有参类的补益，只是用附子来通阳，肯定会耗气散气。《内经》中讲了"少火生气，壮火食气"，这里的壮火、少火其中的一个含义是指中药药性，大辛大热之药容易伤气，用量适当或不要用过于辛热的药物，这种少火才能生气，所以这里面用了高丽参粉来制约燥烈伤气。但是，由于阴寒太盛也不能轻易地把高丽参减了。另外，麝香0.3克分次冲服能起到通窍的作用，有助于身体的各个孔窍。然后包好之后煎到300毫升再冲入高丽参粉，还有麝香、童子尿，都是后兑分三次温服。

患者未再发热，2月25日始可间断停机待管，维持面罩中流量给氧，痰量较前减少，部分可自行咯出。27/2复查血气（面罩中流量给氧）：pHTC：7.436，PCO2TC：43.2mmHg，

PO2TC：76.3mmHg，血常规：WBC：8.65×10E9/L，NEUT%：76.9%，心酶正常；cTnI：0.482μg/L。

五剂之后大约到了 25 号，没有再发热了，呼吸机改为间断性使用，维持面罩给氧，痰量也比以前减少，部分痰液还可以自己咯出来了，复查血氧、二氧化碳也有改善，另外心梗的指标，心酶钙、肌钙蛋白明显下降。

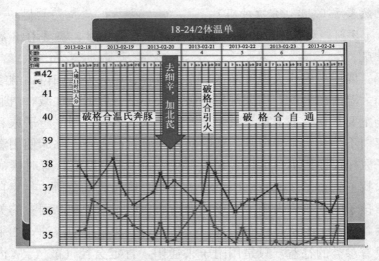

这是体温单，大家看到蓝线是代表体温波动情况，它的下面红线是心率。二诊以后在去掉细辛尤其是加上引火汤之后，病人的心率和体温都趋于平稳，在这之前都是数脉。这个病例带来的主要启发是：引导我们对数脉怎么去认识，对发汗和补中的时机怎么去把握，对少阴阴寒阳虚浮越禁汗的治疗禁忌如何认识，给了我们一个临床角度的解答和验证。

2月28日五诊：可间断停用无创呼吸机（每天使用 9 小时左右），脉浮弦大之象仍明显，考虑阴不敛阳，于原方加熟地45g使阳有所附，从阴引阳。

炮天雄 200g　干姜 60g　炙甘草 60g　生山萸肉 120g　龙

骨30g　牡蛎30g　磁石30g　姜砂仁10g（后下）　茯苓90g　葱白2根　童子尿50ml（冲服）　熟地45g　高丽参粉15g（冲服）　天然麝香0.3g（分次冲服）

药后反应：3/3痰培养提示大肠埃希菌，4/3脱机成功，5/3转出监护病房，并相继拔除尿管、胃管。

到了第五诊也就是2月28号，吃完这些药后，患者已经可以间段停用无创呼吸机了，但是脉象弦大之象仍然明显，中医病机考虑阴不敛阳，与原方加熟地45克，使阳有所附，从阴敛阳。童子尿，高丽参，麝香还是冲服的，之后的治疗过程基本就是一片坦途了。

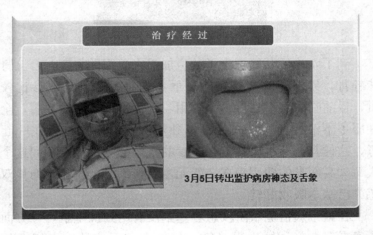

3月5日转出监护病房神态及舌象

3月4号脱机成功，3月5号转入监护病房，随着病情的逐渐恢复相继拔出了尿管和胃管。

3月8日六诊：诸症基本平稳，间中咳嗽，咯白黏痰，脉浮弦无力，重按空虚。

调方中剂量破格救心汤合肾四味加减：

炮天雄60g　干姜60g　炙甘草60g　生山萸肉60g　龙骨30g　牡蛎30g　磁石30g　枸杞子30g　淫羊藿30g　菟丝子

30g　补骨脂30g　高丽参粉15g（冲服）

　　5剂，煎至300ml，分3次温服。

　　9/3复查胸片：

双肺感染已基本吸收好转。

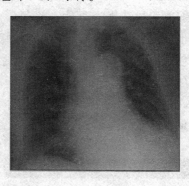

　　到了六诊后开始把附子的量加强来温阳的力度，合上肾四味补肾，另外高丽参是使用高丽参粉来冲服。高丽参比较昂贵，目前临床上有二种方法服用，一种是直接用粉冲服，全部冲服了不浪费药材；一种是单独炖服，不与其他药在一起煎煮，这样其他药不会带走高丽参的有效成分，治疗期间这个病人每天高丽参的费用都在300元左右，3月9号复查胸片双肺感染已基本吸收好转。

　　在整个病情危重阶段患者基本没有用到抗生素，一方面因为患者存在多种抗生素过敏，另外一方面这种体虚年老的病人，很多时候使用抗生素反倒增加体内的阴寒之邪，医院有两点，一是抗生素药物本身属阴寒性，二是用于溶解抗生素的溶媒也是一种寒饮，这两种寒邪都是需要体内的阳气去转化，导致容易耗伤人体阳气，这也是老人使用抗生素不容易起效的原因之一。本例患者本身有严重感染，虽然有证候表现有脉数和发热，但实际上是阴寒内盛的少阴病，后期发展为格阳于外的阴盛格阳证，该患者的发热证候和年轻人的那种急性外感发热的病因病机是不一样的。另外，临床实践证明抗生素对实热的感染性疾病效果比较好，对老年人常见的阴寒内盛的少阴病类型的感染效果较为有限，所以大家在临床上会看到一些老年人的感染始终难以控制，使用三种以上抗生素，甚至包括抗真菌的都控制不了，原因就是上面讲的这些机理。

3月14日七诊：无明显气促，咳痰已明显羌活，但纳差，大便难解。舌脉较前变化不大。考虑大病之后中土虚弱，不能运载药力，调方附子理中汤：

生附子30g 干姜30g 红参30g 白术30g 炙甘草30g

2剂，煎至300ml，分3次温服。

肺部感染经过我们以中医为主的治疗下明显好转，七诊的时候主要治法就是固护中土了，患者有纳差，大便难解，舌脉也变化不大，病情基本得以稳定。考虑大病之后中土虚弱，不能运转药力，用附子理中汤两剂，煎300毫升，分三次服。

3月16日八诊出院：胃纳、大便难等较前又有所好转，脉仍浮弦无力，考虑仍有虚阳浮越之虞，续与中剂量破格救心汤善后，并于24/3带药出院，随访目前病情稳定。

炮天雄60g 干姜60g 炙甘草60g 生山萸肉60g 龙骨30g 牡蛎30g 磁石30g

8剂，煎至300ml，分3次温服。

八诊出院带药。用附子理中汤大概三天后好转，纳差和大便好转后，脉仍然是浮弦无力的情况，这时候已经没有促象和大脉之象，但是考虑还有浮象，还是给了中剂量的破格救心汤，这样就带药出院了。

病人家属出院时给我们这个医疗小组送了锦旗。出院后随访一个月相对比较稳定。

这个病案我们有五点体会。

第一，从病机来讲，这个病人是高龄体弱，感受风寒，出

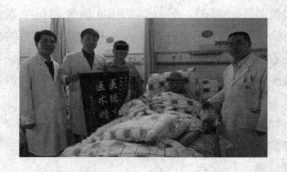

现了正虚邪盛，两感于寒，外寒与内寒相并，胁迫虚阳外越而成伤寒。再次表明了寒邪是最能成杀掠之气的论断。

第二，从治疗法则来讲，少阴病以固护脾肾两本、救阳为先，所以我们使用了大剂量附子类方，如破格救心汤、附子理中汤。

第三，本案使用的回阳救逆之法的经验教训在于，1. 少阴病不可轻汗，强发其汗易于导致阳气浮越；2. 回阳救逆宜早不宜晚，大家看到患者入院前和 18 号的表现就明白了，少阴病一旦出现了误治或者变证，病情发展变化非常的快，如果医者一见患者出现亡阳竭阴的端倪，回阳救逆法必须马上使用；3. 破格救心汤是四逆汤的发展，加用了大补一身元气的高丽参，敛降阳气的药物磁石、山萸肉等，这样的合方就能达到阳明燥金的降、中土之阳热的伏、下元阳气的闭藏的效果，还有少阳相火的生发，全方配合起来，有降故能升，有沉故能伏，有藏故能放，中气可以旋转。在治疗危重病的时候，注意在四逆汤基础上加龙骨牡蛎，就有了参附龙牡汤的含义，另外把参改成了高丽参，增加大补元气的力量，加上山萸肉的敛降，这样的配合可以使得阳气既可以得到长养又不至于虚亢于上。

第四，重症病人尽量使用破格救心汤的原方，尤其是必须使用高丽参、麝香等昂贵药材,因为麝香的通畅走窜的力量,可以有利阳气输布于身体的各个部位,这是一般的草药所不能代替的。

第五,就是重病要用重剂,我们这里面的很多药量都超过了药典规定的用量,在平常的普通病人中我们是很少用到这样的药量,只有在这种亡阳、阴寒内盛、虚阳浮越的情况下,才能用到这种大剂量的处方。其他的一般轻病则用轻剂,也可以改善病人的负担。

这里一并把少阴寒化证的几个主要方剂的病机区别简介一下。四逆汤病机是真阳衰微,脉微细、但欲寐;四逆加人参汤病机是阴随阳脱,阴液亏虚,恶寒,脉微无力,亡血;通脉四逆汤病机是阴盛格阳于外,身热而反不恶寒;白通汤是在通脉四逆汤中入葱白、童子尿,病机是阴盛格阳于上出现面色赤;干姜附子汤适用于元阳暴亡,昼日烦躁不得眠,夜而安静,脉沉微,身无大热者;附子汤病机是阳虚身痛的情况;真武汤病机是阳虚水泛的情况。

这个跌宕起伏的案例告诉我们,《伤寒论》少阴病的治疗原则对危重病的救治具有不容置疑的指导意义。当然本案在治疗当中也有不是很完善的地方,包括开始的治疗到违反了少阴病禁汗的原则,包括后面的用药不一定十分精当准确,分享出来只是给大家呈现这么一个少阴病的治疗过程以供参考。

下面我们回到条文。

第 286 条:少阴病,脉微,不可发汗,亡阳故也。阳已虚,尺脉弱涩者,复不可下之。

本条指出少阴病汗下禁例"脉微不可发汗",因为脉微是阳气不足,如果再发汗,容易导致大汗亡阳的危险,所以不能发汗。如果在少阴病化热有燥实时,可以暂时用攻下,譬如少阴三急下症,但也只能是权宜之计。如果阴血虚甚的,就不能妄攻了，本条脉微已是阳虚，如果尺弱涩，表示阴血也亏，所以这个时候即使便秘也不能用攻下，误用攻下会导致虚虚之害。那么本条阳虚禁汗，阴虚禁下，那到底用什么方法来治疗这类疾病呢？不可汗，可以考虑四逆加人参汤，也可以考虑用刚才案例的破格救心汤为主的加减。而阴血虚大便干又不可下又用什么方呢？可以用蜜煎导方。提出一个问题少阴病可以用吐法吗？我个人认为呢，汗法、下法都不能用的话，少阴病吐法也是不可以用的。

284 条和 286 条小结，这三条讲的是少阴病的治禁和火劫迫汗变证，为什么禁汗呢？是因为少阴病，脉微代表阳气大虚，脉沉细数代表病位在里，且属阳虚和阴虚，所以都不能使用汗法；为什么禁下呢，是因为少阴病出现尺脉弱涩代表阴血衰耗。另外讲了少阴病的火劫迫汗的变证表现为谵语和小便难。

因为时间关系，287 到 290 条我们放到下一次课来讲吧！谢谢大家！

姜老师发言：首先感谢徐国峰老师的精彩讲课！我总结几点，第一点是理论圆融；第二点是有临床的案例，真实而经典；第三点，最可贵的是在最后取得比较满意疗效的时候，徐老师很谦虚，会反思治疗中可能出现的失误，不文过饰非，所以真人面前不说假话。

鉴于徐老师是中医的大家，所以我呢直言不讳，对其中一条分享我个人不同的意见。关于"脉阴阳俱紧"，徐老师在解释的时候提到，阴阳既可以是尺寸，也可以是浮沉。其实我早年基本都是这个观点，后来我发现了一条，大家都知道，学伤寒以经解经是比较稳妥的一个思路，在《伤寒论》第 6 条，"太阳病，发热而渴，不恶寒者为温病；若发汗已身灼热者，名风温。风温为病，脉阴阳俱浮，自汗出，身重，多眠睡，鼻息必鼾，语言难出"，这里既然用了脉阴阳俱浮，这里的阴阳指的是尺寸，更恰当或者更接近张仲景的原意。关于这一点，提出来跟徐老师商讨，并供协会的同道思考。再次感谢徐老师！

徐国峰老师发言：谢谢姜老师的指正，从第6条来看脉阴阳俱浮确实是指尺寸，让我加深了对这方面的认识，再次感谢姜老师。

徐国峰：〈伤寒论〉少阴病篇287~300条讲解

感谢王福磊医生的介绍。尊敬的姜宗瑞会长、各位经方同道，晚上好，很荣幸能够再次和大家一起学习少阴篇的内容。上一次我们讲了 281～286 条，本节讲 287～300 条，主要是少阴病预后的内容。因为这是理论性比较强的条文，我是做临床医生的，对理论性的东西认识确实有限，所以如果有讲得不对的地方，请大家批评指正。

第 287 条：少阴病，脉紧，至七八日，自下利，脉暴微，手足反温，脉紧反去者，为欲解也，虽烦下利，必自愈。

这里讲的"脉暴微"是什么脉象？指的是脉从紧突然变得比较微弱。这个条文讲少阴病脉紧到了七八天的时候突然发生腹泻，脉象突然转为微弱，但手足反转为温暖，紧脉反而消除，这是病情将愈的佳兆，虽然心烦腹泻，必然可以痊愈。讲的主要是少阴病的阳回自愈证脉症，这里是病势向愈的机转。我们知道，少阴病寒化分为真阳衰微和寒盛伤阳两种，真阳衰微的少阴病脉是微细，那现在这个脉象是脉紧，这个脉紧和我们以前学的太阳病的脉阴阳俱紧是类似的，代表以寒邪重为主要矛盾，所以这个少阴寒化以寒盛伤阳，邪气盛为主。另外，本条下利和 278 条的太阴病暴烦下利"以脾家实，腐秽当去"进行对比。在机理方面，脉紧主寒，太阳病的脉紧，以病在表为主，必见发热恶寒等症，少阴病的脉紧，为病在里，见到的是无热恶寒。

少阴病脉紧，邪正相持到七八日，见到下利，而且是自下利这种情况，那么有两种转归：一种是自利无度，自汗，倦卧，手足逆冷，神情躁扰不安，是阴阳欲绝的危候；另外一种是自利之后脉暴微，但手足反温。从"手足反温"的"反"字上看，自利的时侯是手足逆冷，然后逐渐地转暖，可以知道是阳气来复，所以这种下利不是病情恶化，而是正胜邪退的表现。那么这个"自下利"是什么样的机理呢？它不是一个真阳虚衰的危重证候，而是肾阳恢复后驱除体内浊邪之气外出的一个表现，这是一种排病的反应。跟我们278条说的太阴病暴烦下利一样，都是排病反应。下面我们回顾一下278条原文：

"伤寒，脉浮而缓，手足自温，系在太阴，太阴当发身黄，若小便利者，不能发黄。至七八日，虽暴烦下利日十余行，必自止，以脾家实，腐秽当去故也。"

这里讲的是寒湿腐浊之气阻于太阴，当太阴阳气恢复之后，驱逐邪气外出，表现为下利，这种下利后，病情可以自己自愈。那么少阴寒化病通过什么样的途径把邪气排出体外呢？也是通过下利的形式。太阴病少阴病它们跟三阳病排出邪气的方式是不一样的，太阳病的自愈通过自汗、自衄、战汗等，而三阴病属里证，它的自愈排病方式不可能是汗解，主要是通过自利来排除。

说到排病反应，大家可能经常听到这个词，而且这个词随着我们大健康产业的推广，有越用越乱的趋势。比方说有些做保健产品理疗的非医疗专业人员热疗时候把病人烫伤或者出水泡啦、拉肚子啦，他也经常讲是排病反应。患者经常在临床中问，到底怎样是排病反应呢？在这里我跟大家稍微展开讲一下，欢迎大家讨论。首先，什么叫排病反应呢？排病反应就是中医治疗当中用的包括针灸、中药、气功、推拿等方法激发人体的自我防御修复功能来祛除病邪所表现的一些症状。排病反应过去也叫瞑眩反应，所谓"药不瞑眩，厥疾弗瘳"（《尚书·说命篇》），意思是重病或久病的人，如果服完中药之后没有出现不舒服的现象，表示这个病不太容易好。其实我们学中医这么多年，感觉中医和西医很大的区别就在于，中医不是一个对抗的医学，而是一种给邪气出路的医学，就像我们中华文明的哲学一样，我们不讲赶尽杀绝，而是讲和谐相处，所以呢，我们中医里面就有给邪气出路的排病反应的概念。

那《伤寒论》里面也有很多条文，比方说我们刚才讲的287 条的自利就是少阴病的排病。另外出汗也是排病反应，比方说太阳病第 12 条条文，桂枝汤的服法里面"服已须臾，啜热稀粥一升馀，以助药力。温覆令一时许，遍身漐漐微似有汗者佳，不可令如水流漓，病必不除。"这里就讲出汗是一种排病反应。还有一种排病反应是服药之后发热，第 149 条讲"伤寒五六日，呕而发热者，柴胡汤主之……却发热汗出而解"，所以有时候病人服药之后突然发烧了，或出现类似于上呼吸道感染的症状，这个可能不完全是病情恶化的表现，有一部分确实是排病的反应。还有一种排病反应是孔窍出血，比方说太阳病的第 46 条，"太阳病，脉浮紧，无汗，发热，身疼痛，八九日不解，表证仍在，此当发其汗。服药以微除，其人发烦目瞑，剧者必衄，衄乃解"，所以我们在临床上看到鼻衄的病人，尤其是儿童，很可能是病情好转的表现。比方说小儿感冒咳嗽，你给他服用中药出现了鼻衄的症状，很多是邪气外排的一种，这里讲的出血也是一种排病。还有头晕也是一种排病反应，如第 174 条"伤寒八九日，风湿相搏，身体疼烦，不能自转侧，不呕不渴，脉浮虚而涩者，桂枝附子汤主之。若其人大便硬，小便自利者，去桂枝加白术汤主之"，煎服法中"上五味，以水六升煮取二升，去渣，分温三服。初服其人身如痹，半日许，复服之，其人如冒状……"，这里讲到服用了桂枝加白术汤出现"其人如冒状"的头晕。下面还有一个头晕排病反应的论述，厥阴病第 366 条"下利，脉沉而迟，其人面少赤，身有微热，下利清谷者，必郁冒，汗出而解，病人必微厥，所以然者，其面戴阳下虚故也"，这里除了头晕，还伴随着汗出的排病情况。还有呕吐也是种排病反应，《金匮要略》里有段描述，在《腹满寒疝宿食病脉证治第十》篇当中讲服用乌头桂枝汤之后，"其知者，如醉状，得吐者为中病"，这里讲的是一个吐的排病反应。

刚才讲排病反应有那么多表现，如头晕、呕吐、发热、汗出、皮疹等等，那么见到排病反应我们该怎么处理呢？我结合临床的一些实践经验做出建议。第一就是顺势而为，即出现里邪出表这种情况，那么应该顺势解表。比方说病邪由少阴传太阳，由原来的一派寒象变成了有表证的表现，病邪有外出之象，比如头痛、身痛，那么要顺势把在表的寒邪解除掉。第二，要注意休息和静养。本身病人汗、吐、下比较剧烈，要嘱咐患者及时补充营养，注意休息，多饮温开水，以滋汗源，以助排邪。另外汗出避免受风、及时用毛巾擦干汗水，避免冷水浴。第三，要减轻患者的心理负担。很多患者出现排病反应的时候都心情紧张，以为是病情加重，这时要及时与患者沟通，消除他们的顾虑，让他们对排病反应有一个正确的认识。第四，要适当减少药量。排病反应过于剧烈时，可以适当减少药物剂量或者减少服药频率来减轻排病反应。

典 型 病 例

下面以一个我亲身经历的典型案例来说明排病反应，或许当中还有一些有争议的地方，大家一起来讨论。

许某某，男，39 岁，住院号：0145949

因"反复发热 6 天"于 2012 年 10 月 12 日入住我院外科，先后使用多种抗生素及中药小柴胡汤、三仁汤、竹叶石膏汤加减治疗 10 余天高热不退，最高达 40.1 度，并出现肺病感染、肠道真菌感染，经全院会诊后于 10 月 29 日夜间转入我科。

转入症见：神清，精神疲倦，发热恶寒，无汗出，纳差，腹胀，每日腹泻十余次，小便清长，时有咳嗽，口干口苦。舌暗红，苔薄黄，寸脉弦滑，关、尺脉无力。

许某某，男，39 岁，因为反复发热六天，于 12 年 10 月 12 号入住了我们医院的外科，先后使用多种抗生素及中药，包括小柴胡汤、三仁汤、竹叶石膏汤加减，十余天之后，患者仍然高热不退，最高到 40. 1℃。有肺部感染，还有肠道的真菌感染，那是抗生素的过度使用导致的二重感染。经全院会诊之后，认为西医的治疗已经达到极限，而且出现了真菌感染的情况，应该以中医治疗为主。转入我科之时患者的情况是神清，发热，恶寒，没有汗出，纳差，腹胀，每日腹泻十余次，小便清长。这里的腹泻，大家想想是排病反应呢，还是抗生素的副作用？另外，病人时有口干，口苦，苔薄黄，寸脉弦滑，关尺无力。

中医诊断：淋证（中土湿寒，枢机不远）

西医诊断：1. 泌尿道感染

2. 肺部感染（右下肺）

3. 真菌感染

4. 颈部脊髓损伤（车祸后遗症（C6/7））

5. 神经源性膀胱

那入院之后中医的诊断考虑是中西湿寒，西医的诊断相对比较明确：细菌感染，肺部感染，肠道真菌感染，还有颈部的脊髓损伤。这个病人要补充说明一下，他大概十年以前有过一次车祸，导致高位截瘫，长期卧床十多年。因长期卧床，导致平时反复的泌尿道感染，另外还有一个神经源性膀胱，膀胱的神经控制是有问题的。

经附子理中汤、大黄附子细辛汤等加减治疗，仍发热反复。

入院后 20 天，19/11 七诊：精神疲倦，发热恶寒，无汗，最高体温 40.1 度，纳差，大便未解，舌暗红，中根部见腐腻苔，质润，脉浮滑重按无力。

辨证：寒邪直中少阴，虚阳浮越。

治法：破阴回阳。

处方：通脉四逆汤合白通汤加减。

生附子 30g　干姜 45g　炙甘草 30g　乌梅 45g　山萸肉 30g　细辛 15g　葱白 1 茎　童子尿 60ml

5 剂，水煎至 300ml，分 3 次温服。

19-26/11，服药 1 周，期间出现剧烈上吐下泻、伴四肢厥冷、汗出，体温逐渐下降，在 37 度到 38 度之间波动。

患者转入我们科室后，考虑以三阴证为主，先后用附子理中汤、大黄附子细辛汤加减，但仍然发热比较反复。差不多住院一个月了，以中医治疗为主也有十多天了，仍见精神疲倦，最高体温还是 40.1℃，纳差，大便未减，舌暗红，根部有腻苔，质润，脉浮滑，重按无力。这个时候我们观察脉象，考虑到应该是寒邪直入少阴之后出现虚阳外越的情况，所以治法调整了，不用以前的附子理中汤、四逆辈，而改为通脉四逆汤合白通汤加猪胆汁汤加减。具体的方药：生附子 30g、干姜 45g、炙甘草 30g、乌梅 45g、山萸肉 30g、细辛 15g、葱白 1 茎、童子尿 60ml。这个通脉四逆汤的原量应该是干姜大于附子，加葱白 1 茎，就是北方大葱的葱白一大根、去掉绿叶，为了防止药物过于扰动阳气，导致虚阳浮越难以敛降的情况，所以加了乌梅、山萸肉来敛降浮阳，然后又增加了细辛，暗合了麻附辛的含义在里面，这样开了 5 剂。

服药 1 周，期间出现剧烈上吐下泻，伴四肢厥冷、汗出。大家注意，这里的"上吐下泻"和前面刚转到我们科室来的时候，病人也是"每日拉十多次"有什么区别？哪个是病情加重？哪个是排病反应？这里有一个微妙的区别。

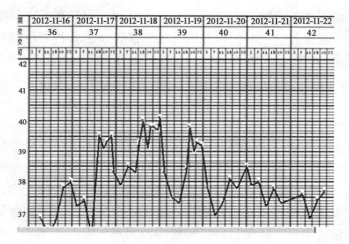

测量日期	2012-11-16	2012-11-17	2012-11-18	2012-11-19	2012-11-20	2012-11-21	2012-11-22
发病天数	36	37	38	39	40	41	42

　　上图是体温图的情况，大家可以看到，我们调整方药之
后，患者的体温从 19 日开始到 22 日明显逐渐下降，体温由
40.1℃到 37℃、38℃之间的波动。

　　11 月 26 日下午 17：00（如法服药后约 3 小时）再次出现
剧烈吐泻，四肢厥冷，无脉，继而神智昏蒙。

　　床边监测提示频发多源性室性早搏、室颤，血压 74/
42mmHg。

　　予胸外心脏按压约 20 秒后室颤消失，神志转清，血压可
上升至 85/50mmHg。

　　予补钾、利多卡因控制心律失常。

　　至夜间 23：00 许室颤逐渐减少，四肢转暖，血压逐渐
上升。

　　这个方子总计连续服用 1 周，在 11 月 26 日下午五点，在
服药三个小时后，病人出现无脉和神志昏蒙的情况，因为当时
患者是在病房，各种监护设备比较齐全，值班医生查床边心电
图监测提示频发多源性室性早搏、室颤，血压也偏低 74/
42mmHg，当时一看到室颤，是心跳骤停需要心肺复苏的指

征,而下午五点钟左右,正好是交班时间,我没有下班和接班医生一起抢救。当时记得在胸外按压仅仅一二十秒之后病人的室颤就消失了,随即神志转清,血压很快就回升到 85/50mmHg,我们还不放心,所以同时使用补钾、用利多卡因控制室性心动过速,到当天晚上十一点左右,室颤逐渐减少,四肢转暖,血压逐渐上升。

大家注意一下这里的室颤的抢救过程,那么快就抢救过来的一个室颤,跟那种真正心肺复苏临终的病人的抢救难度明显不同,心梗、包括心衰等心脏器质性病变导致的各种室颤,很难这么快就胸外按压抢救成功,所以这个患者的室颤到底是附子过量的中毒,还是另外一种极端的瞑眩?可能答案不是唯一的,这里我也提请大家讨论一下。

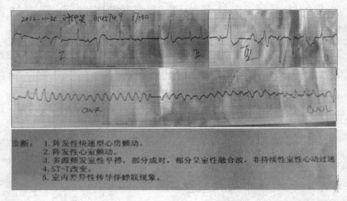

上图是当时抢救时的心电图,下半部分有心电图室的初步的诊断,提示有明显的室颤,还有各种多源性早搏的情况。

11 月 27 日八诊:神清,精神可,无发热,不欲饮食,脉沉缓有力,遵《伤寒论》第 67 条:"凡病,若发汗,若吐,若下,若亡血,亡津液,阴阳自和者,必自愈。"嘱糜粥自养,暂停服药 1 天。

11 月 28 日九诊:精神良好,无发热、吐泻,四肢温暖,纳可，小便清长，舌淡红，腻苔较前有所减少，脉沉细数，大则病进小则平，考虑虚阳得以归位，予四逆汤以温养饮中真阳。

生附子 15g　干姜 25g　炙甘草 30g

3 剂，水煎至 300ml，分 3 次服用。

出院后随访 3 年没有再发泌尿系感染。

26 日抢救，到 27 日早上，患者已经神清气爽。我还记得那天早上去查房，患者在床上谈笑风生，根本不像一个前一晚上突发室颤经过心肺复苏的患者。患者这时已经没有发热，但不欲饮食，胃口不好，脉象比较沉缓有力。大家注意他的脉象由原来的浮大变得沉缓有力，我们下一步调护遵《伤寒论》"凡病，若发汗，若吐，若下，若亡血，亡津液，阴阳自和者，必自愈"的观点，嘱咐患者糜粥自养，中药暂停服用一天。

暂停服药一天之后，到 11 月 28 日看到患者精神良好，没有再发发热、吐泻，四肢温暖，胃口也好，小便清长，舌淡红，腻苔较前有所减少，脉沉细数。根据《内经》里面讲的"大则病进，小则平"的原则，提示患者虚阳得以归位，接下来使用四逆汤温养坎中真阳，用的是标准剂量的四逆汤。大家请注意，《伤寒论》里面用附子很多都是破八片，而且是没有经过炮制的，煎煮好了之后，分三次服用。

该患者出院后经随访三年，没有再发作过泌尿系的感染，这是令我们很惊奇的疗效。大家会有点奇怪，为什么能做到随访三年呢？因为患者是长期卧病在床的高位截瘫病人，所以家里的老妈妈照顾他，因为经济来源少，在当地是一个低保户，因此每年到了学雷锋日的时候，我们科室会去看望他，顺便做随访，连续去几年，直到现在也和患者有联系，所以疗效是毋庸置疑的。病人最后在出院的时候，旁边的老妈妈也给我们送了一条锦旗。

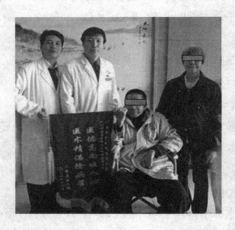

　　在这个案例我们可以看到，病人的下利（腹泻）有两个不同的阶段，第一个阶段是入住我们科室之前，由于长时间大剂量的使用抗生素，导致肠道菌群失调甚至真菌的感染，病人每日下利 10 多次，那个时候脉是浮大空的。第二个阶段是用了通脉四逆汤合白通加猪胆汁汤之后出现的下利。这两个下利有什么区别？我们认为第一个阶段的下利是病情加重，第二个阶段的下利是排病反应。还有一点需要注意，在使用了一周的通脉四逆汤加减后，患者出现短暂的一过性的室颤，也就是西医所讲的心脏骤停，然后经过仅仅 20 多秒的按压，也就按压了二三十次，很快就消失了，尤其是第二天病人神清气爽，像一个大病初愈的表现。那么这个室颤又是如何的理解？我认为这个室颤是排病反应，这个案例提示我们临床确实存在瞑眩反应这种情况，所以《伤寒论》的描述真是令人叹为观止。

　　排病反应与病情加重、毒性反应的区别

　　在这里我尝试用一个图表初步总结一下排病反应和病情加重反应有什么区别，从七大方面概括：

排病反应鉴别

	排病反应	病情加重或毒性反应
病情变化	原发病好转	原发病加重
排病症状趋势	可以逐渐减轻或自行停止	持续甚至加重，不能自行停止
体质情况	多见于体质虚患者	不分体质
疾病病程	多病程久	病程长短皆发生
药性方向 *	和药性无关	和药性有关
炮制煎煮因素	炮制煎煮得当	炮制煎煮不当
处理原则	因势利导	停药、抢救

* 当用温阳药物的时候，病人出现口渴，乏力，大热等现象多不是排病反应；当用清热药物的时候，病人出现发冷、腹泻、腹胀等多不是排病反应。

　　第一个，就是从病情变化来讲：如果是排病反应，病人的原发病一定是好转的，而服药后病情加重或者是毒性反应的话，原发病是加重趋势。以刚才的案例为例，如果病人是病情加重，那么第二天、第三天继续发热的话，那第一天的表现一定是毒性反应，或者是病情加重，而不能考虑是排病反应。临床实际情况是患者第二天发烧退了，整个人也换了一个人似的，而且后面一直到出院也没有再出现明发热，接续的 3 年里也没有出现过泌尿系感染，这就是一个区别。

　　第二个，从排病的症状与趋势来讲：排病的趋势就是指排病出现的症状的发展趋势，比方说这个案例室颤的发展趋势，如果是排病反应，出现的排病症状随着时间推移是逐渐减轻，甚至可以停止的，如果是病情加重的人，或者是毒性反应，这个新出现的这些排病症状一定会持续加重，至少不能自行停止。例如，某个病人服用中药后出现了呕、利等症状，如果能自行停止，才考虑是排病反应，如果是逐渐加重，浑身无力，精神疲惫，那就要考虑病情加重或者毒性反应。

　　第三个，从体质情况来讲，排病反应多见于体质虚的患者，而病情加重或者毒性反应，不论体质虚还是不虚都可以发生。这个患者久病、长期卧床、高位截瘫，因此体质是比较虚的。

第四个，从疾病的病程来讲，排病反应多见于病程久的病人身上出现，病程很短的一个新感疾病就很少出现排病反应，最多也就是汗出，而毒性反应则多是不分病程的，病程长短皆可发生。

第五个，从药性的方向来看，排病反应和药性的方向是没有关系的，而毒性反应跟药性是有关系的。这里面什么是药性的方向？举个例子，用温阳药物的时候，如使用附子的时候病人出现口渴、乏力、大热等等现象，多不是排病反应，还有比如用清热药的时候，病人出现腹泻、腹胀，这种情况也多半不是排病反应，因为它跟清热药物的药性是相似的。反过来，用温阳药物的时候，病人出现腹泻，那有可能病人出现的是排病反应。当然，还要排除一些其他的导致该类症状的因素。

第六个，炮制煎煮的因素，炮制煎煮是否得当。我们临床上用生附子30克都要水煎煮开后2个小时，在炮制和煎煮得当的情况下还出现腹泻或者心律失常等反应，那我们就不会考虑是毒性反应。临床见到的使用生附子等毒性药物出现的毒性反应或者是病情加重，往往都是药物的煎煮不当所造成的。比如说生附子的煎煮时间过短，就会出现口麻、心律失常等。

最后一点就是处理原则方面，排病反应的处理原则应该是因势利导，比如出现里邪出表要因势利导解除表证；出现了皮疹，你不能用清热凉血的方法来把皮疹封堵回去，而是要用透发的方法把皮疹透发出来；看到下利，不能急着去止利，因为排病的下利是可以自止的，要顺应排邪的方向。如果一旦判定是毒性反应、病情加重，那你一定要马上停药而进行抢救。

以上内容就是我们引申开来分享的排病反应的情况。

少阴寒化欲愈及可治证

我们继续回到本条，287 条之所以可以自愈，就是因为它不是真阳衰微的一种少阴病，而是寒盛伤阳，是邪盛正不虚的一种情况，所以通过正气来复以下利的形式把病邪排出体外，因此是一个寒盛伤阳的少阴寒化证，不是一个真阳衰微的少阴寒化证。

第 288 条：少阴病，下利，若利自止，恶寒而蜷卧，手足温者，可治。

"蜷卧"，就是四肢蜷曲而卧的意思。少阴病腹泻，如果腹泻能够自止的话，虽然有怕冷蜷卧表现，但手足温表示阳气来复的自愈。其实这个"利自止"也暗合了我们上面说的，由于排病反应导致的下利一定不会时间很久的，能够下利自止往往是一种好的征兆。这里说的是少阴虚寒证，手足温的人预后是可治的。

少阴病，下利，恶寒而蜷卧是阴盛而阳虚，下利自止，手足渐温是阳气来复，所以说疾病可治。如果说利止而手足不温仍然厥逆，那这个利止不是阳复，而是阴竭了，这个利止则是亡血。这里大家要注意，下利和下利止都有好有坏，我们既不能说下利一定是好的，也不能说下利止住了也一定是好的。下利是好事的时候，比如说我们刚才讲 287 条的下利，是一个太阴病的腐秽自去的排病反应，下利也有是坏事的时候，比如说后面的 300 条，我们即将讲到，"少阴病，脉微细沉，但欲卧，汗出，不烦，自欲吐，至五六日，自利，复烦躁，不得卧寐者，死"，这里的下利不是排病反应，而是病情加重的表现。

下利止也有好坏的，比如说本条的下利止就是一个好事，297 条也有一个下利自止，"少阴病，下利止而头眩，时时自冒者，死"，这个下利止是死证，因为已经是津液脱尽，所以才会出现利止而头眩，时时自冒，没有可下的一种下利止，是阴液竭绝的一种表现，这种下利不是好事。

所以分析一个症状，我们不能片面地盯着症状本身来看，一定要把症状之外的伴随症状，包括舌脉、四诊放在一起分析，才能得出一个正确的结论。

第 289 条：少阴病，恶寒而蜷，时自烦，欲去衣被者，可治。

少阴病，怕冷而蜷卧，但是又时时自烦扰不安，卷起衣被不盖的，可治。这里讲少阴病阳气来复的，恶寒身蜷是少阴的本症，假如复有时时心烦，欲去衣被，是阳气来复与阴邪相争，阳气获胜的现象，所以其人可治。结合上下文，推测患者应该有手足自温的表现，所以像刚才我们所说的那样，分析一个症状一定要四诊合参。

上面说的 287～289 三条，应该都属于少阴寒化证的寒盛伤阳，病症的主要矛盾在于寒盛伤阳，所以很多都可治。

第 290 条：少阴中风，脉阳微阴浮者，为欲愈。

少阴中风是指风邪进入少阴，无汗恶寒比较明显，发热不明显或者微热，脉不浮等这些少阴常见的病证。这里提示少阴病欲愈的脉象，就是脉阳微而阴浮，这里的阴和阳是指寸脉和尺脉，上一次我的讲座里，姜会长也澄清了这个问题，根据《伤寒论》的第 6 条，这里脉的阴和阳是指寸脉和尺脉。寸脉浮尺脉沉是少阴病的本脉，而今天看到了寸脉微而尺脉浮，反过来了。寸脉微表示邪微，尺脉浮表示阳气得复，所以是一种正盛邪衰的表现，表示病情要向愈。当然，我们要强调的四诊合参，不能单单以脉象来看，还要看他是手足厥逆还是温暖，看他下利是越来越重还是逐渐自止等等。我们见到有些病人在虚阳浮越的时候，也会出现阳微阴浮的脉象。

以上 287～290 条讲了些欲愈证和可治证。欲愈证的表现是：阳回阴退，虽烦下利必自愈，如果邪去阳复，脉阳微阴浮者，也是欲愈证。可治证的表现是：虽然下利，若利自止，恶寒踡卧，手足温可治；恶寒而踡，时自烦，欲去衣被者，可治；吐利，手足不逆冷，反发热者，也可治。这些条纹是指少阴寒化证虽寒气伤阳而正气未大虚的情况下，是可以治疗的。

第 291 条：少阴病，欲解时，从子至寅上。

这里是指少阴病欲解时从子丑寅三个时辰，现代时间是夜晚 11 点到早上 5 点这段时间。这里讲六经欲解时是在本经得旺气而解。为什么是这个时间呢？因为从子时开始，阳长而阴消，阳进而阴退，而少阴病多属于阳衰之症，在自然界当中阳生之气的顺势带领下，有利于消除阴寒，寒退病得愈。这给我们一些用药的启示，在子时一阳生时，我们可以用些温药，会不会效果更好呢？

少阴热化证

第 292 条：少阴病，吐利，手足不逆冷，反发热者，不死。脉不至者，灸少阴七壮。

灸少阴的意思是灸少阴经循行的经脉。七壮，一壮就是指艾灸的一柱，七壮就是七个艾柱。这里讲的是，虽然吐利暴作，但是阳衰未盛，这时候如果脉不至，可以用艾灸让脉来复。少阴病吐利，是阴盛阳微的表现，如果手足逆冷，不发热，反烦躁不得眠，是阴阳离绝、阴寒盛于内而阳气浮越于外的危象。本条讲的是手足不逆冷，提示患者没到阴阳离绝的时候，中土阳气还有力量。病发于阴，应该是没有热的，反发热者，是阳气来复，正邪相争，所以发热，因此可断为不死。

而这种脉不至呢，不是阴阳离绝的脉不至，是吐利造成的阳气虚衰，脉气一时不能接续。治疗可以用灸法温阳，阳气通则脉至。灸什么穴呢？条文只说灸少阴七壮，应该灸少阴哪些穴位呢？后世历代医家有所发挥，柯韵伯主张太溪、复溜，章虚谷主张涌泉等，这些取穴方法临床上都可以用，例如可以选取太溪配合关元、气海，效果会更好。因此，我们要重视灸法在一些病人的使用，尤其是少阴病人的使用。在临床上，我就经常在开出汤药后，告诉患者一些穴位让其回家去灸，往往会有更好的效果，譬如子宫肌瘤、消化不良等等，比单纯使用药物效果要好，292条也是对这种做法的条文和理论支持。

第293条：少阴病，八九日，一身手足尽热者，以热在膀胱，必便血也。

这是指少阴病膀胱血分的辨证。有些医家认为，这个便血是少阴移热膀胱，是脏腑由阴出阳，病朝好的方向发展。但实际我们在临床上看到，少阴病血证出现往往是病邪深入，由气入血的表现。膀胱有热，还不意味着一定是少阴病邪解除，有些时候是和少阴病三急下有类似之处的。临床如果出现膀胱便血的话，那我们可以考虑用一些清泻膀胱热和凉血止血的药，比如猪苓汤和犀角地黄汤，或者黄连阿胶汤合上猪苓汤等。

第294条：少阴病，但厥无汗，而强发之，必动其血，未知从何道出，或从口鼻，或从目出者，是名下厥上竭，为难治。

什么叫下厥上竭？这里呢，下厥是指下焦阳虚，上竭是指阴血出于上而耗竭。四肢厥冷没有汗出，如果勉强发汗，必将引起出血，或从口鼻而出，或从眼中而出，这种下厥上竭是很难治疗的。这也是强发少阴之汗导致的动血之证，因为少阴病气血阴阳亏损，不应该用汗法，少阴病治疗的禁忌症里就有禁汗、禁下、禁吐，如果用了汗法，那么就是强发其汗，耗阳伤阴，扰动营血，血随虚阳上行，循清窍而出，造成下厥上竭的情况。而且下厥不可用清热，上竭不可用温阳，顾此失彼，治疗互相矛盾，是一种难治之候。

以上 292～294 条，大家注意一下，都是属于热化的情况。

少阴寒化难治证、死证

下面从 295～到 300 条讲的都是难证和死证，都是属于阳气衰微的表现。

第 295 条：少阴病，恶寒，身踡而利，手足逆冷者，不治。

这里讲的是少阴病纯阴无阳的不治之症。少阴病，恶寒身踡而利，手足逆冷的，下利自止，如果手足温的，可治。这里的手足逆冷，是有阴无阳，属于危候，兼又有下利，更加重阳气的衰败，所以断为不治。

这条和 288 条对比一下，"少阴病，下利，若利自止，恶寒而踡卧，手足温者，可治"，通过这两条的对比，临床判断预后其中一个很重要的参照症候是，患者手足是逆冷还是温暖的。

第 296 条：少阴病，吐利躁烦，四逆者死。

这里讲的是少阴病呕吐下利，再加上躁烦不安的，四肢反而逆冷，是少阴病阳虚衰竭的死候。这条特别要和我们上节课学的吴茱萸汤的适应症相区别，"少阴病，吐利，手足逆冷，烦躁欲死者，吴茱萸汤主之"。大家要注意"躁烦"和"烦躁"，临床上尤其要注意烦和躁的区别，烦是心烦，不舒服，是病人自觉的症状，但是可能没有肢体的动作，多表示阳气未绝，还能与邪气相争，所以可治；这里的"躁"不是火字旁的燥，是足字边的躁，是指四肢的躁扰，是一种无意识的动作，比如我们常讲的循衣摸床、躁扰不安，代表的病机是阳气衰竭，阴邪独盛，是为死候。所以本条与吴茱萸汤证虽然相似，但是一者主死，一者可治。本条少阴病吐利后出现躁烦，是衰微的阳气和邪气抗争的表现，如果正能胜邪，可阳回利止，病由重转轻。但是现在增加了一个四逆的症候，那说明阴邪更加猖獗，阳气已经到了竭绝的地步，所以有阴无阳，断为死候。而吴茱萸汤的手足逆冷是烦躁欲死，以烦为主，表明阴邪虽盛，但阳气可以与其剧烈地抗争，所以出现烦，可以用吴茱萸汤来泄浊通阳。

第 297 条：少阴病，下利止而头眩，时时自冒者死。

自冒是指以物裹首之感，指眼发黑、目无所见的昏蒙感，本条是少阴病阴脱阳竭的死证。少阴病，下利虽然停止了，但头部发生晕眩，而且是时时自冒，这种情况就是死候。刚才我们在 288 条已经讲了，不能单纯用一个症状如下利止来判断是好是坏，288 条也是下利自止，伴随有手足转温的，是阳气来复、邪气衰退的征兆，病情由阴转阳，可治。而本条的下利止，没有说手足转温，却看到头眩和时时自冒表现，是阴液已绝，源泉竭绝，导致了阳失潜藏，浮越于上，所以这是个死候。

第 298 条：少阴病，四逆，恶寒而身蜷，脉不至，不烦而躁者死。

本条讲的是少阴病阳绝神亡的死候。少阴病，怕冷，四逆，心里也不觉得烦躁了，只是形体上还有一些循衣摸床躁扰的症状，这样的话可能就是一个死候。少阴病，阳气不行于四肢，所以就四逆；阳气不布于周身，就出现恶寒身蜷缩；阳气不通于经脉，所以脉不至；阳气不能与阴邪奋而相争，所以不见心烦而独见躁扰，因此是死证。刚才我们讲了躁和烦的区别。本条与 292 条要对比一下，虽然都有脉不至，但病理变化却不同，一者主死，一者主生。这里看到，判断预后也不能单独看脉，再次提示我们四诊合参的重要性。292 条是阳气一时不能接续的脉不至，而本条的脉不至是纯阴无阳，阳气不通于经脉。

第 299 条：少阴病，六七日，息高者死。

息高指呼吸不能下达，比较表浅。少阴病到了六七天，呼吸表浅不能下达，这种是死候。《难经·四难》："呼出心与肺，吸入肝与肾"，患者出现息高表明少阴之气绝于下，肾不纳气，只能呼出不能吸入，代表肾气绝于下，肺气脱于上，主死候。

第 300 条：少阴病，脉微细沉，但欲卧，汗出不烦，自欲吐，至五六日自利，复烦躁，不得卧寐者死。

这是指少阴病失治之后，阴阳离绝的死证。少阴病，脉微细而沉，只想睡觉，身上自汗出，心里不烦，但是却想作呕，过了五六天之后又出现了新的症状：下利、烦躁不能安卧，这里代表是死候。脉微细而沉，但欲卧，自欲吐，是少阴虚寒症一般的情况。阴不得有汗，汗出不烦显然是阳气外亡而无力与阴邪抗争的一种情况。如果病情迁延五六日之后，阳气更加虚衰，阴寒之气更盛，这样就会出现自利烦躁、不得卧寐的虚阳浮越于外的表现，表明病情极度恶化。阴盛而阳脱于下则利；阳极虚不能入于阴则出现躁烦甚至不得寐。阴盛阳脱，正不胜邪，阴阳离绝，所以是死候。

从 294 条～300 条，其实讲了少阴病的七个难治之证，或者说是死证。第一种是强汗动血，下绝上竭的，难治；第二种是纯阴无阳的，恶寒身蜷而利的，不治；第三种是阳不胜阴，吐利躁烦，四逆者，难治；第四种是阴竭阳脱，下利虽止，时时头眩自冒者，难治；第五种是神亡形存，四逆恶寒而身蜷，脉不至，不烦而躁者，也就是出现循衣摸床躁扰不安的，死证；第六种是肾气绝于下，肺气脱于上，息高者，死证；第七种是阴阳俱竭，脉微细沉，自利，烦躁不得卧寐者，死证。

今天对少阴病的这种死证论述，我们要辩证的理解，目前很多《伤寒论》中所说的死证，经过后世中医医家的发展，有些情况是可治的，再加上现代医学的方法，中西医结合治疗，很多死证的病人结局可能也不是死亡，所以这些死证的论述是在提醒我们，出现这些症状要引起重视，小心谨慎地选择正确的治疗手段。目前针对这些难治证的方法很多，有在四逆汤的基础上进行加减的，如李可老的破格救心汤；有使用中西医结合的方法，运用西医稳定住生命指征，给中医治疗争取时间的。所以在这里提醒大家，所谓的难治、死证，在现代科技发展的情况下，在中医理论本身发展的情况下，很可能有抢救的机会，病人也有存活的机会。

结 束 语

这节课我就讲完了，小结一下，这节课主要讲了两个内容，第一个内容是 287 条以及它所展开的排病反应，其中包含一个跌宕起伏的案例。当然，这里面有很多不能定论的东西，我只是展示一个供大家参考讨论的案例。第二个内容讲的是少阴病的预后，其中有可治和不可治两个结局及其表现。

今天我的讲座就结束了，讲得不对的地方请大家批评指正。再次感谢姜宗瑞会长给我这次机会，感谢王福磊医生的大力协助，感谢所有经方同道们耐心地聆听，谢谢大家！

38 邓元将：《伤寒论》少阴病篇301~309条

邓元将，副主任医师，心理咨询师，全科医师，执业中药师，高级健康管理师。湖南中医药大学中医学本科毕业，宝安人民医院（集团）第二人民医院应人石社康中心主任，从事临床工作近二十年，2012年9月开始学习和使用经方。

　　各位老师，各位同道，大家晚上好，非常感谢姜老师为我们提供的学习平台。我已经工作了很多年，但是直到 2012 年 6 月从福田人民医院招调考试到宝安人民医院的时候，恰逢宝安区创建"全国中医示范社区"。医院派我去社康开展中医药工作，当时为了提高临床疗效和经验，才正式开始系统的学习经方，到现在已经 5 年了。在这个过程中，我一直在学习和实践经方，收获了很多，也有一些心得，今天晚上就跟大家一起学习分享一下《伤寒论》少阴病篇的 301 到 309 条。

　　首先跟大家一起复习下《伤寒论》的少阴病篇。疾病进入少阴以后，人体的正气就开始虚衰了，少阴跟我们的心和肾关系非常密切，一个在上焦，一个在下焦，一个属于火，一个属于水，所以在病理上就容易形成少阴热化证和少阴寒化证。正气的盛衰和存亡是少阴病预后的关键因素，所以少阴病就是要提早的进行治疗。

　　第 301 条：少阴病，始得之，反发热脉沉者，麻黄附子细辛汤主之。

　　少阴病刚刚开始得病的时候，是不发热的，现在反而发热，是什么情况呢？《伤寒论》里面有很多的条文是互相解释的，《伤寒论》第 7 条：病有发热恶寒者，发于阳也；无热恶寒者，发于阴也。发于阳者七日愈，发于阴者六日愈，以阳数七，阴数六故也。这里面说得很清楚，无热恶寒的是发于阴，这里出现反发热是因为刚开始得病的时候有一个表证的存在，或者叫作少阴兼表证，或者叫作太少两感，用麻黄来发汗解表，附子来温阳。

　　第 302 条：少阴病，得之二三日，麻黄附子甘草汤，微发

汗。以二三日无证，故微发汗也。

因为少阴病正气虚衰，所以转化得比较快，不像太阳病那样，有一个正邪交争的过程，如果到了二三日的话，就不能用麻黄附子细辛汤了，要用温和一点的麻黄附子甘草汤以微发汗，如果进一步全身性的正气衰竭的话，可能就要用到四逆汤了。它是这样一个发展变化的过程，所以体现了仲景重视阳气的思想，他是以固护阳气为治疗原则的。

这两个方子临床上使用是非常多的，在我们社康遇到也很多，多用在年龄大或平素体质虚弱的人。这里跟大家讲两个案例：一个案例是今年 7 月 17 日的时候接诊的一个 39 岁的女性患者，主诉就是乏力，一天到晚的想睡觉，没有精神，已经持续了 6 个月，最近半个月来症状明显加重，就连睁眼睛的力气都没有了，眼睑都有下垂的感觉。面色是萎黄的，脸上还长有很多斑，舌是淡白的，舌尖有瘀点，脉是沉细的，典型的少阴病，就用了麻黄附子细辛汤，因为还有中气下陷的表现，所以就合了补中益气汤，这是李东垣的一个方子，就是这两个方子的原方组合，一点都没有加减。吃了四天，到了 21 号，患者过来复诊，症状都多缓解，眼睛不会那么疲劳了，精神也那么疲倦了。后面在这个基础上再加上一些活血化瘀的桃仁、红花、桂枝，又吃了四剂。

我那几天休年假，一直到 31 号我上班的时候，病人过来找到我，说她的症状明显好多了，特别是下午眼睛睁开也没有那么累了，整个人感觉特别轻松，正如她自己说的："这半年来就从没有感觉这么轻松过，吃了中药之后，感觉就像换了一个人一样，效果特别好"。这就是麻黄附子细辛汤跟时方的一个合方，现在的话，我们合方应用的机会比较多，那么有没有单独使用麻黄附子细辛汤的时候呢？再给大家讲一个最近的案例。

患者是我自己的妈妈。我妈妈今年是 67 岁，人比较清瘦，上周末的时候我把妈接过来和我们一起住，结果到星期六的时候，她就突然觉得全身没有力气，老是想睡觉，早上一起来就躺在沙发上面。她平时不是这样的，没有发烧，也没有汗出，我就问她是不是着凉了，她就说没有，然后我就以为她是因为天气太热而中暑了，刚好家里备有藿香正气丸，就给她吃了两包。结果吃完藿香正气丸，到了下午这些症状还没有缓解，然后我就仔细问了她的病情，原来是周五晚上冲凉的时候，老婆、孩子把水温调得比较低没有及时调回，老人家本身又是阳虚的体质，平时从来不吹空调，冲凉都是用热水，这点我们都忽略了，这样就着凉了。舌苔也是比较淡的，脉是沉迟细的，心率只有 57～58 次/分，典型的窦性心动过缓，但是还好没有心慌心悸的症状。因为对我妈妈的体质了解得比较清楚，就是一个典型的阳虚外感，所以就开了一剂麻黄附子细辛汤，麻黄用了 5 克，细辛用了 3 克，炮附子用了 6 克，还加了 5 克的炙甘草。在楼下的药店把药买回来以后煎好，分了 2 次服用。喝完药后，我妈还在额头、太阳穴、颈项部位用生姜涂搽，然后身体皮肤就出汗了，感觉舒服多了，到第二天就基本好了，精神恢复到以前了，心率也恢复到 70 多次了，麻黄附子细辛汤应用于早期的阳虚外感非常的好。

在以前我们没有系统学习经方的话，见到阳虚外感常会用到陶节庵《伤寒六书》里面的一个方，叫作再造散，其实它就是麻黄附子细辛汤演变过来的，不过他把辛温发汗的麻黄去掉了，加上了桂枝、羌活、防风之类的发汗解表的，还加了一些黄芪、党参，甚至还有川芎、芍药，于气虚、阳虚，甚至还有血虚的那些外感，还是特别好用的。但是用经方的话就力简而专，效果来得很快。后世有这个发挥，也跟大家提一下。

再跟大家讲一下 302 条的麻黄附子甘草汤证。

第 302 条：少阴病，得之二三日，麻黄附子甘草汤，微发汗。以二三日无证，故微发汗也。

"以二三日无证"，其实这里是少了一个"里"字，这个宋版的《伤寒论》里面没有，在成无己的《注解伤寒论》《金匮玉函经》里面都有这个"里"字，所以关于条文，我们要读看几个版本的，然后进一步了解。胡希恕老先生由此条悟出：少阴病就是一个表阴证，少阴病二三日无里证，其实就是一个表证嘛！太阳病就是一个表阳证，太阳与少阴本身就是一个表里关系，太阳是表阳证，少阴就是表阴证。胡希恕老先生一生研究《伤寒论》和临床实践，得出的一个很好的学术观点：就是认为六经是来源于八纲，有表阳证、表阴证、里阳证、里阴证、半表半里阳证、半表半里阴证，六经的实质就是八纲。我认为他的观点很适合我们基层临床医生去学习，是一种既简便又容易找到疗效的好方法，值得大家多去学习。

第 303 条：少阴病，得之二三日以上，心中烦，不得卧，黄连阿胶汤主之。

黄连阿胶汤证就是少阴热化证，这也是我们临床上很常用的一个方子。大家看，"心中烦，不得卧"，这个卧字是什么意思呢？我们不能查《新华字典》，张仲景这部书写在汉代，汉代有一本字典，许慎的《说文解字》，这里面对"卧"字有解释，首先卧的本意是低头俯视的意思，后来引申为低头打盹儿的意思，它还有趴着的意思，有个成语叫作卧虎藏龙，后来进一步把它引申为躺下，躺的意思。心中烦不得卧就是心里面很烦躁，睡不好觉，躺这个床不舒服，躺那个床也不舒服。这里要跟一个方剂做鉴别，就是 319 条："咳而呕渴，心烦不得眠，猪苓汤主之"，猪苓汤证不得眠的眠字和卧字有什么区别？在《说文解字》里也讲得很清楚，眠跟瞑眩反应的瞑，我们不是有句话叫"药不瞑眩，厥疾弗疗"吗？这个眠和瞑原来是一个字，后来才分开的。这个瞑本意就是闭上眼睛的意思，他起码能够躺的下，不眠就是闭不上眼睛的意思。所以，这个"心中烦不得卧"比猪苓汤证的不得眠要严重，临床上遇到顽固性的失眠，我们经常会用到它。

这个方是少阴心火偏旺不能下交于肾，而肾水又偏寒不能上济于心，中医里这叫心肾不交或者水火不济，这种失眠用黄连阿胶汤效果特别好。它的舌一般都是红的，苔都偏少，咽干。这个方子有几点要注意的，第一个就是黄连，黄连的用量是四两，在整个《伤寒论》里面，黄连阿胶汤里黄连用量是最大的，黄连汤都只用三两。黄连是味苦入心的，它和黄芩一起能清心火而除烦躁。因为黄连阿胶汤证有伤到阴津，所以用鸡子黄、阿胶、芍药来滋阴泻火，这里面阿胶是要烊化的。在我们社康现在都不进阿胶饮片了，因为太贵了，现在开这方子的时候，我都会用免煎颗粒阿胶来代替，因为在我们这里都是一些普通的劳务工，普通的民众，开不起很贵的方子，所以我们给他们想想办法，开这个方时，阿胶都用免煎颗粒，3克也才三块多钱，用上6克、9克也比阿胶饮片便宜多了。用这方的时候我都会交代病人一两分钟，讲一下鸡子黄的用法，其实仲景讲得非常清楚了，"纳胶烊化，小冷"。小冷是什么意思啊？就是烊化以后等水温变成39～40度的时候，再把鸡蛋黄放进去搅一搅，这样配出来的黄连阿胶汤其实就是半生半熟的，如果把中药煎煮出来就立即放鸡蛋黄进去，就变成黄连阿胶蛋花汤了，就没有这个效果了。所以我每次都要特别交代我的病人，我一般会告诉他买土鸡蛋，蛋黄金黄金黄的，效果比较好，甚至可以用筷子夹起来的蛋黄更好，我们医生要保证疗效，这个鸡子黄的用法也是很重要的。虽然有的病人反映这个药很难喝，又苦又半生不熟的，有腥味，但是它对于这种心肾不交的顽固性失眠就是特别好。在顽固性失眠控制以后，我们会用后世的一个时方——天王补心丹，也可以用于心肾不交失眠的后续治疗，但是它比不上黄连阿胶汤的效果。在社康虽然感冒咳嗽发烧的病人多，但失眠的病人也特别多，能看到各种各样的失眠。

在临床上，单独应用黄连阿胶汤的机会是很少的，经常用合方，我把我用合方的经验跟大家分享一下：如果黄连阿胶汤证的病人，除了心烦不得眠，又反复颠倒，心中懊恼，还会配上栀子豉汤。唐容川说，栀子是一种果实，浮在上面的，所以它泻心包络之火。黄连用的是根，入心脏泻心火比较好。临床上应用栀子豉汤和黄连阿胶汤还是有区别的，栀子豉汤治热扰胸膈，反复颠倒，心中懊恼，它不会伤到阴。黄连阿胶汤除了心火旺以外还伤到了阴，所以它用滋阴泻火的药，这是它们之间的一个区别。如果舌尖特别红甚至糜烂，小便黄的话，我们也可以配上导赤散，生地、木通、甘草、竹叶，这四味药可以把心火导入到小肠小便中，这是我们临床的加减。

在临床上有时候还会遇到这样的女性，多愁善感，脏燥，喜悲伤欲哭的，我们会配合甘麦大枣汤一起用，如果是常默默，欲卧不得卧，欲行不得行那种百合病的话，配百合地黄汤效果也特别好。临床上还经常碰到老人失眠或者更年期女性的肝阴不足的失眠我们可以合上酸枣仁汤治疗效果也不错，如果出现"胸满烦惊"甚至睡觉总是做噩梦易惊醒，我们就配柴胡加龙骨牡蛎汤，也很好。在社康还经常碰到一些年轻的女性白领，心里很浮躁，容易发脾气，容易发怒，手足又冰凉的，一般配合四逆散，它是少阳的气郁证，配上也特别好用。临床上要善于加减，经常不会是一个方子，有时候是经方和经方合，有时候是经方和时方的一个组合。比如《内经》里讲"胃不和则卧不安"，心烦腹满，卧起不安的，还可以合栀子厚朴汤。

原则上就是要具体问题具体分析，灵活地加减和组合，失眠一般还是可以解决的。在我们社康治疗失眠，除了中药，还会配合一些中医适宜技术例如耳针，耳针配合中药治疗失眠能够提高临床疗效。

第 304 条：少阴病，得之一两日，口中和，其背恶寒者，当灸之，附子汤主之。

这个是阳虚身疼痛，或者叫阳虚寒湿身痛证。这里讲了背恶寒，因为是虚寒证的症状，所以可以用灸的办法，灸的是大椎，关元等一些穴位。这里讲口中和，就是口中不苦不燥不渴。仲景在这里写口中和，背恶寒，是因为要做一些鉴别的诊断，这条要和 169 条："伤寒无大热，口燥渴，心烦，背微恶寒者，白虎加人参汤主之"做鉴别。这里也有背恶寒，但是口燥渴，而 304 条是口中和，这是需要我们鉴别的地方，它们的病机是不一样的，一个是阳明病因为热蒸汗出，肌肤腠理疏松，出现怕风恶寒的症状，但只是微微的恶寒，而本条是一个典型的阳虚证，因为背为阳之外府，督阳不足，所以背恶寒，可以用灸的方法温阳散寒。

第 305 条：少阴病，身体痛，手足寒，骨节痛，脉沉者，附子汤主之。

304 条和 305 条基本上把附子汤证的症状都描述出来了。身体痛，在《伤寒论》里也有很多，像 35 条，"身疼腰痛，骨节疼痛，恶风无汗而喘者，麻黄汤主之"，麻黄汤证的身疼跟这里的身体痛显然不是一样的病机，麻黄汤证的是伤寒表实证，是里面的水气发越不出来，所以脉是浮而紧的；附子汤证的身疼痛是因为阳虚，阳气的不足，所以还会手足寒，阳虚则外寒嘛，他的脉是沉的。我们还有一条，62 条"发汗后，身疼痛，脉沉迟者，桂枝加芍药生姜各一两人参三两新加汤主之"，这里也有身疼痛，和附子汤证的身疼痛机理也是不一样的,我们一定要注意鉴别它们。那个是因为发汗后,伤及营阴,营卫不和了,所以用桂枝新加汤来治疗,即在桂枝汤基础上加芍药生姜以和营通阳,加上人参健胃生津。临床上多用于妇女产后多汗身痛或失血后身疼痛等。

再看,骨节痛,骨节其实就是骨关节了,所以附子汤还可以治疗风湿、类风湿的关节炎。这个我们也要做一些鉴别,骨节痛、关节痛,在中医里叫"痹证",《黄帝内经·痹论篇》有"风寒湿三气杂至,合而为痹也。其风气胜者为行痹,寒气胜者为痛痹,湿气胜者为着痹也",讲得很清楚,再看看《伤寒论》里仲景治痹证用药有什么特点?附子汤,以附子冠名,炮附子用的量是比较大的,两枚。附子汤证是阳虚的寒湿疼痛,有寒,寒性收引就会疼痛,它用附子来温阳散寒止痛,用白术四两治湿,我们还可以配上茯苓来利湿。这个方子我们还可以跟174和175条结合来看一下。174条讲"伤寒八九日,风湿相搏,身体疼烦,不能自转侧,不呕不渴,脉浮虚而涩者,桂枝附子汤主之。若其人大便硬,小便利者,去桂加白术汤主之",桂枝附子汤证,是太阳病由于失治误治以后并发了少阴病,其实就是太阳少阴合病。不呕就是没有少阳证,不渴就是没有阳明病,是太阳跟少阴的一个合病。仲景对于风湿相搏导致的疼痛,用的是桂枝四两祛风,用附子温阳散寒止痛。175条甘草附子汤证就更加厉害了,"风湿相搏,骨节疼烦,掣痛不得屈伸,近之则痛剧,汗出短气,小便不利,恶风不欲去衣,或身微肿者,甘草附子汤主之",我们看甘草附子汤里,白术、附子、桂枝都用上了,风寒湿所致的痹证,仲景用药的特点从这里就能看出端倪。炮附子温阳散寒止痛,祛湿用的是白术,湿气重的可以加上茯苓利湿,用桂枝解表祛风利关节。骨节痛,在《金匮》中风历节篇有一个非常有名的方子叫桂枝芍药知母汤,大家去看一下那个方子,"诸肢节疼痛,身体魁羸，脚肿如脱，头眩短气，温温欲吐，桂枝芍药知母汤主之"，风湿类风湿关节痛比较严重的就会用到桂枝芍药知母汤，大家去看看，它的特点就是桂枝用了四两来祛风，白术祛湿用了五两之多，附子二枚。我们把《黄帝内经·痹论篇》风寒湿痹证的论述结合《伤寒论》就能看出仲景治痹证的用药特点。所以在临床上，我治骨关节节疼痛，一般就是这几个方子来加减治疗。

　　附子汤还要和一个方子相鉴别，就是把人参换成生姜的话，就变成了真武汤，治阳虚水泛，水气病。附子汤散寒祛湿，所以附子和白术用量多，而真武汤治水气病，所以附子白术用量都只有附子汤的一半。刘渡舟老师讲《伤寒论》里有很多对偶对应的方子，附子汤和真武汤就是相对应的方子，就像麻黄汤和桂枝汤一样，还有桂枝汤的加减也有一些对偶对应规律，药物和药量的不同，作用就完全不一样了，如桂枝有加桂，也可去桂；加芍药，也可去芍药，这样相互对照连贯的学习，对我们临床上选方用方会有相当的好处。岳美中先生说得特别好，他评价《伤寒论》的时候，说《伤寒论》是"言症状而不谈病理，出方药而不谈药性"，它讲的都是些症状，这些症状都是非常客观的东西，不管是在一两千年前的汉代会出现身疼腰痛骨节疼痛这些症状，就是我们现代人生病也会出现，这些症状是客观的，一两千年以后的将来还是会出现这些症状，所以仲景非常高明、非常智慧的地方，就是他在描述的客观症状里渗透着病因病机的不同，这是需要我们在临床过程中去理解和识别的。

　　第306条：少阴病，下利便脓血者，桃花汤主之。

　　这是一个虚寒的下利证。下利就是腹泻的意思，滑脱不禁，一天有可能一二十次，腹泻损伤了肠道黏膜后，会出现一个腐化和化脓现象，这里的脓血一般是晦暗不鲜的，味是腥而不臭的，用桃花汤治疗。为什么叫桃花汤呢？因为赤石脂又叫桃花石，它煮出来的汤就是一个桃红色，所以把它叫作桃花汤。这个方子用赤石脂来收敛固涩，用干姜来温中。这里有个用药看一下，就是赤石脂，古人用药非常有智慧，大家看，赤石脂一斤，一半是生用，一半是筛粉末状，一半是煮取它的温涩之气，一半是生用赤石脂末。这个赤石脂末喝下去以后就会覆盖到肠道的黏膜上，起到固涩收敛的作用，其实还可以吸附一些细菌和病毒之类的。这个方子我在临床上是没有用过的机会，现在有个止泻的药叫蒙脱石散，商品名也叫思密达或者肯特令，收敛固涩的，我在想蒙脱石散是不是根据古代这个方子的用法而研制出来的？我觉得我们古人这方面非常有智慧啊，我们现在时常碰到这种下利不止的腹泻病，就经常用那个蒙脱石散，或者再加一点消炎的，就很快就会解决的，如果下利滑脱不禁的腹泻出现脱水的话，我们可以输点液是吧。

　　临床上我们用桃花汤的时候也要注意，就是"若一服愈，余勿服"，用这个方的时候，也是中病即止。如果下利腹泻的症状停止的话，我们就不要再喝了，再喝的话就会变成便秘了。你看这个蒙脱石散也是一样的啦，如果是继续不停地吃的话，它也会便秘的，所以这个要知道要清楚。

　　第 307 条：少阴病，二三日至四五日腹痛，小便不利，下利不止，便脓血者，桃花汤主之。

　　这里面讲的一个腹痛，照这个的话肯定就是里虚寒，它的腹痛是隐隐作痛的，甚至是喜温喜按的，它是虚寒性的疼痛。那这个小便不利是因为下利不止伤到津液了，大便一天拉个十几次一二十次的话，小便肯定会少啊。这个小便不利就是小便少，便脓血，也是用桃花汤治疗。

　　第 308 条：少阴病，下利便脓血者，可刺。

　　308 条的话，其实它是存在争议的，有的医家认为下利便脓血的，是要用刺的方法，而有的人认为这个是一个虚寒性的下利，它是不能用刺的方法，要用灸的方法。我是怎么想的呢？每当我读到这里的时候就经常想，这个 308 条和 306 条的"下利便脓血"好像就是一样的吧？如果是一样的话，那在仲景那个年代没有我们现在写字那么方便，他们都是写在竹简、木简上面，一般写书的时候都是惜墨如金啊，不会写一些废话放在上面。如果它们病机真的是一样的话，他就会直接说"少阴病，下利便脓血，桃花汤主之，亦可刺"，就可以了，何必还要另外再写一条呢？

那我们还可以参考一些其他的版本的《伤寒论》。在成无己的《注解伤寒论》里面，他的下利就是病字头的下痢，虽然在古代的话这个利跟痢有时候是通用的，但是在这里就特别表现出来它是一个病字头的下利。而我们现在看到的这个伤寒的版本其实是明代赵开美在 1599 年，就是明万历二十七年翻刻的一个宋版《伤寒论》的版本，其实我们现在是看不到原版宋本《伤寒论》的，成无己的《注解伤寒论》是完成于 1144 年，那个时候他已经七八十岁了，才完成这部著作。成无己虽然是金人，但是在他早年是北宋人，他们家是医学世家，家里面肯定各种各样的医书都会有，所以他是肯定看过原版宋本《伤寒论》的。

北宋校正医书局发行大字版《伤寒论》是 1065 年，随后 1088 年大量发行小字版的《伤寒论》，他是山东聊城人，在北宋没有灭亡的时候，他肯定看过宋版《伤寒论》的原版。所以我觉得他的《注解伤寒论》可能比较接近仲景《伤寒论》的原貌。它这里面说了一个下痢的话，我想 308 条其实它里面肯定有热的表现，虽然正气虚但邪气也实，有热的表现，甚至我觉得里面还有里急后重的症状，少阴病的发展本来就可以出现寒化热化的，所以它这种下痢可以是里急后重的。你像 306 条这个虚寒性的下利，他肯定没有里急后重的一个表现，这里 308 条的话，可能就有热利在里面，甚至里急后重的，如果我们用方的话，肯定不会用桃花汤。仲景在这里没有出方，如果我们要出方的话，可以用上黄芩汤，如果有协热利的话，甚至还可以加上葛根芩连汤是吧？如果有热利下重便脓血的，还可以有用白头翁汤的机会。其实仲景在《伤寒论》里面用刺法一般都是泻其实热的，如果是用灸法的话一般是治其虚寒的，所以这一条下利便脓血者是里热有炎症的表现，可用刺法，这是我个人的观点仅供大家参考，所以我认为这个 308 条跟 306 条的病机是不一样的。这一条我就讲到这里，只是个人的观点。

第 309 条：少阴病，吐利，手足逆冷，烦躁欲死者，吴茱萸汤主之。

我们粗粗看上去的话，好像就是一个四逆汤证，有手足逆冷，又有烦躁欲死，其实不是的，这是一个寒逆剧烈的呕吐症。它这个病是中焦阳虚伴寒饮，这个手足逆冷、烦躁欲死不是像我们四逆汤证的那个阳虚阴盛的危重症候啊，不是这样的。这里是中焦局部有寒饮的话，也会出现类似症状。

以前开始接触这个吴茱萸汤证的时候，是从一首方歌开始："吴茱萸汤人参枣，重用生姜温胃好，阳明寒呕少阴利，厥阴头痛皆能保"当时只知道这个方剂药物的组成，只知道要重用生姜，不能开一个方就是生姜三片，大枣三枚，不能这样子开，只知道一点基本的皮毛，这是以前没有系统学经方。后来仔细读了《伤寒论》以后，才发现汪昂先生这首方歌真的是编得太好了，它把阳明的寒呕、少阴的吐利、厥阴的头痛，我们整个《伤寒论》出现吴茱萸汤证的这个条文都已经概括出来了，所以平时多背背方歌也有好处，临床上就能信手拈来。

我们再来看一下，吴茱萸汤证 243 条：食谷欲呕，属阳明也，吴茱萸汤主之。得汤反吐者，属上焦也。大家看这一条啊，这条在阳明病里面，阳明病怎么会用上吴茱萸汤呢？其实，我个人认为243条是说"食谷欲呕，属阳明"，并没说是阳明病。其实它的病机和309条是一样的，中焦局部有寒饮。为什么要把它放在阳明篇呢？我个人认为就是版本的问题，这是我个人的观点。据钱超尘教授考证其实王叔和在整理《伤寒论》的过程中前后整理过三次，开始他不是按三阴三阳来整理编集的，我们去看王叔和《脉经》的七卷八卷，它其实很接近仲景《伤寒论》的原貌，是按可与不可、可汗与不可汗、可下不可下这样分下来的。后来第二次整理是按三阴三阳来分的，也是王叔和整理编辑过来的，凡是有阳明的条文把它放在阳明篇，含有太阴的条文就放在太阴病篇，有少阴的条文放在少阴病篇。其实这里所说的"属阳明也"，是指阳明胃脘部的局部虚寒，并非阳明病。这是我个人的观点，仅供大家参考。

其实它里面还说，"得汤反吐者，属上焦也"，如果我们吃了吴茱萸汤呕吐得更厉害了，我们就不能再吃了，辨证错误了，不是中焦虚寒呕吐而是上焦有热了，那我们用什么呢？我们就要用小柴胡汤了，这是243条吴茱萸汤需要鉴别的地方。在厥阴病里头有"干呕，吐涎沫，头痛，吴茱萸汤主之"，其实在整个《伤寒》和《金匮》里面还有一条"呕而胸满"也会用到吴茱萸汤。所以这几个条文一起看，我们就会发现吴茱萸汤主证是呕吐。而下利、头痛什么的都不是它的主证，一定是呕吐。来看这个方的组成，它用了生姜6两，生姜被誉为呕家的圣药，它用量是很大的。还有吴茱萸是大温大热的，也是温胃的，有止呕下气的作用，所以它的主证是呕吐。

我在临床上经常用到这个方，经常看到有呕吐厉害时伴有眩晕、头痛有出现的，不管它是椎体供血不足，还是颈椎病，或者是美尼尔综合征引起的症状，只要有呕吐眩晕，有虚寒症状，我都会用吴茱萸汤作为主打方。

我再跟大家分享临床一个案例，这个案例是我去年5月看的。女性，49岁，怕冷，6月天还盖2床被子，冬天反而不会怕冷，还有一个最主要的症状是发作性呕吐头晕，而且症状非常严重。在家发作时呕吐不止，天旋地转，不能睁眼活动，一定要叫120送到医院。一年发作几次，每次都要叫120上医院。住院一周，打几天吊针，好了出院如同常人，一年要发作3—4次。看过好多家医院，包括军区医院和一些大学附属医院，做了很多检查，也查不出什么阳性体征，颈椎病也没有，诊断就是说眩晕症。椎基底动脉供血不足，还有诊断耳石症的，一个很时髦的病。我跟大家解释一下耳石症，现代医学认为耳石症是良性的、阵发性的、位置性的眩晕症，它是指人体内耳半规管的淋巴液中有耳石脱落，耳石随着位置的变化在里面游动。所以随着体位的改变，病人会出现剧烈的呕吐、眩晕，天旋地转。还会有一个特别症状，病人会有眼震。有一种位置操可以帮助复位，这位患者在医生指导下也做过位置操，医生还教过她先生如何在发作时做这个操。但是也没什么效果。最后通过熟人介绍来我这里看。

我看她有畏寒怕冷的症状，发作时又有剧烈的呕吐和眩晕头痛，我就开了吴茱萸汤和后世的半夏白术天麻汤。后世的半夏白术天麻汤有两个方，一个是《医学心悟》的，还有一个是李东垣的，我用的是李东垣的半夏白术天麻汤，因为里面含有泽泻汤的成分，从病机上来讲她是寒饮在中焦引起剧烈的呕吐，从我们中医来看是水饮作怪，在医院住院的话就打一些活血化瘀扩血管改变脑部供血供氧的药，从中医的思维看就不一样，中医关注的是她有水饮，水饮上泛。半夏白术天麻汤里面有祛风的、利水的，泽泻汤治"心下有支饮，其人苦冒眩"，泽泻会用到50克之多，就是利水饮。像这种病是由于水饮上冒清阳引起眩冒，水饮射胃的话就会引起剧烈呕吐，后来如果有呕吐的时候，我也会用到真武汤、潜阳丹之类的方子配合使用。每次她来，我都只会给她开五剂中药，因为她是农村妇女也没有医保。从 5 份开始到 6、7、8、9 月份，一直到 12 月份，每个月她都来，陆陆续续地开药，我每次都是在这几个方剂做一些加减。到今年一年多，她没有再叫过 120，也没有去医院住院了，效果特别好。她媳妇还跟她开玩笑说，今年都没有叫过 120 去医院了好奇怪啊！她说是那个邓医生用中药把我这个病治好了！今年 5 月份她回安徽老家，回家前又拿了几剂中药，因为女儿要生小孩了，她要回去照顾女儿，通过一年多不间断的中药治疗，她的病就控制住没有再发作了。所以经方用得好的话，可以为患者解决一些很顽固难缠的问题。

下面再跟大家讲一下吴茱萸汤证吴茱萸的用法。大家看一下在《伤寒论》里面的三个吴茱萸汤证条文中，只有 378 条就将吴茱萸的用法就讲得很清楚，"吴茱萸一升，汤洗七遍，"汤者，烫也，就是滚开水、沸水，洗七遍。洗七遍的好处就是会把味道冲淡很多，因为吴茱萸汤的味道又辣又臭又苦，很难喝，一般人很难坚持长期服用。而仲景非常细心，用烫水洗七遍，让吴茱萸汤的味道没那么难喝。因为我们临床上经常用到吴茱萸，除了这个眩晕呕吐，在社康看妇科，很多妇科病人也会用到温经汤，也有吴茱萸汤在里面，你不跟她们讲到这个用法先烫洗的话，病人很难坚持服用这个药的。其实烫洗两遍也可以，烫洗是不会影响药物的疗效的，反而把药物的口感改变的很好，可口一点。吴茱萸证我就给大家讲到这里。

今天晚上我主要讲了这 9 条，涉及到很多方证，都是我们临床上经常遇到的方证，除了桃花汤我几乎没用过外，其他方子都是经常使用的，并且临床应用的效果都非常好。今天晚上就讲这些，以后有机会还跟大家好好学习，有讲得不对的地方，请大家多多批评指正。非常感谢大家的聆听！

　　姜老师发言：感谢邓医生，邓医生辛苦了，讲了满满的一个小时。理论联系实际，讲得非常生动。尤其对《伤寒论》一些版本的考证，做了一些梳理，对一些有争议的条文，也提出了自己的观点，这是非常难得的。

39

熊霸：四逆散概说

　　四逆散是柴胡类方里面很常用又很好用的方子，我也是很喜欢这个方子，上次记得早年看《思考中医》里面记述一名老中医对疑难杂症的开路方都是四逆散合焦三仙，试想本方条畅了心情、开了脾胃、调理肝脾，的确很好。我在临床也常常用四逆散联合甘麦大枣汤治疗情志病，四逆散联合逍遥散加强调理肝脾，四逆散联合小柴胡汤治疗少阳诸证，下面再展开和大家分享。

　　【原文】少阴病，四逆，其人或咳，或悸，或小便不利，或腹中痛，或泄利下重者，四逆散主之。（318）

　　【方药】炙甘草枳实（破，水渍，炙干）柴胡芍药

　　【煎服】上四味，各十分，捣筛，白饮和服方寸匕，日三服。咳者，加五味子、干姜各五分，并主下利；悸者，加桂枝五分；小便不利者，加茯苓五分；腹中痛者，加附子一枚，炮令坼；泄利下重者，煮薤白三升，煮取三升，去滓，以散三方寸匕内汤中，煮取一升半，分温再服。

　　【加减】若咳者，加五味子、干姜以温肺散寒止咳；悸者，加桂枝以温心阳；小便不利者，加茯苓以利小便；腹中痛者，加炮附子以散里寒；泄利下重者，加薤白以通阳散结；气郁甚者，加香附、郁金以理气解郁；有热者，加栀子以清内热。

　　【常见适应症】

　　①疗肝胃不和或肝脾不调的胃脘痛、泄泻及肝郁气滞的胸胁痛、腹痛等。

　　②治疗胃神经官能症，并用于泄泻、痢疾、疝气、阑尾炎等。

　　③治疗肝炎、肝硬化、胆囊炎、肋间神经炎等。

④治疗月经不调、痛经、盆腔炎等妇科病证。

⑤阳气内郁之厥证。

具体方解就不讲了，现将自己和其他医家的验案和大家分享：

（一）四肢厥冷案

龚某，女，83岁。发热5天，头昏痛，口干苦，渴饮，大便3天未行，小溲色红而短，昨夜昏眩不能起床，四肢冰冷。体温38.3℃，苔白厚，脉弦有力。按厥逆一证属阳虚不能达于四肢者为多，本证口干苦而渴、小便红，脉弦有力，与阳虚之厥显然有别。系病邪内入已深，郁结已甚，故作四肢厥冷。年事虽高，仍须解郁泄热，使邪去正复，厥逆自回。方用四逆散加味：

柴胡6克，白芍6克，枳实6克，甘草6克，甘菊12克，黄芩9克。

翌晨来诊，体温已正常36.8℃，，昨日大便两次，一宿安睡，今晨精神舒畅。续服上方一剂而愈。

（二）泄利下重案（王琦医案）

高某某，男，成年。1978年1月5日，下利腹痛，迄今已数日。刻下腹痛下利不爽，倦怠无力，饮食不香，四肢不温，大便培养未发现志贺氏细菌生长，舌淡苔薄白，脉弦。此属肝脾气滞，用四逆散加薤白主之：

柴胡9克，枳实9克，甘草6克，白芍9克，薤白12克。4剂而愈。

按语： 四逆散证本有"泄利下重"或然症，《伤寒来苏集》评价曰："今以'泄利下重'四字移至四逆下，则本方乃有纲目。"四逆散具有升降通调之妙用，再加薤白通阳，俾中焦气机宣通，阳气外达，则泄利止。

（三）热厥腹痛案

陈某某，男，35 岁。开始发冷发热，头疼身痛，自以为感冒风寒，自服青草药后，症状稍减，继则腹痛肢厥，嗜卧懒言，症状逐渐增剧，邀余诊治。诊脉微细欲绝，重按有点细数，但欲寐，四肢厥冷至肘膝，大便溏而色青，小便短赤，面赤，当脐腹痛，阵发性发作，痛剧时满床打滚，痛停时则闭目僵卧，呼之不应，如欲寐之状。每小时发作五六次，不欲衣被，也不饮汤水。前医认为少阴寒证，投真武汤加川椒，服后无变化。余沉思良久，不敢下药，又重按病人脐部，见其面色有痛苦状，问之不答。综合以上脉证，诊为热邪内陷，热厥腹痛。拟四逆散倍芍加葱：柴胡 9 克，白芍 18 克，枳壳 9 克，甘草 4.5 克，鲜葱头 3 枚。水煎服。

复诊：上方服后痛减，脉起肢温，面赤消，便溏止，小便通。病人自诉脐部仍胀痛，似有一物堵塞，诊脉细、重按有力。为热结在里。处以大柴胡汤。服后大便通，胀痛如失。

按语：腹痛、肢厥、便溏、但欲寐、脉微细，颇似寒证，但虽形寒却不欲衣被，脉象重按细数，乃真热假寒也。《伤寒论》云："病人身大寒，反不欲近衣者，寒在皮肤，热在骨髓也。"本案所现，乃阳气郁遏于里，不达于外所致，正所谓"热深厥亦深，热微厥亦微"也。四逆散通利少阴之枢，畅达阳郁，使气机畅利，阳气布护周身，则腹痛肢厥等寒症自愈。

（四）胁痛（肋间神经痛）案

孙某某，男，31 岁，1980 年 2 月初诊。两胁肋窜痛近半年，常在心情不畅时发作或加重，以右侧为甚。近来饮食日减，纳谷不香，胃脘胀闷，暖气后稍舒，偶有失眠，二便正常。经 X 线胸部透视，心、肺未见异常，诊为肋间神经痛，屡服维生素 B1、安乃近等药效果不显。舌苔薄白，脉弦。证属肝脾不和，治宜疏肝理气，调和肝脾。处方：柴胡 9 克，枳实 6 克，白芍 9 克，川楝子 9 克，白术 9 克，炙甘草 5 克。水煎服。二诊：上方连服 5 剂，胁痛消失，脘胀减轻。惟饮食仍少，原方去川楝子加茯苓 12 克，再进 3 剂，以图巩固。

按语：肝居胁下，其经脉布于两胁，若情志不畅，肝失调达，则经络郁阻，可致胁痛。正如《景岳全书》说："胁痛之病，本属肝胆二经，以二经之脉循胁肋故也。"其痛走窜不定，气滞之象也。四逆散疏利肝胆，调达气机，为治气滞胁痛之良方也。

（五）便秘案

傅某，男，28 岁，1986 年 3 月 10 日就诊。大便干燥如羊矢，2～3 日 1 行近 1 年，脘腹胀满疼痛，两手发凉，舌红、苔薄黄，脉弦数。证属气秘，治宜理气通阳，润肠通便，投四逆散加味：

柴胡 12g，枳实、白芍、薤白各 9g，火麻仁 30g，甘草 3g。服 4 剂便通如常。

按语：本案古谓"气秘"，由阳气郁结，气滞不达，大肠传导迟滞所致。本案辨证关键是两手发凉，脉弦。《类证活人书》认为"手足冷而便秘，小便赤"是"阳证似阴之候"。用四逆散疏达郁遏之阳气，通畅气机，可谓切中病机，又加薤白、火麻仁以增润燥通便之功。

（六）盗汗案

黄某，男，41 岁，1986 年 10 月 13 日诊。患者以头痛、发热伴咳嗽 1 周经治疗痊愈，继之盗汗明显，晨起身如水洗，即来求治。刻下头痛而沉重，口淡无味，胸闷不饥，时有呕恶，纳差乏力，苔薄白腻质淡，脉弦滑而细。辨证为湿热内郁，处方：柴胡、炒枳实各9克，生白芍15克，云苓10克，佩兰6克，生甘草2克。服5剂后盗汗已减，继服9剂，盗汗即止，嘱隔日1剂巩固1个月。1年后追访，未见再发。

按语：本案为湿热盗汗。究其源乃因发热在先，久服苦寒之品，脾胃已伤，运化失职，湿邪中阻，郁而化热，阻塞营卫运行所致。今用四逆散调肝和脾，疏木以达土，气机一开，则湿热可除，津无邪迫，而盗汗可愈。

（七）月经疹案

刘某，37岁，1984年9月19日诊，自诉1983年10月以来，每于经前3～5天及经期，即周身痒疹，色淡红，压之褪色。以胸腹部较多，伴乏力，咽干，心烦，大便干。曾服西药能缓解于一时，停药后经期前照发。刻下舌质淡红苔薄微黄，脉细滑，辨证为肝郁血热，处方：柴胡、炒枳实、黄芩各9克，地骨皮12克，生白芍20克，生甘草6克。服4剂，疹点开始退去，痒减轻，继服6剂后疹点消失，心烦诸证亦除，嘱其以后3个月中，每于经前1周服药以阻断之。半年后追访，未见复发。

（八）头痛案

江×，男，42岁，工人。患者突然出现两侧头痛如锥，痛不可忍，以指压之稍缓，每次痛20～30分钟，头痛过后目胀、脑闷、泛恶、胸胁满闷，移时复痛，坐卧不安，食不知味，二便不畅。舌质深红、略有白苔，脉弦有力。诊为肝胃之气上逆，阻滞少阳之脉。故调肝和胃治本，调血通络以治标。拟四逆散合四物汤加桃仁、红花、石决明、代赭石。连服2

剂，霍然而愈。

（九）胃痛案

刘×，男，35岁。患者于一个月前突然发作胃脘部疼痛，每当食后即作呕，酸水上泛，口苦，屡治未效。舌中有黄腻厚苔，脉象弦滑。

辨证：舌中有黄腻厚苔，以部位而论为脾胃外候；食后作呕是里滞未消。口苦、酸水上泛为肝气横逆。治宜疏肝理气消滞而和胃。方用四逆散加减：柴胡9克，白芍9克，枳实9克，麦芽18克，神曲9克，厚朴6克（后下），大腹皮12克，法夏9克。二服而疼痛消失。

（十）慢性胆囊炎急性发作案

张某，女，40岁，农民。因阵发性右肋部疼痛引及右肩，伴恶寒发热7天而入院。7天前患者自觉右胁部不适，继则右胁肋处阵发性胀痛，伴寒热往来，进食后疼痛加剧，大便多日未解，小便短少色黄，舌苔黄厚腻，脉象弦急。入院后经胆囊造影，诊断为"慢性胆囊炎"，此次系急性发作。

辨证：肝胆湿热阻滞，气机失调，腑气不畅。治以疏肝利胆，通腑泄热。方用四逆散加减：柴胡9克，赤芍9克，白芍6克，枳实6克，甘草3克，黄芩6克，姜半夏9克，青皮4.5克，陈皮4.5克，郁金9克，川楝子9克，风化硝9克（冲服），服上药7剂，疼痛消失，寒热亦平，后未再反复。调理24天出院。

（十一）五更泻案

王某，女，45岁，西北轻工业学院教师。患者每于黎明之前，腹痛即泻，泻后痛减，大便不成形，但也不是水泻，内有不消化食物。病后曾按命门火衰泄泻应用"四神丸"及"人参养脏汤"治疗，效果不显。诊其脉弦而缓，舌淡苔薄白。据诉每逢情绪激动、工作紧张之时易犯。认为属于土壅木郁泄泻，乃肝木乘土、脾虚肝实，治应补土之虚并疏肝木之郁。方用四逆散加减：柴胡6克、枳壳9克、白芍30克、甘草6克、陈皮9克、苍术9克、砂仁9克、木香3克，水煎服。服三剂后腹痛减轻，大便已逐渐成形；又服六剂后已无黎明前排便。大便可忍到早饭后入厕，腹痛已无，大便成形而愈。

按语：命门火衰之五更泻，一般多有脾肾阳虚，六脉沉弱之象。此例脉弦缓。无虚象，乃木郁克土引起，故用四神丸不效，乃四逆散之证。

（十二）失眠案验案

案1：孙某，女，59岁。初诊（2013年11月18日）：失眠1个月。1个月前因突发眩晕，不能站立，恶心呕吐，被诊为耳石症，经复位输液等治疗后眩晕缓解，但因同时发现血压高，遂焦虑不安，经常难以入睡，甚至3～4小时才能入睡，且多梦易醒，再睡困难，有时彻夜难眠，心烦易怒，头昏脑胀，需服安定才能入睡。曾服百乐眠、枣仁安神口服液等治疗无效。现症仍失眠，心烦，纳可，无四逆，言语多，体力较好，易激动，无口干口苦，二便调。舌淡红苔薄白脉弦。少阳气郁，四逆散方证。处方：柴胡15克，白芍15克，枳实15克，茯苓30克，生龙牡各30克，菊花15克，炙甘草6克，颗粒剂，7剂，日1剂，开水化冲，分2次服。

二诊（2013年11月25日）：患者喜形于色，自述取药后上午9时多始服第1袋即半剂药，下午看演出中间休息时困意显著。当晚入睡满意，至复诊时睡眠一直良好，心烦大减，头昏感觉也无。血压仍有时偏高160/80毫米汞柱。继服上方7

剂观察。

案2：张某，女，52岁。初诊（2011年9月8日）入睡困难、多梦易醒3年。3年前无诱因经常入睡困难，多梦，易醒，醒后不易入睡，口中和，纳可，无四逆，二便调。平素体力可，性情急躁易怒。因失眠经常服用安定。舌淡红苔薄白，脉弦。

处方：柴胡12g，白芍12g，枳实12g，茯苓30g，生龙牡各30g，炙甘草6g，7剂。服药1剂，当晚患者即鼾然入睡。

【个人经验小结】

联合四君子汤——肝郁脾虚证，加强健脾；

联合四物汤——肝郁血虚证；

联合四妙散——肝郁伴下焦湿热；

联合焦三仙——久病，肝郁又纳差；

联合甘麦大枣汤——各类情志病；

联合龙骨、牡蛎、茯苓——不寐、心悸、胸痛等；

联合左金丸——泛酸、腹痛、胁痛；

联合半夏厚朴汤——腹胀、腹痛、咽喉异物感，情志病；

联合猪苓汤——伴尿频尿急尿痛；

联合香连丸——腹痛腹泻，里急后重；

联合桂枝茯苓丸——少腹痛、舌紫暗；

联合陈皮、川芎、香附——胸胁胀痛。

以上是个人对四逆散的一些浅显应用思考，供大家参考。

谢谢大家！

40

胡亚男：《伤寒论》少阴病篇309~317条讲解

　　胡亚男，黑龙江伊春人，现工作于龙岗人民医院紫薇社康服务中心。本科毕业于云南中医学院中西医临床专业，2012年考取广州中医药大学深圳中医院中医内科学研究生，2015年毕业至今规培于广州中医药大学第一附属医院。喜好中医，并会在以后的职业生涯中矢志不渝地践行中医。

　　各位老师、前辈，师兄师姐，各位同道，大家晚上好，感谢班长的介绍，非常感谢姜老师安排的这次交流学习的机会，学生虽然中医学院毕业，但毕竟临床经验少，真正开始学习经方时间不久，知识积累也较少，所以这次跟大家分享一些对少阴病这几条的学习体会。有不对的地方，希望大家多提意见，批评指正，大家共同进步。谢谢！

　　第 309 条：少阴病，吐利，手足逆冷，烦躁欲死者，吴茱萸汤主之。

　　本条文以"少阴病"冠首，"吐利，手足逆冷"酷似四逆汤证，但是却用了吴茱萸汤证，重点就在"烦躁欲死"上面。"欲死"形容"烦躁"的程度，阴寒虽然很旺盛，但是阳气也尚能与阴寒之邪抗争而导致烦躁。证为胃寒肝逆，浊阴上犯，中焦升降逆乱，而见吐利，阳为阴寒所郁而不能达与四末，是以手足逆冷。但阴寒之气虽盛，终究不是心肾阳虚阴盛可比的，所以用吴茱萸汤而不是四逆汤，用意就在于温肝降胃，通阳泄浊，这是第一点。

　　第二点，并且虽然以少阴病冠首，却并不是阴寒至盛之证，为少阴阳虚不甚的轻证。虽有手足逆冷，亦如柯韵伯所言，多指手掌而言，四肢之阳犹在也。而见胃寒肝逆，浊阴上犯，所以治疗上温镇以和土木，治疗胃气虚，中焦而有寒饮者的人。

　　第三点，本条文与伤寒 296 条"少阴病，吐利躁烦，四逆者死"对比，我们可以发现，一则死症，一则主生。陈亦人指出：吴茱萸先见手足厥冷，而后烦躁，且以烦为主，表明阳气尚可与阴邪相争，而 296 条见吐利躁烦，且以躁动为主，虚阳勉强与阴邪相争，残阳欲绝，预后不良。

第四点：陆渊雷说：吴茱萸汤证，为局部胃肠之寒，非全身虚寒，当属太阴，非少阴也。说到太阴，吴茱萸汤的证当以呕吐为主，且如陈修园曰：此证的呕吐多具有酸味。而太阴中理中汤要浅一层，患者虽然吐利，却未至烦躁，吴茱萸汤证病人因吐利而烦躁，烦属于心，躁属于肾，故病在少阴无疑，吴茱萸汤的吐利，由肝木凌土而成。《金匮要略》中有云：呕而胸满者，吴茱萸汤主之。所以陈修园说：吴茱萸汤无论噎嗝反胃皆可用，惟以呕而胸满为据。

我们接着分析下面条文，310 到 313 条，讲的是少阴的咽痛证。

第 310 条：少阴病，下利，咽痛，胸满，心烦，猪肤汤主之。

这一条讲的是少阴病阴虚，虚火上炎的证治，猪肤就是去掉肥肉的猪皮，猪呢属于水畜而肤甘寒，气味先入少阴，益阴除客热，止咽痛，加上白蜜甘以缓急，润以除燥而烦满愈，白粉甘能补中，温能养脏而泄利止。

徐灵胎曰：此方能引少阴虚火下达。我们来分析一下症状。少阴虚寒下利，利久阴液耗伤，虚火沿着少阴经，循喉咙，挟舌本，其支者，从肺出络心，注胸中，虚火循经上扰，经气不利，可见咽痛，胸满，心烦等证。陈亦人说：本证主寒主热均不确定，既非传经之热，故不用苦寒，亦非阳虚，不用姜桂附，乃阴伤，虚火导致的咽痛，所以用猪肤汤。

周禹载曰：仲景于少阴下利心烦，主用猪苓汤，于咽痛者，用甘草桔梗汤，一导热育阴，一则散火开邪，上下分治之法，亦云尽矣。今于下利咽痛胸满心烦四症兼见，另主猪肤汤一法者，其意安在？彼肾司开阖，耗伤阴液，胃土受伤，而中满不为利减，龙火上结则君火亦炽，而心主为之不宁，故以诸物之润，莫猪肤若。

第 311 条：少阴病，二三日，咽痛者，可与甘草汤；不差，与桔梗汤。

本条所述少阴阴火客于经脉而生的咽痛，当伴有轻度的红肿，舌红少苔，脉细数等证，因条文叙述的过于简单，我们以方测证，轻者用生甘草清热解毒，重者用桔梗汤，桔梗开之肺利咽，且有排脓除痰，观其后世用于治疗肺痈吐脓，亦可证明。唐容川说：此咽当做红肿论，故宜泻火以开利，以甘草引之缓之，泻上焦之火，而生中焦之火，则火气退矣。较为中肯。

胡希恕老先生说：咽痛较桔梗汤再重者，可选用小柴胡汤加石膏桔梗，最重者，发为扁桃体脓肿，当选择增液汤合白虎汤或者玉女煎加马勃、大青叶之类，我们可参考。

下面我们接着看 312 条：

第 312 条：少阴病，咽中伤，生疮，不能语言，声不出者，苦酒汤主之。

本条讲的是咽中创伤破溃的证治，多为邪热痰浊损伤少阴之络，使咽部溃烂，声门不利，或者是咽部外来的创伤，为咽痛的重症。方中半夏、鸡子白、苦酒组成，半夏涤痰散结，开喉痹利音，鸡蛋清甘寒利血脉，止疼痛而又利咽喉，米醋收敛创面，活血化瘀止痛，服用法中强调少少含咽之，使得药物直接作用于创面，是故徐灵胎谓之为"内治而兼外治法"也。

第 313 条：少阴病，咽中痛，半夏散及汤主之。

这条讲的是少阴客寒的咽痛的证治，以方测证，我们可以得知，半夏辛温涤痰，桂枝辛温散寒，甘草甘平缓解疼痛，其人虽有咽痛，而无烦渴，心烦，不眠等证，成无己曰：甘草汤主少阴客热咽痛，桔梗汤主少阴寒热相搏咽痛，半夏散及汤主少阴客寒咽痛也。本方之配伍深合《内经》："寒淫所胜，平以辛热，佐以甘苦"之旨。

以上几条就是少阴咽痛的内容。首先我们知道，咽痛病忌发汗，忌寒下，故甘草、桔梗、苦酒汤三方，皆用和解之法，惟半夏散及汤为辛散温解之法。而无清热解毒之法。

咽痛病症在《伤寒论》中涉及的条文一共 11 条，寒热虚实都有，见于诸篇，而尤以少阴病分布条文居多，而以实热证偏多，热邪客少阴经络，咽部红肿可用甘草汤、桔梗汤治疗，证见 311 条；太阳病误下的变证的咽痛，证见 140 条；阳明中风的肺胃热，上蒸咽喉，证见 198 条；太阳火逆火毒上攻导致的咽烂，证见 111 条；厥热胜复邪热灼咽，334 条。虚热证中，310 条猪肤汤证、312 条苦酒汤证；寒实证，313 条半夏散及汤证；虚寒证中，283 条少阴亡阳证、317 条通脉四逆汤证；寒热错杂证，见咽喉不利的麻黄升麻汤证。临床中我们可以根据以上加减治疗咽痛的种种不同。

而生活中我们最常见的经久不愈的慢性咽炎，嗓子发哑，发痒，甚至不能多讲话的症状，多数因为慢性的虚损，肾精不能上乘咽喉所致，治疗上应以鼓舞肾气，填补肾精，加上疏通咽喉为主，而不要一味地清热解毒，导致身体素质逐渐下降。咽部疾患反复发作，应以补益潜纳为主，短时间亦不易恢复。咽喉虽然弹丸之地，可是气体出入的通道，水谷必经之路，所以病因复杂，病情变化多端，所以不要因为一时的疏忽而忽视了咽喉的症状。

记得以前在心内科轮转的时候，有一个 60 多岁的老太，是主任同学的妈妈，晚上要下班了的时候来住院，本身是一个尴尬的事，因为她是嗓子痛，要不是因为呼吸科没有床了，也不会来到心内科住院。主诉就是嗓子痛 2 天，身体说不出来的不舒服，其他没啥不舒服，既往高血压病史，因为病情不是专科病，所以也没有太在乎，急查的血常规、心电图等等也没见异常。可是到了半夜,老太太胸闷、胸痛、气喘,急查心酶、肌钙蛋白全都飙起来,心电图也是心梗的典型表现,急诊通道做了 PCI,救回了一条命。要不是因为是种种原因,怎么会住在心内科?所以门诊见到咽痛的患者,一定要问细一点,尤其是年龄大的,既往有基础病的老人家,不一定就是上呼吸道感染,扁桃体发炎这种简单的疾病。咽喉要道,守护好了,可以避免很多疾病的发生。

《素问·阴阳别论》篇中说:"一阴一阳结,谓之喉痹",《内经》上说三阴三阳:一阴为厥阴,二阴为少阴,三阴为太阴,一阳为少阳,二阳为阳明,三阳为太阳。"喉痹"一名在《内经》多处可见到,"喉痹"发生与少阳、厥阴、太阴、阳明经脉有关,其中少阳发病者有 7 条,厥阴发病者有 1 条。因此"喉痹"产生与少阳、厥阴关系较为密切。王冰说:"一阴谓心主之脉,一阳谓三焦之脉也,三焦心主,脉并络喉,气热内结,故为喉痹。"原文"一阴"指厥阴,手厥阴心包经、足厥阴肝经。"一阳"指少阳,手少阳三焦经、足少阳胆经。肝胆属木,易化火,心包三焦属火,四经皆从热化,其经脉并络于喉,若邪结厥阴与少阳,则郁而化火,火性炎上,循经上行薰蒸咽喉,消灼阴液,出现咽喉红肿疼痛,吞咽不爽,发干等症状,这些症状统称为"喉痹"。这个"火"包括外受风热火邪与内之虚火,或肺热、肺胃热,或内外相搏,都能引起咽喉诸疾。所以提出"一阴一阳结,谓之喉痹"真是一个高度的概括。

然而当我们说清楚一阴一阳的时候,发现并不能完全解释临床上出现的症状,所以读到吴雄志老师书的时候,提到咽喉截,截断的截,提到一阴为少阴,一阳为少阳,冬不藏精,冬伤于寒,春必病温的道理,都属于少阴,至春之时,转出少阳,自咽喉化热内陷少阴,发生急性心内膜炎、肾小球肾炎等等，厥阴化热，兼顾少阴。本身咽喉疾病与季节有关，综合治疗，效果也会出的来。

我们接下来讲条文。

第314条：少阴病，下利，白通汤主之。

这一条呢叙述症状很简单，根据方证我们可以反推断，本条文的是少阴病虚寒的下利。结合315条的脉微者，可以知道本条的脉也应该是脉微的。根据方药来分析，干姜、附子，则知道为脾肾阳虚，阳气不能通达于四肢，所以可见恶寒，四肢厥冷。根据317条，"面色赤者，加葱九茎"，所以可以知道，白通汤症候的话，应该有面赤，阴盛格阳，加葱白急通上下之气机。白通汤方药加减上也为四逆汤去甘草加葱白，恐甘草性缓，加葱白加强宣通之力，破阴回阳。

第315条：少阴病，下利脉微者，与白通汤。利不止，厥逆无脉，干呕烦者，白通加猪胆汁汤主之。服汤，脉暴出者死，微续者生。

这一条是承接上一条的白通汤的证治，然后讲明了服用白通汤后出现格拒的证治及其预后。证如314条，予以白通汤后病情没有好转，反而出现利不止，厥逆无脉，干呕，烦，成无己说：此为寒气太甚，内为格拒，阳气逆乱。《内经》上面说：逆而从之，从而逆之，逆者正治，从者反治，此之谓也。加入咸寒苦降的猪胆汁，人尿以反佐，使得热药不被阴寒之邪气所格拒，截断病情往少阳发展。成无己诠释通脉四逆汤是云：胆苦入心而通脉，胆寒补肝而和阴，可见胆汁仍有补益的作用，结合人尿，使得阴阳格拒之气通调。而有关预后的话，尤在泾在《伤寒贯珠集》中说：脉暴出者，无根之阳，发露不遗，故死，脉微续者，被抑之阳，来复有渐，故生。

但是读到胡希恕老先生的书的时候，言白通加猪胆汁可改为通脉四逆加猪胆汁主之，可能为传抄的错误。白通汤中葱白为辛温发汗药，再加姜附发汗力更强，温中逐寒、振兴沉衰，姜附之作用也，而白通汤中姜附的量不及四逆汤，更不用提通脉四逆汤。其实葱白通阳未可厚非，但是通阳是所谓通津液以发汗，而与上一条对比，"少阴病下利，白通汤主之"，为少阴病而见下利，即所谓表里通病，与太阳阳明合病而下利者，用葛根以发汗是一样的道理。

还有就是 314 条、315 条的对比，少了"脉微者"。脉微，更不可用葱发汗，发汗了，就会出现利不止，厥逆无脉，干呕烦的险症。所以用通脉四逆汤加猪胆汁才是正法，以供大家参考。

第 316 条：少阴病，二三日不已，至四五日，腹痛，小便不利，四肢沉重疼痛，自下利者，此为有水气。其人或咳，或小便利，或下利，或呕者，真武汤主之。

这一条，阳虚水泛的证治，少阴虚寒，水气不化，水寒之气泛滥为患，外攻于表，四肢沉重疼痛，内浸渍于肠，可见腹痛下利。而水气为病，变动莫测，所以真武汤就有很多或然证，水气犯肺则咳嗽，水气犯胃可见呕，犯肠可见下利，膀胱气化不利，可见小便利。总属肾阳虚而见水气致病为患，治疗就以温阳化气利水，与 82 条真武汤证，病机相似。但与 67 条苓桂术甘汤相比，一则脾阳虚为主，一则肾阳虚为主，一则温脾化饮，一则温肾利水，温阳化气利水。

对于真武汤的组成，附子辛温助阳，白术健脾燥湿，生姜宣散水湿，芍药活血利水，敛阴和营，又可制姜附燥热之性，相辅相成。对于方后的加减法，前面一些符合仲景常规加减法，最后言"呕者，去附子，加生姜"，众多异议，甚至有人说"真武汤去掉附子，何谈真武"，胡希恕老先生书中直接言明：方后加减为后人附会，当不为仲景原文。

第 317 条：少阴病，下利清谷，里寒外热，手足厥逆，脉

微欲绝，身反不恶寒，其人面色赤。或腹痛，或干呕，或咽痛，或利止脉不出者。通脉四逆汤主之。

这条说的是阴盛格阳的治法，里寒外热是辨证的眼目。里寒是指肾阳虚衰所致的阴寒内盛，于是会出现下利清谷，手足厥冷，脉微欲绝等等症状，外热是指虚阳被格于外的假热，阳虚阴盛，所以会"身反不恶寒"。接下来是"面色赤"，接在"身反不恶寒"后面，看上去像主症，而结合条文下面加减法，我们可以看出，面色赤当属或然证，也就是后世说的戴阳证，即阴盛格阳于上，与阴寒内盛而见身反不恶寒的阴盛格阳于外不同。格阳于上，治疗以白通汤，格阳于外，用通脉四逆汤。

再看条文中的或然证，阴寒内盛格阳于上见到面色赤，阴寒内盛，气血瘀阻，证见腹痛；阴寒犯胃，可见干呕；虚阳上浮，郁于咽喉，循经上扰，可见咽痛；阴液内竭，即使利停止了，脉仍然不出。陈亦人说：通脉四逆汤证，可治的关键全赖尚有一丝残阳，若无面色赤，身反不恶寒等证，是纯阴无阳之死候。一语中的。

而方后加减法，面色赤加葱白以通阳，加了九茎葱白，而白通汤加了四茎，从这里都可以看出他是一个重症；腹痛，加芍药利血脉缓急止痛；干呕者，加生姜和胃降逆；咽痛时，加桔梗利咽，去芍药酸敛；利止脉不出是阴阳俱竭，气血大衰，故去桔梗，加人参益气复脉。

通脉四逆汤实为四逆汤的重症，然而今日的医疗环境下，能见到如此重的症状来找中医治疗的，很难见到，都属于西医休克状态了。西医有一套有效的抢救方式，某种程度上会优于中医，但是我们可以首先回顾一下四逆辈的应用，我们以四逆汤为中心，附子干姜甘草，替换干姜为麻黄，就有了 302 条的麻黄附子甘草汤，表里关系就体现出来了；去掉甘草，干姜附子汤，61 条"昼日烦躁不得眠，不呕不渴，无表证，脉沉微，身无大热者"；易干姜为芍药，就有了 68 条"发汗病不解，反恶寒者，虚故也，芍药甘草附子汤"，治疗脚挛急的芍药甘草汤，漏汗的桂枝加附子汤；亡血脉微的 385 条四逆加人参汤，加一味茯苓，就有了"伤寒，发汗或下后，病仍不解，烦躁"的茯苓四逆汤；易甘草为葱白的白通汤，戴阳证的白通加猪胆汁汤，倍姜的通脉四逆汤；厥阴在经的手足厥寒，脉细欲绝的当归四逆汤，内有久寒的当归四逆吴萸生姜汤；肾阳虚衰水饮泛滥，心悸头眩，身眴动，振振欲擗地，小便不利，下利的真武汤；真武汤生姜易人参，重用炮附子，温经逐寒，补益元阳的附子汤等等……四逆在整部伤寒的三阴病中应用很广，《伤寒论》太阴病篇 277 条："当温之，宜服四逆辈"，而三阴病的一个基本的特征就是里虚寒，从三阴病的欲解时我们也可以看出，三阴经欲解时的时间是递进关系的，所以四逆辈不仅适用于太阴，也适用于厥阴、少阴，四逆辈对于在疾病萌芽阶段就被遏制，起到了相当的作用。

推而广之，我个人觉得阳不足阴有余之阳虚病症，均可以适当辨证给予，并且对于气机周流来讲，用阳药行阴令，实现右路的敛降，实现阳气的归根、潜纳，对于气机更好地生发更是一种促进。所以辨证前提下，四逆辈的早用、适量用，可以达到防微杜渐，不治已病治未病的目的，这也就体现了四逆辈的价值，体现了今晚这几条的价值所在。

今天就跟大家分享到这里，以后有机会跟大家继续互相学习，仓促错误之处，请大家批评指正。谢谢大家的聆听。

41

刘奇：《伤寒论》少阴病篇318~325条

刘奇，广东省中医院医师，医学博士，博士后。师从伤寒大家黄仕沛、欧阳卫权教授。临床擅用经方，擅长治疗湿疹、银屑病、痤疮、荨麻疹、带状疱疹等皮肤病。

首先感谢姜老师给我们提供这么好的平台，才使我有机会和大家一起交流学习。另外也感谢王福磊老师、朱军老师，他们做了大量的幕后工作。我们闲言少叙，现在就开始。我今天跟大家分享的是宋本《伤寒论》318～325 条。

第 318 条：少阴病，四逆，其人或咳或悸，或小便不利，或腹中痛，或泄利下重者，四逆散主之。

四逆散方

甘草（炙）　枳实（破，水渍，炙干）　柴胡　芍药
上四味，各十分，捣筛，白饮和，服方寸匕，日三服。
咳者，加五味子、干姜各五分，并主下利。悸者，加桂枝五分。小便不利者，加茯苓五分。腹中痛者，加附子一枚，炮令坼。泄利下重者，先以水五升，煮薤白三升，煮取三升，去滓，以散三方寸匕，内汤中，煮取一升半，分温再服。

我们讲条文还是以临床实战为主，至于说四逆散到底应该归在少阴篇，还是归在少阳篇，这个不重要，重要的是掌握四逆散的应用指征。柯韵伯老先生在《伤寒来苏集》里有这样一句话，"仲景之方因证而设，非因经而设，见此证便与此方是仲景活法"，这句话就点出来方证是《伤寒论》的灵魂。大家不妨看一下当今经方界的两个黄老师，黄煌老师，还有我的老师黄仕沛，都是非常注重方证对应的，胡希恕老也说这是辨证论治的尖端。当然这个"证"不是一"症"，而是证候群，是证据。

我们看四逆散。学四逆散，大家不妨记住黄煌老师编的顺口溜，对理解四逆散方证非常有帮助。"棱角脸，冰棍手，紧

张腹,挛急痛",寥寥数语,一个四逆散体质的人就活灵活现地展现在我们面前。"棱角脸,冰棍手",怕不怕冷啊?不是很怕冷,但是手脚凉。"紧张腹",这就涉及到腹诊了,腹直肌很紧张,在腹诊的时候,往往不压不痛,一压就很痛。"挛急痛",什么意思呢?芍药甘草可以解挛急解痛的。所以说,四逆散人并不是真正的阳虚,他里面还是有热的,热性体质。

这里就要说到芍药、甘草这两味药,仲景的方根芍药甘草汤,《伤寒论》第 29 条,芍药甘草汤解脚挛急的,服了芍药甘草汤,其脚即伸。大家不妨临床试一下,白芍 30 克甚至是 60克用上后,一般这个人脚抽筋都会有好转。那我们推而广之,不仅仅是四逆散,大家想一下还有哪些条文含有芍药甘草汤?太多了,麻黄汤类方、桂枝汤类方,身疼痛,桂枝加芍药生姜各一两人参三两新加汤,治虚人体痛的;桂芍知母汤,还有柴胡桂枝汤,肢节烦疼,解痉挛解痛的。芍药甘草这两味药对于腓肠肌、肠道、腰背、肩颈这些痉挛性的疼痛都有非常好的效果。

我们看加减法,加减法往往对我们理解张仲景的药证很有帮助。"咳者,加五味子、干姜",其实本身四逆散它就可以止咳的。那么我们不妨再深入一下,在《伤寒》《金匮》里,用到五味子的方剂,包括方后的加减法,一共有 12 首:小青龙汤,小青龙加石膏汤,真武汤方后加减,小柴胡汤方后加减,四逆散方后加减,还有金匮的射干麻黄汤,厚朴麻黄汤,桂苓五味甘草汤,苓甘五味姜辛汤,苓甘五味姜辛夏汤,苓甘五味姜辛夏杏汤,苓甘五味姜辛夏杏加大黄汤。可以说,所有用五味子的方子都与寒饮咳嗽有关,其中有 10 首都与干姜同用,比例占到 83%。五味子干姜细辛同用的方子有 8 首,所占比例 67%,所以有一句话叫"寒饮犯肺姜辛味"。当然射干麻黄汤用的是生姜。其中桂苓五味甘草汤是服用了小青龙汤之后出现的一系列变症，"青龙汤下已，多唾口燥，寸脉沉，尺脉微，手足厥逆，气从小腹上冲胸咽，手足痹，其面翕热如醉状，因复下流阴股，小便难，时复冒者，与茯苓桂枝五味甘草汤治其气冲。"这里治疗气上冲，心悸，头晕，所以这里面五味子也有定悸的作用。后世的方子不是从方证的角度解释，像后世的生脉饮，解释为收敛心气。

最近黄煌教授出了一套书《黄煌经方医话》，其中一共有三本，有思想篇、云游篇和临床篇。临床篇里面就介绍了一个案例，就是用桂苓五味甘草汤治疗心脏病的。真武汤的咳嗽是加姜辛味的，小柴胡、四逆散都没用细辛，都只用五味子、干姜，细辛毕竟发散的力量比较强，所以这里面就没有用。

"悸者，加桂枝"，桂枝定悸，伤寒论 64 条，"心下悸，欲得按者，桂枝甘草汤主之"，用了四两桂枝，二两炙甘草，这是针对使用麻黄剂导致的副作用——发汗过多、心悸，这个时候上桂枝甘草汤。说到麻黄汤，教材上面讲麻黄汤的时候说桂枝助麻黄发汗，其实不然，桂枝不是助麻黄发汗，而是制麻黄发汗，制约麻黄发汗的副作用——心悸。

大家不妨翻一下《伤寒论》，桂枝定悸的方子很多：桂枝甘草龙骨牡蛎汤，"火逆下之，因烧针烦躁者，桂枝甘草龙骨牡蛎汤主之"，"伤寒脉浮，医者以火迫劫之，亡阳，必惊狂，卧起不安者，桂枝去芍药加蜀漆龙骨牡蛎救逆汤"，包括小建中汤，"心中悸而烦"。"伤寒八九日，下之，胸满烦惊，小便不利，谵语，一身尽重，不可转侧者，柴胡加龙骨牡蛎汤主之"……黄仕沛老师在临床上用柴胡加龙骨牡蛎汤往往会问病人两个问题，你有没有心慌胸闷啊，如果有，桂枝的量加大，可以用到 20 克、25 克。第二个问题，你大便怎么样，大便还可以的，不用大黄，如果大便干涩，大便偏干的，用 5 克大黄。还有桂枝加桂汤，"烧针令其汗，针处被寒，核起而赤者，必发奔豚，气从少腹上冲心者，灸其核上各一壮，与桂枝加桂汤，更加桂二两也"，这里面桂枝用 5 两，可以看出来桂枝是定悸的，还有第 15 条，"其气上冲者，可与桂枝汤，方用前法"。另外就是炙甘草汤，脉结代，心动悸，黄仕沛老师认为炙甘草汤里面定悸就是桂枝的作用，所以炙甘草汤无论怎么变化，一定是用桂枝来定悸的。

当然这个悸——心慌，心悸，病人是不会这么说的，《伤寒论》是一部临床的书，患者怎么说，它就怎么记，所以很多情况下患者不会说悸，患者说气上冲，心下悸，胸满，惊，心动悸，总之这些都是指的悸，都是使用桂枝的指征，临证上，大家不妨可以桂枝肉桂同用，效果更好。

再说小便不利，"小便不利，加茯苓"，这个就是以药测证，茯苓治疗小便不利的前提是体内水液代谢的失常。《内经》说："饮入于胃，游溢精气，上输于脾，脾气散精，上归于肺，通调水道，下输膀胱，水精四布，五经并行，合于四时五脏阴阳，揆度以为常也"，学西医要学习生理病理啊，《内经》就是我们中医的生理学，用茯苓一般常有小便不利，比如说《伤寒论》桂枝去桂加茯苓白术汤，"服桂枝汤，或下之，仍头项强痛，翕翕发热，无汗，心下满微痛，小便不利者，桂枝去桂加茯苓白术汤主之"，小便不利就是这个方的方眼，加茯苓白术，调节体内异常的水液代谢。肾气丸有小便不利，瓜蒌瞿麦丸又渴又小便不利，猪苓汤一会我们会提到，真武汤、五苓散那更是水液代谢的问题。

当然小便不利还有小青龙汤证，小青龙汤小便不利为什么不用茯苓啊？小青龙汤是寒邪外闭成内饮，次序是先受寒，后内饮，就比如说现在很多人一受寒就出现咳嗽，这个时候先把表解了，小便就解决了。我们门诊有一个 7 岁的小男孩，从小到大一直尿床，我就用小青龙汤治疗，效果非常好。这里面的干姜量要加大，这里的小便不利不仅仅是小便量少、滞涩，很多尿量多、尿频其实也叫小便不利。

"腹中痛，加炮附子"，以药测证，这是有寒的，张仲景用附子，生用回阳，炮用散寒，附子止痛效果很好，常配用乌头、细辛、麻黄。但是老年人用附子要特别注意，不要一次用太大量，小量慢慢地加。

"泄利下重，加薤白"，薤白通阳散结。这里面的泄利下重，大家要进行横向的方证对比。比如说，葛根芩连汤证，"太阳病，桂枝证，医反下之，利遂不止，脉促者，表未解也，喘而汗出者，葛根黄芩黄连汤主之"，这是桂枝汤证的误下，葛根黄芩黄连汤的下利往往肛门有灼热感，还是有热的。"太阳与少阳合病，自下利者，与黄芩汤；若呕者，黄芩加半夏生姜汤主之"，黄芩汤证的下利，一般这个人唇红口干，腹诊方面，他的肚子是热的，这个时候用黄芩汤；还有白头翁汤，大家看白头翁汤的用药就明白，明显病势要强于黄芩汤，白头翁汤是便脓血，黄芩汤一般是黏液便。后世的芍药汤，就是我们《伤寒论》里的黄芩汤变化而来的。我的老师黄仕沛临床上还常用四逆散治疗便秘，加大芍药量还可以用来通便。

我举黄仕沛老师的代表作《经方亦步亦趋录》的一个医案。这本书写得非常好，不知道大家有没有看过。最近黄老师的《经方亦步亦趋录续》也出来了，写得非常精彩。

这里面有一个医案，49岁的美国华侨，咳嗽频频，干咳无痰，形体略瘦，咳而不爽，自述咽中如有物阻，夜睡不寐，手指尖稍凉。黄仕沛老师用了半夏厚朴汤合上四逆散，半夏厚朴汤针对咽中怙怙如有炙脔，四逆散是这个人有阳郁，四肢凉。用了这个方子就好了。

无独有偶，另一位黄老师，黄煌老师，有一个经验方叫八味解郁汤，药方组成恰恰就是四逆散合上半夏厚朴汤去生姜。

这个方子的主治范围非常广，心身疾病，敏感多疑，谨慎，很注意忌口，都可以用这个八味解郁汤。

这个四逆散证很少有大胖子，一般都是偏瘦的人比较多。前一段时间有一个东莞的 15 岁的小男孩，是家长带来看厌食的，这个小男孩是 8 月 7 号初诊，体瘦肤白，饭量少，一摸腹肌是紧张的，舌淡苔白浊腻，咽喉有异物感，脉细数。我当时用的就是四逆散合半夏厚朴汤，开的是颗粒剂，因为煮药不方便，开了半个月的药。到 8 月 21 号再来看，胃口好了，咽喉异物感没有了。但是腹诊，腹肌还是紧张的，体质还是那个体质，没有压痛，舌淡脉沉。这个时候已经没啥事了，小孩子嘛，多玩玩多跳跳，少玩电脑和手机。后来又开了小建中汤加炒麦芽，开了 7 付。这小孩子的咽喉异物感还挺多，很多小孩子都有，是为什么呢？我考虑是来源于家长的压力，是释放压力的一种表达。家长总是说，怕孩子长得不够高，比其他孩子长得瘦小。家长经常这样说，理念就会灌输给小孩子。我经常跟家长说，不要当着孩子面这样说，先长或者后长，都是正常的。我还开玩笑说，以前我也很瘦呢，现在还不是很健康。

还有一个病人是 6 月 20 号微信看的，女性，咽喉异物感，口水粘黄，头痛，前额为甚，口苦，眠差，视物模糊，肋骨两侧痛，耳朵轻微疼痛，莫可名状……症状非常多。我也是直接用四逆散合半夏厚朴汤。开了 2 副，微信我一般开两副，吃不好没关系，别吃坏了。她服药后明显好转就停药了，只用了两副。半个月后症状又出现了，又接着吃，一直吃感觉挺好。后来 8 月 23 号已经吃了 27 付了，所有症状都已经缓解了。最近一次反馈是大便偏稀，腹泻。这是什么？大家别忘了，芍药外号"小大黄"，"设当行大黄芍药者，宜减之，以其人胃气弱，易动故也"。这时候就改方，改为柴胡桂枝干姜汤，用了就不腹泻了。

关于四逆散的医案太多了。譬如范中林先生治小便不利等等……由于时间关系不展开，大家可以找时间去看。

第 319 条：少阴病，下利六七日，咳而呕渴，心烦不得眠者，猪苓汤主之。

这条是讲猪苓汤的，阳明病起手三法，栀子豉汤、白虎汤、猪苓汤。223 条，"脉浮，发热，渴欲饮水，小便不利者，猪苓汤主之"。猪苓汤禁忌症，"阳明病，汗出多而渴者，不可与猪苓汤，以汗多胃中燥，猪苓汤复利其小便故也"，猪苓汤是局部的水热互结。

有一个老人家尿路感染，她之前一直是吃西药，找我的时候尿红细胞已经没有了，但症状还有，外阴紧涩感，用广州话叫"掣掣"，就是排不净的感觉。舌淡口干，饮水不多，大便偏硬，脉细数。我用的是：白术 15g、茯苓 25g、滑石 15g、甘草 10g、仙鹤草 45g、猪苓 15g、肉桂 3g，这里有猪苓汤的意思，也有五苓散的意思。等到 5 月 3 号复诊的时候，尿路感染症状没有了，但她长期关节痛，这是后话，尿路感染已经没有了。

这里为什么用肉桂？我想起了李可老中医的《李可老中医急危重症疑难病经验专辑》里面有个医案，当然李可老治疗的案都是一些很急的。有个患者二便不通，尿急，茎痛，茎如刀割，他也是用的一些清热通淋的药，然后也用了肉桂。他记得很详细，旁边他的徒弟跟诊，问他说，老师这个病人加肉桂不明白，其他好理解，清热通淋。李可老说，青年人比较爱思考问题，这个问题问得好，肉桂辛热善动，直入命门而补其火，火旺则阴凝解而气化得以蒸腾。我这里也用了 3 克肉桂。

另外，仙鹤草这个药非常好，这是我跟着黄仕沛老师学到的经方之外的一个药，黄仕沛老师主要用经方，很少加减，但是他很喜欢用仙鹤草。仙鹤草又叫脱力草，包括有阴虚的，没有力气的，都可以用仙鹤草。我查了一些文献，仙鹤草现代药理研究可以抗肿瘤，降血糖，调节免疫力，都非常好。

接着往下来，320 到 322 条都是大承气汤，少阴三急下证。

第 320 条：少阴病，得之二三日，口燥咽干者，急下之，宜大承气汤。

第 321 条：少阴病，自利清水，色纯青，心下必痛，口干燥者，可下之，宜大承气汤。

第 322 条：少阴病，六七日，腹胀不大便者，急下之，宜大承气汤。

这里有个案例，北京广安门医院熊兴江医生，这个医生经常请教黄仕沛老师一些急危重症。有一次他请教的是一个 65 岁的男性心衰，经过相关治疗，心衰的症状明显改善了，恶心呕吐没有了，但高热不退，体温一直是 38、39 度。病人有一个很典型的症状，就是他想咬物理降温的冰袋。神志不清，而且眼睛发直。没有腹胀，但没有大便，给他灌肠排出的是稀水，其实这个时候相当于热结旁流了。后来结合 CT 发现，这个病人的结肠里有很多大便，加上目中不了了，神志不清，烦躁，高热，喜欢咬冰啊，这个时候就不能再犹豫了，急下存阴，用大承气汤。大承气汤灌肠，口服大承气汤，次日热退神清。

所以说我们有时候条文背熟了，但不到临床上去看，没老师去讲，你就不明白。跟着黄仕沛老师，他就讲，临床中什么叫"目中不了了"啊，球结膜水肿啊，肝脑的病人，睛不合，直视，眼睛发直，这个时候都是要下的。所以只有在临床上多加体会，才能明白仲景的原意。

第 323 条：少阴病，脉沉者，急温之，宜四逆汤。

第 323 条是四逆汤。四逆汤大家不陌生吧，附子、干姜、炙甘草，里面有干姜附子汤，有甘草干姜汤。干姜附子汤救急，"下之后，复发汗，昼日烦躁不得眠，夜而安静，不呕，不渴，无表证，脉沉微，身无大热者，干姜附子汤主之"。很多心衰的可用这个做强心剂，当然不加炙甘草它不持久，用上炙甘草能持久。甘草干姜汤治疗的是什么啊，套用病机十九条的话，"诸病水液，澄彻清冷，皆属于寒"，《伤寒论》29 条："烦躁吐逆者，作甘草干姜汤与之，以复其阳"，《金匮》"肺痿，吐涎沫而不咳者，其人不渴，必遗尿，小便数，所以然者，以上虚不能制下故也，此为肺中冷，必眩，多涎唾，甘草干姜汤以温之。若服汤已渴者，属消渴"。所以甘草干姜汤方证是什么啊？一切清稀分泌物，包括痰、唾、涕、泪，都可以上甘草干姜汤。

附子咱们刚才讲了，生用回阳救逆，炮用散寒。但是现在多炮用，生附子药源有限。我们医院还好，有生附子，但每次用麻烦，又是签字，又是给病人解释很多，就往往用炮附子，炮附子也行。黄煌老师书临床篇里面说在 ICU 用经方，他用的就是四逆汤抢救一个昏迷的病人，当时他炮附子用了 50 克。

关于四逆汤还有一个观点，说四逆汤是养生要药，小剂量的附子和干姜，然后剂量稍微大一点的炙甘草，这就取火生土之意。郑钦安说，人之立命，全在坎中一点真阳，这点真阳不倒，整个一气周流圆运动，他就有活力。所以用四逆汤养生，这也是一个观点。但还是要看人的，生地体质、大黄体质不适合。

第 324 条：少阴病，饮食入口则吐，心中温温欲吐，复不能吐。始得之，手足寒，脉弦迟者，此胸中实，不可下也，当吐之。若膈上有寒饮，干呕者，不可吐也，当温之，宜四逆汤。

第 324 条主要是讲四逆汤和瓜蒂散的鉴别，"欲吐不吐，心下满而烦"。关于瓜蒂散，166 条曰："病如桂枝证，头不痛，项不强，寸脉微浮，胸中痞硬，气上冲喉咽不得息者，此为胸有寒也。当吐之，宜瓜蒂散。"355 条："病人手足厥冷，脉乍紧者，邪结在胸中，心下满而烦，饥不能食者，病在胸中，当须吐之，宜瓜蒂散。"

四逆汤和瓜蒂散鉴别起来不难，四逆汤是整体的虚衰，能量不足，平时这个病人精神虚衰疲惫，但欲寐，除了想睡觉，还没有精神，精神比较差。瓜蒂散局部是有实邪的。说到这里，现在关于吐法用得不多了，几乎不用了，有一种观点，其实这个吐法相当于现在的胃肠减压，胃管一下去，相当于古代的吐法，这也是一种解释。

这里面要提到曹颖甫老先生的《经方实验录》，曹颖甫老先生说，伤寒金匮方大体可以分为三类，这三类，第一类方大家都会用的，第二类方要有点水平了，层次就高一点，第三类方，峻方，就是一些很峻烈的药物。如第三类方用好，第一、第二类方肯定会用，很多人会用第一类第二类，但不见得会用第三类。

第一类有什么呢？桂枝汤、白虎汤、小柴胡汤、理中汤、小建中汤、炙甘草汤、吴茱萸汤、小青龙汤、五苓散、归芍散。

第二类方，次峻方，麻黄汤、大承气汤、大柴胡汤、四逆汤、麻黄附子细辛汤、大建中汤、大黄牡丹皮汤、桃核承气汤、葛根芩连汤，麻杏甘石汤，第一类第二类我们学经方的肯定是常用的方子。

第三类：大陷胸汤、十枣汤、三物白散、瓜蒂散、乌头汤、皂荚丸、葶苈大枣泻肺汤，这是第三类。我看黄仕沛老师的《经方亦步亦趋录续》里面，都有给小孩子上大陷胸丸，葶苈大枣泻肺汤，大家可以回去看一下，这些都用到。

另外，这一条条文要和哪一条鉴别？大家有没有想到《外台》茯苓饮？"治心胸中有停痰宿水，自吐出水后，心胸间虚，气满，不能食，消痰气，令能食"，《外台》茯苓饮方由茯苓、人参、白术、生姜，加枳实、橘皮组成，这里胸中明显的水饮，胃中有饮会自吐水的，他是胃阳不足，还没到四逆汤元阳虚衰的那个程度。方里还有枳实、橘皮，有行气除满的作用。另外，欧阳卫权老师经常用《外台》茯苓饮治疗女性的痤疮，这些病人多兼有食欲不振、胸闷。

第 325 条：少阴病，下利，脉微涩，呕而汗出，必数更衣，反少者，当温其上，灸之。

这里面"更衣"是什么意思？"更衣"是指大便还是小便？应该是大便。244 条有"不更衣十日，无所苦也"，病人有十天没有大便，看看便秘的病人，太正常了。但是说十天没有小便的，不可能。所以这里指的是大便。

这条文是什么意思呢？要跟刚才的少阴三急下证对照着来看，刚才少阴三急下是什么，急下存阴，存的是津液，这条存的是阳气。这个病人又利又呕又汗，元阳不足，阳气不足，同时津液也不足了，所以脉会微涩，滞涩。"必数更衣，反少者"，下的没有什么可以再下了，没有什么再拉了。这个时候，阳主阴从，先救阳，当温其上。教材上解释"当温其上"，上指什么，百会。其实不一定，这个上要辩证来看，比如说他下利清谷，脉微欲绝了，这个时候可以是关元、气海、神阙，当然也包括百会，这个上下是相对而言的。阳主阴从，这有点像《伤寒论》20 条，"太阳病，发汗，遂漏不止，其人恶风，小便难，四肢微急，难以屈伸者，桂枝加附子汤主之"；还有茯苓四逆汤，阴阳都不足了，固阳，先把命保住，然后才去固阴。

好，今天 318～325 条文就跟大家分享到这里，欢迎大家多提意见。

42 彭志谋：厥阴病概论

思考题：

1. 厥阴病厥热胜复的基础是什么？乌梅丸背后的病机是什么？

2. 吴茱萸是个可以治疗厥阴寒证的药？为什么乌梅丸用五虎上将附桂椒辛姜而不用它？

3. 乌梅丸用了苦寒药黄连、黄柏，为什么不用黄芩？是因为黄芩比连柏更苦寒？

4. 乌梅丸这个大方，合方组方架构的基础方是什么？

5. 乌梅丸为什么能够治疗某些皮肤病？为什么说它是一首比较理想的荣皮方？

　　各位老师、各位同学，大家晚上好！今天晚上由我来讲厥阴病概论，厥阴病的第 326～349 条。厥阴病千古"悬"案，还真不好讲，所以一般的条文也只能随便谈谈，大家随便听听就可以了，今天晚上重点讲的是乌梅丸。

讲厥阴病的缘起

　　当年我读大学的时候，有个叫小康的同学。我们很多同学都知道，小康的手很冰凉——跟他握手的时候，他的手经常是冰凉的；你再摸他的手臂也是冰凉的。我们同学有时私下里开玩笑说他是"冷血人物"。这里就有一个问题，他的手怎么就那么凉呢？就是一个手凉，好像其他任何症状都没有——好像正常人一个，但总让人感觉哪里不对劲。现在看来，他应该是一个阴寒体质——很有可能是潜在厥阴病的一个人，一个具有厥阴病趋向的一个人。读大学时，还有另外一件事，就是我的另外一个同学唐俊良，他曾经问过我说："彭兄，你知道很多肿瘤病人，他们的皮肤很少发生疮疡之类的病症吗？为什么呢？"（他爸是民间中医，他见得病人也很多）当时我回答不了他，为什么很多肿瘤的病人就没有皮肤方面的疮疡？这两人的问题引发了我很多的思考，特别是厥阴病方面的思考。我时常想，如果把树比喻成一个人，草木一秋，那么树的厥阴病状态是怎么样的呢？我觉得，四季更替，树木的落叶枯枝状态，就是树木的厥阴病状态——人的厥阴状态也是类似的。怎么说呢，入秋之后，秋冬时节太阳光不再那么猛烈了，树木为了保护自己的能量不至于过度耗散，就落叶，以减少根系水分不必要的蒸发。在人而言，随着年纪的增长，机体的衰老，人体也有类似落叶枯枝的表现；也就是说人体的体表，特别是皮肤，它的微循环很少了，甚至是闭合了——体表水分储备少了，肉削皮皱了；人身的这种状态就是人体的厥阴状态。厥阴之"厥"，在不少方言中与"缺"同音，所以说，厥阴实际说的也是一种"缺"阴，但它又不是一种单纯的缺阴病。

以上是我讲厥阴病的缘起。下面进入今天晚上的主题，厥阴病概论。

厥阴病 "提纲"

第 337 条：凡厥者，阴阳气不相顺接，便为厥。厥者，手足逆冷者是也。

这个条文讲的是厥阴病的病机和它的首要体征。

我觉得如果是我来编排这本书的脉证提纲的话，我会把这个条文编为厥阴病的提纲。什么叫厥阴呢？"两阴交尽，是为厥阴"，这是《内经》的话。两阴，有些老师认为是太阴和少阴，按我的理解好像不是，我的理解是形质之阴和气化之阴，其中的气化之阴要同时也是气化之阳，它已经动起来了，它是一种功能之阴，也可以认为是气化之阳。也就是说，两阴交尽就是阴阳互损、阴阳交尽。它的形式是从生命最初的阳微阴弱到生命终末期的阳衰阴竭，大多数情况下可以归属于厥阴——阴阳互损至一定程度，便是厥阴。厥阴，是缺阴，但又不单纯只是缺阴——它不仅缺阴，它还缺阳。

阴阳互根，病出少阳，厥阴出少阳；就好像一颗植物秋天叶黄，冬天落叶，它是厥阴；到了春天，它又开始发芽生长，那么它就开始病出少阳。秋冬来临，阳气渐少，落叶是为了保存自己的能量，减少自身水分的蒸发与能量的耗散，它会落叶，会秃枝——放弃枝叶以保全根基。它这个生理现象呢，就像人在血容量不足的情况下，机体为了保持人重要的脏器的血液供应，就会关闭掉人体体表的动静脉通道，造成了躯壳的厥逆——减少躯壳的补给以保证内脏的血液供应。所以，现代医学中所谓的血容量减少就有点厥阴的味道。人体血容量减少，机体为了保证人体重要脏器必要的血流量的有效灌注，躯壳微循环部分闭合，循环速度，包括它的容量，它的分配减少了，那么结果就是肢体的厥冷。这种状况多见于休克或将要休克的病人。所以说休克或将要休克的病人有不少是属于厥阴病状态的。

乌梅丸症药病机再识

第 326 条：厥阴之为病，消渴，气上撞心，心中疼热，饥而不欲食，食则吐蛔，下之利不止。

这个就是我们以前所谓的厥阴病提纲，用方是乌梅丸。从对证用药方面，对应条文里的"症状"，消渴在这里用的是乌梅；气上撞心，用的是桂枝；心中疼热，用的是黄连；饥而不欲食，食则吐，用的是人参、干姜、蜀椒；下之，利不止，内有久寒，用的是附子、细辛。很明显，这个条文描述的病证是一个久病成虚的病人，那么他有潜在方面的血虚，用了当归。剩下一个黄柏，没有明显的症状对应——我没看出来，看出来的记得指点我一下。

乌梅丸，我们分析它主要包含了两个方，一个方是大建中汤，一个方是当归四逆汤。当然它还有半个理中，有干姜附子汤，有黄连汤，有干姜黄芩黄连人参汤，但是我觉得主要的两个还是大建中和当归四逆汤。为什么叫大建中？它里面有人参、干姜、蜀椒，其实涉及到脾的体用，也就是脾形质和气化的作用；还有就是脾胃虚，人参干姜就主要是调脾胃的，助脾胃气化的。所以说，它主要用了大建中法。另外一个是当归四逆汤，里面有当归、桂枝、细辛，这里没有用白芍，而是用乌梅代替了白芍；没有甘草、大枣，但是用人参代替了甘枣，所以可以这样认为，它用到了当归四逆汤法。

其中的辛温药，比如说干姜、桂枝、附子、细辛、蜀椒，它们是补肝脾的——补肝用的温升、助脾体的运化。另一方面，从乌梅和苦酒这两个药来看，它们是补肝体、复形质的。那么乌梅丸主要的作用在肝，也就是肝的形质和气化。其次，作用在脾，补脾的体用，也就是补脾的形质、复脾的运化。这个方剂还涉及到苦味和辛味的功能，这个证虽然没有一个很典型的痞证，但是有一个水火未济不能交泰的情况，所以它用到了辛升苦降来交通心肾、既济水火；可以用于治疗某些失眠病症。

这个组方还可以从五脏截断法去理解。它主要的寒涉及到脏寒，心肝脾肺肾都有。心对应的是桂枝，肝对应的是蜀椒，脾对应的是干姜，肺对应的是细辛，肾对应的是附子，这些是辛温散寒的药。人参补五脏之阴，当归补人体之血。辛温补肝生火，木生火，黄连清心火截断过亢的阳复太过次生之火，还有就是黄柏清相火，截断的浮游过亢的相火。乌梅敛阴伏火。

方子为什么不用黄芩呢？就是说它本身的肝木之气——温升之气不足，（这时）不能清它，不能用黄芩来清这个肝火（生命的生生之火）。这个方用了附子，肉桂，细辛，干姜、蜀椒。为什么不用吴茱萸？我们知道，吴茱萸辛温燥烈，伤阴，一切阴虚的病者吴茱萸是要禁忌的。从乌梅丸不使用吴茱萸来看，这个乌梅丸它的潜在的病机，除了我们知道的寒热错杂，更深一层的厥热胜复，那么还有一个就是阴津亏虚。消渴，你可以认为是一个胃热的症状，但是我更觉得这是一个津血亏虚的症状，阴津亏虚再加上上热，就造成了消渴。那么厥热胜复怎么讲？在阳证中有一个寒热往来，在厥阴证中它有一个厥热胜复，和寒热往来很相似。少阳没有寒证，有寒证就进入了厥阴。寒生于什么？"两阴交尽"，阴阳互损，阴阳俱不足，病在厥阴。这阴津亏虚，便是厥热胜复的基础。阴少，不足以收敛阳热，阳浮太过，阳气外越，它就是一个热证，上热证。阳气耗散，或者是阳气耗损，形质不足以储备足够的阳热，那么它就是一个寒证，下寒证。

所以说，厥阴乌梅丸证它的病机，第一位是阴津亏虚，第二位是厥热胜复，第三个才是个寒热错杂。不是说所有的寒热错杂都属于厥阴病，而阴津亏虚的很多寒热错杂证，很有可能就是厥阴病。所以这个方可以用于干燥综合征。干燥综合征有津液亏虚的基础，也有阴津不能濡润肌表的情况——津亏液涸，水火未济，津液不在常位。乌梅丸恰好能补充阴津，也能既济水火把阴津从脏腑打到躯壳，所以可以治皮肤干燥的问题，如干燥综合征，皮肤淀粉样病变，还有其他一些皮肤失养造成的皮肤瘙痒等。

之前给一个病人扎针灸，她说是腰痛脚痛。当我给她扎针的时候，发现她的皮肤很干燥，很多皮屑，又不是银屑病那些，就是皮肤干燥，看起来很缺水分。我问她这种情况多久了？她说从小时候已经有了。这个病人是七十多岁。后来我给她牵引，牵引的时候她说："医生能不能给我多几条毛巾，我要盖一下我的胸口"——怕凉。后来我又摸了她的脉，脉偏沉，没有什么舌苔，舌体偏瘦。我就给她用了乌梅丸。用了后，脚痛的症状改善了，腰痛减轻，皮肤变好了。但是她说药挺苦，挺不好喝的，我就把黄连换成了竹叶，又吃了五剂。

乌梅丸治疗的其他很常见的一些病症，我就不再讲了，比如：下利、消渴、胃中的热痛、呕吐等，很多老师都讲过。

厥 阴 中 风

第 327 条：厥阴中风，脉微浮为欲愈，不浮为未愈。

这条主要是讲厥阴病脉象浮沉的机转。脉浮起来了，说明人体的津液多起来了，病症就好转了。如果相对是沉下去了，说明阴寒更盛了，津液更不充足了，那么就会加重。

第 328 条：厥阴病，欲解时，从丑至卯上。

什么叫欲解？将解未解叫欲解。两个人打得很厉害，"胜""负"还没有见分晓，这个时候你去帮谁谁就赢，但是也要花时间，这个就是欲解。厥阴病本身是个阴证，也是肝体用不足，也就是温散功能无论是阴分还是阳分，它都是不足的，特别是阳分，它是不足的，那么就需要阳热的助力。而丑时至卯时，恰好是阳气温散往上升的一个时期，这个就是厥阴病的欲解时。张大昌先生说，欲解时就是欲剧时，说得真好。顾植山老师说，很多病证在丑时到卯时加重的，都可以从厥阴去考虑它，尤其是阴证。有时候就是根据一个欲解时而用乌梅丸，都能取得很好的效果。

厥 阴 病 饮 水 法

第 329 条：厥阴病，渴欲饮水者，少少与之愈。

第 329 条讲的是厥阴病饮水法，实际上也就是它的服药法，这也就是乌梅丸为什么不用汤而用丸的原因。丸更省水，服这个丸，只要把丸放到口中用一点点水把它送到胃里就可以了，不要喝太多的水。乌梅汤用于皮肤病，没有下利的还可以，有下利的用了乌梅汤，有些病人会加重他的下利，这是乌梅丸以汤代丸时要注意的地方。

李平均老师曾经问我用乌梅丸治疗过什么病。我说："久利、皮肤干燥、皮肤瘙痒、口渴。"他说："你用乌梅丸治过便秘没有？"我当时想不明白，这个方还能治疗便秘？直到我把这个方用到结肠病病人的身上，也就是用了乌梅汤造成了下利加重，才意识到这个方还可以治疗便秘。

姜老师说乌梅丸可以治疗肿瘤，吴雄志老师也说这方可以治疗肿瘤，可以很好地改善病人的整体状态；但是可能造成肿瘤瘤体的快速增长。这个时候我们在乌梅丸的基础上用消除肿瘤的一些药物，可能会起到一定效果。《汤液经法图》说"辛咸除积"，这个积，我的理解就是积聚，就是肿瘤。乌梅丸这个配方里面，咸味药是不足的，它化形质的力量是不够的，所以治疗肿瘤必须要加强咸味药、化形质药。还有和某些肿瘤特效药的合并使用，应该能起到一定的效果。很多肿瘤属于慢性消耗性疾病，很容易造成厥阴病的状态，这也就是为什么很多肿瘤医生观察那些病人，他们的皮肤很少疮疡的原因，因为他们的病就在厥阴，他们就有四逆"肤厥"（皮肤厥冷）的存在。

再讲厥阴病饮水法，因为阴阳俱不足，它的阴寒偏重，阳不足以化气，所以少少饮之为宜，不宜大饮，少水助阴，多水下利，或者是成饮。

厥阴病禁忌

第 330 条：诸四逆厥者，不可下之，虚家亦然。

这条是说厥阴病禁忌。

厥 热 胜 复

下面几条说的是厥热胜复。

第 331 条：伤寒，先厥后发热而利者，必自止，见厥复利。

"伤寒，先厥后发热而利"，厥逆，中阳不足后发热而利，阳复去除客水，会造成一定的下利。当把客水去除后，利自止。如果出现肢体厥冷，则会下利。

第 332 条：伤寒始发热六日，厥反九日而利。……后日脉之，其热续在者，期之旦日夜半愈。……后三日脉之，而脉数，其热不罢者，此为热气有余，必发痈脓也。

这个条文的作者很多，经过了好几手，上面是我的读法。

这个条文的一个再创作补充"凡厥利者，当不能食，今反能食者，恐为除中。恐暴热来出而复去也"，厥利，中阳不足，当不能食，反能食恐为除中，"除中"就好像是摩托车把油箱的油用完后，再把备用的油用完，油用完后，车就报废了。人也是一样，就报废了。"恐暴热来出而复去也"，用完了，把能量释放了，人死掉了。

还有一个注解，就是后面的一个医家在"除中"后面的一个注解，"食以粟饼（原作"索饼"，"索"当为"粟"之误，音近而形误，后世医家根据临床实践补充注释时口传笔误。小米，除脾胃热），不发热者，知胃气尚在，必愈"。这个"除中"都是死证，有可能不是除中，那么用什么办法？用粟饼，就是吃小米做的糕点，来养一下胃气。如果不发热，就不是阳气外越的症状，那么这个病人还有救。

《伤寒论》很多条文中"所以然者"，都是注解。"所以然者，本发热六日，厥反九日，复发热三日，并前六日，亦为九日，与厥相应，故期之旦日夜半愈。"厥热相应，阴阳相抟，阴阳自合，得天阳之助，夜半愈。

第333条：伤寒脉迟六七日，而反与黄芩汤彻其热，脉迟为寒，今与黄芩汤，复除其热，腹中应冷，当不能食，今反能食，此名除中，必死。

这个条文中还有一个注解"脉迟为寒，今与黄芩汤，复彻其热"，这是一个厥阴内寒证误用了清法，寒上加寒，雪上加霜。这个条文印证了乌梅丸为什么不用黄芩，也是这个道理。

这条文有没有误用的情况？也有。今年前几个月我们医院神经科病人家属自作主张，给其母，一位80岁中风的老太太，服用安宫牛黄丸，当天晚上服药，第二天早上查房时人已昏迷。后来这个病人被家属带回家，经询问主管医生，该患者后来发生DIC（弥漫性血管内凝血）。还有一种糖尿病人用胰岛素降糖治疗的情形和这种情况很类似。因（有些急性子医生）急于降糖，不当过量使用胰岛素，以至低血糖昏迷，而使病人濒临死亡。以上情形和本条文描述误用之情景神似。慎之！

第334条：伤寒先厥后发热，下利必自止，而反汗出，咽中痛者，其喉为痹。发热无汗，而利必自止，若不止，必便脓血。便脓血者，其喉不痹。

这个条文说的是厥热胜复，热胜、热化、阳复太过，或者是龙雷火奔，就是阴不敛阳的情况，这个症有喉痹、便血的不同。喉、肛门都为肝经所过，有一个地方"热有出路"，另一个地方一般不会同时出现阳热过亢的病症。

第335条：伤寒一二日至四五日厥者，必发热。前热者，后必厥；厥深者，热亦深；厥微者，热亦微。厥应下之，而反发汗者，必口伤烂赤。

这条条文说的是热厥，误用麻黄剂温阳发汗后的变证。"厥深者，热亦深；厥微者，热亦微"是什么意思呢？也就是他的基础体质有四肢厥冷的情况存在，合并里阳复，这是寒包热，郁热在里的白虎汤证或承气汤证。这个患者的基础体质是有津液亏虚的体质存在，发汗伤阳也伤津液，造成一个黏膜的损伤，故"口伤烂赤"。

第336条：伤寒病，厥五日，热亦五日，设六日当复厥，不厥者自愈。厥终不过五日，以热五日，故知自愈。

这个条文说的什么意思呢？厥热相应，阴阳相捊，阴阳自和，得天阳之助，夜半愈。

第338条：伤寒脉微而厥，至七八日肤冷，其人躁，无暂安时者，此为脏厥。……令病者静，而复时烦者，此为脏寒。……蛔厥者，乌梅丸主之。"

这个条文作者也很多，上面是我的读法。

条文中的"非蛔厥也"是个旁注。旁注又有旁注，后面还有医家说：蛔厥是什么样的？"蛔厥者，其人当吐蛔。"就是说如果是蛔厥，这个人应该吐蛔虫。

"令病者静，而复时烦者，此为脏寒"，我认为这个条文不应该是蛔厥，而是说脏厥的情况也有一个厥热胜复的情况，静为阴证，烦为阳证，一静一动，厥热胜复在脏厥中也有相应的体现。

这条文还有一条注解。我觉得这个注解不怎么样，"蛔上入其膈，故烦，须臾复止，得食而呕，又烦者，蛔闻食臭出，其人常自吐蛔。"我的理解就是说，"令病者静，而复时烦"，这个症状是厥热胜复的一个症状，不一定就是蛔厥的症状。

最后说"蛔厥者，乌梅丸主之"，那么脏厥也是用乌梅丸。

第339条：伤寒热少微厥，指头寒，嘿嘿不欲食，烦躁，数日小便利，色白者，此热除也，欲得食，其病为愈。若厥而呕，胸胁烦满者，其后必便血。

这是一个类似当归四逆汤证的血虚寒凝证。

"嘿嘿不欲食，烦躁"，像是少阳证，此时指厥阴欲将出而未尽出少阳之象，但病还在厥阴——一部分已出少阳，一部分还在厥阴。"数日，小便利，色白者，此热除也"，没有热象了，小便利，色白。阴阳自和，厥阴出到少阳，厥阴初解。"欲得食，其病为愈"，从不想吃饭到想吃饭，说明胃气复，胃气恢复正常，疾病向愈。"若厥而呕，胸胁烦满者，其后必便血"，内有津液阴血的亏虚，里面又有少阳热复相对太过，阴不足以敛阳，不足以制热，致使肛肠络脉损伤，出现便血。此时可以用小泻肝汤或四逆散。

第340条：病者手足厥冷，言我不结胸，小腹满，按之痛者，此冷结在膀胱关元也。

病人手足厥冷，你问他，按压他，他的胸腹部没有什么痛，上半身没有什么症状。"小腹满，按之痛也"，说的是下焦寒结，小腹满痛，水不化气，冷结膀胱，这种情况用灸法，灸气海、关元。

第341条：伤寒发热四日，厥反三日，复热四日，厥少热多者，其病当愈。四日至七日，热不除者，必便脓血。

这条文说的是厥热胜复，阳进厥退，病愈有希望。当它阳复太过，阴不足以敛阳的情况下，又出现便脓血的症状。

第342条：伤寒厥四日，热反三日，复厥五日，其病为进。

后面有个注释条文，"即寒多热少，阳气退，故为进也"。此条文说的是厥热胜复，厥进阳退，病情加重，与341条相反——是为对举条文。

厥阴病死证

下面的条文都是死证。

第343条：伤寒六七日，脉微，手足厥冷，烦躁，灸厥阴，厥不还者，死。

此条文说的是亡阳，阳气不足，厥证，用艾灸法。"保命之法，丹药第一，艾灸第二，附子第三"，厥不还者死。

第344条：伤寒发热，下利厥逆，燥不得卧者，死。

此条文，如果是搞心脏内科的，就知道这个情况挺常见，可见于左心衰。躁不得卧，热越亡阳，发热，阴阳离厥，死。这种情况搞心内科的中医师可能有更多的机会遇见。

第345条：伤寒发热，下利至甚，厥不止者，死。

热越亡阳，发热，阴阳离绝，下利，阴阳复损，损之又损，死。

第346条：伤寒六七日，不利，便发热而利，其人汗出不止者，死。

后面有个注释性条文，"有阴无阳故也"。此条文说的是亡阳亡阳，亡阴亡阳者死。从条文看，这个病人病了有一段时间，也没有下利，然后大小便失禁。又发热，又下利，阴阳离绝者。其人汗出不止，亡阳，有阴无阳故也。阴阳离绝者死，亡阴亡阳者死。

第347条：伤寒五六日，不结胸，腹濡，脉虚复厥者，不可下，此亡血，下之死。

这是误下的一个死证。

第330条：诸四逆厥者，不可下之，虚家宜然。

有厥证，也有血虚证，这是厥阴病的禁忌症，误下，死证。

厥阴难治症

第348条：发热而厥，七日下利者，为难治。

热越而厥，又发热又厥冷，过了一段时间又下利，中阳不足，为难治，病情越来越重，不好治。

第 349 条：伤寒脉促，手足厥逆，可灸之。

这个条文看起来像是快速性心律失常的一个厥逆证，或者是说厥阴证，可以用灸法。

我就讲到这里，谢谢各位的聆听。

姜老师发言：谢谢彭老师讲解，条理清晰，分析精辟。彭老师对乌梅丸分析精辟到位，对条文解析应用自注和注文的理解方法比较符合临床，结合自己临床案例，对枯燥的条文讲得很生动。再次感谢彭老师。

邓睿宁：厥阴病第350~356条讲解

邓睿宁，中医主治医师。本科就读于新疆医科大学中医学院，研究生就读于广州中医药大学，师从深圳市名中医黄明河教授。先后在罗湖区中医院、深圳市中医院从事中医临床工作，现就职于南山人民医院侨城社康中心。

　　各位同道，大家晚上好！首先，感谢经方协会为中医人搭建这样一个学习的平台；其次，感谢姜老师给我这个机会与大家交流学习所得。因本人才疏学浅，加之临床经验不足，所以讲得不好、不对之处，请大家指正、包涵。

　　讲解的是《伤寒论》的第 350 条至 356 条。这 7 条条文在宋本《伤寒论》中归于厥阴病篇，可是在《金匮玉函经》中都归于厥、利、呕、哕病篇。综合我所参考的注解伤寒的书籍来看，未将其归于厥阴病篇，一是因为厥阴简误，其中杂入太阴、少阴、太阳之文，传误已久，习焉不察，特检出之；二是有的医家认为从厥阴病篇第 4 条条文之后讲的是杂病，但其中有一些又似是论厥阴病的，所以附在了厥阴病之后。

厥阴病特点回顾

　　在讲条文之前我们先回顾一下厥阴病的特点。厥阴居三阴之末，具阴尽阳生的特点，故厥阴为病，或寒极、或热极、或寒热错杂、或厥热胜复，极不一致。又因厥阴属肝，风木其应，肝木受邪，最易横逆，侵犯脾胃，故厥阴病又多下利、呕、哕等脾胃证候。其中上热下寒、寒热错杂证是厥阴病的重要内容，它可分为蛔厥证、寒热相格证和上热下寒、正虚阳郁证三种类型。关于这三种类型前面有老师讲过了，这里就不详细展开了。厥热胜复也是厥阴病特有的一种病证。临床表现以厥与热交替出现为特点，反映阴阳进退之机。这种进退常以厥与热的日数多少来判断邪正力量的对比。而且阳复太过，化热伤阴，出现便脓血或发痈脓；阳复不及，或寒以寒治，伤胃败中，可导致除中危候。以上就是厥阴病特点的简单总结。

条 文 讲 解

第 350 条：伤寒脉滑而厥者，里有热，白虎汤主之。

我们剖析一下这段文字，滑脉在《伤寒论》中归为阳，这在"辨脉法"第一篇第一段有写，"问曰：脉有阴阳，何谓也？答曰：凡脉大、浮、数、动、滑，此名阳也。"厥呢？是由于阴阳气不相顺接而致。在《陈修园伤寒论浅注》一书中将其描述为：手冷至肘，足冷至膝为四逆。手冷至腕，足冷至踝为厥。凡诸四逆厥者，多属阳气大虚，寒邪直入之证，而热深者，亦间有之。由此可见凡能引起阴阳气不相顺接的病因，皆可引起厥。故而临床有多种厥证，常见的有寒厥、热厥、脏厥、蛔厥、寒热错杂致厥、血虚寒凝致厥，下焦冷结关元致厥、痰湿厥、水饮厥等。我总结了一下《伤寒论》中涉及厥的段落共计 28 节，关于这点如果有疑义，大家可以讨论。

再回到 350 条原文，脉为阳脉，是因里有热，所以方用白虎汤。这里讲的是热厥。它的机理呢？我们先熟悉一下《素问·经脉别论篇》的一段文字。"饮入于胃，游溢精气，上输于脾。脾气散精，上归于肺，通调水道，下输膀胱，水精四布，五经并行。合于四时，五脏阴阳，揆度以为常也。"热厥，是因里热致津液输布被郁滞不达四肢故厥。

这里我想举一个临床表现，到社康工作前我曾在市中医院儿科工作，回想当初见到手脚冰凉又发热的孩子，大家都很紧张，因为这种患儿很容易出现高热惊厥。那么手脚冰凉就是里热内盛所致之厥，这样大家也许能形象地理解热厥的表现。

还有今年 8 月底我治疗的一个患者，他当时高热伴手脚发凉，我考虑患者有发热、恶寒、头痛，就用了发汗剂，结果 2 剂药后患者虽无发热、恶寒，但仍头痛。再以此为法继服 2 剂，患者就出现口腔多处溃疡。他复诊时我第一反应是厥阴病篇 335 条条文，我认为这是我误治引起患者"口伤烂赤"。

此外，我不知道大家有没有这样的疑问，此处为什么没有用承气汤呢？我比较认同《陈修园伤寒论浅注》的注解。即"虚寒厥逆，其不可下固不待言，即热深致厥，热盛于内，内守之真阴被烁几亡，不堪再下以竭之。"

第 351 条：手足厥寒，脉细欲绝者，当归四逆汤主之。

这一条与下面一条均讲血虚寒凝致厥。

这里大家是否对比过厥阴病篇的"脉细欲绝"与少阴病篇第 317 条的"脉微欲绝"的区别呢？清代医家沈尧封认为，它们的区别在于厥阴病讲的是阴血虚证，并无阳虚表现，所以用当归四逆汤。但是在《注解伤寒》《伤寒贯珠集》《尚论篇》中皆认为是阴血、阳气虚均有之证。我认为阴阳互根互用，既然阴血虚至此，阳气必然也虚。且此处用当归四逆汤而非通脉四逆汤。我比较认同清代温病医家陈平伯的说法"盖厥阴肝脏藏营血而应肝木，胆腑内寄，风火同源。苟非寒邪内犯，一阳生气欲寄者，不得用大辛大热之品以扰动风火。不比少阴为寒水之脏，其在经之邪可麻、辛与附子合用也。"

然后，我们讲一下当归四逆汤这个方子，该方是在桂枝汤基础上去生姜加当归、细辛、通草。这里重点强调一下"通草"。《图经本草》提到，今之木通，古书称为"通草"；今之通草，古书称之为"通脱木"，所以我认为这个方子中的通草就是我们现在用的木通。

这里我提一个未治疗完的案例，陈某，女，56 岁，来诊时诉长年便溏，饮食稍有不慎则腹泻，多年不敢吃水果，且双下肢畏寒、发凉。初诊及二诊我用理中汤和肾著汤加减，患者反应无明显效果，更增加了口干。所以三诊我给她用了当归四逆汤，目前患者服药第二天，还未复诊。等她复诊后我再反馈这次疗效给大家。

第352条：若其人内有久寒者，宜当归四逆加吴茱萸生姜汤。

这里内有久寒是指血虚寒凝或素有寒饮等宿恙。这里是加生姜取其宣泄，而未用干姜之温中；加吴茱萸以苦降，不取附子之助火。

第353条：大汗出，热不去，内拘急，四肢疼，又下利厥逆而恶寒者，四逆汤主之。

在这里出现了四逆汤，也许有人会问：你不是认为附子辛温易助肝胆火吗？这不是自相矛盾吗？大家可以仔细对比条文，351条、352条虽阴阳两虚，但以阴血虚为主，而本条及354条是以阳虚欲脱为主，这里用四逆汤是救命之法，所以虽存在阴阳两虚，但此处必急救阳不可。古代医家陈亮说"凡骤中者，邪虽盛而正气初伤，急急用温，正气尤能自复，未可即称死证。不比病久而忽大汗、大下，阴阳即脱而死也。"综合古代多位医家对《伤寒论》的注解来看，也多认为如此。

我们剖析一下条文，"大汗出"我认为是用汗法后的一种表现，医者本意是祛邪，但大汗伤正气，邪未祛且汗多伤津亡阳，"热不去"是虚阳外越，"内拘急"是腹内拘挛急迫，为阴气内盛，"四肢疼"为阳虚不能达四肢，"又下利"为下焦之生阳下泄。"厥逆而恶寒"是表阳脱于外，生阳泄于下。所以用四逆汤回阳救逆。

第354条：大汗，若大下利，而厥冷者，四逆汤主之。

阳亡于外而大汗，脱于内而大下利，外亡内脱而厥，用四逆汤回阳救逆。这一条和上面353条都是讲寒厥证。

第 355 条：病人手足厥冷，脉乍紧者，邪结在胸中，心下满而烦，饥不能食者，病在胸中，当须吐之，宜瓜蒂散。

单从第一句还不能判断这是哪种类型的厥证。接着看"脉乍紧"，紧脉是一种实证脉象，也是痰脉的一种表现（痰脉怪变无常，可见一会紧，一会又不紧），脉象提示有实证。实邪在哪呢？文中下一句说"邪在胸中"。那是什么邪呢？《陈修园伤寒论浅注》认为是痰饮之邪。这种痰饮之邪结聚胸中，使得受气于胸中的四肢，不能得气通贯，所以手足厥冷。"心下"指胃脘，"饥不能食者"中的"饥"一部分医家认为烦是一种火邪，它能消谷，所以饥；另一部分医家认为此处胃中无邪，它的功能正常所以"饥"。"手足厥冷"、"脉乍紧"、"满而烦"且"饥不能食"，这个邪该怎么祛除？用吐法，方用瓜蒂散。

第 356 条：伤寒厥而心下悸，宜先治水，当服茯苓甘草汤，却治其厥；不尔，水渍入胃，必作利也。

"心下悸"在《金匮要略》中这么解"水停心下，甚者则悸。"；在《陈修园伤寒论浅注》中将其释为"水停于心之下，胃之上。心为阳脏而恶水，水气乘之，是以动悸。""宜先治水"是指这种情况应该先治水，所以此节讲的是水饮厥证，方子应该用茯苓甘草汤。如果不治水先治厥，水邪就会跑到"胃"，此处的"胃"指的是肠（此处参考的是《中医四大经典注释本》），也就是说水饮之邪渗入肠中。"必作利也"就是说一定会引起下利。

这里为什么先要治厥呢？因为厥证见利则中气不守，邪愈内陷。这里是未病先防的意思。这一点古代多位医家（魏念庭、陈修园、尤怡、喻嘉言）在他们的书中都有论述。尤其是尤在泾师在《伤寒贯珠集》中列举了建中汤例，也是为了说明要顾护中气，防止邪乘虚而入。

以上 7 条条文的方剂详解，大家可以参考《伤寒明理方论》和《伤寒附翼》。

我的讲课就到此为止，欢迎各位老师、同道批评、指正！谢谢！

姜宗瑞老师点评：邓医生讲的条理清晰，很多条文联系了临床，结合了临床实际的思考这点很难得。而且她在讲解这几条条文时联系了古代多种注本、多个注家，学习《伤寒论》就应该这样，以条文为主，再旁参诸家，这样对临床的提高是很有必要的，这种思路值得大家学习。

关于邓医生提到厥证用白虎汤跟用承气汤的鉴别，这个提得很好。其实承气汤在古代医案里，我记的好像是李士材用于治厥证，别人都认为是阴证时，他用承气汤。所以，白虎汤能治厥，承气汤有时候也能够治厥。如果典型的白虎汤，有烦、渴等等；典型的承气汤证，腹满、潮热，这个鉴别是很清晰的。如果单纯论厥，没有这些典型症状，它们怎么区别呢？从我个人的经验理解，从病机上讲，白虎汤是热，承气汤是实；从脉证上讲，白虎汤的滑脉是以关为主，承气汤的脉是以沉实有力为主，而且它从关到尺都是实的。这是从病机到脉证两个方面对两个方子的鉴别。

另外关于这个白虎汤治厥，还应该和四逆散进行鉴别，因为四逆散也提到了厥。四逆散的厥，和白虎汤或者承气汤的厥该怎么鉴别？从病机方面讲承气汤是实、白虎汤是热、四逆散是郁；它的脉象呢？四逆散是沉细弦紧的，与白虎汤的滑、承气汤的实是有区别的。

关于当归四逆汤与附子剂的区别，为什么这个手足逆冷在当归四逆汤、还有当归四逆加吴茱萸生姜汤中不用附子或不用附子剂？这个邓老师已经注意到了，也进行了鉴别。这个我的感觉很简单，附子剂治的是急性病、阳气暴脱。这个当归四逆汤证，它这里面没有提伤寒，它是慢性虚损性疾病，从 352 条这个"久寒"的"久"字也能反证这一点。所以说一个是急性病、急性阳脱，当然用干姜、附子；一个是慢性虚损，当然就调和营卫，以桂枝剂为主。我听了课给大家补充几点。再次感谢邓医生！

44

曹田梅：厥阴病篇第357~371条讲解

曹田梅，医学博士，主任医师，教授，硕士研究生导师。广东省名中医，深圳市第二人民医院中医首席专家，国医大师传承人才。先后师承国医大师张琪、周仲瑛、朱良春、路志正、邓铁涛、颜德馨及夏洪生、刘宝厚、张发荣等名家，博采众长，独有心得。

　　各位同道，尊敬的主持人，各位亲爱的朋友，晚上好！非常高兴能在深圳市中医经方协会微信群和大家一起学习《伤寒论》357 条到 371 条。这里一共有四个方剂，第一个是麻黄升麻汤，第二个是干姜黄芩黄连汤，第三个是通脉四逆汤，第四个是白头翁汤。那这几个方呢，麻黄升麻汤、干姜黄芩黄连汤以及通脉四逆汤，我都没有用过，也没有什么心得，白头翁汤也没有自己独家的见解，我的强项是临床。以往的讲课我多是分享病例和临床体会。但既然已领命，就和大家一起重温学习伤寒论条文吧。

条 文 解 析

　　第 357 条：伤寒六七日，大下后，寸脉沉而迟，手足厥逆，下部脉不至，喉咽不利，唾脓血，泄利不止者，为难治，麻黄升麻汤主之。

　　这一条讲的是，伤寒六七天，风寒之邪化热了，但未成实，大下之后，阳热之邪又内郁。寸脉沉迟，这里的沉脉应该是阳气郁积之象，误用大下之后，阴气也受伤，上焦阳邪内郁，下部脉不至，我理解阴阳之气不相顺接导致手足逆冷，这逆冷的原因是下后伤了正，当然也有阳郁的问题。阳气郁于上就会咽喉不利，唾脓血，下焦又有寒，下利不止，阴阳上下受病，虚实寒热错综复杂，治疗起来是比较棘手的，治寒则碍热，治热则防寒，补虚则碍实，泻实则伤虚，所以仲景说：难治。出的方是麻黄升麻汤。

　　这一条历代争议还是比较多的。柯韵伯就认为，下部脉不至，是根本已绝。手足寒，五脏气厥于内者，利下不禁，咽喉不利，水谷之道也绝已。津液不化成，气血而成脓血，上竭下绝，这是阴阳离绝之候。像这种脉这种证，应用参附回阳，尚恐不救，用这个方完全是汗散，而非温补，是重汗散而畏温补的方，是粗工之计，他认为绝不是仲景之方。以治阳实之品治亡阳之证，指望发汗之后病愈，那只会绝汗而死，这个方一定不是伤寒所出的。持这种观点的人还比较多，很多日本经方学派的学者，干脆把这一条删掉了。

　　柯韵伯认为这个方是发汗之剂，我想说一下，其实汗解不一定是发汗之法。我比较崇尚近代的名家赵绍琴，他在治疗温病时，就特别讲究透邪，在透邪的过程中病人微汗出而病解，但这与伤寒的发汗法是不同的。

　　更多的医家认为这个方不太像仲景的方，因为药杂，量又特别轻。对于这个问题，我不认为是这样的，其实药杂的不只是这个方，仲景的鳖甲煎丸、大黄䗪虫丸、薯蓣丸，药味也是很多，另外，麻桂各半汤、桂枝二越婢一汤，剂量也不大呀。所以光从药太杂、量太轻，就认为这不是仲景的方，我认为证据不足。如果用量大的话，是不利于这个证的，我们看，有上吐脓血、咽候不利，如果干姜、桂枝量大，就会助热动血，下面又有下利，石膏、知母用量太大，会伤到胃阳。

　　这个方子用了麻黄、升麻，这是两个主药，量比较多，这也体现了仲景的一贯思想，他总是在方名里突出方里最主要的药，所以这个方叫麻黄升麻汤，用这两个药发越阳郁，黄芩石膏清肺胃之热，桂枝干姜温中通阳气，当归养血并且有温通的作用，知母玉竹天冬养肺胃之液，白术茯苓甘草健脾止下利，又补中焦。我觉得这个方的思路是非常清晰的。

　　刘渡舟老前辈他也认为这个方是不应该删掉的，千金葳蕤方就是在这个方的基础上脱胎的，应用也是非常好，我现在也有在用。第二就是刘渡舟老前辈认为，仲景寒热错杂的方，条文本来不多，这一条不应随便删掉，他自己也应用过这个方治疗大叶性肺炎并且有下利，效果挺好，实践证明这个方还是挺好用的。郝万山老师也用过，扁桃体化脓，伴有下利，用这个方，效果也很好。

我自己对这个方，从来没有用过，没有体验，但是我觉得，寒热并用一直是仲景用药用方的一大特点。而且在学习伤寒的过程中，我一直有个体会，常有"今日方知昨日之非"的感觉，是因为学习不够，临床感悟不到，对仲景方的理解就不够深，等到过一段时间，常常又有新的感悟。所以我觉得这一条现在理解体会不深，临床经验不足，以后有机会可以再实应用体悟，也建议不应轻易删掉。

第 358 条：伤寒四五日，腹中痛，若转气下趋少腹者，此欲自利也。

这一条论述的是下利的前趋症状，腹中痛、转气下趋少腹，是因为寒气伤了中焦的阳气，和阳明病篇的胃家实不同，阳明胃家实转矢气的表现一定有痞满燥实等表现。这个下趋是向下的意思，我们常也有体会啊，在要拉肚子前，肠鸣下奔，马上要拉肚子。我想这一条给我们的提示是：要重视一些疾病或者是某些症候发作前的一些表现，这样我们的治疗就会有预见性，能够及时处理。

第 359 条：伤寒本自寒下，医复吐下之，寒格，更逆吐下，若食入口即吐，干姜黄连黄芩人参汤主之。

这一条提示病从伤寒而来，这种下利是虚寒的下利，又因为医误，复吐下之，出现寒格，出现呕吐加重。

第 360 条：下利，有微热而渴，脉弱者，今自愈。

下利有微微发热，这种热不是大热也不是壮热，是微热。口渴是阳气来复的一个征兆。脉弱无力，是下利后正虚，邪气也不盛。所以，微热而渴和脉弱结合起来看，提示阳气来复，这是一个好的征兆。

第 361 条：下利，脉数，有微热汗出，今自愈，设复紧，为未解。

这一条的脉数、微热汗出是一个好的现象。这里的汗出跟 346 条里的"伤寒六七日，不利，便发热而利，其人汗出不解者，死，有阴无阳故也"是不同的，346 条是亡阳，所以汗出不止，是一个死证。在 354 条还有一个汗出不解的，"大汗，或下利者，手足厥冷，四逆汤主之"，这一条的大汗出、手足厥逆，是汗出阳虚，阴寒内盛，所以用四逆汤。跟我们 361 条也是不一样的，这是病情向愈的汗出。所以仲景对不同汗出的鉴别，特别值得我们仔细留意、学习。

第 362 条：下利，手足厥冷，无脉者，灸之不温，若脉不还，反微喘者，死。少阴负趺阳者，为顺也。

这一条前面不难理解，就是下利后出现了手足厥冷，无脉，这是心肾阳虚的危象，所以要急灸之，温通阳气。如果灸后手足仍然不温，脉不缓，还出现了微喘，这种喘是阳气欲脱之象，一定是死证。

那后面说的"少阴负趺阳者，为顺也"是什么意思呢？这一条历代的解释是比较多的，但是有些注家是用阴阳五行学说来解说，我觉得在临床中是不相符的。我的理解是少阴就是肾阳，肾阳虚衰了，趺阳就是脾阳，胃气尚存，那就是说，胃气没有像少阴那么虚衰，胃气尚存就还有救，所以"为顺也"，这就是后世经常说的，"有胃气则生，无胃气则死"。

第 363 条：下利，寸脉反浮数，尺中自涩者，必清脓血。

这一条是厥阴热利的脉证，浮数为阳盛，迟涩为阴虚，阳热过剩，下伤阴络，就会出现便血。这一条看上去是讲的脉象，其实叙述的是病机——阳热过剩，下伤阴络，跟我们学桂枝汤时说"阳浮者，热自发，阴弱者，汗自出"的表述方法是类似的。

第 364 条：下利清谷，不可攻表，汗出必胀满。

我们看这一条时需要复习一下 91 条，"伤寒，医下之，续得下利，清谷不止，身疼痛者，急当救里；后身疼痛，清便自调者，急当救表。救里，宜四逆汤；救表，宜桂枝汤"，说的就是这样的治疗原则，如果下利清谷不止，又有表证的时候，不可以攻表，要急当救里。如果不按这样的原则，不但表不解，下利清谷不除，还会出现腹部胀满这样的并发状况。这两条互参就比较清楚了。

第 365 条：下利，脉沉弦者，下重也；脉大者为未止；脉微弱数者，为欲自止，虽发热，不死。

这一条讲下利的几种脉证及预后。在太阴病、厥阴病都有下利，这里的"下利，脉沉弦"有里急后重，是湿热下利的一个特点，脉沉弦，弦主肝，疏泄不利就会出现里急后重，这是气滞的表现，所以后世在芍药汤里都会加木香、槟榔，就是理气导滞的意思。这里有"脉大者为未止"，脉大属于邪盛，"大为病进"，邪热盛，所以病未止。与之相对，如果脉是微弱而数者，即使有发热，意味着阳气渐复，邪气的势已经弱了，所以病情可能会向愈。

第 366 条：下利，脉沉而迟，其人面少赤，身有微热，下利清谷者，必郁冒汗出而解，病人必微厥。所以然者，其面戴阳，下虚故也。

这条讲的是下利，同时这个患者面稍微红，这个红不是面合色赤，红的不是很厉害，身有微热，这是阳气来复的一个表现。同时下利清谷，说明这个寒邪依然比较盛，所以虽然阳气来复，正邪还会相争，出现郁冒，就是头晕。然后汗出，阳气就会乘势外达，阳气恢复，疾病痊愈。

这个"郁冒汗出"，我们在 93 条接触过，"太阳病，先下而不愈，因复发汗，以此表里俱虚，其人因致冒，冒家汗出自愈。所以然者，汗出表和故也，里未和，然后复下之"，93 条是因为汗出郁冒表里自和，而这一条指的是汗出阴阳调和，所以汗出而解。

第 367 条：下利，脉数而渴者，今自愈。设不差，必清脓血，以有热故也。

这条讲的是厥阴热利。我们前面已经讲过，脉数而渴是阳气来复的一个表现，是好的现象，会自愈。但是如果没有好呢，他后面可能会便脓血，这就是阳复太过，"以有热故也"，有热的表现，就是热利便脓血之证。

第 368 条：下利后脉绝，手足厥冷，晬时脉还，手足温者生，脉不还者，死。

这条说的是下利后脉摸不到，脉绝了，阴阳俱虚，脉不能相续，这种情况，如果短时间，晬时就是一昼夜，二十四小时，脉又摸到了，手脚也温暖了，这个就有救。下利以后，突然出现的血容量不足，可能会出现摸不到脉的情况，短时间内还可能恢复。如果脉不还，又出现手足逆冷，这种情况可能就比较危险，持续腹泻导致血容量不足休克了，这是非常危重的一个症候。

第 369 条：伤寒下利，日十余行，脉反实者，死。

这条伤寒的下利，按照条文的描述是非常厉害的，日十余行，泻的非常厉害，一天泻十余次，这样的脉应该是虚弱才是符合病情的。但是反见实脉，这和大则病进是一样的道理。这个在临床上也经常见，如果一个病情非常危重的病人突然见到实脉，一般都提示预后不良。

第 370 条：下利清谷，里寒外热，汗出而厥者，通脉四逆汤主之。

这里下利清谷，里寒外热，是阴盛格阳，用通脉四逆汤治疗。因为我们现在学习伤寒已经到了尾声，我相信在少阴篇里通脉四逆汤大家都已经学习过，也已经非常熟悉了。在 317 条，"少阴病，下利清谷，里寒外热，手足厥逆，脉微欲绝，身反不恶寒，其人面色赤；或腹痛，或干呕，或咽痛，或利止脉不出者，通脉四逆汤主之"。跟这一条的病机是基本一致的，就不再多讲。

第 371 条：热利下重者，白头翁汤主之。

第 373 条：下利欲饮水者，以有热故也，白头翁汤主之。

这两条讲的都是热利，出现渴欲饮水，里急后重，应该还会有便脓血，这样的热利就可以用白头翁汤。

白头翁汤由四味药组成，白头翁二两，黄连三两，秦皮三两，黄柏三两。白头翁是治热利的主药，再加上黄连、黄柏，这是一个治利的经典方。在厥阴热利的证治里面，加入秦皮，秦皮是入肝经的，可以清肝胆之热，并且有收敛之意。

大概三十年前，白头翁汤应用机会还挺多，我刚做医生时，在夏末秋初痢疾很多，用白头翁汤效果非常好。白头翁汤的辨证没有困难，它的指征也比较容易把握，效果非常好，只是这些年，很久没有用过这个方了。现在应用白头翁治疗的这种痢疾比较少，所以最近几年应用不多。这个方易于掌握，我也没有独家见解，所以不再深入讲下去了。

伤寒怎么学，如何提高临床疗效

下面我与大家讲一下我在学习中曾经遇到的困惑与我自己的一些思索。我们今天学习的厥阴病 367～371 条，如果单从条文来理解，可能大家从字面上也能搞清楚，但是如何通过学习《伤寒论》来提高我们的临床能力呢？这确实是一个问题。

我的学生也说《伤寒论》看了几年，几乎每个条文及注解都看清楚了，但是在临床应用以及疗效提高上面仍有些困惑。我自己的体会就是把病机搞清楚，也要对整个厥阴病的成因，以及在六经里是一个什么样的状态，基本病机转归，甚至是对《伤寒论》整体六经的特点进行理解学习，才能真正掌握。

平时比较忙，前面大部分老师的课我都没有时间听，等以后有机会再学习。但是邓睿宁老师和彭志谋两位老师的课我还是听了一下，因为要准备后面的课，我觉得他们讲得非常好。特别是彭志谋老师讲解的厥阴病的状态以及总结非常好，当你要理解这些原文时，一定要把厥阴病的整体的基本病机搞清楚，比如如果你搞清楚了厥阴病是一个枝枯叶落这样一个状态，它在等待生机，等待阳气来复，那么前面我们几条的学习，你就会比较容易理解。

如果你理解整体的状况，在临床应用上才会得心应手。比如说，我经常听到有些学生说，为什么有些伤寒大家应用伤寒的方，经常信手拈来、得心应手，比如像刘渡舟老师曾经治的食物中毒，就是因为看到患者呕而发热，就想起伤寒条文，"呕而发热者，小柴胡汤主之"，就用了。看到名家每一个方剂都可以应用非常广泛，但是我的学生讲他自己用却往往不得要领。我觉得还是一个整体理解的问题，在少阳病里有呕，在厥阴病里也有呕，你要把它们不同的病机特点、成因都搞清楚了，然后才有可能提到抓主证的问题，在大前提、大框架下抓主证，临床效果才好。

伤寒为何有那么多误治

今天晚上我们学了 357～371 条，在这短短 15 条中，有 3 条都与误治相关。比如 357 条伤寒六七日大下后出现手足逆冷，下部脉不至，喉咽不利，唾脓血，泄利不止这样的变证，以及 359 条因为伤寒本自寒下，医复吐下之，出现寒格；364 条下利清谷，因为攻表出现这个汗出胀满。那你会不会有这样的感觉，《伤寒论》里的误治怎么这么多？的确，《伤寒论》的条文大概有 1/3 都是在讲变证，所谓的变证就是由于不当的汗法、吐法、下法以及火疗、水疗误治形成的。

伤寒为何有那么多误治？有人就说张仲景在写书时是为了说理方便要举例，所以举了正反两方面的例子。那对于临床为什么会有那么多误诊呢？刘渡舟老在《伤寒论讲稿》一书里说，《伤寒论》里有那么多误治，说明汉代医生水平很低，误治多。刘渡舟老师是我非常崇敬的一位伤寒大家，但他说的这句话，我还不太同意。这么多的误治，我相信这是临床真实的状况。

那我们再回顾一下《伤寒论》，它是在讲什么样的病？是非常烈性的传染病。曹植《说疫气》记载"建安二十二年（公元 217 年），疠气流行，家家有僵尸之痛，室室有号泣之哀。或阖门而殪，或覆族而丧"。我们非常熟悉的《伤寒论》序里也讲到："余宗族素多，向余二百。建安纪年以来，犹未十稔，其死亡者，三分有二，伤寒十居其七"，可见是非常烈性的传染病。在仲景之前也形成了很多有效的方剂，但只有张仲景把这些有效的方剂有机地运用在治疗这些烈性传染病方面，他"勤求古训，博采众方"，创立了六经辨证，把人体遇到这些烈性传染病、遇到外邪时的各种反应、转归、治法及误治的对策，都搞清楚了。所以，《伤寒论》里的病是非常难治的。

今日用伤寒方非治昔日之伤寒

那我们想一想，2003 年的 SARS 出现的时候，是不是这些传染病跟我们今天看到的外感不完全一样？如果我们理解了这些，可能对很多的问题的理解也会比较清楚。以前我经常读《伤寒论》里面很多条文不太理解，比如说厥阴病里的 341 条"伤寒发热四日，厥反三日，复热四日……"，虽然看了很多注家的解释，我依然不能理解，在临床上好像没见过这样的病，没这样的情况啊。后来仔细想想，《伤寒论》当时治疗的是什么疾病，就明白了。在张仲景的时期，它是一个极寒期，张仲景描述的伤寒，这些烈性传染病，可能我们当代的人都没见过，所以有时候学习伤寒也不可能完全对应。

我再提一下彭志谋老师，他提到的厥阴类似病比较确切。我们经常说仲景的方到现在我们运用也非常有效，在临床上只要病机把握准确了，是非常好的，但是并不等于我们今天见到的小柴胡证，就是张仲景当时说的少阳证，只能是少阳类证。这样理解就比较确切，我们运用时思路就会比较清晰，明白为什么张仲景描述的有些临床表现，我们在临床上无法对应等等这些问题。

当然，我们也能理解一些同行的困惑。比如说前段时间有个同行跟我说，《伤寒论》的方其实可以通治一切疾病，包括温病。他说，我自己很少用温病的方，前段时间治了一个病人，他表现的是温病，舌边尖红，有外感的咽痛，那我一样用了伤寒的方把他治愈了，用了白虎汤的加减方。伤寒的方一样是可以治温病。那我刚才讲了，张仲景写《伤寒论》的初衷，他所见到的这些烈性传染病，跟我们今天一些传染病是不一样的，那同样的，温病也不一样。有些人误把一些风热感冒当成温病，觉得用伤寒的方可以通治的，我想这也是一个误解。因为像王孟英、吴鞠通、叶天士这些人，他们伤寒学得一定比我们好，为什么他们又另辟蹊径，用温病的一些方剂呢？这如果是从西医传染病的角度，其实是很好理解的，像流行性脑脊髓炎、中毒性脑炎、化脓性脑炎、乙脑、登革热、钩端螺旋体病等等这些传染病，它们跟张仲景时代所经历的传染病的预后、转归、发生、发展、并发症都完全不一样，那我们今天觉得一些热病用伤寒的方可以治疗，是因为这些都不是烈性的，和温病性质一致的传染病。如果这个问题清楚了，我们以后用伤寒的方，用温病的方就会更明晰。

结　语

总而言之，作为一个临床工作者，《伤寒论》的学习无疑是提高临床能力的必由之路，也是一个捷径，所以学习《伤寒论》是一辈子的事。目前我依然在路上，依然在学习，而且每次学习都有新的体会，我自己的学习还是从临床出发，学习《伤寒论》就是为了提高临床能力。我愿在今后的日子里和大家共同学习、共同进步，谢谢大家！

45

程延君：厥阴病篇第372~ 381条讲解

　　程延君，硕士研究生，深圳南山区妇幼保健院医师。毕业于北京中医药大学中医学专业，先后在北京东直门医院、北京广安门医院学习，现就职于深圳南山区妇幼保健院，主要从事产后康复相关工作。

　　各位同道，晚上好，我是南山妇幼保健医院的一名针灸医生，叫程延君，今天晚上很高兴和大家分享《伤寒论》厥阴篇的最后10条条文，本次条文涉及到的2张主要方剂是白头翁汤和吴茱萸汤，因为临床经验实在非常有限，如果有的同道有相关的用方经验可以补充进来，大家一起交流。现在我们开始讲解。

是否为厥阴病的争议

　　首先我们要回顾一下厥阴病的提纲，"厥阴之为病，消渴，气上撞心，心中疼热，饥而不欲食，食则吐蛔，下之利不止。"厥阴病的特点，前面几位老师都讲的很多，主要是上热下寒、寒热错杂的一个病症，用八纲来解释的话，厥阴病是半表半里的阴虚寒证。那么我们这次讲的372~381条，主要涉及到有下利、呕、哕三大症状为主症的病症，其中以下利为主症的是4条，以呕为主症的是4条，以哕为主症的是2条，这10条涉及到寒证、热证、虚证、实证，但是与厥阴病提纲里面那几个主症不是很吻合，也跟厥阴病上热下寒、寒热错杂的病机不是特别吻合，单独看起来更像是胃肠杂病，这个后世医家争议非常多。

　　在《金匮玉函经》里面，拿这部分单独设为一篇，名字叫做"辨厥利呕哕病形证治第十"，把这些呕哕下利的病种归为杂病篇，认为与厥阴病是没有什么关系的。后世医家像清代尤在泾，在《伤寒贯珠集》里也把这一部分单独列为简误条文，把这一部分当成是错简。后世医家也有很多认为这一部分仍然是厥阴病的一些表现，像陈修园在《伤寒论浅注》里，他自己给后面每一条前面都冠以"厥阴病"三个字，并且用厥阴肝经、厥阴心包络的循行来解释整个厥阴病的病因和病机，这种理论可供参考。

那我们单独看这十条，这里面它涉及的方剂有桂枝汤、四逆汤、白头翁汤、栀子豉汤、吴茱萸汤、小柴胡汤六个方剂，其实都不是厥阴病的专方，在前面的太阴、太阳、少阴篇里面会经常出现，所以这六个方剂不拘于一经，是对证用药，胡希恕胡老也认为，这十条是不能强行冠以厥阴病的。

我们看 337 条，"凡厥者，阴阳气不相顺接，便为厥。厥者，手足逆冷者是也"，厥证病机是阴阳气不相顺接，是以四肢末端寒冷、阳气欲绝为主要表现的，厥证很多是危急重症，条文里面经常提到不少死证，"厥不还者，死"，"躁不得卧者，死"……那么我们今天把 372 条～382 条当作胃肠杂病来讲的话，其实它也是属于杂病里面比较危重的一类，可能是患病时间过长或失治误治之后，伤及真阳，阴寒至极，出现一个厥逆的情况，是比较危重的。

下面我们逐一讲解条文。

（一）以下利为主症的条文

第 372 条：下利腹胀满，身体疼痛者，先温其里，乃攻其表。温里宜四逆汤，攻表宜桂枝汤。

这里"下利，腹胀满"是太阴脾土虚寒证，"腹胀"是虚胀，这一类病人的特点是劳累或者饥饿时出现一个腹部胀满胀气的情况，或者是傍晚的时候胀气多一些，这都是虚证的表现，我们治疗是以温里为主的，主方其实也可以用太阴的那个理中丸。"身体疼痛者"，这个是太阳病表证未解，太阳病篇"脉沉迟，身疼痛"是用桂枝加芍药生姜各一两人参三两新加汤来解表。

那么这里讲到，当表里同病的情况出现时，治疗是有个次序的，要分轻重。一般《伤寒论》的原则是先表后里，但是本症是下利的重症，有亡阳的可能，所以应当急救里，用四逆汤，之后再来发汗解表；相反，如果是里实热伴表热证的时候，应该是先解表再攻里，这在太阳病篇已有多次的论述。

第 373 条：下利欲饮水者，以有热故也，白头翁汤主之。

这里下利伴口渴的症状出现，应该与 371 条热利下重的白头翁汤证互为参照。它是属于湿热并重的实热证，与厥阴的下利而渴是不一样的。厥阴病的消渴，特点是喝水并不多，因为厥阴病消渴并不是真正的实热证，而是寒郁化热，上热下寒，形似消渴。像厥阴病，"渴欲饮水者，少少与之"，更说明了这一点。所以论证白头翁汤与厥阴病无关，这也是一个佐证。本条的下利而渴也要与太阴病的自利不渴相鉴别。太阴病的自利不渴是里虚寒的表现，应用理中丸。所以口渴与否也是鉴别下利证辨别寒热的关键。

白头翁汤的方子之前曹主任讲过，这里我再讲一遍。白头翁汤由白头翁、黄连、黄柏、秦皮组成，这 4 味药都是苦寒之药，其中白头翁寒而苦辛为君药，有凉血止痛的效果，对于下利便脓血者更加适用；秦皮寒而苦涩，有收涩的作用；黄柏清下焦热。所以整个白头翁方证，病机是湿热并重，病位都是在下焦。它的湿热下利与现代的细菌性痢疾、阿米巴痢疾非常相似，但是在临床中遇到这种情况让我们治疗的比较少。现在白头翁汤一般用于下焦湿热的病症，应用范围可以涉及到整个盆腔的疾病，像我查到的临床有用于湿热带下、阴痒的妇科病，可以煎汤、外洗、灌肠。还可以用于慢性肠炎湿热并重的类型，还有溃疡性结肠炎、泌尿系统感染等。

比较白头翁汤与前面的黄芩汤、葛根芩连汤三方。这三方都是治疗热利的主方，其中白头翁汤的主要特点是下利、腹痛、便脓血，同时有下重的情况，一般认为下重是有湿，而热重是腹痛而且肛门有灼热感的特点，白头翁汤是湿热并重，所以才有里急后重的情况。黄芩汤是下利腹痛，同时有发热口苦等少阳的表现。而葛根芩连汤的特点是暴利下注，是热重的一个表现，一般是黄色臭秽便，同时伴有发热，汗出而喘的太阳阳明的热证，是表里同病的一个情况。

也有医家将白头翁汤当作厥阴热利的两个主方之一，认为初期的热利是用白头翁汤，久泻久利会出现虚实夹杂的情况，用乌梅丸。

第 374 条：下利谵语者，有燥屎也，宜小承气汤。

谵语，我们常见于阳明病篇。本条的下利是因为有燥屎热结旁流，所以表现为稀水便。这种下利跟太阴下利不同，太阴的虚寒下利大便是不怎么臭的，同时是下利清谷，大便里常常夹有不消化的食物，也不会出现神志的问题，大便比较稀软，腹部摸起来也是比较软的。本条属于阳明燥结的下利，大便一般都是非常臭秽的，肚子摸起来非常硬，比较胀满，拉出来的都是水。

我在病房轮转的时候，尤其在重症病房，看到好多病人经常会出现这种情况。重症病人经常好几天不排便，摸起来肚子非常硬，里面都是胀气，偶尔会排出一些稀水，非常臭。这都是久病伤阴后，大肠出现的燥结证，所以本条里面，病人因为是久病体虚，所以我们用小承气汤微和胃气。

第 375 条：下利后更烦，按之心下濡者，为虚烦也，宜栀子豉汤。

这是下利伴烦躁的，《伤寒论》提到烦的症状的有好多条，总结烦出现的病症一般都是虚症的多，它跟实热的燥不一样。烦是虚症为主，像前面有 309 条“少阴病，吐利，手足逆冷，烦躁欲死"的吴茱萸汤证。本条也是下利比较长的时间后，出现的体虚为主，以烦为表现的。

心下濡，心下指的是胃，这种病人按压他的胃部是软的，跟结胸证的不一样，里面是没有实邪的，说明是虚证，久病体虚引起来的虚弱，位置就在膈上，栀子豉汤就是治疗膈上虚热的。

北京中医药大学的肖相如老师认为这一条是承接上一条小承气汤证之后出现了热扰胸膈的一个虚烦。同时他认为所有的热厥证，热退厥回之后都可以用栀子豉汤来清余热，比如白头翁汤证后，如果还有余热未清的也可以用，所以它是收尾的方子。

那么以上四条，把下利为主症的寒热虚实这几种情况都讲到了。

（二）以呕为主症的条文

那我们接下来讲的是 376 条～378 条，它们是呕为主症的。

第 376 条：呕家有痈脓者，不可治呕，脓尽自愈。

呕家是长期出现呕吐的病人，呕家有痈脓，呕只是排脓的一种途径，他会出现吐脓的症状，这种病人不能单纯地用止呕，要先排脓，脓排尽后自然不会出现呕吐的症状。这里的痈脓，对于现在的话，都是一些化脓性感染，本身的治疗一般都是以抗感染为主。因为本条它是以吐脓为主的表现，也就是呕，但是临床上没有胃痈吐脓的情况，只有肺痈的表现能够与之对应，就是西医讲的肺脓肿，那么《金匮》有讲"咳而胸满，振寒，脉数，咽干不渴，时出浊唾腥臭，久久吐脓如米粥者，为肺痈"，跟这一条是可以对应上的，它用的是桔梗汤合千金苇茎汤来排脓。

当然，这一条也是以呕吐为主症的一类重症，因为像这种吐脓的疾病常常会引起感染性的休克，所以把它放于厥阴病篇也比较合适。那么后世医家用厥阴经络来解释病机的话，如像张锡驹《伤寒论直解》里解释本条，说厥阴包络主血，呕家有痈脓者是热伤包络化为脓，所以才会出现吐脓的症状，可以作为一个参考。

第 377 条：呕而脉弱，小便复利，身有微热，见厥者难治，四逆汤主之。

和前面的白头翁汤、承气汤的热厥相比，这一条是寒厥。本条出现"呕而脉弱"跟之前的四逆汤证的条文对比，可能是大汗大下之后出现的体虚。像 353 条和 354 条里面讲到大汗大下之后，利而厥者，四逆汤主之，这里是指误下误汗之后，病人体虚到一定程度，可能会出现呕吐。

临床上比较重一点的疾病这样的情况可以见到，像我所在的南山妇幼保健院，在我们的妇科病房里面，曾经见到过一个病人是子宫肌瘤术后当天出现呕吐不止的情况。当时患者躺在床上不能动，稍微动一下就会出现呕吐。她体型偏瘦，手脚冰凉，嘴唇偏白，舌头伸出整个是紫色的，但是是偏润的一个舌头。这个是手术之后，病人伤到了阳气，虚寒到一定的程度出现了呕吐。当时病人持续地输液，但是呕吐没有减轻，根本不能进食。

病人家属是我的朋友，所以让我给她开中药。但是当时她的管床大夫听说我要给她开中药，就跟我说病人一直是呕吐的，现在是禁食，这样的情况怎么可能喝得下中药？我说没关系，即使病人边喝边吐，只要能喝的进一点就有用的。

当时病人还伴有头痛，然后根据她四肢厥冷、头痛的情况，用的当归四逆加吴茱萸生姜汤。让患者家属持续小量的喂进去。当天慢慢喂进去以后，患者家属告诉我，呕吐的症状明显减少了。后来这个患者连续服用了三付当归四逆和吴茱萸生姜汤之后，脸色和嘴唇的颜色都缓过来了，手脚也回温了，呕吐是完全没有了。这个是非常典型的一例病案。

所以说，以呕吐为主要表现，如果出现厥逆的表现，小便清长，身有微热，这种热其实是真寒假热，是阴盛格阳的表现，是危重症的一种。本条用的是四逆汤回阳救逆。

第 378 条：干呕，吐涎沫，头痛者，吴茱萸汤主之。

吴茱萸汤的主症有三个，干呕，头痛，吐涎沫。本条与之前的 243 条："食谷，欲呕，属阳明者，吴茱萸汤主之"，309 条："少阴病，吐逆，手足逆冷，烦躁欲死者，吴茱萸汤主之"，还有《金匮》"呕吐哕下利病脉证治第十七"篇第 8 条中的"呕而胸满者，吴茱萸汤主之"，这几处都用到了吴茱萸汤，所以应用范围比较广，用于阳明、少阴以及杂病中都可以。

吴茱萸汤的典型病机就是内有久寒，表现出来的是肝胃不和的症状，《伤寒论》中讲"内有久寒者，吴茱萸汤主之"。此外，吴茱萸汤主要症状干呕、吐涎沫都是以胃肠为主要表现症状，它的呕是觉得恶心，吐不出来食物，只能吐出来一些涎沫、稀痰，包括酸水。陈修园点评说，此证呕吐都有酸水。

吴茱萸辛苦大热，有大辛大开，辛开苦降之作用。古人认为吴茱萸有破阴浊之气，像重阳节"遍插茱萸少一人"里面的吴茱萸。它辛能散寒，辛开降逆，针对吴茱萸汤证里面的寒，然后有气逆、上逆的表现，所以作为君药。加生姜大枣人参体现了仲景顾护胃气的思想，跟小柴胡汤证中焦止呕用生姜大枣有点类似，吴茱萸汤证里面的生姜有点重，已经达到六两。

《神农本草经》里面讲，吴茱萸，温中下气，止痛，咳逆寒热，邪避，除湿，祛风邪。所以吴茱萸不仅有散寒的作用，同时也有除湿的作用，那么针对吴茱萸汤证里面有湿痰的表现（吐涎沫其实是湿痰的表现），用吴茱萸汤是比较合适，从这一点上，能区别于真武汤和四逆汤。

这一条它没有提到吴茱萸汤证的脉，在《桂林古本》里面有提到，"假令肝脏结，则两胁痛而呕，脉沉弦而结者，宜吴茱萸汤"，这个可以作为吴茱萸汤脉证的一个表现。

那么临床上吴茱萸汤证有哪些表现？在女性经期相关的病症中，比如随着月经周期而出现的胃肠不适、恶心、偏头痛等这一类。一般经期出现的干呕，会吐出一些痰涎来，这一类女性都是不注意保暖，导致体质偏虚寒的，可以用吴茱萸汤。另外，吴茱萸汤证一个典型表现是病人的舌苔偏淡紫，有时带青色，偏润，一般会有多年的肠胃的问题，或者是头痛，遇寒加重，这类病人一般神经紧绷，同时人也是紧绷的，不放松，睡眠也会差点。像刘渡舟刘老的医案里就提到过用它来治疗十二指肠溃疡，伴有虚寒上逆，吐酸水的这种症状。还有一类特殊病人就是老茶客。茶馆里面喝高山茶等生茶这类的，他们的体质都是偏寒的，像茶馆里的小姑娘，她们的手都是冰凉的，身体瘦弱，皮肤偏白，这类人是饮茶时间太长引起的，适合吴茱萸汤。我在临床有些长期顽固偏头痛的病人，看起来都是虚寒型体质，或者是夹有血瘀的病人，治疗起来以针灸为主，同时口服吴茱萸汤，效果比单纯用针灸好。

第 379 条：呕而发热者，小柴胡汤主之。

呕而发热，这是小柴胡汤的主症，放在少阳病篇也可以，临床上多见胃肠型感冒，比如说在发热的同时出现恶心、呕吐，或者还没有发热，感冒初起就以恶心、呕吐或伴泄泻的一类病人。观察这类病人，一般都是少阳胆热的体质，胃肠功能偏弱，所以外感之后是以胃肠受邪为主，吐泻并作，一般可以配合葛根汤升阳止泻。

陈修园认为这一条是厥阴与少阳相表里，这里的呕而发热是脏邪还腑，是脏病到腑病一个好的转归，自阴出阳，认为这时应从少阳治之，就是与少阳的治法是一样的，所以这一条看起来虽与少阳是一样的，但他认为还是一种厥阴病的情况。

（三）以哕为主症的条文

第 380 条：伤寒大吐大下之，极虚，复极汗者，其人外气怫郁，复与之水，以发其汗，因得哕。所以然者，胃中寒冷故也。

这条讲的是一个误治的病症，讲的是伤寒大吐大下伤阴之后，又误用汗法，出现哕的症状。380 条、381 条两段条文讲的都是哕，哕指的是呃逆的重症，它是有虚有实的。本条讲的是哕的虚证，吐下伤阴之后，又误用了汗法。为什么会误用汗法？因为极虚的人会出现阳气浮越，即阴盛格阳的一种情况，表现出来的就是面色潮红，这类病人可能同时伴有发热症状，会被误以为是太阳表证。这时病人喝热水发汗，就会出现胃中虚冷，因为之前吐下伤阴，已经伤到胃气，所以饮水之后这里出现胃中虚冷、水停气逆，所以导致呃逆不止。226 条提到"若胃中虚冷，不能食者，饮水则哕"说的就是这个病机。

胃虚寒的病人，如果饮水过多，确实会出现呃逆不止的情况，可以用理中类的方子加丁香、吴茱萸等温热降逆药。《症因脉治》里有一个方子，叫丁香柿蒂汤，也可以治疗这一类疾病，该方组成是：丁香、生姜、柿蒂、人参。如果是久病，胃有虚热的，也可以用橘皮竹茹汤。

陈修园认为这一条仲景是为了强调伤寒是以胃气为本，在用汗、吐、下法之前，要先看病人胃气盛衰的情况。我们临床经常遇到小孩子外感，一般小儿喂养不当，或平时有过食寒凉的习惯，据临床观察一般都是低热，出现的也是胃肠的症状，这时用发汗药时要非常慎重。

第 381 条：伤寒哕而腹满，视其前后，知何部不利，利之

即愈。

　　这一条就属于呃逆实证，因为它是哕而腹满的一种情况。因为下焦不利，下焦壅堵导致胃气不降，所以出现呃逆。这个下焦壅堵可能是大肠不化水谷，或者是膀胱水液蓄积的一种情况，所以在临床要看是大便的问题，还是小便的问题。对于这种下焦不利导致呃逆的病人，都是通过通利大便或小便的方法来通降胃气止呃逆。

　　我今天的讲课就到这里，因为临床经验确实比较少，如果大家有相关的用方经验或心得，可以发到群里大家一起学习，讲得不好的地方，欢迎大家指正，谢谢大家！

46 刘华生：霍乱吐利篇讲解

刘华生，民间祖传中医，壮医执业医师。自小跟随父亲采药学医，注重经典的学习并对民间草药的运用有一定心得。

　　各位老师晚上好，自从上半年入群以来，就被群里浓厚的学术氛围吸引了，每周日晚上群里为我们分享的《伤寒论》条文讲解，每周必听，再次感谢各位老师讲课，让我受益匪浅，今晚我们来学习《伤寒论·辨霍乱吐利病脉证并治》篇。

　　霍乱是因为外感风寒之邪所致，内伤是因饮食生冷，邪气侵入人体，正气虚弱不能抗邪，以致表里同病的一个病症。古人根据病情来判断三焦功能紊乱，清浊相干，所以命名为霍乱。当然，这个霍乱与西医的一级传染病霍乱不同。对于霍乱这个病，因为我自己曾经得过，所以有比较深的体会。

　　我读初中时，在学校住校，星期六晚上，也就是现在这个时间（10月份），放假，晚上加餐，吃了水果，吃了较多东西，晚上开窗而睡，风较大，睡着后不在意，第二天一大早，肚子痛醒，醒来后又拉又吐，全身无力，发热头痛，拉完后肚子痛稍减轻，过一会又痛的受不了，那时尚未学医，但因为常见父亲治病，耳濡目染，让同学帮忙买藿香正气水和香连丸，吃过后效果很好，过了几个小时后症状消失。

　　后来在临床上我们也经常遇到，属于急症，所谓好汉架不住三泡稀，何况又吐又下的。我们用中医治疗，效果确切。下面我们学习伤寒条文。

　　第382条，问曰：病有霍乱者何？答曰：呕吐而利，此名霍乱。

　　第383条，问曰：病发热，头痛，身疼，恶寒，吐利者，此属何病？答曰：此名霍乱。霍乱自吐下，又利止，复更发热也。

　　这两条都是说霍乱的症状，发热，头痛，身疼，恶寒，是因为有风寒暑热之邪在表，呕吐泄利是有在里饮食生冷为病。我们知道霍乱的特点是表里同病。这就区别像伤寒邪入三阴经的病，如少阴吐利，吴茱萸汤证的吐利等纯属里病的吐利，这些没有表证，光是里病的证，所以张仲景先师把这一篇归于《伤寒论》，可能是这个病初起有外感症状，就把这个病也归于伤寒的一个类证。"自吐下，又利止，复更发热也。""吐利已止，复更发热"，就是里已和、就是好了。"复更发热"是表还未解，这个时候当解表为治。如果没有表证，光有腹痛、下利，这个就需要以治里病的药为主。

第 384 条：伤寒，其脉微涩者，本是霍乱，今是伤寒，却四五日至阴经上，上转入阴，必利，本呕下利者，不可治也。欲似大便，而反失气，仍不利者，此属阳明也，便必鞭，十三日愈。所以然者，经尽故也。

这一条更加阐述了伤寒和霍乱的区别。伤寒初起，脉应该是浮紧或者是浮缓。如果有表里同病的症状，诊脉应该是微涩脉。为什么脉会微涩呢？因为吐利伤气阴，脉道不滑利。伤寒病的吐利也是有传变时间的，所以条文说"四五日至阴经上，转入阴，必利"。初起又有表证、又有吐利的，不能当做伤寒来治，这就是霍乱。想拉又拉不出大便，只是放屁，下利也止住了，这个时候是因为肠胃之气已经恢复了，大便在里面燥结，这是因为吐利伤津液，肠道不润，所以大便排不出。这时也不能用苦寒泻下药去攻，要过一段时间，条文说是"十三日"，这是一个大概的数字，肠道津液恢复了，大便就自然可以排出。

第 385 条：下利后，当便鞭，鞭则能食者愈。今反不能食，到后经中，颇能食，复过一经能食，过之一日当愈，不愈者，不属阳明也。

这一条也是接着阐述上一条"下利后，便必硬"的意义。

下利后便硬也是正常的，说明肠胃之气已经恢复了，阳明其实就是肠胃，病愈了。如果吃饭还不好，这时肠胃还没有完全恢复，过一段时间，肠胃之气恢复了，饮食正常了，也就痊愈了。所以，好多病都是以胃气恢复当做痊愈，说明仲景师治病是重视胃气。如果过了这个时间，还是不想吃，那就说明肠胃之气还没有恢复，这时候就要查出是什么原因导致的脾胃之气不能恢复，用相应的办法来治疗。

第 386 条：霍乱头痛发热，身疼痛，热多欲饮水者，五苓散主之；寒多不饮水者，理中丸主之。

五苓散证我们以前学习过，在太阳病篇膀胱蓄水证，水逆。在这里没有用五苓散，因为有表热入里，内有水饮，导致诱发吐泻。为什么还口渴呢？因为吐泻伤津液，还因为表热入里或者原来存在内热，所以出现口渴。水饮虽然在内，但是废水，不能被人体吸收利用。这时治疗当利掉邪水，利掉以后，三焦才能通利，津液才能输布。五苓散就是用四苓饮（茯苓、猪苓、白术、泽泻）利水，加桂枝，第一可以解表邪，第二可以助膀胱气化，使水邪有出路。

我举个病例：有一年夏天，一位肝硬化腹水的病人，住院治疗一段时间后，症状稍有好转，偶感风寒、或进食生冷食物后出现了发热头痛、吐泻的症状，在医院给予中西医各种方法治疗，疗效不佳，看到曾用方大都是柴胡剂方，因为是肝病嘛！病人家属找到我父亲去看一下，当时看到病人腹水较多，喝水或喝药要么是吐出来，要么是泻出去，上下出来的都是没有消化的药，病人是想喝水，喝了就吐泻出来，我父亲认为是外有暑湿、内有水饮的霍乱，给用了香薷饮合四苓汤加藿香之类的药，我记得只有这么多，服药后很快地止住了吐泻。

"寒多不欲饮水者"，首先是寒多，再一个不想喝水，不想喝水说明里面有虚寒了。这个情况下，外面也可能在发热，甚至有热到 40 摄氏度的，婴幼儿经常表现为不吃母乳，这个病常出现在婴幼儿，因为小，脾常不足，稍微不适，即出现吐泻，这时就要温中，温中就用理中丸。理中丸有四个药：人参、干姜、白术、甘草，理中者理中焦。后世的四君子汤也是根据这个方演变出来的，能暖脾胃。这里的人参，我们一般是用红参。寒气祛除后，肠胃之气就能恢复，等里面恢复了，外面也能缓解，比较迅速的好。正气充足了，邪气不能独留。

第 387 条：吐利止，而身痛不休者，当消息和解其外，宜桂枝汤小和之。

吐利已经止住了，说明里病已经解除了，还有身痛，可能是因为还有发热，说明还有点残留的外邪，对付这样的情况，穷寇嘛，一小部分邪气，用小剂量的桂枝汤和一下营卫就行了，就能除身疼头痛那些症状，也没必要兴师动众。

第 388 条：吐利汗出，发热恶寒，四肢拘急，手足厥冷者，四逆汤主之。

第 389 条：既吐且利，小便复利，而大汗出，下利清谷，内寒外热，脉微欲绝者，四逆汤主之。

我们在少阴寒化症中学过四逆汤证，四逆汤证虽然有外热，但是以里寒为重，伤了心肾之气，脉微欲绝，下利清谷，就以四逆汤先救里，把里的问题解除了，外邪也能比较快的解除。我们学《伤寒论》都知道，一般都是先表后里，但是遇到阳气比较虚的，也要先顾护阳气，再来解外。

第 390 条：吐已下断，汗出而厥，四肢拘急不解，脉微欲绝者，通脉四逆加猪胆汤主之。

这里汗出而厥，已经昏迷了，里面阴寒更加重，阳气不但不能到达四肢，还不能养脑，头为诸阳之会，这个时候用通脉四逆汤加猪胆汁，通脉四逆汤是四逆汤的加强版，量大一点。我们在学习《伤寒论》的时候，什么情况用什么量，什么症状用什么样的量，这个很需要去研究。现在一些火神派治内真寒外假热的病，确确实实有一些很好的效果，但四逆汤的量到底要多大，包括药材的炮制、品种，这是很需要总结的一个地方。为什么加猪胆汁，一个是怕格拒，会吐，猪胆汁是阴性的，喝下去能把药带到里面。再一个，胆归少阳胆经，少阳是阳气初生的地方，能使阳气升起来。

第391条：恶寒，脉微而复利，利自止者，亡血也，四逆加人参汤主之。

《医宗金鉴》认为这一条有错简，它认为怎么会利止亡血，它认为是一个阴气的征兆，亡血，它不能用大热的补剂，它认为利止应当是利不止，亡血应该是亡阳；霍乱吐下已经停止了，"恶寒，脉微和复利不止"，这个就是属于阳虚，比较虚了，就用四逆加人参汤以补阳气。四逆加人参汤，人参汤补元气，四逆汤补阳，所以合起来补阳气就好了。

霍乱是夏秋天最多，特别是小孩，因为脾常不足。我经常每年都能遇见几个吐利的小孩，这个病对身体影响比较大，也比较快，经常治这个病，也是责任很重大。常有这样的情况，小朋友喝你的药后，一副药还没到，家长就说，吐还没有止啊，这怎么办，这种心情我们也能理解，这时就需要我们有经验，心里要有能分清寒热，再选择合适的药。一般来讲，这个病来得也快，去得也快。他认为风寒暑湿之邪都能够致霍乱，不光是寒邪，吐利过多的话，肯定会损伤中焦，以致于阴阳相隔，手足厥冷，脉微欲绝，不多饮水。"不多饮水"也是一个比较重要的指征，不分寒热，不一定是夏天，或者是冬天，这样的病，以四逆、理中汤之类来温里。

那么邪盛而正实的呢，那就单驱邪，包括我一开头讲的那个，初起的这个病，体质还是可以，只是说吃了些寒性的食物，或辣椒之类，再加上风寒，那么就要以泻邪气为主；那邪盛而正衰的呢，我们也要先扶正气，像刚才讲的正气虚为主，以理中，四逆汤之类，先把里面先安顿好，特别是夏天的时候，阳气浮于外，阴气浮于内，现在又很多用空调、风扇、喝冰水、冰淇淋、凉茶等，导致内外极寒，所以夏天就很多这种属于阴的、阴性的病。不是说夏天就是热性病较多，这个时候就要以扶阳为主，不要因为是夏天就用些寒凉的药，把正气弄虚了。这是告诉我们，特别是夏天治疗这个病的时候我们要特别注意的事项。

今天就讲到这里，谢谢各位老师！

47

徐智："阴阳易差后劳复"篇讲解

　　徐智，副主任医师，毕业于广州中医药大学。30年三甲医院从医经验，广东省传统医学会心脑同治专业委员会委员，《中国中医特治新法大全》的编委，先后在国内知名医学杂志发表20余篇论文，学术价值较高。

　　曾师从省中医大家、名中医欧阳卫权教授，深得真传。临床上善用中医经方诊治常见病、多发病，尤以皮肤科为专，对疑难杂症有独特的治疗心得。

尊敬的姜宗瑞老师，各位老师、各位同道大家晚上好！首先非常感谢深圳市中医经方协会给我一次这么难得的机会和大家一起学习交流。下面分享一下学习、运用《伤寒论》的一点体会，有说的不对之处，还请各位老师指正。下面言归正传，我们讲《伤寒论》最后的"阴阳易瘥后劳复"篇，也就是 392 条到 398 条。

第 392 条：伤寒阴易为病，其人身体重，少气，少腹里急，或引阴中拘挛，热上冲胸，头重不欲举，眼中生花，膝胫拘急者，烧裈散主之。

烧裈散方

妇人中裈，近隐处，取烧作灰。

上一味，水服方寸匕，日三服。

小便即利，阴头微肿，此为愈矣。

妇人病取男子裈烧服。

阴阳易是指性病方面疾患，是指男女因为经过身体接触而得的病。当然正常的夫妻生活不算，这里特指不洁的性行为。病人感觉身体重，少气，呼吸气短，少腹里急就是阴部那里比较隐痛，痛的时候可以牵扯到阴中，常常有痉挛的疼痛。这个热上冲胸是指本来心脏的热量往下到走到小肠，现在往下去的热逆转回来，所以这个热上冲就是指下去的热不能再到小肠里面，会有回逆的这种情形。头重不欲举，眼中生花，说明是有中毒的现象。膝胫挛急，就是指肝脏有问题，因为按经络来说，肝经的巡行路线是经过这里，所以有时候会有抽筋的现象，考虑也是肝风内动的表现之一。

至于这个烧裈散，一般人是不敢去吃的。这个没法吃啊，对不对？特别是你知道了烧裈散是怎么来的，那真是没法下咽。那当时古代为什么会有这种处方呢？我考虑可能是因为同气相求。所谓同气相求，就是指他得了这个病是因为接触这个部位或者这个位置得来的，那就取妇人靠近隐私的地方下手。开个玩笑，就是说当初因为接触你裆部以后得了这个病，所以就把那块儿烧成灰，再把它吃掉，看你以后还敢害人不？同样道理，如果是女患者的话，就要取男性裆部底裤里面那两层布烧成灰。这个处方临床上用得不多，起码我没有用过。

第 393 条：大病差后劳复者，枳实栀子豉汤主之。

枳实栀子豉汤

枳实二枚　栀子十四枚　豉一升

上三味，以清浆水七升，空煮取四升，纳枳实，栀子，煮取二升；下豉，更煮五六沸，去渣，温分再服，覆令微似汗。若有宿食者，内大黄如鸡子黄五六枚，服之愈。

这个条文讲的是如果患者大病初愈，本来就是需要调理进补的。至于"劳复"是什么意思，就是因为过度劳以后而得的病。比个例子讲，他因为要供儿子读书，急需用钱，病没有完全好就去做苦力搬砖，这样工作一过度，病就复发了。用枳实栀子豉汤。

那枳实栀子豉汤怎么煎煮？首先要把豆豉先包起来，因为豆豉一煮就散开了，煮的时候要用清浆水，过去的水可能不太干净，清浆水估计就是经过处理以后的干净水，那现在咱们就直接用自来水去煮。先煮枳实、栀子，把四碗水煮成两碗，然后再下豆豉。因为枳实很难煮熟，豆豉就不一样，一煮就熟了，所以先煮枳实、栀子，煮完以后再下豆豉，煮几下就可以了。

"覆令微似汗"，就是出一点点汗而已。因为这个病人本来已经恢复了，不是很严重，而且过劳以后内部的津液已经丧失一点，所以发一点点汗就可以了。如果病人有宿食，就是大便堵到的情况，那就可以加一点点大黄。这也是病后调理的一个处方。

第 394 条：伤寒差以后，更发热，小柴胡汤主之。脉浮者，以汗解之；脉沉实者，以下解之。

这一条讲的是伤寒好了以后如果病人再有发热，代表还有少阳证在，所以小柴胡汤又可以用了。脉象浮说明有表证，宜当发汗，脉沉在这里我理解成有食劳，还有便秘的情况，再加上又有往来寒热，这三点加起来就是三阳并病，和解少阳，也是小柴胡汤。

说到发热，这是一个常见病、多发病，一年四季临床上都能遇到。大家别小看发热，这样说吧，一个合格的经方医生，如果能熟练运用经方解决各种发热的话，他的中医学造诣可以说已经达到了登堂入室的水准了。发热是诸多疾病的一个常见症状，内外妇儿皮肤科，哪一个科都可以碰到发热的情况。

从六经来看的话，外感发热，多起于太阳经，然后再循经传变，所以说六经皆有发热。举个例子：①太阳经的常用方，如麻黄汤、桂枝汤；②阳明经，有三个著名的承气汤，还有竹叶石膏汤；③少阳经，最经典及常用的，小柴胡汤；④太阴经，代表方是理中汤；⑤少阴经是四逆汤、通脉四逆散等；⑥厥阴经是乌梅丸。其中的小柴胡汤、竹叶石膏汤、理中汤，就是我今天已经讲或者将要讲的处方。

当然，发热的临床病情比较复杂，单纯的各经病的发热比较少见，也就是说单经发热的较少，更多的是各经合病或者并病的发热。譬如病邪比较重，正邪交争比较激烈，有些人一起病马上就出现太阳阳明合病，或者抵抗力不足，正气偏虚，起病马上出现太阳少阳合病，或者是太阳少阴合病。或者个别有些是失治、误治，病情迁延，越过太阳篱藩，可以直接导致太阳少阳并病、太阳少阳阳明并病，或者是太阳太阴少阴并病等情况。所以临床上单纯的一经发热的情况比较少，也要求我们临床搞经方的医生辨证应该更加准确，处方更加周全。

我举一个病例。2015 年底时，正是流感高发期，我科一个护士一家六口人，有五人先后出现发烧，而且症状相似，不同的是发烧的高低温度不同，最高的 39.1℃。具体症状都伴轻微恶风、汗出不明显，口干咽痛，咳嗽胸痛，还有大腿肌肉疼痛明显，还伴乏力甚，纳差，经常想恶心欲吐，二便调。当时我考虑是流感，让其家人少外出，在家治病。

当时考虑是少阳阳明合病，而且兼有太阳表解未尽情况。考虑太阳的辨证依据是因为轻微恶风、大腿疼痛，少阳的依据是咽痛、乏力、纳差、恶心欲吐，阳明依据是口干，所以考虑三阳合病，但重点还是在少阳，少阳最明显，其次是阳明经，最后是考虑太阳经。基于上述考虑，开了小柴胡汤加石膏、葛根、连翘、桔梗。具体剂量是柴胡 24 克、黄芩 10 克、半夏 12 克、党参 10 克、生石膏 60 克、葛根 25 克、连翘 15 克、桔梗 10 克、生姜 10 克、大枣 20 克、甘草 10 克。一个人开了两副，叮嘱可以两副一起煎，只要烧不退，隔 4 小时服一次。

下面我分享一下辨经用药的思路，当时我考虑病机重点在少阳，所以用小柴胡汤为方底，另外阳明经也受邪，故而加石膏清阳明热，最后太阳表证未解，加桔梗连翘透表。至于为什么要加葛根呢？葛根是解肌透表的良药，这里特别适合周身肌肉酸痛，大腿酸痛这样的症状。

他们这 5 个人的处方基本差不多。用药之后，其中 3 个人一天就退烧了。另外两个，有一个是她妈妈，第二天才退烧，还有一个人就是她的堂弟，3天才退烧。因为妈妈体质偏差一些，烧退了之后就咳嗽得比较厉害，最后用小柴胡汤合半夏厚朴汤，吃了10天也好了。

刚才分享的是一个小柴胡汤的医案，说到小柴胡汤其实搞经方的都很熟悉，都喜欢用，讲个故事：有一个名医快去世之前拿出一个祖传秘方传给后辈，后来懂行的一看，不就是个小柴胡汤化裁方嘛，所以从另外的角度讲，如果能熟练运用小柴胡汤随证加加减减，千变万化，那就可以解决很多临床问题，也就是：观其脉证，知犯何逆，随证治之。

小柴胡汤体质

说到这，顺便提一下辨体质的问题。我觉得体质辨对了，起码方向不会有太大错误。那么，什么叫小柴胡汤体质呢？我不知道大家有没有这种共识，我理解的小柴胡汤体质，首先他的体型就是中等体型，不胖不瘦，脸色稍微有点暗黄，或者有点泛青，缺乏光泽，肌肉稍微偏紧，手脚应该是怕冷的，而且病人一过来看病就絮絮叨叨，没完没了，总觉得哪里都不舒服，自觉症状比较多，然后对外界的气温，气压等外界环境变化特别的敏感，情绪波动也比较大。还有一点就是总觉得胸胁部位会有闷、憋等压迫的感觉，而且经常会有恶心呕吐的。如果女性患者，月经前经常会有胸闷，胀痛，结块。

这种小柴胡汤体质的人容易得什么病呢，或者说什么病喜欢找他呢？诸如发热性的疾病、过敏性的疾病多见（我主要是搞皮肤科的，更有切身的体会）、自身免疫性的疾病、结核性疾病、肝胆疾病（按照脏腑辨证，小柴胡汤疏肝利胆），再就是精神系统的疾病。这种病的特点就是反复迁延。

像我本人，就是小柴胡体质：经常口苦，口干也是，我没有糖尿病，每天要喝 6－7 大杯的水，偶然还会头晕，这是典型的特点。

半夏厚朴汤体质

刚才病案里面讲到了就是她的母亲退烧之后，咳嗽得很厉害，后期就是小柴胡加半夏厚朴汤，给她调理了一下。说到半夏厚朴汤，也有一个半夏厚朴汤体质。我觉得半夏厚朴汤体质和温胆汤体质，很容易搞混，所以说在临床上还是需要鉴别一下的。

首先，这半夏厚朴汤体质和温胆汤体质都是以比较敏感的半夏体质为主的，这种人的体质比较好，营养良好，应该属于中产阶层的人，形体也不会很瘦，而且偏于丰满的会多一点，肤色比较滋润或者油腻，有点黄暗。还有一个特点就是主诉很多，但是你真的临床体检的话，阳性的体征比较少，这个时候如果在医院检查，那肯定是排除了很多的器质性病变。这种病人描述病情的时候就会滔滔不绝，手舞足蹈，肢体语言比较丰富，一说起来没完，让后面候诊的患者等半天。这类人比较敏感，情绪也非常的不稳定，但是这种人比较聪明，情感世界比较丰富，如果是女性朋友的话，谈恋爱的时候就很浪漫的，而且多愁善感，容易出现精神方面的症状。还有一个特点就是容易出现恶心，有恶心的感觉，老觉得喉咙不舒服，早上起来有痰，有头晕，胸闷啊，心慌啊，舌苔都偏腻的，这是他们的共性。

那具体来讲，半夏厚朴汤体质是以自我感觉异常为特征，多数表现在口腔、舌头、咽部、胸部、上腹部总是有诸多的不适感，然后精神状态比较明显，会有忧虑、抑郁。这种人患病就表现在口舌咽胸上腹部的诸多不适，具体来讲就是梅核气，咽扁桃体炎、腺样体肥大这种病更多一点。

温胆汤体质

温胆汤体质这种人的话，胆子比较小，稍微吓一下就会反应很大，而且多数是中年人，一会来讲为什么多数是中年人，他们自觉症状特别明显，有时候有恐高啊，总之是精神类的症状特别明显，多疑，惊恐，头晕失眠，多梦，尤其是喜欢发噩梦，个别还有幻觉。为什么多为中年或是中青年呢？因为这几年失眠的病人太多了，特别是一线城市的白领占比例很高，本身是来看别的病，你随便问一下，上了40岁以上的人，10个里面有7—8个睡眠都不好，所以说临床上有时候遇到忧郁症的患者，在对证的前提下，你就把温胆汤的原方加进去，效果肯定会不错的，不一定动不动都是酸枣仁汤啊，甘麦大枣汤之类的。温胆汤体质的人容易得的疾病，像创伤后的应激障碍，恐惧，失眠，神经症，高血压，冠心病，精神分裂，癫痫，抽动证等都容易犯的。

刚开始学经方的时候总觉得摸不着头绪，整着整着就搞成脏腑辨证了，或者温病方面的卫气营血辨证了，或者去了三焦辨证，特别是临床上有些病人问了他半天，自诉都是能吃能睡能喝，什么都可以，没有症状可辨，这种情况下不妨就从体质入手，如果体质能辨准，用经方临证时起码大方向不会有错。关于体质有很多种的，小柴胡体质、大柴胡体质、四逆汤体质、四逆散体质等，这里不再赘述。

再有，临床上也可以用排除法，有些患者接诊了十几分钟，硬是辨不出来到底属于哪个经病，就可以用排除法，六经中我把太阳经阳明经少阳经太阴经少阴经都排除了，那最后剩下的就是厥阴经病。

前两年我听黄煌老师讲方人，讲的特好，受益匪浅，除了方人，还有一个就是方药。我的理解是：比如对小柴胡汤有效，而且适合长期服用小柴胡汤的体质，这种叫方人。和药人比起来，方人可能更加具体一点吧，范围更明确，往往是和某些或者某一类疾病相关联的。可以这样说，方人就是体质与疾病的结合体，根据体质定选方药这个思路在临床上也是挺好用的。

第 395 条：大病差后，从腰以下有水气者，牡蛎泽泻散主之。

牡蛎泽泻散

牡蛎（熬）　　泽泻　　蜀漆（暖水洗去腥）　　葶苈子（熬）
商陆根（熬）　　海藻（洗去咸）　　栝楼根各等分

上七味，异捣，下筛为散，更于臼中治之，白饮和服方寸匕，日三服。小便利，止后服。

这个条文说的就是大病以后，什么都好了，只是腰以下肿，这就是病后遗留下水湿的问题还没有解决。一般疾病后有很多问题要善后，有的是食复，有的是劳复，有的是留下来的余寒，有的是留下来的余热，再有就是这条，遗留下来的水湿。湿热壅滞，水气不行，停聚腰下，就可以见腰以下肿。既然有肿的话，肯定有大小便不利的情况，特别是小便不利。而水湿邪气壅滞在腰以下，腰以下肯定包括了腿肿，这脉就不应当是浮了，而应该是沉脉。《金匮要略》有关于水气病的治疗原则就说过"腰以上者发其汗，腰以下者利小便"，这就是一个治则。腰以上就因势利导，用汗把它发出来，水湿就从表走了，肿自然就消了；腰以下就利小便，让水湿从小便走，让邪气有个出路。

牡蛎泽泻散这张方，我查了一下文献，是逐水清热软坚散结的。这张方挺厉害的，但我是没用过的，不敢用，觉得病人如果不是邪气很盛很实的话，尽量少用，虚人还是少用。像方里的蜀漆，这个药我都没见过，有人讲蜀漆没有就用长衫来代替，长衫我也没见过。

第 396 条：大病差后，喜唾，久不了了，胸上有寒，当以丸药温之，宜理中丸。

这个条文说，刚生完病后，经常会吐唾沫吐口水，这是胃上有寒的表现。按道理说，如果胃有寒，心火应该下来，但心火达不到胃，又回去了，那胃里的津液就从嘴巴里出来，就吐口水，吐了又有。条文说是"胸上有寒"，我觉得是胃上有寒，这样理解吧。

大病好了以后，本身就变得很虚弱了，容易出现气短，有恶心欲吐的感觉，就像是胃里有虚热。病人虽然好了，但我们在调理时一定要顾护胃气，说明"脾胃为后天之本"的重要性，这也是李东垣补土派能在中医史发展的长河中占有一定地位的原因吧，而理中丸就是代表方。

第 397 条：伤寒解后，虚羸少气，气逆欲吐，竹叶石膏汤主之。

竹叶石膏汤

竹叶二把　石膏一斤　半夏半升（洗）　麦门冬一升（去心）　人参二两　甘草二两（炙）　粳米半升

上七味，以水一斗，煮取六升，去滓，内粳米，煮米熟，汤成去米，温服一升，日三服。

竹叶石膏汤在六经来讲是属于阳明经的方。条文的意思是伤寒解了，病好了，人还没完全恢复，比较虚，而且瘦，气不够，气短，老是要吐。我的理解，《内经》里讲"壮火食气，少火生气"，这个虚热是壮火，能够伤人的气，胃本身就是喜温不喜寒的，平时胃有点不舒服时，用温药没太大错误。

对于这个"气逆欲吐"，竹叶石膏汤很好用。竹叶对咳逆效果特别好，半夏下气治呕逆，下气降逆效果都不错。再就是人参、甘草、粳米都是一些健胃的，麦门冬健胃生津，药性比较甘寒，胃有虚有热就可以用，但要是单纯的胃虚寒的话，麦门冬还是少用点。这里面有一个人参，比较平稳，寒热都可以，但是石膏就不行了，它是去热的，是阳明经常用药。这个方我是这样理解的，一方面临床上对胃虚有热，咳嗽呕逆都可以使用，竹叶加了石膏后祛热下气的力量更大。这个方挺常用的。

第 398 条：病人脉已解，而日暮微烦，以病新差，人强与谷，脾胃气尚弱，不能消谷，故令微烦，损谷则愈。

这个说的是这个病人大病刚刚好，但是到了黄昏的时候有点烦，"以病新差"，"以"古文就是因为的意思，新差就是病刚痊愈，差应该加个疒。但有的就写了个"差"，没有"疒"字头，一般的教课书都有"疒"字头的。人强与谷，也就是病人的家属出于好心，让刚刚好的病人吃很多补品，多吃，要吃好的，结果本身胃气没有完全恢复，还是比较弱，这样就造成胃的负担。所以大病刚好的人还是吃点清淡的粥、面条之类，食量也要减少，否则会有反复。其实这就是病人在刚刚痊愈时，我们如何去调理身体的法则吧。一定要等机体完全恢复后再去适当的进补，这一点很重要。

这个"阴阳易瘥后劳复"放在最后篇，有它的深远意义，这是疾病在发生、发展、痊愈的过程中康复后的调理法则。我的课讲完了，说得不对的地方，请大家多多批评指正！

到今天为止，《伤寒论》398 条也就全部讲完了，完美收官！再次感谢以姜宗瑞老师为核心的经方团队。谢谢！

　　姜老师点评：谢谢徐老师！徐老师一个小时逐条讲解，实事求是，朴实无华，很值得大家学习，辛苦了！到今天为止我们《伤寒论》的逐条学习就结束了，感谢各位老师无私的付出，也感谢各位会员的积极聆听。

第二部分 专题篇

1 温兴韬：学习经方需要注意的几个问题

温兴韬，出生中医世家，自幼酷爱中医，1995年随恩师黄煌教授系统学习经方。2014年被评选安徽省名中医。临床经验丰富，擅长治疗心脑血管病、糖尿病及疑难杂病。

姜宗瑞老师开场发言：

协会的各位老师、各位同道，大家晚上好！我们有幸请到了温兴韬温院长给我们讲学习经方中需要注意的几个问题。

温老师是被黄煌老师赐名"温桂枝"的，他是黄老师早年的学生，忠实于黄老师，忠实于方证，临床经验丰富，而且文采飞扬，诗词也漂亮，是我敬重的兄长之一。

今天晚上我们能够请到温老师是我们大家的福气，希望大家珍惜。如果温老师高兴，讲完之后也可以现场为我们作一首诗，这是额外的要求。

接下来我们就把时间交给温院长、温老师。

温老师发言：

尊敬的姜老师、各位老师大家好，今天有幸应姜老师邀请，和大家谈谈自己学习经方的一些心得体会，有不对的地方请大家批评指正。

我学习经方已经 20 多年了，主要是跟南京的黄煌教授系统地学习经方，这么多年虽然有一点心得体会，但还是感觉到很肤浅。经方实在是太深奥，太神奇了！这次应姜老师的邀请，觉得没有什么好的经验可以讲，但这么多年反复循序实践，以及观察到一些经方同仁的得失和成败有些许体会，即学习经方需要注意若干问题，于是就想和大家谈一谈。

《伤寒杂病论》是医圣张仲景在"勤求古训，博采众方"的基础上，开创的具有独具特色的中医诊疗体系，后世称之为经方。张湛曾经说："夫经方之难精，由来尚矣。"是说经方很难，然而柯琴说："仲景之道，至平至易。仲景之门，人人可入。"却又说经方很容易。为什么会出现这样极大的反差？

为什么一些颇负盛名的中医大师对经方难以理解、难以入门？

为什么有些人能将经方倒背如流，却不会用经方？

为什么有些外行学习经方却很容易，几年就可以颇有临床疗效？

黑格尔有句名言：熟知并非真知。任何事物都有现象和本质两个方面，对事物的认识要遵循从现象到本质的过程，如果仅仅停留在表面的认识，或者对本质的认识出现偏差和错误，最终的结果可想而知。

本人随恩师黄煌教授学习经方 20 多年，反复实践思考略有所得：问题的关键在于，经方是中医大家族中的独具特色的诊疗体系，与《黄帝内经》的阴阳五行藏象经络学说的时方体系全然不同，久学时方会形成思维定式，反而对经方思维产生隔拒，难以真正领会经方思维，也难以真正应用好经方。所以经方是中医大家族中一独特的法门，不是简单的经验积累，不是普通意义上的方书，是授人以渔的独特法门。

经方蕴含独特的病理，揭示了万千复杂疾病的内在规律。若能将经方的六病及方证弄熟，就可以治疗各种各样复杂的疾病。多年的临床实践和思考，让我切身体会到学习经方需要注意的若干问题，若在学习方法和方向上出现问题，难免会出现南辕北辙的情况，往往越用功反而离医道越远。

下面就分几个方面具体论述一下：

第一、心术亦正、淡泊明志。书法家柳公权的千古名言："用笔在心，心正则笔正，笔正乃可法矣"；千古名相诸葛亮言："非淡泊无以明志，非宁静无以致远"；古语有："君子谋道不谋私"；孔子曰："言寡尤，行寡悔，禄在其中矣"。如果心术不正，终日为名利所困，则很难有精力去感悟经方。

第二、发大愿力、利益苍生。医圣能有这样的成就不是为谋利，而是"感往昔之沦丧，伤横夭之莫救，乃勤求古训，博采众方"。药王孙思邈的《大医精诚》再三强调医德的重要性。特别是一些非医学专业的人士，甚至有些患者因为久病发奋学习，而很有成就，这也是个人的愿力。

第三、心无旁骛、专心致志。常言道"书读百遍其义自见"、"水滴可以穿石"、"驽马十驾功在不舍"。经方乃独特的法门，想要领悟经方的神奇魅力，必须专心致志于经方的学习、实践、思考，否则心猿意马朝三暮四是很难有成就的。

第四、勿坠外道，勿乐小法。中医博大精深，门派众多，经方只是其中的独特法门。但经方的基本认识、着眼点与时方完全不同而自成体系。学习经方如果参照时方思维或者其他门派杂学，将严重干扰对经方的理解与运用。有些人初学经方感觉颇好进步很快，但一不小心就被火神派、运气派给迷住了，坠入无底深渊。

中华武术博大精深、门派众多，但基本分类只有外家拳和内家拳，外家拳门派众多、招数繁杂，而内家拳如太极拳、形意拳套路较少而动作轻柔，常常为习外家拳者所不齿。但练内家拳练到一定的境界其功力非凡，但习外家拳者难以领会内家拳法。

第五、感悟六病，熟谙方证。《伤寒论》通篇就是以六病为纲、方证为目，构建了自身严密逻辑的独特法门。六病是医圣对万千复杂疾病的宏观分类，方证是破译疾病的密码，是临症的门径。经方集诊断与治疗为一体，是医圣开创的独出法门，是其他中医典籍无法比拟的。

不明六病难解伤寒，熟谙方证自有活法。虽然古今医家没有一人可以说得清何为六病，但大论中六病昭昭不容否定，用心揣摩自会领略其内涵。不经此门，很难进经方之门，更无法登堂入室。然后世医家每每言六经辨证，不知经从何来？一些纯正的经方家非常重视六病，如范中林、黎庇留等。学习经方最重要的是弄清楚经方的理论体系、组方规律，我曾经写过《伤寒论理论体系组方规律探讨》，可供大家参考。

第六、深刻理解经方思维。经方是中医家族中的独特法门，有自己独特的临床思维。我将经方与时方临证思维进行比较，发现有些疾病用经方治疗还可以用时方思维来解释，而有些经方的应用则难以用时方思维解释，必须用经方思维来解释。

典型案例莫过于宋代的许叔微用麻黄汤治疗咳血，清代的舒驰远用麻黄汤治疗难产，近代丁甘仁用桂枝汤治疗背疽，本人也用过桂枝汤治疗乳腺炎，这些都是无法用时方思维来解释的。学习经方，如果不能放弃时方思维，那就很难真正理解经方思维，难以真正掌握好经方用好经方。不能理解经方思维就不能入经方之门。

第七、善于学习，勇于实践。中医学是理论与实践兼备的，如果对理论真正理解掌握透彻，必然会有良好的疗效。反之，临床有良好疗效者，必然对理论有精确的理解。中医是真正的知行合一，要善于学习，勇于实践，不可道听途说，要在学习中实践，在实践中学习。

第八、融会贯通，敢于存疑。融会贯通是古人治学非常重视的境界，学习经方也不例外。因为经方有独特完整的体系，前后条文有着密切的联系，如不能做到融会贯通，往往会产生歧义。因年代久远，在传承的过程中难免会有差错。最典型的莫过于176条白虎汤证，其中有"里有寒"这几个字，颇为费解。但是脉滑是内热的确征，也是应用本方的依据，并不在于患者是否有发热。

第九、重视白文，慎待注解。学习经方，非常重要的一个方面就是重视白文。白文虽然艰涩难懂，但必须咬紧牙关反复学习，逐字逐句地读书。本人因受恩师教诲，非常重视读白文。袖珍版白文，放在口袋，随时随刻拿出来读。不仅读白文，还抄写白文。读白文时应用心体会，对前后条文进行比较，发现其方证的特异性与规律性。

在熟读白文的基础上，慎重选择优秀的注本参考学习。所谓优秀的注本，当然是纯正经方家的著作，如曹颖甫、胡希恕等，对那些用阴阳五行、运气学说来解释经方者应敬而远之，否则会干扰自己对经方的正确理解。

最后面跟大家分享两个案例。

说实在话，很多经方在我第一次应用的时候根本都不了解它，只是平常读白文读得多，方证熟了一点。我一开始背金匮时，厚朴七物汤我根本没找到感觉，因为之前看医案根本没见过谁用厚朴七物汤，所以我也不会用。

曾经有个亲戚，心脏病多年，以前我是用桂枝类方治的，但是效果不是很理想。后来有一次他到我这来说胃胀得很，他说"其实我吃也能吃"，从他这一句话，我当时突然想到，这不是"腹满，饮食如故"吗？当时就想到厚朴七物汤了。我给他号了脉，没有什么特别的地方，就给他开了厚朴七物汤原方五剂。

后来他吃了药，过了十几天跑来说，这次药吃了这么管用，药一吃，马上胃就不胀了，心慌胸闷全都没有了。这个是让我大出意外的事！这个案例让我陷入很长的思考，仲景在那么久远的年代，怎么会发现这样一个独特的方子？这个很难用病机去解释，当时我完全就是囫囵吞枣，根据原文、方证，照葫芦画瓢用的这个方。不仅是这个，后来还有很多其他方也是这么应用的。再经过反复实践、思考、体会，才会有更深刻的认识。

还有另外一个方子，茯苓甘草汤，我以前对它也没有什么感觉。曾经有一个老头，小学教师，七八十岁了，咳喘找到我这里看。他的病情很复杂，一摸他的手很冰凉，还心慌。当时我想他岁数大了，老慢支、肺气肿、肺心病，症状很多觉得很难下手，就给他开了几剂茯苓甘草汤。

一个星期后没见他来，没想到两个星期以后，他又跑来了。就是非常抱怨。起初我还以为我把他给看坏了。后来才听明白原来他是抱怨下面一个医生。当时他喝完一星期的药，星期天又赶来了，刚好那天我不上班，所以他就找了另外一个医生。下面这个医生根据他咳喘这些症状就认为是小青龙汤证，开了小青龙汤。结果他喝了一剂就受不了了，发狂，然后就停药来找我了。

这个案例给我的反思是非常大的，当初我要不是对茯苓甘草汤方证记得熟，那么我是不是会用小青龙汤加味？我想百分之九十会用的。那么后面会出现什么结果呢？真是无法预料。

以上仅仅举出这几个案例。临床中我越来越感觉到经方的神奇，它的很多方面都不是运用时方的思维及脏腑辨证所能理解的，所以我再三强调经方思维的重要性。

以上是我一些不成熟的见解，错误的地方请各位老师批评指正！

最后应姜老师之情，胡诌一首以作结尾。谢谢大家！

大论感怀

仲师悲悯著奇方，战乱蒙尘入馆藏。
太医无心翻简牍，苍天有意现光芒。
贞观盛世黎明乐，万历萧疏疫疠猖。
几度中兴几度隐，绵绵薪火续余香。

课后答疑：

刚才听到温老师说，伤寒脉浮滑，此以表有热，里有寒，白虎汤主之。温老师能具体给学生讲解一下吗？

姜宗瑞老师：关于这一条，温老师的当时的意思可能是说这一条以"脉浮滑"作为这一条的适应证，可以不管"表有热，里有寒"这几个字。支持这个观点的有一个佐证，在康平本上可能没有"表有热，里有寒"这几个字，好像只作"伤寒脉浮滑，白虎汤主之"。至于这几个字是注文，还是根本就没有，具体我记不太清楚了。反正是有这么一个佐证，大家可以参考一下康平本。

温兴韬老师：这一条原文上讲的是"表有热，里有寒"，后世对一条的理解十分困惑。既然"里有寒"，那么白虎汤是公认的清热的方子，怎么可能"里有寒"来用呢？"脉浮滑"，它的脉象上容易有滑象，我认为滑脉大部分是有内热、痰热或者湿热，从这一点是运用白虎汤的依据。可能是有错简的原因，本来是"表有寒，里有热"还是怎样，难以考证了，所以就不用管那么多，临床上只要是遇到滑脉，就可以大胆地用。

2 范怨武：分享《伤寒论》条文223、224的经验

　　范怨武，笔名范修文，岭南客家人。自幼痴迷中医、易学、爱好写作，出版有长篇小说《鬼马郎中》《鬼马郎中之龙眼》，发表多篇论文于《中国社区医师》杂志岐黄讲堂专栏。毕业于广州中医药大学，本科中医学专业，2006年业医至今，现为主治医师，于深圳固生堂出诊。

各位老师、同道们，大家晚上好！其他的话那我就不多说了，直接切入正题，今天我要讲两条条文。我对条文的熟悉程度可能还不如群里的老师，所以呢，我就没有按照上一位老师的顺序接着往下讲。今天就拿最近比较有感觉的两条条文——223 条、224 条跟大家分享。

我学习《伤寒论》和《金匮要略》，并不是逐条逐条地来学的，而是从方剂入手。因为我感觉我对条文的理解不够透彻，所以喜欢从方剂、从药、从它的理法上入手。我很受岳美中老先生一段话的影响，岳老说："研读《伤寒论》《金匮要略》，察症候不言病理，出方剂不言药性。"所以我学《伤寒论》的时候，有时候是囫囵吞枣。当然也并不是说完全不去理解它，因为临床上还要碰到很多病例的，有效果好的，有不好的，最后还是会用心地去想这个问题，通过这种方式，加深自己的理解。

现在我开始讲第一条条文：

第 223 条：若脉浮发热，渴欲饮水，小便不利者，猪苓汤主之。

这条条文让我想起了去年的一个失败的病例。这是一个长期跟着我就诊的病人，有点感冒头疼都来找我。有一回她带她女儿看病，小女生大概有十来岁，发烧。我一看她的舌象：舌红、苔腻，那时刚好是暑天，湿温比较常见，所以当时我大脑里也没有过多的思考，可能陷入了一种窠臼，一种习惯性思维，一看发烧，舌红、黄腻，觉得这就是一个温病，而且一摸脉，脉也是浮数的，人身上也是有黏汗，所以我就给开了三仁汤。按照往常，这个方子吃下去应该烧可以很快就退下来的，基本上当天就能退下来。但是这个患者没有退，第二天又来了。

她第一天就诊时还有个主诉，我忽略掉了，她说"老是想尿尿"。我问她痛不痛，她说不痛、尿频，我就没太在意，觉得这就是热吧，湿气要往下走，这是人体自我排邪的反应，所以我就给开了个三仁汤。但第二天来复诊，她说还烧，烧还没有退。

第二天小女孩来了之后，我让她躺在床上，看她在打冷战、颤抖，那个颤抖不是打冷战那种颤抖，就是发热，然后腿忍不住得一直在抖。我感觉这是湿热夹有寒，还是什么呢？当时给她在曲池穴上扎了针，想要退热嘛，然后又开了一些退热的药，也就是治疗湿温病的一些常用的方剂，具体什么药我一下也想不起来了。

但回去之后呢，烧还是没有退。然后小孩妈妈就带孩子去了医院。检验了一下尿，发现是尿路感染。然后，我就拍大腿，怎么就没有往这方面想呢！因为她的症状表现，除了发抖没有在这个条文里面，其他的都很符合。她小便尿不多，尿得不是很顺畅，就是有膀胱刺激征，老是有那个刺激要尿尿，但是又尿不多，她还没有发展到尿痛，但是老是在那里颤抖。所以我再回头来看这个条文的时候，我就觉得，拍大腿，当时怎么没想到用猪苓汤呢？我也是在误诊后，后面复习这个条文的时候才想起来。

所以说对于条文呢，如果能信手拈来、张口就能背的话，那这个病治起来基本上就不会有误诊。如果说不能做到这样，我觉得我们中医人，也应该像岳老先生一样，每年定期的复习一下《金匮要略》《伤寒论》，还有一些其他的重要典籍，用这样复习的方法来巩固自己的记忆力。我不像其他人有家传，从小就背条文了，是上了大学之后才学的，所以对《伤寒论》的内容没有那么深刻地印刻在脑海里。但从这个病例之后，就提醒了我，《伤寒论》的条文要时时复习。

我刚才粗略地讲了一条条文，只是个引子，接下来我们继续。

第 224 条：阳明病，汗出多而渴者，不可与猪苓汤。以汗多胃中燥，猪苓汤复利其小便故也。

这条条文是告诫我们猪苓汤什么地方不能用。"阳明病汗多而渴者，不可以与猪苓汤"，这条说的是阳明热证啊，不是夹湿的，热证出汗的时候我们丢失的是津液，这时人体已经脱水了，如果再在利小便的话就是不治之举啊。

从这个"汗出而渴"我们还可以进行拓展一下猪苓汤的应用范围，凡是丢失津液的一些疾病或者症状，我们就不应该盲目地去使用渗水、利水的方剂，比如说呕吐过后，或者泄泻过后，这时再去利小便的话，就有可能加重病情。

所以到底猪苓汤该怎样用、什么时候不用，这是这两条条文给我们的一些指示。但是我们光学这两个条文还是不够的，我们还要结合《伤寒论》里面关于猪苓汤的其他条文来看。

我们再复习一下：

第 319 条：少阴病，下利六七日，咳而呕渴，心烦不得眠者，猪苓汤主之。

这里讲的是少阴病热化之后的湿热在下，它有"渴"，提示着一个病机是津液不足，"心烦不得眠"，就是下焦的湿热蒸在上面，热扰心神。前面还有个"下利六七日"，刚才我们讲了脱了水的人，不要轻易使用猪苓汤，这里"下利"其实也是有丢失液体的一些症状，一会儿说不能利，现在又说能利，究竟能不能利呢？其实我们要看人体丢失津液的程度，还有湿热之邪的比例来共同确定到底能不能利。

说实话，猪苓汤是非常常用的方子，不过我们平时用的频率未必有那么高，前人对这个方已经有非常多的论述，已经成为一个定式了，我也不太可能说出更有创新性的东西，只能说一些自己的感悟，先一步一步地讲述着，后面再结合一些病例来谈谈对这个方子的感受。

猪苓汤是一个祛湿剂，它有利水、养阴、清热三重功效，最主要的病机就是用于下焦湿热兼有阴亏的这样一个症状，放在我们这个年代，其实并不少见。为什么呢？现代人把阴液熬亏了的人真的是不少见，这跟现代人的生活方式和饮食习惯有关。猪苓汤证主要是水热互结在下焦而且兼有阴亏，常见的症状就是小便不利而伴有发热，口渴，想喝水，或兼有心烦不寐或者兼有咳嗽，呕吐而下痢等等。

我在学习方子的时候，喜欢把药再理一理。我们看这个方子的组成就会发现，除了阿胶之外，茯苓、猪苓、泽泻、滑石都有利水的作用，有淡渗的，有甘寒的。猪苓汤里面有五味药，三味药与五苓散相同，不同的是，五苓散里面有白术和桂枝，猪苓汤有阿胶和滑石，一个是偏寒的，一个是偏于养阴的，一个是温阳健脾利水，一个是甘淡甘寒化湿的。

在这些药物里面，我着重讲一下阿胶这味药。阿胶是驴皮做的，我们中医讲取类比象，或者说以形补形、以形治形，阿胶对于皮肤黏膜病变是很有用的，在临床上应用的时候，湿疹这一块我会常常用到阿胶。我们要针对病情来用药，以前刚从业的时候，我不敢用阿胶，因为一开阿胶的时候这个方子就显得贵，显得贵的话，我就怕患者再不来找我看病。当时出道的时候是有这种顾虑的，后来慢慢，病人多了的时候呢，这方面的顾虑就好了一些，因为我发现用了效果更好的时候，为什么不用呢。

像我平时治疗女性阴痒，特别是每次来月经之前，阴唇外面的湿疹、瘙痒，经常会出现一些黄色绿色的分泌物，我就会用温经汤，再加一点四妙散。单用四妙散的时候，效果不好，当合上温经汤的时候呢，我就发现效果非常得好。因为温经汤里面就有阿胶，后来我就琢磨这个阿胶，它对黏膜应该有作用。

碰到腹股沟疼痛同时兼有阴道瘙痒的时候，我没用温经汤，用当归四逆汤合阿胶，发现效果也非常好。再到后来发现有一些类似鹅掌风的病，就是在手掌出现湿疹，或者有地方干裂，有地方有水渗出，这种皮肤类病变，我还是用当归四逆汤，但是单用当归四逆汤效果也不好，于是就加了苍术和阿胶，结果发现对黏膜的修复非常快，比单用当归四逆汤的时候效果明显增快。所以，我就发现了一个奇怪的现象，阿胶对皮肤黏膜有很好的修复作用。

然后有一天，我就想到猪苓汤有没有这个作用呢？就开始有意地使用，对于下焦湿热伴有皮肤黏膜问题的就使用这个方子。一些阴囊湿疹的病人，睡着了，被子一盖就热，热了就痒，痒了就挠，挠的血水淋漓的，我发现用猪苓汤效果也挺好。明明用了养阴的药，为什么干的那么快呢？我心里面也是有点纳闷。

猪苓汤里面，滑石有去湿、去热的双重作用，泽泻也有去湿热的作用，茯苓、猪苓都有渗湿的作用，茯苓还有一些健脾的作用，还有一味药阿胶，它有修复皮肤黏膜的作用，同时还有养阴的作用。我们不一定按照《神农本草经》来说，说它没有养阴的作用，在一千多年使用的过程中，临床观察下来是有养阴的作用的。有些人单吃阿胶上火，是因为阿胶毕竟是温性的，而且在制作的过程中还用了黄酒之类的，本来就有湿热，你还养阴，就加重了湿热，肯定会有上火的症状。单用是这样，但是你用在复方的话效果就不一样了，与祛湿、祛热的药结合在一起，就有了一个复合的作用。

这样从方子来分析的话，它就是一个养阴，去湿和去热三重作用，所以我们分析这个方子，能够把病机拿下来。它是有三重复合病机，你光治湿，有什么用啊？热没有兼顾到。光治热也不行，光治阴亏也不行，它就是三个病机在一起，湿热是互结的，如油入面，难解难分，同时还有阴亏，三个病机在里面互为因果。什么叫互为因果呢？就是一方面会导致另一方面的问题加重，由 A 导致 B，由 B 导致 A，是循环无端的。阴亏会导致津液运行涩滞，化为湿热，热又能加重阴亏，阴亏反过头来又加重湿热，它就在下焦打了一个死结，我们要扯着线头把它扯出来，扯出来以后这个病就能好，它的病机就是这个样。

那我们想为什么在下焦呢？我住的方子是回字形的楼，而且我住在下层，回到家的时候就发现怎么这么湿啊。回形屋空气不如外部那么流通，同样一栋楼里，底层的偏湿，上层的偏燥，你家要是住在二三十层的，风大，偏阳虚，要是住在底层，偏湿，也就是环境也会造成一些病机。所以有时候问诊的时候，你问问住几楼？有时也会影响你的用药，这是题外话。

下面我就分享三个运用猪苓汤的病例。

第一个病例是一位女士，今天还来复诊了。她在我这里起码看了五诊，第一诊来的时候主诉是尿尿刚完的时候，耻骨联合的部位突然有下坠感，疼痛难忍，每次尿尿都很害怕，非常难受。我就追问病人，你这个病怎么来的？她就谈起来，半个月前去医院查出有尿路感染，然后就自行上网买一些养生的书籍看。尿路感染一般情况是下焦湿热，常规的治法，急性要清热利湿，但她没有这么做，不知从哪里看的，觉得自己体寒，买了艾条对着三阴交灸。

其实即使是体寒，有标症也应该先治标，而不是治里面的本。结果灸没两天，发现症状越来越重，甚至出现轻度浮肿，还腰酸腰痛，马上上医院一查，肾盂肾炎。我们说"用热远热"，下焦湿热，你用艾灸，是加重它的热，热又被湿裹在那里，又热又湿，就这样灸出了肾盂肾炎。只好住院了。

住院后，肯定是用抗生素。住了一周医院，肾盂肾炎的症状没有了，但是遗留一个症状，就是尿尿到最后，耻骨的部位往下坠，痛，然后就来找我就诊。

根据这个主诉，看舌象：黄腻、暗红，我也没有多想，基本上是很典型的下焦湿热，就用了猪苓汤。5 剂之后，症状就消失了。一对证的话，经方见效的效果非常快，效如桴鼓。这个症状消失后，她还有阴亏的表现，睡不着、心烦，按照刚才的条文，猪苓汤应该可以治这个病的，但不行，湿去掉了，还有虚火在上面。这个虚热是阴亏的虚热，怎么办呢？我开了黄连阿胶汤，用了黄连、黄芩、白芍、阿胶和鸡子黄。

吃了之后，睡觉好了，但又出现一个症状。什么症状呢？上半身非常热、非常烦躁，而且舌头还觉得烫。平时碰到这种上焦有热、有火象的，我习惯用升阳散火汤。在用了升阳散火汤以后，舌头不热了，但是上身还是烦躁，上半身热。我又问她下半身情况，下半身是凉的，最后我又开了升阳散火汤合上引火汤。这是一个我还没有完全治好的病例，从一开始就诊到现在，基本是一诊一变方，按照她的病机来走。

这个病例提醒大家，艾条看上去很安全，但误用了很容易引起副作用。此前我还治过一例也是艾灸误治的。这个患者误喝了一杯放了五六天没有倒掉的水，结果引起腹泻，然后就灸肚脐，灸完引起强烈腹痛。这是肠道湿热，我没有用猪苓汤，用了达原饮合上一些地榆，把这个腹痛给治好了。说这些是想告诉大家，即使是艾灸，在不懂的情况下，也千万不要乱用。

下面再分享第二例病案。这是一个安徽患者，每隔半个月从安庆坐飞机来一趟找我面诊。他是非常典型的前列腺炎，会阴部位酸、涨、热、痛，尿不尽，连带肛门周围也是涨、热、痛，可以说是下焦有一团火似的，坐立不安。病反反复复有1年多了，看了西医吃消炎药没好，后来到我这里。

按照往常的治法，下焦湿热，我有时会习惯用上风药，为什么？风能胜湿，它能将底层的湿吹干。所以前面一诊两诊，我用了风药。但只是轻微缓解了一些症状，他那些热灼感根本去不掉。只是下面单纯湿的时候，风可以吹干，如果是湿热胶着的话，是吹不掉的。

所以后来我琢磨这么弄这个病。我看他的舌头是润的，用手电筒一照的话，它会反光，亮晶晶的，而且舌面是腻的，上面有一点黄，特别是中部和根部。他是吃过消炎药、清热解毒药，还有就是利尿药，伤及到了肠胃，所以舌头表面看起来是淡的、润的。但是让他把舌头卷起来，舌底的颜色是暗红的，而且舌底是干燥的，一看舌底我就知道应该养阴了。

他的舌底表面和舌面的表面不同，这是中焦有寒湿，但下焦阴亏有热。这个湿热，因为是久病，所以要加一些活血药，我就给他开了一个小方子，用了当归芍药散合猪苓汤。回去吃了以后，没想到他有这么重的排湿反应，一天拉了七次大便，每次拉的大便就像池塘里的淤泥一样，非常非常的臭，连着拉了五天，然后会阴和肛门的那种重坠、热灼，还有那种酸胀的感觉慢慢就消失了。

上周六来复诊的时候说基本上没有感觉了，已经很久没有这么舒舒服服的睡过觉了。后面我又调整了一下处方，根据他的病情变化，该养阴的时候我还是会养阴，没有阴亏的时候我就不会用这个药。都是根据他有湿有热有阴亏的具体情况，按照病机病因来用药。

好，下面来分享第三例病案。这是我的一个儿科患者，看完他以后，他的母亲也让我顺带看一看。她的主述是咽炎，清嗓子，有痰，这个痰她觉得在很深部。她平时容易腹泻，大便是黏液状的。当时我是按照咽炎治的，治疗咽炎我常用杏苏散、升阳益胃汤、二陈汤这一类的方子，加一些喉科六味的药。

吃了两剂药以后，她这个咽部的症状就基本缓解了。但是她还说，还有一个症状非常突出，就是憋不住尿，一天可以小便几十次。我们讲小便不利，通常指的是尿不出来，但是也可以是尿频的症状。为什么这么说呢？首先我们要理解尿频的原因，尿频是机体驱邪的自然良能。比如，人一旦有了感冒，想要咳嗽、想要排痰，这是自我的一个正常的排病反应；肠道有不消化的东西或者是肠道有感染，机体就想通过呕吐或者腹泻把病邪给排出去。尿路有感染的时候呢，小便也有这种反应，想通过尿尿把这些病邪给排出去，让它不再刺激我们的机体。

但是类似于心烦喜呕，比如说胸膈部有痰，就会出现干呕的症状，我们就是喜呕，不是喜欢呕，姚老说的恨不得呕，要把这个痰呕出来，可是呕不掉，它不在消化道。同样，如果病邪在下焦，不完全在尿道的话，你再怎么去尿，它也尿不掉。其实就是有邪需要你去驱赶，所以才会有这种憋不住尿的情况。

然后我去看他的舌底，舌底是暗红的、干的，这就是阴亏。看下焦我喜欢看舌底，舌底是偏下，舌面是偏中上，这是我看多了以后发现的一个规律。结合她前面大便带有黏液状，说明她的下焦是有湿热的，所以我就开了一个猪苓汤。

第二天她复诊的时候说，吃了一次以后，就没有出现这种尿憋不住的症状了。所以说，如果针对病机符合病情的话，经方真的是可以如鼓应桴，当场见效的。

究竟阴亏的人能不能用猪苓汤利尿呢？我们其实还是要从具体的病情来看，如果阴亏不是很严重，但是湿热很重，我觉得还是可以用猪苓汤。或者说，如果经过吐泻或者大汗，阴亏严重的话，可以用了猪苓汤然后再来养阴，用一些天冬、麦冬、石斛等等。

岳美中先生说最好是用原方原量，我感觉每个人的体质偏重不一样，千人不同，比如说湿热夹阴亏的比重就会不一样；而且人的病机不可能是单一，比如湿热阴亏的同时还有外感存在的时候怎么办？所以说病机有时候是叠加的，你看它叠加多少层，再来看要怎么弄，先治疗哪个，像打了死结，要想先扯一个线头。所以我们要按照不同的病情来用这个药。

我今天拉拉杂杂的，就跟大家分享我对这两条条文的一些粗浅的理解。谢谢大家。

3 李新朝：经方常用中药的经验鉴别

　　李新朝，男，安徽亳州人。中药鉴定师。深圳中医经方协会发起人之一、秘书长。2001年至2012年在同仁堂工作。2014年7月拜郑国平先生为师，学习中医经方。从事中药饮片的销售工作至今。

大家晚上好！截至目前为止，《伤寒论》太阳病篇我们已经逐条学习完毕，按姜老师的计划，今天由我跟大家共同聊聊中药材的鉴定。

中医药是中华文明的宝库，中医是有经典传承的，但是中药材的鉴别没有经典流传下来，我们熟悉的《本经》只有中药材的性味。可能是古人不会造假，但本人更倾向于是目前物种的基源变迁所致。

今天与大家分享的题目是《经方常用中药的经验鉴别》，我们抛开学术报告的形式，以简单易懂、易掌握的方式与大家共同分享几味常用中药材的鉴别。

一、赤芍与白芍

1. 白芍
白芍与赤芍基源相同，都来源于芍药，但炮制方式不同。芍药未除去外皮晒干为"赤芍"；芍药沸水煮后除去外皮再煮，晒干为"白芍"。

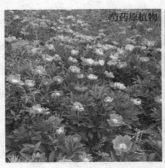
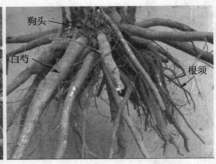

白芍

白芍饮片：本品呈类圆形的片，直径 1～2.5cm，厚度 0.5～1.5mm。表面淡棕红色或类白色，较平坦。切面类白色或微带棕红色，形成层环明显，可见稍隆起的筋脉纹呈放射状排列。气微，味微苦、酸。

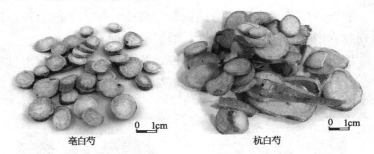

亳白芍　　　　　　　　　　　杭白芍

鉴别要点：切面较平坦，类白色，稍隆起的筋脉纹呈放射状排列。

追忆白芍的道地药材，应该是杭白芍，但是由于目前杭白芍的种植面积远没有亳州和山东菏泽地区大，导致杭白芍这一块慢慢退出了我们的视线。

杭白芍和亳白芍主要区别点：色泽，杭白芍偏红或偏暗红。

市场白芍的消耗量比较大，在常用中药销售排行榜上，白芍排前十名，所以市场上会出现一些伪劣品，主要造假手段有硫磺熏蒸、掺入滑石粉、掺入提取过的白芍。

在国家没有管理之前，临床上用的基本是硫磺熏蒸的白芍。

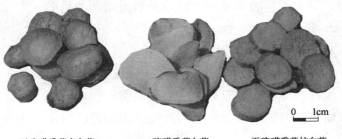

无硫磺熏蒸亳白芍　　　硫磺熏蒸白芍　　　无硫磺熏蒸杭白芍

目前国家对于硫磺的管制非常严格,这种产品就慢慢退出市场。但是有个奇怪的现象:好多药师用惯了硫磺熏蒸过的产品,我们提供无硫产品,反而被退货。常见硫磺熏蒸的品种还包括浙贝母,葛根、桔梗等。

滑石粉白芍片是在白芍的切制过程中,加入了滑石粉,以达到对它增重目的。切面粉性,放射性纹理不明显。

检测滑石粉白芍片最好的手段,就是用水泡。在泡水过程中,滑石粉自动脱落,水杯底部沉淀一层白色的物质。

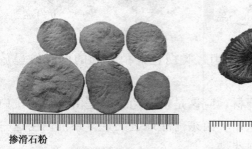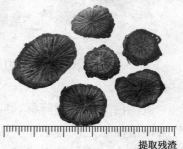

掺滑石粉　　　　　　　　　　　　　　　　　　提取残渣

掺滑石粉白芍　　　　　　　　　　　提取过的白芍

提取过的白芍片在市场很少见,因为它很容易被我们一眼识破。表面为深棕色,枯燥,有裂隙。但是如果一吨的白芍里面掺入二十公斤或五十公斤提取过的白芍片,大家是不是就很难发现它?所以重要的一个造假手段,就是在大量的中药饮品里面,掺入少量的劣质品,以达到数量增加的目的。

2. 赤芍

赤芍饮片:本品为类圆形的片,直径 0.5～3cm,厚 3～5cm。外表皮棕褐色。切面粉白色或粉红色,皮部窄,木部放射性纹理明显,有的有裂隙。质硬而脆。

由于赤芍的价值所在,因此也会出现造假现象。主要有用芍药的跟头部"狗头"充赤芍、用地榆片充赤芍。

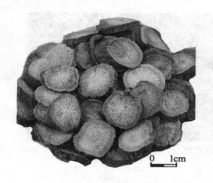

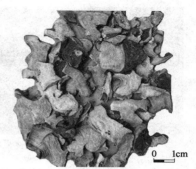

赤芍　　　　　　　　　　　狗头赤芍

　　狗头赤芍为白芍的根头部，俗称"狗头"。深圳在过去市场监管没这么严格的情况下，狗头赤芍的比例占到 60％ 以上。这种"狗头"饮片市场价格非常低，用它充赤芍，市场利益非常可观。

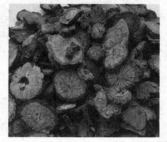

　　地榆饮片与赤芍饮片比较相似，个别会拿地榆掺到赤芍里。由于地榆的价值远远没有赤芍的市场价值高，因此这种情况是比较少见。

地榆片

二、半夏

　　半夏为经方常用中药之一，为天南星科植物半夏的干燥根茎。生半夏有毒，不予以流通，故市售为其三个炮制规格品种，分别为法半夏、姜半夏、清半夏。

1. 法半夏

　　本品呈类球形或破碎成不规则颗粒状。表面淡黄白色、黄色或棕黄色。质较松脆或硬脆，断面黄色或淡黄色，颗粒者质稍硬脆。气微，味淡略甘、微有麻舌感。

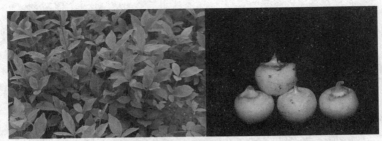

半夏原植物

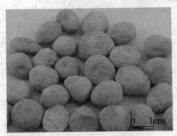

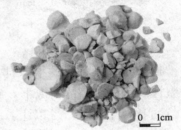

法半夏

2. 姜半夏

本品呈片状、不规则颗粒状或类球形。表面棕色至
棕褐色。质硬脆，断面淡黄棕色，常具角质样光泽。气微
香，味淡、微有麻舌感，嚼之略粘牙。

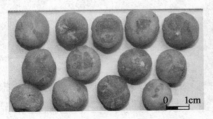

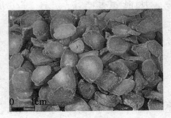

姜半夏

3. 清半夏

本品呈椭圆形、类圆形或不规则的片。切面淡灰色至
灰白色，可见灰白色点状或短线状维管束迹，有的残留栓
皮处下方显淡紫红色斑纹。质脆，易折断，断面略呈角质样。

气微，味微涩、微有麻舌感。

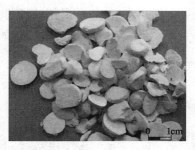

清半夏

半夏的伪品主要有两种：天南星和水半夏。天南星呈扁圆球形，须根痕大；饮片呈长椭圆形的片。水半夏呈圆锥形，全身布满须根痕；饮片呈类三角形的片。

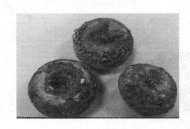 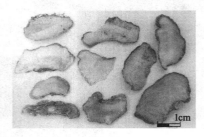

天南星

由于市场利益驱使，天南星与水半夏作为半夏来销售现象非常普遍。目前水半夏的市场价格约为二十元，半夏为 150 元以上，这是个人为利益而造假。

三、柴胡

柴胡也是经方使用频率比较高的一味药。柴胡在《中国药典》里分为北柴胡和南柴胡。现在市场南柴胡少见，主流品种为山西产的家种北柴胡。

1. 北柴胡饮片

本品呈不规则厚片。外表皮黑褐色或浅棕色，具纵皱纹和支根痕。切面淡黄白色，纤维性，具同心环纹（野生北柴胡同心环纹 2～5 个，家种北柴胡 1～2 个）。质硬。气微香，味微苦。

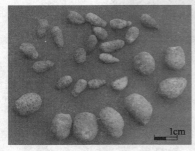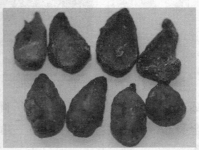

水半夏

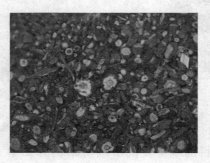

北柴胡

2. 南柴胡饮片

本品呈类圆形或不规则片。外表皮红棕色或黑褐色。有时可见根头处具细密环纹或有细毛状枯叶纤维。切面黄白色，平坦。具败油气。

鉴别要点：北柴胡断面具同心环纹，南柴胡外皮红棕色、具败油气。

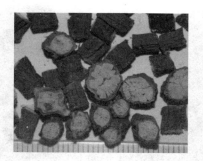

南柴胡

市面柴胡常见伪品主要有：藏柴胡（窄竹叶柴胡）、锥叶柴胡、大叶柴胡、三岛柴胡、阿尔泰柴胡。

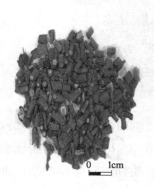

藏柴胡

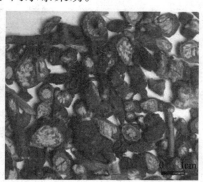

锥叶柴胡

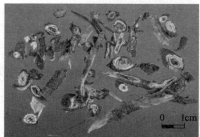

大叶柴胡

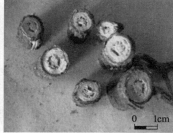

竹叶柴胡

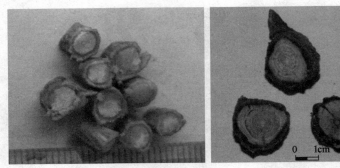

三岛柴　　　　　　　　　　　阿尔泰柴

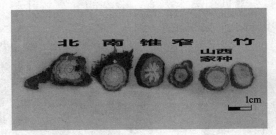

柴胡类断面对比图

伪品柴胡鉴别要点：藏柴胡断面皮部有一棕色油环，味麻舌；锥叶柴胡断面"雪花状"或"菊花状"；大叶柴胡断面多中空，具特异的香气；三岛柴胡色黄、质韧；阿尔泰柴胡断面土黄色、环纹较多。

四、川乌与附子

川乌与附子是母子关系。主根为川乌、子根为附子，如下图：

1. 川乌

生川乌有剧毒，因此在市面不予以流通，常见的为川乌的炮制品制川乌。

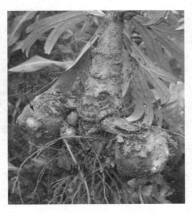

川乌

制川乌为不规则或近三角形的片，稍弯曲。常见顶端有残茎，部分可见一侧膨大。外表面黑褐色或黄褐色，稍皱缩，有灰棕色形成层环纹。体轻，质脆，断面有光泽。气微，微有麻舌感。

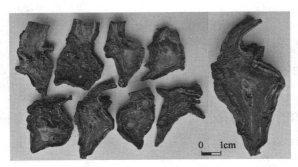

制川乌

2. 附子

采挖附子，除去母根、须根及泥沙，习称"泥附子"，加工成以下规格：盐附子、黑顺片、白附片、淡附片、炮附片。其中淡附片由盐附子炮制纵切而成；炮附片由附子切片后砂烫至鼓起并微变色而成。

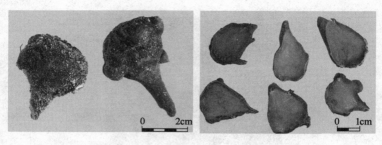

盐附   黑顺

现市面最常使用的规格为黑顺片，白附片、盐附子、淡附片、炮附片少用。

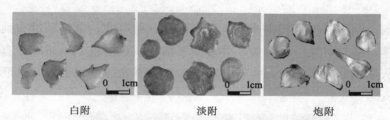

白附   淡附   炮附

图片来源于张继老师

3. 黑顺片

本品为纵切片，近圆形或近三角形，长 1.7～5cm，宽 0.9～3cm，厚 0.2～0.5cm。外表面黑褐色，较平坦，部分顶端具凹陷的芽痕，有的周边可见瘤状突起的支根或支根痕。切面暗黄色，油润具光泽，半透明状，并有纵向导管束。质硬而脆，断面角质样。气微，味淡。

制川乌及黑顺片伪品较少，但是市面有这种情况：用黑顺片充制川乌。

以上这几味药是经方临床常用品种，是否用对药，对临床疗效至关重要。现在有一种观点，认为中医毁于中药，笔者并不这么认为，应该是市场利益毁掉中医。所以合理掌握中药饮片的鉴别，会有效地提高我们临床疗效。医生、调剂师和老板

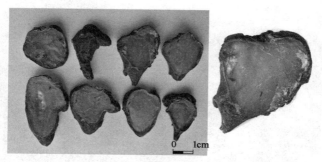

黑顺片

是一个三角的关系，只有这三者相互配合，良好的沟通，达到共识，才能够提高饮片质量，达到我们临床的疗效。

4 马新童：青龙类方讲解

马新童，中国藏学研究中心北京藏医院中医三科主任，中医全科副主任医师，曾任新疆和田市人民医院中医科主任。临证善于四诊合参，用方独到，屡除沉疴痼疾。对《黄帝内经》《难经》《神农本草经》《伤寒杂病论》等中医经典著作有深入研究，并广泛应用于各科常见疾病与疑难杂症的诊治，探讨中医防病治病的规律。

　　各位深圳市中医经方书院的老师、同仁，大家下午好！受姜宗瑞老师的邀请，来深圳中医经方书院跟大家聊一聊青龙类的方，包括大青龙和小青龙。我今天讲的时候要涉及到《伤寒杂病论》其中宋本、桂林古本，还有《辅行诀》的东西，希望对大家有所裨益，谢谢大家！

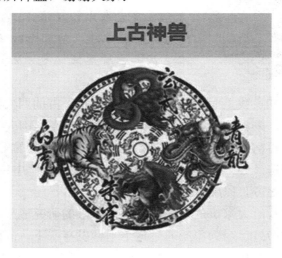

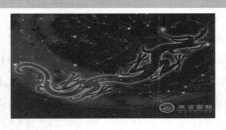

一、《辅行诀五脏用药法要》二十八

弘景曰：阳旦者，升阳之方，以黄芪为主；阴旦者，扶阴之方，以柴胡为主；青龙者，宜发之方，以麻黄为主；白虎者，收重之方，以石膏为主；朱鸟者，清滋之方，以鸡子黄为

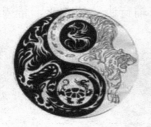

主；玄武者，温渗之方，以附子为主。

此六方者，为六合之正精，升降阴阳，交互金木，既济水火，乃神明之剂也。张机撰《伤寒论》，避道家之称，故其方皆非正名也，但以某药名之，以推主为识耳。

大家知道我上面画的是什么吗？这是上古的四大神兽：青龙、白虎、朱雀、玄武，是根据天文而来。东西南北每个方位都有七个星宿，今天我们讲的是青龙，东方苍龙的七宿是角、亢、氐、房、心、尾、箕。陶弘景在《辅行诀》中说，"青龙者，宜发之方，以麻黄为主"。

今天我给大家讲的是我们研究多年来的研究成果，从来没有公开发布过。今天希望通过这个平台发布一下，同时也希望大家珍惜这个机会。

张仲景的小青龙、大青龙和《辅行诀》方中的是不太一样的。我们要讲清楚，就要从《辅行诀》的小青龙汤，也就是仲景的麻黄汤开始讲起。

我们来看一看这个《辅行诀》里面的小青龙汤：麻黄三两是木，桂枝二两是火，杏仁七十枚也在南方，为什么摆在这里呢？是因为杏是南方心的果，所以说它用了杏仁七十枚。而甘草用了一两是水（在《辅行诀》中用一两半，后面我们再跟大家讲）。这个方子这么摆在这里，我们可以看到，它是从左边

升起来，从水到木到火这个过程。所以被称为小青龙。

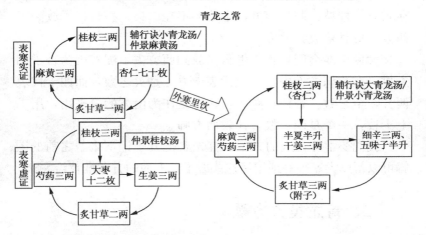

青龙之常

青龙类方具有寒化和热化，这是我的研究成果。寒化就是我们讲的仲景的小青龙，《辅行诀》里的大青龙。我们看一下：东方就是麻黄芍药各三两，南方的桂枝三两，干姜、半夏被放在中间，一个是脾，一个是胃，细辛五味子放在西方，炙甘草放在北方。还写了两味药，杏仁、附子，在仲景小青龙汤的加减里有加杏仁、附子的例，我们后面再跟大家细细讲。

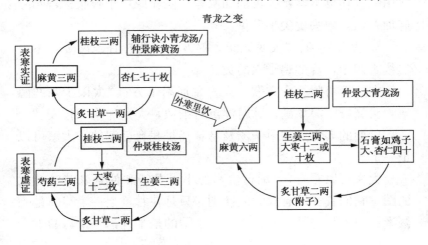

青龙之变

它的热化就变成仲景里面讲的大青龙汤。它的麻黄六两在东方，桂枝二两在南方，生姜大枣在中央，石膏杏子放到了西方，炙甘草放到北方。

大家可能会问，杏仁怎么又放到西方去了呢？因为杏子四十枚。在我们古方中，七十代表南方，是火之数，而四十代表西方，金之数。杏仁有两用，一个是作为南方的果来用，用了七十枚，一个是四十枚，代表西方肺。

我们要学习古人的方子，首先要把方子记下来。之前的图解可以帮助大家很好地记忆这些方子。下面的方歌推荐给大家。

二、青龙类方方歌

1. 麻黄汤："麻黄汤治太阳寒，七十杏仁二桂参，三麻一草只温服，用时先把八症观"。

2. 小青龙汤："桂麻姜芍草辛三，夏味半升记要谙，表不解兮心下水，咳而发热句中探，若渴去夏取蒌根，三两来加功亦壮，微利去麻及荛花，熬赤取如鸡子大，若噎去麻炮附加，之用一枚功莫上，麻去再加四两苓，能除尿短小腹胀，若喘除麻加杏仁，须去皮尖半升量。"

3. 大青龙汤："大龙无汗烦躁方，二两桂甘三两姜，枣十二枚杏四十，膏如鸡子六两黄。"

在这里再附一个方歌，大青龙加附子方："太阳少阴两感寒，头痛口干渴烦满，脉时浮沉时细数，大龙加附一枚安。"

后面的大青龙加附子汤及麻黄汤是我自己编的，大家可以记一下。

大家可以看看，《辅行诀》的小青龙汤和仲景麻黄汤对比的图。它们其实没有太大的区别，只是在甘草上一个写的是一两半，一个写的是一两，杏仁一个写的是半升，一个写的七十枚。据我们考证，其实半升和七十枚重量是一样的。

辅行诀小青龙汤/仲景麻黄汤对比及图解

· 辅行诀中小青龙汤即为《伤寒论》中之麻黄汤

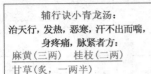

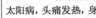

辅行诀小青龙汤：
治天行，发热，恶寒，汗不出而喘，身疼痛，脉紧者方：
麻黄（三两）　桂枝（二两）
甘草（炙，一两半）
杏仁（半升，熬，打）
上方四味，以水七升，先煮麻黄，减二升，掠去上沫，纳诸药，煮取三升，去滓，温服八合。必令汗出彻身，不然恐邪不尽散也。

仲景麻黄汤方
太阳病，头痛发热，身疼腰痛，骨节疼痛，恶风，无汗而喘者，麻黄汤主之。
麻黄三两（去节）　桂枝二两（去皮）
甘草一两（炙）
杏仁七十枚（去皮尖）
上四味，以水九升，先煮麻黄减二升，去上沫，纳诸药，煮取二升半，去滓，温服八合，覆取微似汗，不须啜粥，余如桂枝法将息。

　　《辅行诀》上面这个方治天行，所以我们可以从另外一方面反证，麻黄汤治太阳病，当时张仲景用这个方子的时候就是用来治疗天行、寒疫的。这是个治天行病，治疗外感气立病的方子。

　　方中麻黄是三两，桂枝二两，杏仁七十枚，炙甘草是一两或者一两半。我个人认为一两更符合阴阳数术的规则，以及它的数术刚好是水到木再到火的过程。至于麻黄、杏仁、桂枝及甘草的功效，我就不给大家细讲了。

辅行诀小青龙汤/仲景麻黄汤图解

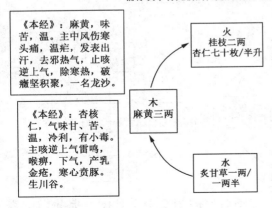

麻黄汤与桂枝汤图解对比一

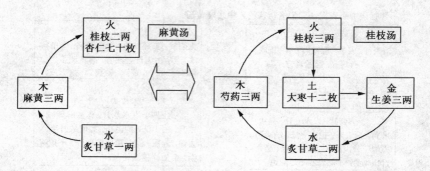

请大家看一下上图麻黄汤与桂枝汤对比,麻黄汤是四味药,桂枝汤是五味药。桂枝汤的桂枝在南方火的位置,芍药在木的位置,大枣是土的位置,生姜是金的位置,甘草在水的位置,形成了一个如环无端的五行顺发的一个图,非常的好看。

按照《内经》来说,大枣是脾土之正果,因此放在中间。而麻黄汤里,杏仁是火之果,所以放在南方。

麻黄汤与桂枝汤图解对比二

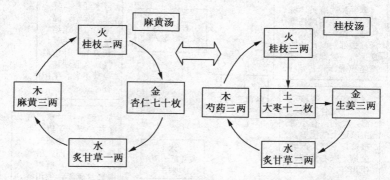

这是麻黄汤与桂枝汤对比的第二个示意图。那我们把杏

仁从南方的火变到了西方的金，这时也形成了一个如环无端的图：木生火，之后再到金，再到水，土枢四象。四个边上为土，中间是空的，用佛家上的话来说就是中空妙有之象。

辅行诀大青龙汤/仲景小青龙汤

·《辅行诀》中大青龙汤即为《伤寒论》中之小青龙汤

辅行诀大青龙汤	仲景小青龙汤方
治天行，表不解，心下有水气干呕，发热而喘咳不已者方。 麻黄（去节） 细辛 芍药 甘草（炙）桂枝各三两 五味子（半升） 半夏（半升） 干姜（三两） 上方八味，以水一斗，先煮麻黄，减二升，掠去上沫。纳诸药，煮取三升，去滓，温服一升，日三服。【一方无干姜，作七味，当从】	麻黄三两（去节） 芍药三两 细辛三两 桂枝三两（去皮） 干姜三两 甘草三两 五味子半升 半夏半升（洗） 上八味，以水一斗，先煮麻黄减二升，去上沫，纳诸药，煮取三升，去滓，温服一升，日三服；若渴去半夏，加栝楼根三两；若微利，若噎者，去麻黄，加附子一枚；若小便不利，少腹满者，去麻黄，白茯苓四两；若喘者，加杏仁半升，去皮尖。

这个《辅行诀》中的大青龙，也就是《伤寒论》中的小青龙，我们看一看二者的区别。

《辅行诀》当中"治天行，表不解，心下有水气干呕，发热而渴，喘咳不已者方"，方里有八味药。但你看下面的小字，"一方无干姜，作七位，当从"，我觉得非常有道理。

如果是七味药，刚好就是角亢氐房心尾箕，对应的是东方的七颗星宿。干姜刚好是在中间脾的。因此我认为小青龙如果是七味药则能和天人相应更加吻合。但是加干姜也是可以的，无可厚非。

三、仲景小青龙汤原文指征

1. 桂林古本

【5.22】湿气在内，与脾相搏，发为中满，胃寒相将，变为泄渲，中满宜白术茯苓厚朴汤；泄泻宜理中汤；若上干肺，

发为肺寒，宜小青龙汤；下移肾，发为淋漓，宜五苓散；流于肌肉，发为黄肿，宜麻黄茯苓汤；若流于经络，与热气相乘，则发痈脓；脾胃素寒，与湿久留，发为水饮，与燥相搏，发为痰饮，治属饮家。

小青龙汤方

麻黄三两（去节）　芍药三两　细辛三两　桂枝三两（去皮）　干姜三两　甘草三两　五味子半升　半夏半升（洗）

上八味，以水一斗，先煮麻黄减二升，去上沫，纳诸药，煮取三升，去滓，温服一升，日三服；若渴去半夏，加栝楼根三两；若微利，若噎者，去麻黄，加附子一枚；若小便不利，少腹满者，去麻黄，加茯苓四两；若喘者，加杏仁半升，去皮尖。

【7.9】伤寒表不解，心下有水气，干呕，发热而咳，或渴、或痢、或噎、或小便不利、少腹满，或喘者，小青龙汤主之。

【7.10】伤寒，心下有水气，咳而微喘，发热不渴，服汤已渴者，此寒去欲解也。小青龙汤主之。

【8.30】脉浮而紧，而复下之，紧反入里，则作痞，按之自濡，但气痞耳；小青龙汤主之。

【14.20】咳逆倚息，不得卧，脉浮弦者，小青龙汤主之。

【14.35】病溢饮者，当发其汗，大青龙汤主之，小青龙汤亦主之。

2. 宋本

【40】伤寒表不解，心下有水气，干呕发热而咳，或渴、或利、或噎、或小便不利、少腹满，或喘者，小青龙汤主之。

小青龙汤方

麻黄三两（去节）　芍药三两　细辛三两　桂枝三两（去皮）　干姜三两　甘草三两　五味子半升　半夏半升（洗）

上八味，以水一斗，先煮麻黄，减二升，去上沫，纳诸药，煮取三升，去滓，温服一升；若渴，去半夏，加栝楼根三两；若微利，去麻黄，加荛花，如一鸡子，熬令赤色；若噎者，去麻黄，加附子一枚；炮；若小便不利，少腹满者，去麻黄，加茯苓四两；若喘，去麻黄，加杏仁半升，去皮尖。且荛花不治利，麻黄主喘，今此语反之，疑非仲景意。

我们把桂林古本和宋本关于小青龙汤的条文也做了一些比较，它们在文字上大同小异，中间有细微的差别我都用蓝色给大家画出来了，接下来给大家细细地讲。

"伤寒表不解，心下有水气，干呕发热而咳，或渴，或利，或噎，或小便不利，少腹满，或喘者，小青龙汤主之"。

在《伤寒论》当中，"什么什么汤主之"就是它的必效方，就是标准答案。青龙有或然证，是因为青龙里有水。水是变动不居的，那么青龙要从水中一跃而上青天，象征着青龙这个势必然也会有变动不居的象，因此它就会有或然证。古人是用取象类比的方法进行很形象地描述。

"伤寒表不解，心下有水气，干呕，发热，咳"，有人说是四大主证，也有人说是五大主证。那么它的或然证呢，"或渴，或利，或噎，或小便不利，或少腹满，或喘"，六个。有些人说"小便不利少腹满"是一个，那也行。也是有五六个或然证。

如果我们这么看的时候好像是非常的复杂，非常不好记忆。那么我给大家画一张图，大家看图识字非常简单。

仲景小青龙汤药物解析

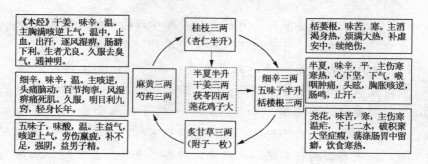

这是我们对仲景小青龙汤方解及方后加减的指征。

仲景小青龙汤方解及方后加减指征

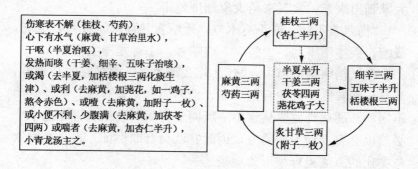

　　麻黄和芍药放在东面，桂枝放在了南面。干姜画了个虚线，意思是干姜可有可无，加上很好，不加也问题不大。我们看西方是半夏、细辛、五味子三味药。我们都说半夏细辛五味子这三味药，也有些人说干姜、半夏、细辛、五味子四味药，是治疗水饮类疾病，咳喘的很有效的组合，大家现在明白了吧，它为什么是这样的组合。

　　"伤寒表不解"，用桂枝芍药来解它的表；"心下有水气"，用麻黄和甘草来治它的里水。我们知道麻黄和甘草就是治肿

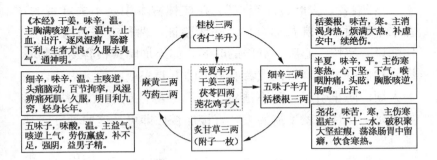

的、治水的，可以治他的里水；"干呕"，半夏止呕；"发热而咳"，干姜细辛五味子；"或渴，去半夏，加栝楼根三两化痰生津"；"或利，去麻黄，加莞花如一鸡子大，熬令赤色"。

那么莞花是什么东西呢？有些人说是一种花，它有泻七十二种水等方面的功效。这个地方如果是泻利时用，是需要利水呢还是要止泻呢？

莞花这个药我们临床上没有用过，听一些老前辈讲，莞花是什么东西呢，就是烧陶瓷的时候在陶瓷上画画的染料。这种东西它具有涩肠止泻的功效，有点像灶心土这类的东西。这个只作为大家参考，我在临床中也没有用过。

"或噎，去麻黄加附子"。这是一种搭配，就是去了东方的麻黄加了北方的附子。这种情况临床多见于喉头水肿，特别是有些时候临床我们发现食管癌的病人，引起的喉头的水肿最常见。同时也有些病人咽喉部老是有哽咽的感觉，加了附子以后，还有方中的半夏，相反而相成，这样也是一个方法。

"或小便不利，少腹满，去麻黄，加茯苓四两"。在仲景加减法当中，如果小便不利而又出现少腹满的话，都加茯苓四两，这属于定式定法。比如说小柴胡当中加茯苓四两，这也属于定式定法。茯苓放在中间其实是把中间的水给泄出去。

"若喘者，去麻黄加杏仁"。在桂林古本中是不去麻黄的，在宋本里面是去麻黄加杏仁，临床验证，两种方法各有其用。比如说心率快、心脏不舒服的时候，如果加麻黄很容易引起心悸，我们讲了煎麻黄汤或者麻黄类的方要先煎麻黄、去沫，恐令人烦，防止引起心脏不适感。所以心源性的喘我们去麻黄，如果是肺源性的就不需要去，直接加杏仁即可，这两种方法都是可取的。

我把这几味药都从《本经》里面摘抄出来了，大家可以看一下，在这里不一一念了。

痰饮咳嗽病脉证并治第十二（宋本）

咳逆，倚息不得卧，小青龙汤主之。

青龙汤下已，多唾口燥，寸脉沉，尺脉微，手足厥逆，气从小腹上冲胸咽，手足痹，其面翕热如醉状，因复下流阴股，小便难，时复冒者，与茯苓桂枝五味子甘草汤，治其气冲。

桂苓五味甘草汤方

茯苓四两　桂枝四两，去皮　甘草三两，炙　五味子半升
上四味，以水八升，煮取三升，去滓，分三温服。

冲气即低，而反更咳，胸满者，用桂苓五味甘草汤，去桂加干姜、细辛，以治其咳满。

苓甘五味姜辛汤方

茯苓四两　甘草　干姜　细辛各三两　五味子半升
上五味，以水八升，煮取三升，去滓，温服半升，日三服。

咳满即止，而更复渴，冲气复发者，以细辛、干姜为热药也。服之当遂渴，而渴反止者，为支饮也。支饮者，法当冒，冒者必呕，呕者复内半夏，以去其水。

痰饮咳嗽病脉证并治第十二（宋本）

桂苓五味甘草去桂加干姜细辛半夏汤方

茯苓四两　甘草　细辛　干姜各二两　五味子　半夏各半升

上六味，以水八升，煮取三升，去滓，温服半升，日三服。

水去呕止，其人形肿者，加杏仁主之。其证应内麻黄，以其人遂痹，故不内之。若逆而内之者，必厥。所以然者，以其人血虚，麻黄发其阳故也。

苓甘五味加姜辛半夏杏仁汤方

茯苓四两　甘草三两　五味子半升　干姜三两　细辛三两半夏半升　杏仁半升，去皮尖

上七味，以水一斗，煮取三升，去滓，温服半升，日三服。

若面热如醉，此为胃热上冲，熏其面，加大黄以利之。

茯甘五味加姜辛半杏大黄汤方

茯苓四两　甘草三两　五味子半升　干姜三两　细辛三两半夏半升　杏仁半升　大黄三两

上八味，以水一斗，煮取三升，去滓，温服半升，日三服。

先渴后呕，为水停心下，此属饮家，小半夏茯苓汤主之。

上面给大家发的是服小青龙汤以后，出现的好多变化进行的加减，如果大家感兴趣的人可以按照我刚才方法，把方子当中药物排列到图中去。

大家可以看到，越婢加半夏汤的图是如是。这样大家可

仲景小青龙加石膏汤原文指征（桂林古本）

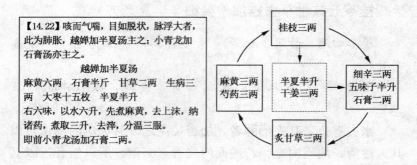

仲景小青龙汤与越婢汤图解对比

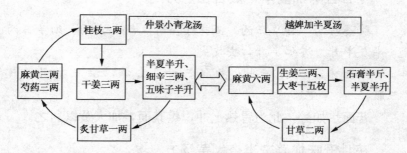

以知道越婢加术汤，还有后世发展的越婢加苓术汤，或者越婢加苓术附汤是怎么回事。

我给大家演示一下这个图，仲景的大青龙和越婢汤有密切的关系。大家请看一下，我们从东面看起，麻黄是六两，桂枝是二两，杏仁是四十枚，生姜三两，大枣十二枚，石膏如鸡子大，然后下面是炙甘草。我把附子一枚放在北方，因为大青龙在桂林古本当中还有一方叫大青龙加附子汤，我先列出来留一个悬念，然后再给大家解释。

我们看这排列，非常的对称。你看，姜枣在中间，上面是桂枝杏仁，下面是甘草。如果按照此理来看，那么这个越婢加

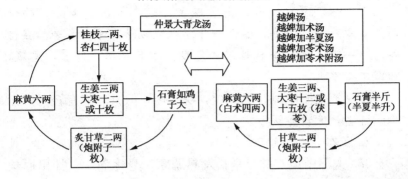

仲景大青龙汤与越婢汤图解对比

术汤可以把白术放在东面，把茯苓放在中间，半夏当然是在西方，附子在最下面。那么大家可以看到了吧，越婢汤和大青龙汤的区别是哪里呢？就是越婢汤没有桂枝和杏仁。

如果把桂枝和杏仁也摆在上面去，把茯苓放在中间，白术放在旁边，整个大青龙和越婢就是一个姊妹，因此这两个方子都可以治水，一个治溢饮，一个治风水。

四、仲景大青龙汤原文指征

1. 桂林古本

【7.7】太阳伤寒，脉浮紧，发热，恶寒，身疼痛，不汗出而烦躁者，大青龙汤主之。若脉微弱，汗出恶风者，不可服之。服之则厥逆，筋惕身瞤，此为逆也。

大青龙汤方

麻黄六两（去节）　桂枝二两　甘草二两（炙）　杏仁四十枚（去皮，尖）　生姜（炙）　杏仁四十枚（去皮，尖）
生姜三两（切）　大枣十二枚（擘）　石膏如鸡子黄大（碎，

绵裹）

上七味，以水九升，先煮麻黄，减二升，去上沫，纳诸药，煮取三升，去滓，温服一升，取微似汗，汗出多者，温粉粉之。一服汗者，停后服。若复服，汗多亡阳，遂虚，恶风，烦躁不得眠也。

【7.8】太阳中风，脉浮缓，身不疼，但重，乍有轻时，无少阴证者，大青龙汤发之。

2. 宋本

38. 太阳中风，脉浮紧，发热恶寒，身疼痛，不汗出而烦躁者，大青龙汤主之，若脉微弱，汗出恶风者，不可服之。服之则厥逆，筋惕身𥆧，此为逆也。

大青龙汤方

麻黄六两（去节）　　桂枝二两，去皮　甘草二两（炙）
杏仁四十枚（去皮尖）　　生姜三两（切）　大枣十枚（擘）
石膏如鸡子大（碎）

上七味，以水九升，先煮麻黄，减二升，去上沫，纳诸药，煮取三升，去滓，温服一升，取微似汗，汗出多者，温粉粉之。一服汗者，停后服。若复服，汗多亡阳，遂虚，恶风，烦躁不得眠也。

39. 伤寒脉浮缓，身不疼但重，乍有轻时，无少阴证者，大青龙汤发之。

我们看看大青龙汤桂林古本和宋本的区别在哪里。桂林古本宋本刚好把这个太阳伤寒与太阳中风的位置颠倒了。

如果按照宋本来说，我们在读完这篇文章后，一般会觉得太阳中风是有汗的，在这里为什么出现颠倒了？那么再看到桂林古本就得到很好的解释，就说在传抄当中方子的两个字写反了。当然从严谨的角度说我们还需要进一步考证，但是如果正如我刚才说的如此，那么所有的问题就变得很简单明了。

桂林古本当中的大青龙加附子汤的原文，"若两感于寒者，一日太阳受之，即与少阴俱病，则头痛，口干，烦满而渴，脉时浮时沉，时数时细，大青龙加附子汤主之"。

这个方子用起来非常好使，小青龙汤可以加石膏，大青龙也可以加附子，在《金匮要略》中有小青龙加石膏例，那么在桂林古本有大青龙加附子例。

"病溢饮者，当发其汗，大青龙汤主之，小青龙汤亦主之。"其实就是我刚才跟大家讲的，饮它可以有寒化、热化，小青龙可以寒化热化，相当于大青龙和小青龙一个是热化一个是寒化。

我们先天讲对待，对待者数也；后天讲流行，流行者气也；万事万物存在都有其理，主宰者是理；万事万物皆有象，潜藏者象也；因此我们研究中医必须从象、数、理、气四个角度去研究。我们现在讲始终去讲理，对不对？对。那么它里面存在着在一个对立统一的一面——用数来解决；一个事物有其显的象，有藏的象——显藏者象也；流行的是气，我们《内经》上讲，"谨守病机，无失气宜"。这是我个人的一些认识，也摆在这里了。

今天我讲的都是原创，希望对大家有所裨益。特别是青龙汤类的图解，请大家回去好好地研究。

我们以后研究中医的理法方药，特别在方上，临证遣方用药的时候每一味药的加减，大家会觉得不是肆意妄为的，而是如理如法地去按照古圣的方法去操作，这样才会使我们临床的疗效大大提高。

医道甚深微妙法，百千万劫难遭遇，我今见闻得受持，愿解圣贤真实义。

谢谢大家的听讲。谢谢大家！

5

高程熙：半夏泻心汤理论研究及临床应用

　　高程熙，毕业于贵阳中医学院，医学硕士，现于贵阳市第二人民医院中医科从事中医临床工作，以中药为主兼用针灸，用针药并施的方法治疗内外科杂症。

　　大家晚上好！我叫高程熙，是贵阳市第二人民医院中医科医生，主要从事中医临床工作。在我的同学王福磊医生的引荐下，我加入了书院群，今天有幸在姜宗瑞老师的鼓励下和大家一起学习讨论经方。我从医时间不长，理论学习功底较浅和临床经验尚有不足，因此讲的不足之处还请各位老师批评指正。

　　今天我带来的题目是"半夏泻心汤理论研究及临床应用"。

　　半夏泻心汤一方临床应用较为广泛，出自东汉·张机所著的《伤寒杂病论》，在仲景书中共出现两次：

　　一是《伤寒论》第149条："伤寒五六日，呕而发热者，柴胡汤证具，而以他药下之，柴胡证仍在者，复与柴胡汤。此虽已下之，不为逆，必蒸蒸而振，却发热汗出而解。若心下满而硬痛者，此为结胸也，大陷胸汤主之；但满而不痛者，此为痞，柴胡不中与之，宜半夏泻心汤。"还出现在《金匮要略·呕吐哕下利病脉证治第十七》："呕而肠鸣，心下痞者，半夏泻心汤主之"。

　　《伤寒论》的这个条文是鉴别柴胡剂、大陷胸汤和半夏泻心汤的。柴胡剂是胸胁苦满，不治疗心下满，不是治痞之方；大柴胡有心下急或者心下痛满，伴有里实热盛的情况；结胸证和痞证与胁肋没关系。痞证和结胸在成因上是有的区别，病发于阴，误下成痞，结胸是病发于阳，误下热入因作结胸。

　　半夏泻心汤是调和寒热的重要方剂之一，有寒热平调，和胃降逆，散结除痞的功效。此方本来是治疗小柴胡汤证误下，损伤中阳，外邪乘虚内入，以致寒热互结，而成心下痞。主症表现为心下痞满不痛，呕吐，下利，舌苔多厚腻。《金匮要略》中把半夏泻心汤用于内伤杂病之呕吐、哕、下利诸病，可见其主治不局限于六经病证，后世医家随证加减，将半夏泻心汤广泛应用于寒热错杂，升降失调诸证。

泻心的"心"并不是指心脏器官，而是指心下部位，即上腹部。泻心就是消除心下部位的痞满症状，所以说"泻心"实际上是"泻"胃。日本人稻叶克和和久田寅所著《腹证奇览》以图例的方式展现了半夏泻心汤这个心下痞的具体位置，差不多是上腹部剑突以下按之硬而不痛。

从《伤寒》和《金匮》看这个半夏泻心汤主治病症基本上就是《方剂学》上面讲的心下痞满不痛，干呕或呕吐，肠鸣下利，苔黄腻或者厚腻这一类病症，方剂学上给加了个脉象，认为脉是弦数的。

半夏泻心汤主证"心下痞满，呕而肠鸣"，承淡安先生为此还创了一个针方，针法为：中脘，内关，公孙，太渊，足三里强刺激。并且指出脉应沉而濡，舌苔薄黄。我个人认为，这个脉象承淡安先生是对的，人家都说了，病发于阴，下之为痞，而且这个汤里有干姜、人参这类温中补虚的药物，如果是脉弦滑，这个药物用法就不合乎逻辑了。

那么下面讲一下方剂的药物组成：半夏（洗），半升黄芩干姜人参甘草（炙），各三两黄连一两大枣（擘），十二枚

张仲景在《伤寒论》序中批评他所在年代的医生说"观今之医，不念思求经旨，以演其所知，各承家技，始终顺旧。"那么我就思求一下经旨，看看《神农本草经》中对半夏泻心汤中记载的药物论述。

半夏属于下品，味辛平。主伤寒，寒热，心下坚，下气，喉咽肿痛，头眩胸张，咳逆肠鸣，止汗。一名地文，一名水玉。生川谷。《名医别录》里面记载了"主消心腹胸膈痰热满结"。能辛开散结，化痰消痞，可用于心下痞坚。半夏是洗过才用的。这在《金匮玉函经》有较明确的记载："凡半夏不㕮咀，

以汤洗数十度，令水清滑尽，洗不熟有毒也"。半夏有毒，使用之前要"洗"，而且要用"汤"洗，东汉许慎《说文解字》："汤，热水也"，因此"以汤洗数十度"就是用热水反复泡洗几十次，直到水液清澈。这个过程就是一种半夏的炮制方法，减轻半夏毒性的。

黄芩属于中品，味苦平。主诸热黄疸，肠澼，泄利，逐水，下血闭，恶创恒蚀，火疡。一名腐肠。生川谷。

黄连是上品，味苦寒。主热气，目痛，眦伤，泣出，明目（御览引云，主茎伤，大观本，无），肠澼，腹痛，下利，妇人阴中肿痛。久服，令人不忘。一名王连。生川谷。

日本人吉益东洞搞了个《药征》，认为黄芩主治心下痞，旁治胸胁满，呕吐，下利；黄连主治心中烦悸，旁治心下痞，吐下、腹中痛。

干姜为中品，味辛温。主胸满咳逆上气，温中止血，出汗，逐风，湿痹，肠澼，下利。生者尤良，久服去臭气，通神明。生川谷。

人参，必须是上品，味甘微寒。主补五脏，安精神，定魂魄，止惊悸，除邪气，明目，开心益智。久服，轻身延年。一名人衔，一名鬼盖。生山谷。

关于这个人参咱们简要说两句，《时珍国医国药》2013年第24卷第10期发表了张文宗等学者的研究论文——《小柴胡汤用人参之辨惑》，通过探讨《伤寒论》小柴胡汤所用人参的史实，认为古方小柴胡汤用的人参实为上党人参，这个是五加科的，因为上党人参被采挖没了，才用辽参、党参来代替。古代的上党就是现在之山西省长治一带，"秦并天下，置上党郡，以其地极高，与天为党，故名。"隋代将其改为潞州，即当今的山西省长治县及黎城县一带，系属太行山脉。《说文解字·卷一·艸部》"薓"言"人参，药草，出上党"。梁代陶弘景

《名医别录》言"上党人参，殆不复售"。这个说明梁代，上党人参已经很少了，现在用的这个党参就已经不是五加科植物了，而是桔梗科的党参。

大枣，这个也是个上品，味甘平。主心腹邪气，安中，养脾肋十二经，平胃气，通九窍，补少气，少津液，身中不足，大惊，四肢重，和百药。久服轻身长年，叶覆麻黄，能令出汗。生平泽。

大枣的用法是擘，这个字是个多音字，一个是 bāi，同掰，读 Bò 指的是大拇指。擘应该指的就是用手指剖开、捏开。

甘草是上品，味甘平。主五脏六腑寒热邪气，坚筋骨，长肌肉，倍力，金创，解毒。久服轻身延年。生川谷。徐大椿之《神农本草经百种录》说"主五脏六腑寒热邪气，甘能补中气，中气旺则脏腑之精皆能四布，而驱其不正之气也。"

在甘草中，特别注明了甘草炙。关于甘草炙的用法，《说文》曰："炙，炮肉也，从肉在火上。"段玉裁注曰："炙，炕火曰炙。炕，举也，调以物贯之而举于火上，以炙之"。蜜炙甘草始于宋代以后，《局方》里才有蜜炙甘草的用法。伤寒上只说了甘草炙，人家没说蜜炙。所以啊，从说文上讲的这个应该就是用火烤一下或者炒一下，应该就是炒甘草。

药就这么多，拿了处方怎么煎煮呢？"上七味，以水一斗，煮取六升，去滓，再煎取三升，温服一升，日三服。"东汉时期的一升大约折合现在200ml，一斗水大约就是2000ml，先煮出来1200ml，然后浓缩成600ml，温服200ml，每日三次。

再煎就是浓缩药液，调和药性。如徐灵胎《伤寒论类方》言："去渣再煎者，此方乃和解之剂，再煎则药性和合，能使经气相融，不复往来出人，古圣不但用药之妙，共煎法俱有精义"。

半夏泻心汤的药物配伍和制方思想。清代柯韵伯认为半夏泻心汤证不单治疗心下痞，也可治疗呕吐，认为半夏既能散结除痞，又能降逆止呕，所以这个方子应该以半夏为君，如柯琴也认为应该以半夏为君药。对此成无己也有研究，《伤寒明理药方论》有较为明确的论述："黄连味苦寒，黄芩味苦寒，《内经》曰：'苦先入心，以苦泄之。'泻心者，必以苦为主，是以黄连为君"。

成无己认为应该以黄连为君，认为黄连才有泻心的功效。成无己开创了以经解论的先河，老先生喜欢引用《内经》的理论来解释《伤寒》，连方药性味都不离内经。这个是言必称《内经》。我个人比较认可半夏为君的说法，这个不能生搬硬套《内经》。

对于全方药物配伍，这个日本人的《腹证奇览》中也有一定的发挥，他们认为本方"以黄芩除心下痞，以黄连除胸中热，故名泻心，然其证以水气为主，古以半夏去水气，配伍干姜散结，用人参开胃，用甘草大枣舒挛缓急，诸药相和，退胸中之热，逐水气以治呕，除心下痞。"这个认识和汤本求真《皇汉医学》里面的记载差不多。

接下来，我们来看看半夏泻心汤的用量问题。"江南诸师秘仲景要方不传"，给药物组成不给药物剂量比例，治疗效果可能就会产生差异。这在《伤寒论》中是非常常见的。如桂枝汤主治太阳中风，由桂枝汤的桂枝三两加上桂枝二两就成了桂枝加桂汤治疗奔豚气。

那我们就要看看当时的汉代剂量换算成现代剂量大约多少。光和（光和二年即179年）大司农铜权的发现，为解密《伤寒论》原方剂量贡献尤为突出，光合大司农权上所刻得铭文显示，这个权是当时政府为统一全国衡器颁布的标准，属于当时的国家标准。上海中医药大学柯雪凡教授在《伤寒杂病论中的药物剂量问题》一文中做了专门考证。根据权的实测值，发现东汉一斤为现 250 克，一两就是，15.625 克。仝小林教授也对《伤寒论》的升等单位做了药物实测，比如半夏半升，约 48 克。那么：黄芩干姜人参甘草炙，各约 46.9 克黄连 15.6 大枣擘，十二枚约 48 克。

从这个数据看半夏泻心汤的用量比例应该是 3：3：3：3：3：1：3 的比例，黄连一其他药三。药物的比例不能失调，比例失调就成了刚开始讲过的桂枝汤，桂枝加桂汤之类了。这些药量都已经远超药典用量，按照药典开，医生开五剂药总量才这么多。

在临床应用这方面，因为我临床时间较短，书院的各位老师经验一定比我丰富，我就简单说两个吧。我处理脾胃病经常用这个方子，但是多有加减，没有完全用过原方。

某妇，因饮食不节，尤喜各类水果，因上腹部胀满 2 周余到我科就诊。症见上腹部胀满、嗳气反酸，食后腹胀；嗳噫酸腐秽气，嗳气或矢气后稍有缓解，二便调，舌质红略暗、苔黄腻，脉滑。予半夏泻心汤加丹参、檀香、焦三仙 3 剂。药后复诊自觉诸证较前明显缓解，自觉饱餐后稍有腹胀，原方继进三剂。药量大约是按照伤寒换算剂量的三分之一。

某大学生，因反复恶心清晨尤甚，饱餐后上腹部不适来诊。除上证外见手足畏寒，面颊部散在数个粉刺。舌淡红，有齿痕，苔薄白，脉细弱。予半夏泻心汤合四逆散加焦三仙、黄芪、苍术等药加减治疗数次，未觉恶心，上腹部不适，粉刺皆消。这是个例，本来打算处理脾胃的，后来粉刺居然好了，不知道是不是跟内服中药有关。学生因条件有限，吃中药的不多，所以这个不好观察。

讲了这么久，耽误大家时间了。以上就是我对半夏泻心汤的理解，讲得不足或者不对的地方，还请各位老师、各位同仁批评指正。今天我就讲到这里，谢谢大家！

6 张学：谈小柴胡汤

　　张学，男，网名：拈花指月。1975 年出生于贵州。1999 年毕业于贵阳中医学院。临床一线中医，曾执业于贵州、广东、上海、昆山诸地。2013 年创建"大道中医门诊部"。擅长内儿科，特别是外感诸病及慢性咳喘。多年来一直致力于仲景之学，以"六病欲解时"为钥匙开启《伤寒》之门，对仲景"三阴三阳"体系有独到见解。

大家晚上好，今天受姜宗瑞大哥所托讲小柴胡汤。也没有特别准备，只整理了一下条文。

讲之前说个题外话，当初胡希恕先生有一个外号，叫"大茶壶"，说的就是他用柴胡剂用得出神入化，美其名曰"大茶壶"。

小柴胡汤的相关条文，在太阳中篇、太阳下篇、阳明篇、少阳篇和厥阴篇都可以看到，除此之外还有，《伤寒论》第394条，以小柴胡汤治"伤寒差后劳复，发热"。《金匮》中以其治"诸黄，腹痛而呕者"、"呕而发热者"、"产妇郁冒"、"妇人中风，热入血室"。

我们先把条文过一遍。

1. 太阳篇

第37条治"太阳病，十日以去，胸满胁痛者"；

第96条治"伤寒五六日邪陷少阳，或少阳中风"，此条乃正治；

第97条是阐释小柴胡汤的病因病机；

第100条治"伤寒阳涩阴弦之腹中急痛"；

第101条论"小柴胡汤的使用原则"；

第103条治"太阳病，过经十余日，邪气表浅，反二三下之，邪陷少阳，出现小柴胡汤证者"；

第104条"伤寒十三日，邪在少阳阳明"，用小柴胡汤以解外，后用柴胡加芒硝汤以清里。

第144条治"妇人中风，热入血室"；

第148条治"半在里半在外之阳微结证"；

2. 阳明篇

第 229 条治"阳明病，潮热但大便溏，胸胁满不去者"；

第 230 条治"阳明病，胁下硬满，不大便而呕，舌上白胎者；

第 231 条，治"阳明中风，病过十日，脉续浮者"；

往下看少阳篇：

第 266 条治"太阳病不解转入少阳，胁下硬满，干呕不能食，往来寒热，脉沉紧者。"

3. 厥阴篇

第 379 条治"厥阴病有少阳转机，呕而发热者。"

刚才我们将条文匆匆过了一遍，从以上条文可以推导：

第一、小柴胡汤是少阳主方。

第二、少阳的半表半里有两层含义：三阳之中，太阳为表，阳明为里，少阳为半表半里；在整个"三阳三阴系统"之中，太阳、阳明为表，三阴为里，少阳为半表半里。

第三、小柴胡汤证病因可以是伤寒，也可以是中风，其病机是"血弱气尽，腠理开，邪气因入，与正气相搏，结于胁下"。

第四、从"胸满胁痛、胸胁苦满、胁下痞硬、胁下满、胸胁满、胁下硬满"等字眼，可知胸胁与少阳紧密相关，患者胸胁是否有"满、痛、苦、硬"等感觉，是应用小柴胡汤及其类方的最重要指征。

第五、小柴胡汤的脉象可以是弦脉，细脉，也可以是"沉紧"，或是"浮"、"浮弦大"。

第六、小柴胡汤的使用原则：不论伤寒中风，有柴胡证，但见一证便是，不必悉具。这个"但见一证便是"，我自己是认为，患者胸胁有"满、痛、苦、硬"等不适。

第七、小柴胡汤以治疗"少阳病"为主，也可以治疗部分

"太阳病"和"阳明病",也可以引三阴病邪出于太阳、阳明。

第八、服用小柴胡汤后,或"发热汗出而解",或"得屎而解",或"身濈然汗出而解",是病邪以"太阳、阳明"为出路。

刚才所说的东西是条文、是理论,也是指导我们临床的依据。

为什么一个少阳的处方同时也能治疗太阳的疾病,阳明的疾病,甚至三阴的一些疾病?这是由少阳的半表半里这样特殊的位置所决定的。

小柴胡汤经常用于老弱妇孺的一些感冒,在疾病初起就可以用。很多感冒的患者,有时感冒初起,就把小柴胡颗粒剂冲一冲,非常的方便,感冒也会好。包括一些发热,也未必出现非常典型的柴胡证,用上小柴胡汤效果照样非常满意。

小柴胡汤不是发汗剂也不是通下剂,但实际上来说,大便不通畅或几天不大便,吃小柴胡后大便也会顺利下行。不出汗的用了小柴胡后确确实实会发汗,小便不利的用了之后小便会通利,疾病得解。所以少阳这样一个枢机的转动,可以带动整个的三阴三阳。

说了这么多,其实还是要回到临床。

对于临床而言,我主要谈两点:第一是小柴胡汤的两张变方,第二说一说小柴胡汤的合方使用。

先说小柴胡汤的两张变方。

第一张是泽漆汤。泽漆汤主要是治疗咳嗽,在《金匮》里:"咳而脉沉者,泽漆汤主之"。

第二张是奔豚汤。也是《金匮》里的方子,用来治"奔豚,寒热往来,气上冲胸,腹痛"。

泽漆汤与小柴胡汤的对比:泽漆,黄芩,半夏,人参,甘草,生姜,桂枝,白前,紫参;柴胡,黄芩,半夏,人参,大枣，甘草，生姜。

奔豚汤与小柴胡汤的对比：甘矛根，白皮，葛根，黄芩，半夏，当归，川芎，芍药，甘草，生姜；柴胡，黄芩，半夏，人参，大枣，甘草，生姜。

我把小柴胡、泽漆汤、奔豚汤做了一个对比，大家可以先看一下。

泽漆汤这张方子我使用的非常多，非常广泛，使用的时间也比较长。泽漆汤是由泽漆、黄芩、半夏、人参、甘草、生姜、桂枝、白前、紫参组成。其中紫参其实就是石见穿，有的说是紫菀，可以用，但不是非常的准确。

祝味菊当时说少阳时说了一句话，说少阳是虚而有阻。当然不是说整个少阳都是如此，但大部分的少阳病确确实实是虚而有阻。泽漆汤其实也是虚而有阻的一个体现。

至于泽漆汤的具体使用我就不在这里多说了，大家也可以在网络上或者经方论坛里看到我以前写过的一些医案或者使用指征，大家有时间可以百度一下。

下面，我主要想说一下奔豚汤，它也是在小柴胡汤基础上变化的。但是奔豚汤兼及厥阴，所以里面有当归、川芎、芍药。奔豚汤证以前是认为不多见，但事实从临床上来说还是经常有见到的机会。可能有的时候症状不是那么典型，但事实上如果把握它的病机，就可以在原来条文的基础上进行拓展使用。

平时有些医生用桑白皮来代替李根白皮，但是我认为李根白皮的效果要好于桑白皮。因为以前我用这个方子的时候也用桑白皮来代李根白皮，但自己做门诊后能够找到李根白皮了，用了以后确实是好很多。

现在讲一些运用的案子。

刘渡舟先生当年在书中记录过"肝气窜"，这个"肝气窜"

在侗族医学里面叫"老鼠症"，就是全身有气窜，一个一个鼓起来，像老鼠一样钻来钻去的，西医认为是与神经性官能症或者是癔病有关。

事实上用奔豚汤治疗效果非常满意，我恰恰治疗过几例。这个全身气窜，在气窜的位置会有疼痛感，有胀的感觉，按了以后局部有时甚至会发出很大的声响，有时还会打嗝、放屁，然后就会得到缓解。当时我选用的方子就是奔豚汤。

再有就是前段时间治疗了一个腹痛的妇女，年龄大概在60来岁，腹痛时间主要是在晚上，疼痛非常剧烈，痛的时候气有向上的冲逆，然后白天腹痛消失。当时就是用奔豚汤，几副药下去腹痛很快消失，这个病人非常的感激，因为腹痛已经几个月了。

以前还用奔豚汤治疗过一些顽固性的打嗝。我记得其中一个是香港男性，他打嗝一打起来一直止不住，非常痛苦，当时就给他用了这个方子。所以奔豚汤对这种膈肌痉挛有非常好的效果。

还用过奔豚汤来治疗高血压。高血压同时伴有气血上逆时，用这个方子有良好的效果。

关于这个奔豚汤我就说这么多，它的使用指征就是有气机向上冲逆这么一个特点。平时一些腹痛、胃痛，包括一些神经官能症、抑郁症、膈肌痉挛之类，有向上冲逆的时候都有使用的机会。

接下来说一下小柴胡汤的合方使用。

在小柴胡汤的合方这一块，具体来说应用是非常非常广泛的。我说几个常见的：

第一张是柴胆汤，就是小柴胡合用温胆汤。对于临床多年的人来说，这首方子没有什么很难驾驭的地方，小柴胡汤证加上温胆汤证，就构成了柴胆汤这样一个症候群。

柴胆汤是在小柴胡证的基础上多一些痰饮有关的东西。在具体的表现上来说，一个是有具体的痰饮，比如说咳嗽之类的咯痰；另外是有无形之痰，表现有一些精神方面的变动，比如说抑郁、容易发火、睡眠有障碍等等。

第二张是柴陷汤，就是小柴胡合用小陷胸汤。在小柴胡证的基础上，然后出现小陷胸汤证，在心下按之有痞满，甚至是疼痛的感觉，舌苔比较厚腻，这个时候可以用柴陷汤。

第三张方是柴平汤，就是小柴胡合用平胃散。这张方子也是要确定它的病因病机在少阳，同时有一些胃部的明显症状。这张方子我自己使用的比较少，所以就不多说了。

第四张方子是柴归汤，是小柴胡合用当归芍药散。这张方子在临床中很常用，很大部分的使用启发来自于胡希恕老先生。

柴归合用，这样使得其治疗范围有一个比较大的延伸。小柴胡汤可以定义为是位置上的，归芍散则是血和水互相的郁结。胡希恕老先生的合方，前一张方往往是一个位，后一张方则是加上了气血水的变动，也即是说后面一张方是"气血津液"的辨证。

柴归汤的使用非常广泛，我也说一说自己的经验。一个是这个方对于月经的调理效果不错，还有对于睡眠障碍，尤其是在丑时容易醒的失眠，效果比较好。对于其他一些具体的应用，大家可以参考一下胡希恕老先生的医案，包括黄煌老师的一些医话医案。

第五张合方是柴苓汤，就是小柴胡合用五苓散。这张方子是在小柴胡汤证的基础上同时出现比较明显的小便不利或者尿频、水肿等等。这张方子曾经还有人把它作为肾炎的一个处方来研究。

第六张方子是柴朴汤，是指小柴胡合用半夏厚朴汤。这张方子黄煌老师以及黄煌老师的学生都有过很多经典的案例，大家可以作为参考。但是我要提醒一下，在用柴朴汤治疗咳嗽的时候，一定要注意辨别津液是否充足。有的时候用柴朴汤会伤津液，反而可能使咳嗽变得非常厉害，这个时候可能就要用泽漆汤，那就不是柴朴汤。

第七张方子，小柴胡合用栀子豆豉汤。这张方子适用于有小柴胡汤证，然后加上栀子豆豉汤证的时候。栀子豆豉汤是一张好方子，使用的频率也是非常高。它可以用于发热，舌苔比较厚腻的时候。在胃病方面使用机率也比较高，有时还用于失眠。

第八张合方是小柴胡合用升降散。小柴胡汤如果说是横，那么升降散就是纵。所以这是纵横的一种搭配。这张合方在临床中使用的机率非常高，尤其是一些急性发热、急性肝炎，包括慢性肝炎等等，都有使用的机会。

第九张合方是小柴胡合用三仁汤。三仁汤是温病里面的一张名方，在温病里面可以用小柴胡合用三仁汤这样一个路子，或者伤寒里面兼有明显的湿热郁结而中上焦不能很好宣散的时候，用这张方子就可以达到比较好的效果。

不过要注意一点，合方使用的时候，如果湿热比较重，要去大枣。有的时候甚至甘草也要去掉。

第十张方子是小柴胡合用真武汤。柴胡剂合用附子剂是我使用非常非常多的一种搭配，因为少阴和少阳这样一种特殊关系，少阴是阴枢，少阳是阳枢，少阳的动力来自于少阴。用附子剂温化，而用柴胡剂通达，所以这两张方子的合用是非常有意义的。大家在临床的时候可以好好静心去琢磨一下。

第十一张方子，是小柴胡合用桂枝茯苓丸。这一张方子大家可以在胡希恕老先生的一些医案里面得到很多的启发。

第十二张合方呢？就是小柴胡合用苓桂术甘汤。这个合方大家可以参考一下刘渡舟老先生《伤寒临证指要》对于"水心病"的描述。

其实小柴胡汤的合方是可以非常非常广泛的，它可以合用太阳方，可以合用阳明方，也可以合用三阴方。比如说在临床中治疗头痛的时候，经常是用小柴胡合用吴茱萸汤，这是非常常用的。再比如说，小柴胡经常合用下焦的一些方子，比如说五苓散。除了五苓散，它也可以合用猪苓汤。

结　　语

关于小柴胡汤的使用，当然它不仅仅是一个方证，其实很多时候它完全可以脱开方证使用。上一次我来深圳讲关于这个"三阴三阳病欲解时"的时候，就说到这样一个问题。大家也可以把之前讲的内容翻一翻。

好了，今天内容就这么多。因为没有做太多的准备，所以大家就将就着听一听吧。谢谢大家！

7

宋高峰：从六经辨治黄疸的体会和临床经验

宋高峰，男，主治中医师，医学博士。2005 年考入江西中医药大学攻读金匮要略专业硕士研究生，师从江西名中医伍炳彩教授，2008 年毕业后在南昌市第九人民医院中西医结合肝病科工作。2014 年考入广州中医药大学，攻读中医内科学博士研究生，师从广东省名中医李顺民教授，主要从事中医药防治慢性肾脏疾病的临床与科研工作。

　　各位老师、各位同道，大家晚上好！非常感谢姜老师给我这次交流学习的机会，以前姜老师和我多次约过要讲课，但深感临床经验比较浅薄，沉淀积累的经验比较少，所以一直在推托，这次姜老师说要讲阳明黄疸病的条文，我说这个应该可以，因为我以前在南昌市第九人民医院工作了七年，主要就是从事中医药防治肝病的临床工作，从住院医师到主治医师，搞肝病搞了七年，这期间接触了大量各种原因的肝病患者，包括甲肝、丙肝、乙肝、戊肝、丁肝等病毒性肝炎，免疫性肝炎、瘀胆性肝炎、急性黄疸性肝炎和慢性黄疸性肝炎，还有重症肝炎、肝硬化、肝癌等等。病人从临床刚开始发病，一直到治愈，一般都是在住院部，所以我也能观察到疾病的整个过程。

　　我硕士期间，专业是中医临床基础，师从江西名医，导师伍炳彩，从事《伤寒论》和《金匮要略》的研究，临床以后把伤寒的六经辨证用于指导黄疸病的治疗，积累了一定的经验，形成了一定的理论认识，发表了相关的文章，大概有4～5篇。从六经来治疗黄疸、肝病的相关文献见得比较少，今天我主要是讲自己临床从六经辨治黄疸的体会和临床经验，还有一些理论认识，主要以临床为主，条文大家应该都比较熟悉，我就不讲那么多，在讲临床的时候，顺带把条文稍微解释一下，那么现在我们就切入正题。

　　对于黄疸病，大家应该都很熟悉，临床上是常见病多发病，因为我们国家是乙肝大国，肝病最常见的临床表现就是黄疸。那么我今天就从以下这几个方面来讲，首先就是来分析下黄疸病的病位问题；第二分析下病性和病因的问题；第三个从大的方面讲如何从六经来辨治黄疸病？怎么样去分经论治。

一、黄疸病的病位

"湿瘟内伏，首犯中土，兼及少阳，逆传厥阴，终陷少阴"，这句话是我总结的慢性乙型病毒性肝炎的病位和传变规律，还发表了一篇文章，发表在《江苏中医药杂志》上。这个黄疸病，在我们国家大部分都是慢性乙型肝炎引起的，有70%～80%，所以说我今天讲的黄疸的病位，基本上也遵循这样一个传变规律。湿瘟内伏我先不讲，后面我们讲病因和病性的时候再讲。

1. 首犯中土

首先我认为黄疸病的病位是首犯中土，这个中土包括了六经中的阳明和太阴。对黄疸的病位有几种认识，最常见的有胆黄说和脾黄说，我们中医传统的经典理论，包括《伤寒论》《金匮要略》和《内经》等这些经典的传统理论，都是认为黄疸的病位是在阳明和太阴，在脾胃，这个就是我们所说的脾黄说。那么胆黄说呢？主要是在民国时候受了西学东渐的影响，受了西医解剖理论的影响，认为黄疸是因为肝胆湿热所致的，包括我们现在的教科书也是这么写。

其实我们中医传统的经典理论都认为黄疸的病位是在中焦，也就是六经中的阳明、太阴。为什么这么讲呢？我们可以从理论和临床两个方面来认识。首先从传统的理论上来看，《伤寒论》236条"阳明病，发热汗出者，此为热越，不能发黄也。但头汗出，身无汗，剂颈而还，小便不利，渴引水浆者，此为瘀热在里，身必发黄，茵陈蒿汤主之。"仲景明确告诉我们黄疸的病位在阳明，那么我们顺带把这条说一下，"阳明病，发热汗出者，此为热越，不能发黄也"，这句话告诉我们，如果是阳明病，出现白虎汤那样大热、大汗，热就能够外越，那么一般情况下就不会出现黄疸。什么情况下会出现黄疸呢？下面就讲了，"但头汗出，身无汗，剂颈而还，小便不利，渴引水浆者，此为瘀热在里，身必发黄，茵陈蒿汤主之"，如果是热邪被湿邪所阻碍，不能外越，那么就会造成湿热蕴结于阳明，引起发黄。

这个"但头汗出"在《伤寒论》里，病机有几个方面，其中热与有形之邪相结，最为常见。比如：一、热与水结，形成结胸。136 条曰"伤寒十余日，热结在里，复往来寒热者，与大柴胡汤；但结胸，无大热者，此为水结在胸胁也。但头微汗出者，大陷胸汤主之"，这个是结胸证，水热互结，热不得外越引起的但头汗出；二、热与血结。216 条曰"阳明病，下血谵语者，此为热入血室；但头汗出者，刺期门，随其实而泻之，濈然汗出则愈"。热与血结，造成热不得外越，上熏于头面引起的但头汗出；三、如上面讲的 236 条是热与湿结。热为湿邪所遏，不能宣泄外达，瘀结于阳明之里，影响了三焦气化，湿热熏蒸，从而引起了湿热发黄。这个就是茵陈蒿汤这一条湿热发黄的机理，热不能外越，湿不得下泄，湿热相争不解，蕴于阳明，所以形成黄疸。

那后面这个渴饮水浆，反映里热炽盛的病机，所以这条大家比较清楚，比较好理解，主要讲病位在阳明，病机就是湿热蕴结于里，热不能外越，湿不能下泄，从而引起身热发黄的一个证治，用茵陈蒿汤。这个方我就不多讲了，在后面的证治里面我们可以再详细地讲下。这里就说明黄疸的病位在阳明，那么在《金匮要略》黄疸病篇，专论黄疸，包括谷疸、酒疸，都认为是阳明病，条文就不多讲了，大家可以回去看一下，都是提到趺阳脉，主要指的是阳明胃。太阴发黄的例子也不少，《伤寒论》里就有几个条文专门讲太阴病发黄的，第 278 条"伤寒，脉浮而缓，手足自温者，系在太阴，太阴当发身黄；

若小便自利者，不能发黄"，这是太阴湿阻于内引起发黄的证治，是从太阴来论治的；《金匮要略》黄疸病篇曰："脾色必黄，瘀热以行"；成无已《伤寒明理论》云："大抵黄家属太阴，太阴者脾之经也，脾者土，黄为土色，脾经为湿热蒸之，则色见于外，必发身黄"；朱丹溪《丹溪心法》曰："黄疸乃脾胃经有热所致"。所以历代医家都认为黄疸病的病位在太阴和阳明。

从临床上看，我们来一个黄疸的病人，他们的症状首先第一个是消化道症状，恶心呕吐，大便干结，不想吃东西，腹部胀满，口干，口苦，舌苔黄腻，这是黄疸病最常见的症状，这些都是阳明胃和太阴脾的症状。所以从临床上看，黄疸的病位也是在阳明和太阴。但在不同的病人，这个阳明和太阴是有不同的侧重的，"阳明之上，燥气治之"，偏于阳明一般是热重于湿，热毒比较盛，这个时候热盛传经传得比较快，病情比较重。我们看有些黄疸的病人，一下子三五天就出现肝晕迷，消化道出血，热毒比较重，传得比较快，一下子传到厥阴。"太阴之上，湿气治之"，如果偏于太阴，就是以湿为主，就是我们中医内科学讲的湿重于热，病情一般比较缠绵。

2. 兼及少阳

第二点就是兼及少阳。为什么会兼及少阳？我们也是从理论和临床两个方面来看。我们经常说少阳经少阳胆火内郁会犯胃，那么阳明和太阴的湿热会不会影响到胆呢？当然也是会的。如黄坤载曰："肝气宜升，胆火宜降，然非脾气之上行，则肝气不升，非胃气之下行，则胆火不降"，即我们所说的土壅木郁，阳明和太阴的湿热过重，太阴脾不能升清，阳明胃不能降浊，升降失常，就会影响胆的舒畅，造成少阳枢机不利，郁而化火，形成胆郁内热，理论上是这个认识。临床上我们也经常见到，黄疸的病人经常有口苦的表现，还有心烦喜呕，或有胸胁苦满，最重要一点是脉弦，好多黄疸的病人就是脉弦滑。《伤寒论》说"尺寸俱弦者，少阳受病也"。《金匮要略》里说，"诸黄，腹痛而呕者，柴胡汤主之"，说明黄疸病可能会出现腹痛的症状，就是阳明太阴升降失常引起胆的气机失常，造成胆气不畅，胆火内郁，如果出现腹痛而呕者用柴胡汤。这样说明了黄疸病除了与阳明太阴有关外，也与少阳有关，所以用到了柴胡汤。

3. 逆传厥阴

我们接着讲逆传厥阴。为什么会逆传厥阴呢？有两点。第一点我们在临床上会经常看到，黄疸指数到四五百很重的时候，有些病人的发病传变非常快。我记得有一个 20 多岁的年轻小伙子，当时还开着面包车带父母去看病。当时我值夜班。他去的时候，精神还好，能吃能喝，等查血常规出来，血小板都非常低，黄疸 400～500。我就跟他父母说：他的病情比较重，第二天我就让他转 ICU 病房。当时看他没有很明显的并发症，但是我们临床上一般看血小板比较低的，转氨酶低，而黄疸很高，CT 做出来，肝脏缩小，这一般都是很重的病情。如果你事先不跟病人交代好，家属就会想：来的时候好好的，怎么一下子就病情加重了呢，是不是治坏了？这个病人转到 ICU 第三天就肝昏迷了，那为何传到厥阴心包了，热邪内陷心包，这个《伤寒论》没有提到，但《温病条辨》有这种情况。除了逆传厥阴心包外，还可逆传厥阴肝。我们知道厥阴肝是藏血的，如果阳明燥热太甚，可能会引起耗血动血出血，传到厥阴。有些重型肝炎的病人，凝血因子非常低，过几天就会呕血或者拉黑便，引起耗血动血，引起消化道的出血，这也是逆传厥阴的表现。

另外还有一种情况就是，传经比较慢，就是刚才说的土壅木郁。阳明和太阴的湿热，湿热久了，升降失常会影响肝的疏泄功能，引起肝的气机不利。如肝病时间长了会有胁肋胀痛，胁肋不适，影响了厥阴肝的气机。这时候我们就要加一点疏肝理气的药物。

4. 终陷少阴

最后就是终陷少阴。终陷少阴也有两种情况，一种是比较凶险的情况，就是黄疸病到最后，如果他病情好转了就没什么，如果病情越来越重，他往往会影响到肾。《景岳全书》提出"五脏之伤，穷必及肾"，我们的黄疸病也不例外，如果黄疸很重 500～600，时间长了不好转，必然会影响小便会越来越少，西医就叫肝肾综合征，一旦到了肝肾综合征，情况就非常严重。我们的经验是，病人一旦发展到肝肾综合征，能够痊愈的几率不到 20%。说实在话，用中医治疗肝肾综合征的经验，我也实在没什么经验，因为病情太重了，差不多一周左右，病人就不行了。这是比较凶险的一种情况。第二种情况是病情没有那么凶险，比较缓慢进展的情况，黄疸病到最后会由阳黄转变为阴黄，面色黧黑，我们叫做肝病面容，同时病人比较怕冷，脉沉细弱。我们认为由于太阴脾阳不足，最终导致传入了少阴。这时候我们常用的茵陈术附汤就是从少阴论治的，到后面分经论治时我们再详细来讲。

5. 小结

上面就是我根据多年的临床观察，总结出来的黄疸病的病位及传变规律。主要是影响了阳明、太阴、少阴、少阳和厥阴。从气血的定位来讲，黄疸病主要是以气分为主，当然也涉及到血分。为什么说涉及到血分呢？我们也从理论和临床两个方面来看。《金匮要略》里讲"脾色必黄，瘀热以行"，清代唐宗海在《金匮要略浅析补注》曰，"一个瘀字，便见黄疸发于血分，凡气分之热，不得称瘀。脾为太阴湿土，土统血，热陷血分，脾湿遏郁，乃发为黄……故必血分湿热发黄也"。所以他说黄疸必然影响了血分，黄疸病是和血分有关系的。临床上我们也经常会看到血分的病变，第一个就是阳明，因为阳明是多气多血之经，还有一个是厥阴，厥阴肝藏血。临床上经常看到黄疸的病人会牙龈出血或者鼻子出血，当然刚才也说过了严重的会出现消化道的出血，呕血、拉黑便。这也是临床上经常看到的黄疸病影响到血分。北京 302 医院有个叫汪承柏的教授，治肝病很用名气，他治疗黄疸就用大剂量的赤芍，60～120 克，来凉血活血，这个是有道理的，因为黄疸病经常会影响到血分。

二、黄疸病的病因病性

第一点我们讲到了病位，因为看病最重要的先把病位定下来，从六经来看，我们先诊断是影响了太阴阳明呢？还是在哪条经。接着，我再谈一下病因和病性。

病性就比较简单，从寒热虚实来讲，它肯定是一个热证，是一个实证。它的病因我认为是湿热兼瘀。

为什么是湿热呢？大家的认识也比较统一，《金匮要略》曰"黄家所得，从湿得之。治湿不利小便，非其治也"，首先黄疸与湿密不可分。那么涉及到湿，主要与太阴脾有关，"太阴之上，湿气治之"。我们《伤寒论》259 条"伤寒，发汗已，身目为黄，所以然者，以寒湿在里，不解故也。以为不可下也，于寒湿中求之"。认为与寒湿有关，包括刚才提到的 278 条是太阴发黄，以太阴为主的，主要是湿邪。我们知道"阳明之上，燥气治之"，阳明最主要的是燥热，那么黄疸如果是以阳明经为主的话，它涉及到的病因主要是燥热。我们在讲 236 条时讲到的热越引起的阳明发黄用茵陈蒿汤治疗，这个就是阳明燥热引起的发黄的一个条文。通常情况下湿和热往往胶结在一起，单纯的湿和单纯的热可以见到，但比较少见。最常见的是湿热胶结，湿热之邪蕴积在一起引起的黄疸。

除了湿热之外，还往往兼有瘀的情况，为什么呢？刚刚我们在讲黄疸病位的时候讲到涉及到气分，也有涉及到血分，有热往往会形成血热血瘀的病理改变，这个瘀刚刚我也举了个例子。《金匮要略》里面黄疸病第一个条文"脾色必黄，瘀热以行"。

刚才讲了病因病性问题，主要是什么？主要是湿热兼瘀。那么第三点我们主要讲它的证治，怎样从六经来论治黄疸病？

三、黄疸病的分经论治

1. 阳明

我们按病位顺序来讲，第一点最常见的就是阳明经的病变，如果黄疸是单纯以阳明经为主的话，往往是燥热内伤。刚才讲病性的时候我也讲过"阳明之上，燥气主之"，如果是阳明经病变为主，往往燥热偏盛是它的主要病理改变。那么临床上经常见到患者食欲不好，口干，恶心呕吐，大便干燥，舌质红，舌苔较黄，小便黄赤，脉滑，这就是阳明燥热的表现。以阳明燥热为主要表现会涉及到血分，病人会出现牙龈出血，刷牙就出血，或鼻出血，甚至会出现黑便，这个时候治疗以清热解毒为主兼以凉血化瘀，以凉血为主。最常用方是茵陈蒿汤和栀子柏皮汤加减，据不同情况加减。

还有一种情况是大便干结，腹胀，阳明热邪影响到了阳明腑胃和阳明大肠，出现腑证，这个时候我会用《金匮要略》的大黄硝石汤，这个大家都比较熟悉，主要是黄柏、大黄、芒硝、栀子这四个药。如果胀得厉害就用栀子大黄汤，这是《金匮要略》里的酒黄疸，"酒黄疸，心中懊恼，或热痛，栀子大黄汤主之"，如果是大便干，腹胀非常厉害的话会合上这二个方。

如果是阳明热毒炽盛，胆红素非常的高，病情进展很快，黄疸超过 170，有的出现 300 或 400～500，有出现重症肝炎的倾向，甚至可能出现内陷厥阴引起肝昏迷或消化道出血的情况。阳明热毒炽盛，病情发展得非常快，胆红素升高也快，一般会合上《备急千金要方》上的犀角散。

还有一种情况是什么呢？阳明经常会涉及到少阳，出现阳明少阳合病。这个时候病人除了刚才一派阳明燥热表象外，还会出现恶心，心烦喜呕，口苦的厉害，脉弦滑，心下痞满，按之心下满痛，"此为实也，当下之"，大家可能也想到了大柴胡汤。阳明与少阳合病，临床上这种情况最常见，这时我最常用的就是大柴胡汤合上茵陈蒿汤，但芍药我会改成赤芍。刚才讲到阳明病会影响到血分所以用赤芍，但我不会像汪老他们用到60～120 克，我一般用 20 克，最多 30 克，用赤芍来凉血和血。阳明合并少阳，我认为临床上是最常见的，还专门申报了一个课题就是"大柴胡汤合并茵陈蒿汤治疗肝衰竭前期临床研究"，首先是写一个理论探讨的文章发表在《中国中医基础医学杂志》，从阳明少阳来论治肝衰竭，就是以前说的重症肝炎。现在临床研究的结果已经被录用了，十月份会发表。

刚才讲的是黄疸以阳明燥热为主，讲了它的主方：茵陈蒿汤和栀子柏皮汤，我顺便把栀子柏皮汤条文简单讲下。它主要涉及到条文 261 条"伤寒，身黄，发热，栀子柏皮汤主之"。《伤寒论》治疗黄疸主要是三个方，我们叫黄疸三方：茵陈蒿汤、栀子柏皮汤、麻黄连翘赤小豆汤。很多人认为茵陈蒿汤是治疗湿热内蕴兼阳明腑实型黄疸，麻黄连翘赤小豆汤是治疗湿热内蕴兼表邪未解型黄疸，栀子柏皮汤是治疗外无表邪，内无阳明腑实，单纯以湿热内蕴为主的黄疸。

　　这个条文很简单，"伤寒，身黄，发热"，就是阳明发黄，这个阳黄，黄的比较鲜明，发热说明什么？说明不像我们刚才讲的茵陈蒿汤的条文，"阳不得越，但头汗出"，这个出现了发热的情况，说明热有外泄的转机，这个时候是以阳明热邪为主，用栀子清热，黄柏清热兼有燥湿的作用。

　　刚才我们主要谈到了阳明的发黄，不知道大家有没有听懂，我简单地重复一遍，阳明主要是以燥热为主，最常用的就是茵陈蒿汤和栀子柏皮汤合在一起，如果大便干结，腹胀得很厉害，会合上一个大黄硝石汤，或者栀子大黄汤，如果阳明热毒炽盛，胆红素升高得特别快，有重型肝炎倾向的话，一般会合上《备急千金要方》上的犀角散，这个方子的组成在这里就不说了，有兴趣大家可以查一下。如果是阳明少阳合病的话，一般会用一个大柴胡汤合茵陈蒿汤。还有一种情况就是瘀胆比较厉害，以直接胆红素升高为主，黄疸很高，我们说瘀阻性黄疸为主，或者有些病毒性肝炎也会出现直接胆红素比较高，病人会出现身痒得很厉害，这个时候我就会用上麻黄连翘赤小豆汤。

　　我们顺便把麻黄连翘赤小豆汤来讲一下，那么这条条文，262条"伤寒瘀热在里，身必黄，麻黄连翘赤小豆汤主之"。这个条文也很简单，但是对于这条条文的解释，历代医家看法很多，观点也都不一样。首先我们看一下瘀热在里，里指的是哪里？比如说柯琴认为里是在心肺，唐容川认为里是在肌肉，还有人认为里是在肝胆，也有人认为是在脾胃，有的医家在注解的时候干脆就避而不谈。我比较倾向的一个认识，里是在阳明，我认为里偏于在阳明，主要偏于阳明之表，而不是在阳明之腑，因为我们知道，脾主肌肉，阳明太阴的湿热往往是在肌肤腠理，虽然它的病位是在阳明，但是有向外发散的趋势，主要是瘀热在阳明胃和太阴脾的肌肉腠理之间。所以麻黄连翘赤小豆汤在临床上应用非常的广泛，治疗痤疮、肾炎、荨麻疹啊，往往都有湿热蕴结于表（肌肤、腠理）为主，比如身上长疮、痤疮、急慢性荨麻疹、过敏性紫癜、接触性皮炎等等，不管治疗哪一种病，往往都是有表证的。那么治疗黄疸，我们临床上用得不多，特别是临床上我们是以病毒性肝炎为主，很少会有表证的表现，比如说发热、恶寒等表证的表现，这个方子临床上我们主要用于瘀胆性的发黄，就是说以直接胆红素升高为主的梗阻性黄疸，往往病人搔痒得很厉害，这个时候用上麻黄连翘赤小豆汤或者合上麻黄连翘赤小豆汤，病人身痒会得到明显的缓解。所以麻黄连翘赤小豆汤无论治疗哪一种病，病机主要是湿热蕴结于肌肤、腠理。

所以说它的第一个治疗方面就是湿热兼表，就是黄疸病兼有表证，或者是兼有皮肤瘙痒的这样一个情况；第二种情况就是没有表证，湿热郁热在皮肤腠理，没有太阳的表证，只有阳明的瘀热陷于肌肤腠理，向外发越而不得发越的这种情况。临床上主要是用于治疗这个瘀胆，我就不再多说了。

2. 太阴

阳明讲完了，我就讲一下太阴的证治，"太阴之上，湿气主之"，太阴之上，主要是以湿气为主，我们讲黄疸是以湿热兼瘀，太阴是以湿为主，这和它的生理功能是相关的，太阴脾虚不能运化水湿，引起湿邪内阻，引起发黄。太阴的黄疸，我们大家知道是以阴黄为主，黄色没有那么鲜明，燥热也没有那么盛，往往会有明显的疲劳乏力，食欲差，大便稀溏不成形，舌质胖大，有齿痕，苔比较白，比较厚，脉象比较软，尤其是右关脉，偏弱，这就是太阴发黄的一个特征。

太阴发黄临床上常用的方子就是《金匮要略》里面的茵陈五苓散，"黄疸病，茵陈五苓散主之"，这是《金匮要略》的原文，这是第一种情况。第二种情况呢，黄疸的病人经常会出现腹水及下肢的水肿，从西医来讲，我们知道肝脏是合成白蛋白的主要脏器，肝衰竭的时候白蛋白合成功能下降，白蛋白非常的低会引起下肢的水肿，甚至会有腹水，这个时候就会合上一个《温病条辨》的二金汤。二金汤是吴鞠通《温病条辨》里面的，主要组成是鸡内金、海金沙、厚朴、大腹皮、通草这六味药，大家有兴趣的话可以查一下。

还有一种情况是太阴往往合并少阳，会兼有口苦，胁肋胀满，脉弦等表现，这个时候常用的一个方子就是柴胡桂枝干姜汤加味，我最常见加的是金钱草、田基黄、车前草，还有茵陈这几个药，如果是前面有茵陈蒿汤就不用加茵陈。

如果是太阴影响到了厥阴肝，太阴脾不能升清，胃不能降浊，影响到了肝的疏泄，出现了土壅木郁，这个时候往往会出现肝气不舒，情志抑郁，善太息，甚至胁肋胀满，脉弦，涉及到了厥阴肝。这个时候的黄疸就不太容易退。刚才我们讲到的阳明的黄疸，黄疸降起来非常地快，一个星期降 200～300 点都有可能，升得快，降得也快，太阴的黄疸，阴黄大多数情况下是不好降的。刚开始接触临床的时候，有时候有些黄疸下降到最后 70—80 点的时候很难降。有一个病人，住了一个月，一个点都没有降，后来我就翻了一些资料，看了些别的医家的经验，这时候不能再以清热利湿为主，往往出现了一个太阴的情况，所以在以后的治疗中往往是以健脾利湿为主，清热的药就较少用到。刚才我们讲到太阴影响到了厥阴，这个也是黄疸非常难降的一个证型，参照医家的经验，我自己组了一个方子，这个方子叫刘茜逍遥五苓散，就是逍遥散合五苓散的一个加减方，加了一个刘寄奴和茜草，以疏肝健脾为主，兼顾化瘀。因为影响到厥阴肝的时候往往会影响到血分，就会出现气滞血瘀的情况，所以必须要理气，另外还要活血化瘀，这个时候的黄疸我们这个时候不仅要健脾化湿，还要疏肝理气，活血化瘀，所以加了刘寄奴和茜草来活血化瘀，逍遥散里面我们有柴胡来疏肝，甚至当归、白芍来养血柔肝，五苓散来健脾利湿，那么这个是太阴兼厥阴这个证型。临床上非常常见，就是治疗黄疸阴黄，黄疸指数从几百降到几十个点，很难再降的时候，这方还是不错的。

太阴还有一种情况是什么呢，太阴的湿和阳明的燥热相胶结，出现了以太阴湿为主，兼有一点阳明的燥热，这个时候我会用《医宗金鉴》里面的胃胆汤，主要有茵陈、苍术、陈皮、白术、茯苓、猪苓、泽泻、黄连、栀子、葛根、防己、秦艽这几味药，因为是太阴湿为主，兼有一点阳明热邪，所以以陈皮、苍术、茯苓、白术、泽泻、猪苓来健脾利湿为主，加了一点栀子、黄连来清阳明的胃热，这个方也很好用。

上面讲的是以太阴为主的黄疸，就是偏于阴黄的黄疸，主要就是这几个证型，我再稍微重复一下，一个就是主方茵陈五苓散；第二个就是病人如果出现水肿的情况下，合上《温病条辨》的二金汤；第三种情况就是太阴合并了一个少阳，就是柴胡桂枝干姜汤；第四种就是太阴兼影响到了厥阴肝，肝的气机不利、气滞血瘀的情况，我用了一个刘茜逍遥五苓散，第五个就是太阴兼了阳明的实热，我用《医宗金鉴》里面的胃胆汤.

3. 少阳、厥阴、少阴

那么黄疸主要的证是阳明胃、太阴脾，这几个已经讲完了。少阳、厥阴往往是伴随着阳明、太阴出现的，很难单独出现，我们前面都讲过了。逆传厥阴心包经的这种情况是一种非常危重的情况，比较少见，我会用到《温病条辨》里面的清宫汤合菖蒲郁金汤送服安宫牛黄丸，一般出现这种肝昏迷的情况救活的几率不是很大了，但治疗还是要跟上治疗。还有一个就是终陷少阴，引起肝综肾合征我就不讲了，这个是临床危症，死亡率有百分之八九十，我也没有成功的经验。病情缓慢进展到少阴的这种情况，往往是黄疸长时间不能够治愈，慢慢地演变到什么程度呢，肝硬化黄疸的后期出现这个阴黄，太阴脾阳虚的同时出现少阴肾阳不足，这个时候用茵陈术附汤。病人有哪些症状呢，面色黧黑，肝病面容，身上比较怕冷，腰酸，乏力，沉细，这个茵陈术附汤大家都比较熟悉，我就不多讲了。以上就是三点黄疸病的证治，主要是从阳明、太阴来讲，涉及到少阳，厥阴肝，最后影响到少阴肾，我自己常用的方简单地说了一下，大部分是《伤寒论》《金匮要略》里面的，少部分是后世的，大家可以查阅一下。

四、黄疸病的预后

下面讲一下预后。《金匮要略》里面有一个条文是什么呢，"黄疸之病，当以十八日为期，治之十日以上瘥，反剧为难治"，大概意思就是黄疸病到了十八天病情好转的话，预后就比较良好，如果是到了十八天黄疸病没有好转的迹象，反而越来越加重，是预后比较凶险的一种情况。张仲景说的还是比较符合临床实际，那么临床上黄疸我们用药得到了控制，也就是他说的 18 天左右它就能往好的方向发展，黄疸指数下降，还有一种情况黄疸升得比较快，一天升几十个单位，可能过了半个月没有得到控制，到了 300、400 甚至 500，到了一个月后重型肝炎的情况，这种情况呢往往是预后不良。刚才已经讲到了，内陷厥阴引起的肝昏迷，甚至是出现少阴的肝肾综合征，或者引起消化道的出血，出现很多并发症，危及生命的症。

我有几点体会啊，在什么样的情况下他的病情比较稳定，能够很快地控制，什么情况下黄疸会越来越重很难控制？主要有以下几点：一个是消化道的症状非常明显，恶心呕吐厉害，往往是病情比较重的情况；第二、高度乏力，没有一点力气，甚至要家属搀扶，像少阴病的但欲寐，没有一点精神，这就是第二种情况，高度的乏力；第三、黄疸指数越来越高，转氨酶越来越低，转氨酶刚开始还是一千多或者是八百，现在降到了一两百，但是黄疸指数还在升高，这个时候西医讲的是胆酶分离，这种是病情加重的情况；第四、其他相关的检查，我们看CT或者核磁共振，肝脏萎缩，我们说是坏死型的，这种很难治，如果是水肿型的，肝脏比较大，往往预后比较好；第五、看西医的一个检查就是凝血酶原活动度，如果是降得很低，我们说PTA，如果PTA降到40％甚至20％，救治的希望就非常小；第六：血小板降低，正常的是100～300，如果降到60或者30往往是病情非常严重。以上六点是我临床的体会，如果碰到我们建议去住院，不要开中药。因为这种情况病人往往会加重得很快，可能三五天就会出现并发症而危及生命。

　　相反如果病人食欲很好，虽然黄疸指数很高，但能吃能喝，食欲很好，精神状态很好，这个时候你就可以大胆地给他治疗，按照前面讲的辨证论治来给他用药，问题一般不会很大，黄疸指数一周降到一百两百，都是很有可能的。

结　　语

　　那么对于黄疸病呢，我就简单地谈了一点临床中的体会，因为时间关系没有举例太多，条文讲得也不是很仔细，因为我觉得这几个条文都不太难，主要是想给大家介绍一下自己临床中的经验和体会，如果有什么讲得不好的，请大家多多包涵，有什么问题也可以提出来共同探讨。谢谢大家！

8

饶保民：阳明篇第11~20条解读

　　饶保民，主治医生、执业药师、全科医生，毕业于湖南中医药大学、广州中医药大学，师承广东省名中医刘志龙、袁少瑛，并被聘任广州中医药大学《伤寒论》讲师，长期深入研究仲景学说，善于运用经方治疗内科、皮肤科、妇科及儿科等各类疾病。

　　深圳经方书院的各位同道、各位老师，大家晚上好！我跟姜宗瑞老师是在 09 年参加南京黄煌老师的经方论坛时认识，一见如故，一路上我们谈经方的发展啊等等，我有很多不懂的东西，都从姜老师那里得到了解答。

　　我一直在基层、在临床一线，刚开始的时候是一名全科医生，中药西药都用，对于经方，也是近 10 年才渐渐深入学习。今天就跟大家一起，学习一下阳明病篇第 11～20 条的条文。

　　第 11 条：病人小便不利，大便乍难乍易，时有微热，喘冒不能卧者，有燥屎也，宜大承气汤。

　　这个条文为什么"小便不利"啊，因为是有有形之邪阻滞经络。"大便乍难乍易"，大便是有时候很通畅，有时候很干硬解不下来。"时有微热，喘冒不得卧"，这个喘是因为什么呢？是因为阳明的燥屎内结，引起胃热上攻，导致浊气冲肺。肺气主降，浊气上攻，肺气降不下来，所以就出现了喘冒。所以后面说"有燥屎也"，有燥屎结在肠里面，"宜大承气汤"。

　　虽然条文是这样说，但是我个人理解，用大承气汤，我们一定要从它的脉、它的证来判断。大承气汤的脉是有力有神的脉象，体征的话我们平常要多学习日本腹诊派的方法，包括我们一些老医生、老专家都有很多经验，看按压腹部是不是疼痛拒按。如果是腹部是喜温喜按的，就算有前面的症状我们也不能随随便便用大承气汤。一定要判断是否有燥屎内结、痞满拒按，有这些症状我们才能用。古人惜字如金，有的条文就是说的简单，但是我们必须深入理解里面的含义，才能比较准确地用好这个条文。

　　第 12 条：阳明病，潮热，大便微鞕者，可与大承气汤；

不鞕者，不可与之。若不大便六七日，恐有燥屎，欲知之法，少与小承气汤，汤入腹中，转失气者，此有燥屎也，乃可攻之。若不转失气者，此但初头硬，后必溏，不可攻之，攻之必胀满不能食也。欲饮水，与水则哕。其后发热者，必大便复鞕而少也，以小承气汤和之。不转失气者，慎不可攻。

从这段文字来讲，医圣告诉我们用大承气汤还是要非常谨慎的，自己没有绝对性把握时还是先用小承气汤。如果用小承气汤后有放屁的话，是药物对大肠产生作用，是气机的转动，从这知道它里面是否有燥屎，有矢气的话才可以用攻下的方法。

如果不转矢气，大便先开始硬，后面软，这种情况下不能用太重的攻下方法。如果用苦寒攻下的话，会使脾阳胃阳受损不能腐熟水谷了，出现这种情况吃不下东西，给水喝也不自在。如果出现发热，大便硬，先用小承气汤调和。如果不转矢气就不能用攻下的方法。

阳明为水谷之海，气血生化之源，所以张仲景是非常重视病人脾胃阳气的。在临床的时候一定要病脉证并治，有理有据有节，这样我们才能进退自如，攻守平衡。

第 13 条：阳明病，下之，心中懊憹而烦，胃中有燥屎者，可攻。腹微满，初头鞕，后必溏，不可攻之。若有燥屎者，宜大承气汤。

"阳明病，下之，心中懊恼而烦"，我们单纯从这个证不能够确定他胃里面有燥屎，"心中懊恼而烦"有可能是少阳的，有可能是少阴的，也可能是太阳的。只有确定了是阳明的，是燥屎结在里面的烦，我们才可以用承气汤攻下的方法。

"腹微满，初头硬，后必溏"，溏的话是脾的运化功能失调、升降失常。出现了这种大便溏泻，就是脾阳受损了，我们不可以轻率地用攻下的方法。

第 14 条：**得病二三日，脉弱，无太阳柴胡证，烦躁，心下硬，至四五日，虽能食，以小承气汤少少与微和之，令小安，至六日，与承气汤一升。若不大便六七日，小便少者，虽不能食，但初头鞭，后必清，未定成鞭，攻之必溏。须小便利，屎定鞭，乃可攻之。宜大承气汤。**

这个条文里面，"须小便利，屎定硬，乃可攻之"，单纯的小便利、大便硬就用大承气汤，个人认为，这不是我们医圣的语气。因为阳明病的提纲"阳明之为病，胃家实"，它的病机是燥屎内结，有有形之邪在里面，只有确定了它的病机、病症，我们才能够用攻下的方法，而不是单纯的注意这个条文里的小便利、大便硬就可以用大承气汤。

第 15 条：**阳明病，不吐不下，心烦者，可与调胃承气汤。**

"阳明病，不吐不下，心烦者"，没有呕吐，也没有腹泻、烦躁的，"可与调胃承气汤"，这个"可与"是种商量的语气。所以我们在看到心烦的时候，也不能单纯的就是说，只要没有吐下、心烦，我们就用调胃承气汤。心烦的情况有很多，黄连阿胶汤证也可以烦，我们需要去辨别在哪条经，在阳明、在太阳、在少阳、在太阴、在少阴还是在厥阴，这些我们怎么定，可以从六经辨，八纲辨，是没有任何矛盾的。所以我们胡希恕老先生讲，"方证是辨证的尖端"，我是非常认可的，我们辨了六经，可以到最后一步，精确到方证，就像一个神枪手，加上一个瞄准器。

第 16 条：**阳明病，谵语发潮热，脉滑而疾者，小承气汤主之。因与承气汤一升，腹中转气者，更服一升，若不转气者，勿更与之。明日又不大便，脉反微涩者，里虚也，为难治，不可更与承气汤也。**

这个条文里，"谵语发潮热"，应当是阳明腑证的一个特征。然后我们再看看他的舌苔是不是干燥的、黄的？是喜冷还是喜热？脉是否有力？看这个人的体质，正气是否充沛？我们都全面综合考虑。

像一个警察在办案过程中，从各方面收集证据，最后才确定谁是罪犯，看病也是同样道理。情况还不是很确定时，先用小承气汤，用比较柔和的攻下法，来投石问路、一探虚实。"若转矢气，更服一升。若不转气，勿更与之"，若连服两个小承气汤都不大便，我们就要考虑是不是有其他的问题，不能认为攻不下，就用大承气汤。应该反过来考虑，是什么原因？

"明日又不大便，脉反微涩者，里虚也，为难治，不可更与承气汤也"，在这种情况下，用小承气汤，仍不大便，摸摸脉，是微涩的，微涩就是无力无神，是气血亏虚。气血亏虚又谵语发潮热，这个病难治，应该怎么处理？

我们临床的话，确实会接触到这样的病人，里面确实有燥屎，但是他的正气又亏损得很厉害，像一些癌症的病人，或其他急重症病人中晚期的时候，就会出现大便燥实内结的情况。那我们在治疗的时候，攻下避免不了，要采取攻补兼施，而不是单纯的攻。如果他有阳虚的表现，加附子人参；如果阴血不足，我们加当归生地这些养阴补血的药。在临床可以信手拈来，随证加减。

医圣反复告诉我们要学会方法，而不是机械的只学习那几个方证，所以我们要深刻地领会方证背后存在的病因病机，还有治疗的法则，这些才是我们需要重点掌握的东西。

第 17 条：夫实则谵语，虚则郑声。郑声，重语也。

"实则谵语"，谵语是什么意思？就是说话声音很粗，声音很大，口出臭气，非常怕热，是一个非常明显的实证；"虚则郑声"，"郑声，重语也"，郑声的意思就是重语，就是数数叨叨，说了又说，是个虚证、寒证。

第 18 条：谵语，直视喘满者死，下利者亦死。

这个条文是什么意思呢？喘满和下利都是阴阳的一个极限。喘满的喘，个人认为是肾不纳气，少阴亏损到一个极限的状态，下利者亦死。所以，这些病治疗的时候要从一个扶阳的角度，考虑补火生土、回阳救逆等方法。不是看见谵语，就用大承气汤。当然是不对的。

第 19 条：发汗多，若重发汗者，亡其阳，谵语，脉短者死，脉自和者不死。

这个"汗多亡阳"的道理大家都明白。脉短，是阴阳不复，脉和是阴阳未离，从脉定生死，这是我们仲景的一个语气，但是我们也不一定认为这个病就一定死。

第 20 条：阳明病，其人多汗，以津液外出，胃中燥，大便必鞕，鞕则谵语。小承气汤主之。若一服谵语止者，更莫复服。

这个条文，阳明多汗，汗多伤津液了，津液外出，胃中干枯，胃肠的津液不足，大便就会硬，大便结在里面产生内热，津液更亏损，产生恶性循环。那么，用小承气汤把大便攻下来，一旦谵语没有了，就不可以再服了。可以养阴生津的方法后续调养。

今天我就讲这十条条文，讲得比较匆忙，准备不够充分，请大家见谅，谢谢大家！

9

范怨武：桂枝汤讲解

大家晚上好，受姜老师委派一个任务，让我来讲讲伤寒论里的东西，我功力尚浅，学验也不够，不知道怎么讲，但是姜老师说一定要讲。我就讲一个我用的频率比较高的伤寒论里面的一个方子：桂枝汤。

这个方子估计大家都非常熟悉，特别是学中医的人，这个方子我用的。常用量是：桂枝十克，白芍十克，甘草六克，生姜十克，红枣十到十五克，红枣要掰开来的。同样一个方子，每个人煎煮法都不一样，我是这么煎的，先把所有的药材浸泡两个小时，然后直接用这个水大火煮开后转小火煮十五分钟，煮出来的药水要分数次喝下，喝多少？看患者的年龄，身高，体重自己来判断，比如说煮出两碗来喝一碗，喝完一碗后稍微喝点热水或热粥，然后休息睡觉，盖上被子可能会出一点点汗。那桂枝汤它用在哪里呢？一般情况下我用在风寒表虚症比较多，一般有发热，头痛，出虚汗怕风，有时候打喷嚏流鼻涕，脉呢，浮缓，但有发烧时会稍快一点，舌淡红或淡嫩。舌苔薄白或少部分人白腻，白腻苔不能单纯用这个方子，可能要加减。

像这种治疗普通感冒的经验，我就不介绍了，往下讲几点常用的一些经验吧。

门诊里面，我碰得比较多的是感冒一两个月，反反复复好不了的病人。问他吃过什么药做过什么处理？一讲吧，没有正儿八经的吃过中药，西药倒吃过不少，自己买些消炎药吃，或者去医院吊水，可能一开始是喉咙痛，发烧去吊水吊了一周，烧退了。但当时反反复复一个多月，人很疲惫、累，身上可能会出点虚汗，然后呢稍微有点怕冷，鼻涕呢，每天早上会有一点，鼻子说塞不塞，总是流点鼻涕这种，这种外感症状好久好久，拖着都好不了。这个时候呢，就开一副桂枝汤，这样吃下去，晚上睡一觉基本上好了。当然我遇到的都是年轻人基本上是图方便，不愿吃中药，熬中药。其实他不知道中药非常方便。熬一副，喝小半碗喝点粥，躺一下，盖上被子睡一觉，稍微出点汗第二天我们讲的豁然若失啊，身上的病，不适感，疲劳感就没有啦。

还有一种没有那种外感症状，但他就是觉得疲劳，慢性疲劳，恢复不了，怎么休息，人都没有精神，脑子昏蒙蒙的，但看舌苔主要看舌苔呀，不是很厚，薄薄嫩嫩的，没有兼夹其他症状，营卫虚弱的可能有点怕冷，但没有其他外感症状，这类人也可用桂枝汤来治疗。

第三个呢，因为最近这一年多来经常治疗不孕症，还有那些想要二胎的不少都怀上了，帮助别人怀上了，总得有些售后服务吧，那就是安胎嘛，有些孕妇感冒打喷嚏，或有些感冒症状，看舌苔没有兼夹的没厚腻苔，苔薄嫩，淡嫩的，身上有点潮潮的冒虚汗的这种孕妇的感冒我也是用桂枝汤，吃两三副，感冒症状也消除了。

前面都讲了些类似外感症状或虚劳症状，其实桂枝汤本身就是虚劳方面用药比较频繁的一个方子，我们看金匮的虚劳篇里面，治上焦的阴阳失调，用炙甘草汤；中焦的阴阳失调，用小建中汤；下焦阴阳失调，用肾气丸。这三个方子呢，都同样出现有桂这个药。可能是桂枝也可能是肉桂。这看大家怎么用，但都含有桂这个成分，所以呢，我把桂枝汤当治疗虚劳的方子。什么是虚劳久虚成劳，虚损劳伤，这样讲可能讲不透这样一个病，今天只讲桂枝汤。

虚劳怎么补虚都是很难恢复的一个症状，一个虚劳病证。我平时遇到的都有哪些呢，我这里会讲四个比较有代表性的病例吧。

先讲第一个病症是关节疼痛的患者，这个患者呢，是我 2008 年时遇到的，那时我在老家开乡村卫生站，这个患者是我成人本科的一个同学的母亲，她的症状主要表现在上肢各个关节，手肘指掌肩关节冷痛，骨头缝疼痛。当时一诊二诊吧，开了几副药吃，没有任何效果，虽然我认出来是个寒证虚证，用的处方也是相对症的处方。但是一点效果都没有，我和同学沟通了几次，因没有效果同学母亲放弃了。过了三五年，那同学说他母亲的病症消失，当时很惊讶，问这个问题是怎么解决的？我们成人本科 2011 年毕业的，我的同学也学了伤寒论，她家有家传百年制药经历，制作当地解暑消食化痰药物，制作这个药物的时候是要在夏天大太阳下暴晒的，只有在夏天制作，药里面有非常凉的走窜成分，我吃过这个药，凉飕飕的估计里面有冰片，薄荷脑等这类药。她母亲在制作这个药时经常接触一些凉气很重的药物成分，这么几十年下来，这个寒气存在关节里面变成了我们讲的痹症，当时想每次制药寒气这么重，是不是要喝点驱寒的药呢，刚好我同学学了伤寒论，了解了桂枝汤这个方子，所以每次制药前都会熬好桂枝汤，每人喝上一碗，大概这样一年后就发现关节疼痛消失了。当讲完这个病例给我听时，心里挺震撼的，冰冻三尺非一日之寒，她的寒气不是一日下来的，我想用几副药搞定，那是痴人说梦，所以说病去如抽丝，但是从来没想过守方守一年多，但正好她母亲守这个方子守了一年多。这是个令我很深思考，很大启发的一个案例，桂枝汤的治疗效果远远超过教材上治疗风寒感冒。

第二个病例，这是个多囊卵巢综合征的患者。找我的时候是 2015 年的五月份或者六月份。她找我不是来看不孕症，想怀孕的，她来找我就是想减肥。其实当时我对多囊卵巢综合征的认识并不是很深刻，她找我就想减肥，还有食欲，她一天要吃五六顿，七八顿都有可能，或者觉得饱了也要吃，就是不停地吃，她有肥胖、多食、大汗淋漓、体重增加等症状，看起来就像糖尿病。当时在多囊方面没多想，用过白虎汤，竹叶石膏汤，麦门冬汤，也用过理中丸，同时加上穴位埋线，效果不是很明显，用理中汤的时候呢，从腹部出了些冷汗，胃口一点变化都没有，这么治间间断断的吧，算下来有三四个月，最后来找我看时，我就觉得不对劲，这么治法没把她治好。症状没缓解，也没有加重，我就再看。她来的时候还是汗多。舌胖嫩大，但舌苔不厚，上面还有点水，我想来想去。刚好那段时间想起了常喝桂枝汤的那个病例。这个病例会不会是当时感冒失治以后引起了一系列的症状，最后导致了卵巢的多囊呢？多囊里面的卵子要出来，要做手术什么的刺破里面的膜卵子才会出来。病人曾经去过新加坡弄过这个手术。我说用中药把这个膜弄破，因为这个激素，雌雄激素水平的问题会导致肥胖。但我不知道怎么弄这个。因为我在内分泌方面也不是很熟，所以我就在想如果里面的卵子正常出来，那激素水平不就正常了吗？体重不就下来了吗？当时我就这么想，就是非常简单的，肤浅的一个想法。后来我就在朋友圈里面发了这样的一个疑问，怎么样用中药把这个泡膜弄破了，这么坚韧，用针去刺都刺不破。然后有一位中医朋友一个同行在朋友圈里面留言，他说大冬天的在黑龙江上，或者说松花江上去吃鱼，你要把江面砸开，这是非常费劲的，何不等到春暖花开，江水化开之后去捞鱼呢。然后我就想，他这个卵巢属于冬天，我要让它处于春天。那卵子就可以从卵泡里面出来了。春天，我就在想春天不就是用桂枝汤吗，那我就开了一个月的桂枝汤。就按照这个量，这个煎煮法，就让她喝了一个月。一个月后她的体重降了10斤，她的基础体重是130～140斤，胃口不再像以前那样一天吃五六顿七八顿了，正常吃三餐，甚至两餐就够。而且人觉得很精神，不用锻炼，她没有锻炼体重降了十斤。她觉得好神奇呀，这么个方子。后来又开了一个月的方子因为她找我只为了减肥，在其他方面就没有做深入的思考。后来到了年底因为小孩读书等其他问题把这个药给停了，因为她从广州过到深圳来，不是很方便。到了年初她又来复诊了体重又涨回去了。我又给她开了点桂枝汤让她守方吃一个月两个月三个月的，现在我还在等结果。这也给了我一个很大的启发，桂枝汤能治的方面远远超过我们教材上所学的一些治法。

再讲一个我的病例分享吧，这个病例是我亲人的一个朋友，她找到我让我好好看。这个病人什么病呢？我真讲不出来，她找我看就是怕冷，畏寒大概五年，这五年一点风都不能见，出门的时候把身上裹得严严实实的穿得厚厚的，不能坐在风口，坐在风口上头疼、脖子疼、肩膀疼，非常怕冷，凉飕飕的这个症状已经维持了五年，第三年的时候出现了一个症状什么症状呢？整个面部很麻木，针扎的感觉。怕冷维持了五年，面如针扎维持了三年。简直是不能够忍受，同时她有晚上做噩梦，每天晚上都梦到死去的人。然后尿频一个晚上起来两三次三四次。她来找我看的时候摸她的脉脉沉紧。舌质淡嫩上面有很多清稀的唾液，齿痕非常明显，摸皮肤是润的，冒虚汗的。这种情况我用了桂枝汤。但是久病及肾有虚损，畏寒阳虚的症状非常明显。我就加了一个补肾的方子二仙汤。仙灵脾、仙茅、当归、巴戟、知母、黄柏。这六味药就合桂枝汤，但是知母黄柏的量很少，各用三克。就守着这个方子给她吃了三个月，这些症状一点点的消失，第四个月的时候，这个方子就让药房做成膏，再吃了一个月就好得差不多了，但是在吃药的时候同时让她忌口远离一切寒凉食物，瓜果生冷，不再伤阳气。

最后再分享一个病例，不是具体的病例，是我用的频率非常高的一个疾病：小孩子尿床、尿频，我就是用桂枝汤。没有加牡蛎只加龙骨，发现这个效果是非常好的。这个经验是怎么得来的呢？这是很无意识的，有些小孩子来看就只看感冒发烧，我就用了桂枝汤，一个星期来复诊的时候反映不再尿床啦！两三年的尿床没有了，太厉害啦，把这个尿床给治好了，当时我就很惊讶，我根本就不知道他尿床。有了这种反馈之后。再碰到主诉上有尿床的小孩我都会用桂枝汤加龙骨。至于为什么加龙骨呢，我在男科上治疗慢性前列腺炎，阳痿早泄时，我都会用到天雄散。天雄散主要有天雄，白术，桂枝或肉桂，龙骨四味药，天雄我没有用这味药，参照一些前辈的经验，我用附子代替。我发现也是能用的。我发现这个方子里面还是有补肾固肾的作用的。既然龙骨固肾，那小孩子尿频我就用桂枝汤加龙骨。偶尔会用点牡蛎。在小孩子尿床这块效果非常好，这就是我分享的《伤寒论》里桂枝汤的部分的使用经验。因为时间关系，我就不可能展开来再详细讲啦。